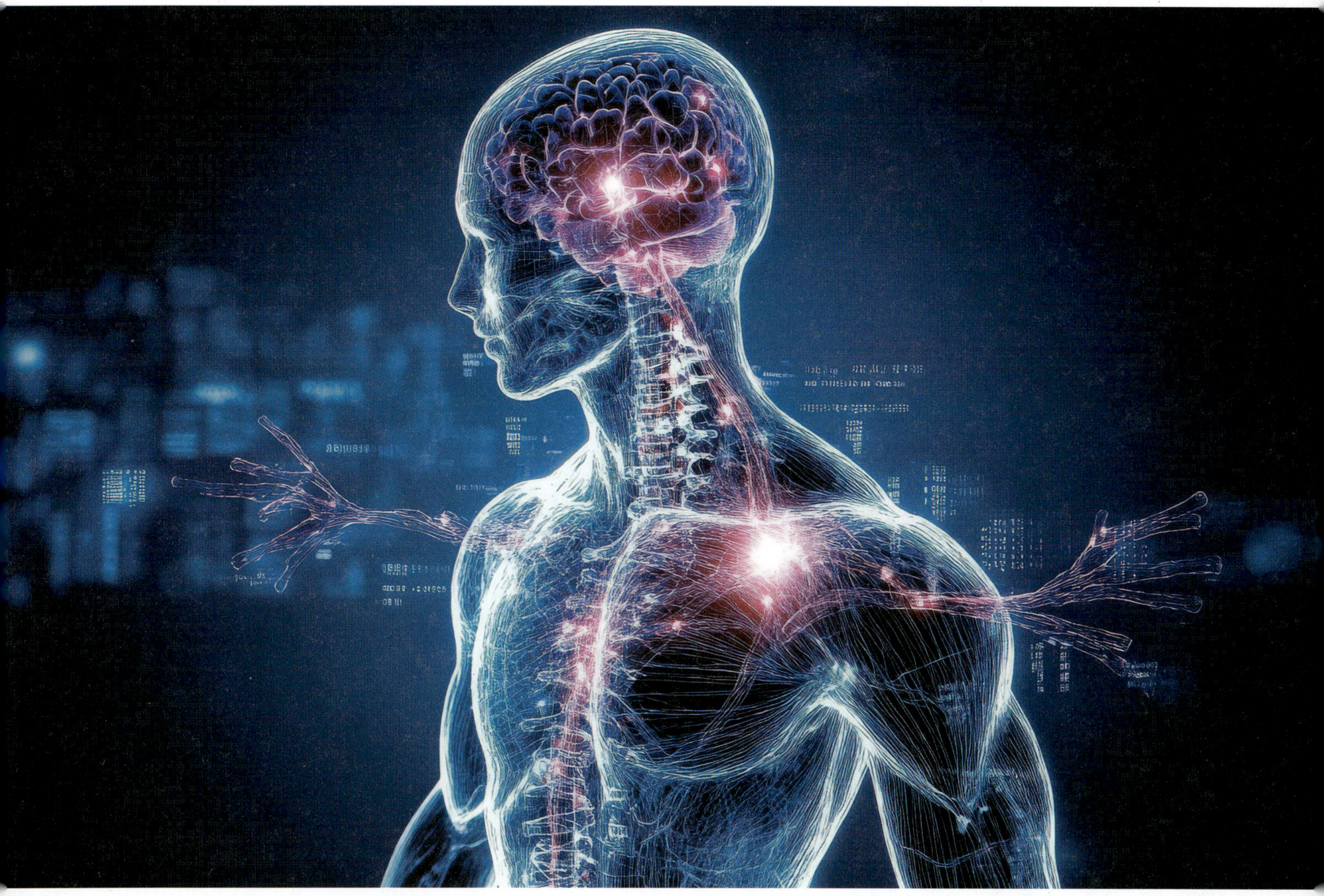

MEDICAL TERMINOLOGY

제2판

쉽게 배우는 의학용어

조 현 · 김대진 · 박선욱 · 이재홍 · 이정욱
이진환 · 장 철 · 정종훈 · 조병모 · 김선희 공저

계축문화사

머리말
PREFACE

의학기술과 정보의 급속한 발전으로 이 분야의 실무자들은 의학용어에 대한 정확한 이해와 지식을 더욱 필요로 한다. 인터넷과 멀티미디어의 급속한 보급으로 온라인상에서 전문적인 용어를 쉽게 검색하는 시대에 살고 있으나 의학용어에 대한 체계적인 학습을 위해서는 기초지식에 기반을 둔 교과서를 기본으로 하여야 한다고 생각한다.

의학용어는 대부분 그리스어(Greek)나 라틴어(Latin)에서 유래된 복합어(compound word)로 이루어져 있으므로 이를 잘 분석하면 쉽게 이해할 수 있다. 따라서 의학용어에 쉽게 접근할 수 있도록 기본 구조를 제시하였으며 인체의 각 계통별로 해부학적 설명에 충실을 기하였다. 또한 진단용어, 수술용어, 각종 검사 및 약어를 자세히 설명하여 해부학과 병리학에 대한 기초지식이 부족한 분들도 쉽게 학습할 수 있도록 노력하였다.

본 교재에서는 의학용어 : 신용어(구용어)의 형태로 작성하였고 신용어는 KMLE 사이트를 이용하여 보건관련학과 뿐만이 아니라 물리치료과, 작업치료과에서도 사용할 수 있도록 하였다.

본 교재는 각 장마다 ① Introduction, ② Origin of terms, ③Anatomical Terms, ④ Symptomatic & Diagnostic Terms, ⑤ Therapy & Operative Terms, ⑥ Clinical Procedures & Laboratory Tests, ⑦ Abbreviation 그리고 연습문제의 순서로 구성되어 있다.

아직 부족한 부분이 많으나 의학관련 분야에 종사하는 학생들과 실무자에게 작은 도움이 되기를 바란다.

아울러 본 책자가 출판될 수 있도록 수고해주신 계축문화사 주영일 사장님을 비롯한 직원 여러분께 깊은 감사를 드린다.

2025년 2월

저자 일동

차 례
CONTENTS

제1장

의학용어의 구성

Composition of Medical Terminology

1. Basic Word Structure
2. Prefixes
3. Suffixes
4. Medical and Surgical Specialties

■ 연습문제

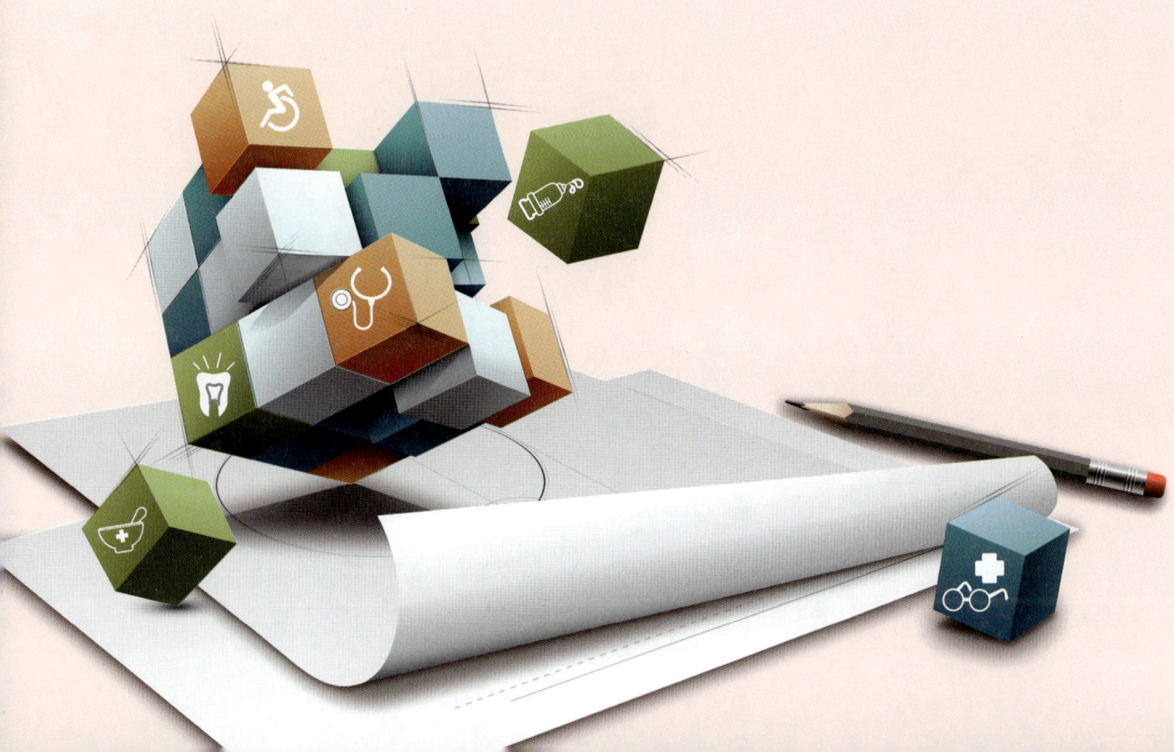

MEDICAL
TERMINOLOGY

1 Basic Word Structure

• 의학용어(Medical terminology) : 그리스어와 라틴어에서 기원(라틴어 > 그리스어)

1. 어근(Root)	용어의 근간	
2. 접두사(Prefix) 3. 접미사(Suffix)	어근의 ‘앞’/‘뒤’ 에 붙어 뜻이 첨가되어 하나의 다른 단어를 이루는 말	
	epi/gastr/ic (상복부의)	epi: 위(above)를 의미하는 접두사 gastr: 위(stomach)를 의미하는 어근 ic: ∼의(pertaining to)를 의미하는 접미사
4. 결합형모음 (Combining vowel)	어근-어근, 어근-접미사 발음에 도움이 되도록 연결해 주는 모음(보통 ‘o’)	
	electr/o/cardi/o/gram (심전도)	electr: 전기(electricity)를 의미하는 어근 cardi: 심장(heart)을 의미하는 어근 gram: 기록(record)을 의미하는 접미사 o: 결합형 모음
5. 결합형 (Combining form)	어근 + 결합형 모음	
	접미사가 모음으로 시작되면 결합형 모음인 “o”는 생략	
	arthr/(o)/itis (관절염)	arthr: 관절(joint)을 의미하는 어근 itis: 염증(inflammation)을 의미하는 접미사
	접미사가 자음으로 시작되면 결합형 모음인 “o”는 생략 안 함	
	hepat/o/megaly (간비대)	hepat: 간(liver)을 의미하는 어근 o: 결합형 모음 megaly: 비대(enlarged)를 의미하는 접미사
	뒤의 어근이 모음으로 시작하더라도 결합형 모음인 “o”는 생략 안 함(어근+어근)	
	oste/o/arthr/itis (골관절염)	oste: 뼈(bone)를 의미하는 어근 o: 결합형 모음 arthr: 관절(joint)을 의미하는 어근 itis: 염증(inflammation)을 의미하는 접미사

2 Prefixes

1) Prefixes that Pertain to Position Placement (위치, 장소를 나타내는 접두사)

접두사	의미	예	
anter/o, anter/ior	전-, 앞-, 전방-	anteroposterior view	전후상, 앞뒤방향영상
poster/o, poster/ior	후-, 뒤-, 후방-	posteroanterior	뒤앞-
super/o, super/ior	상-, 위-	superior vena cava	위대정맥, 상대정맥
infer/o, infer/ior	하-, 아래-	inferiority	1. 열등 2. 열성
ventr/o, ventr/al, lapar/o, celi/o	배쪽-, 복측-	ventrolateral	배가쪽-, 복외측-
		laparotomy	개복(술), 배벽(절개)술
		celiotomy	개복술, 복막절개술
dors/o, dors/al	등쪽-, 등-, 후방-	dorsal flexion	등쪽굽힘, 배측굴곡
		dorsal position	앙와위(바로눕기)
cephal/o, cephal/ic	머리, 두측	cephalalgia	두통
		encephalic	1. 뇌- 2. 머리뼈안-, 두개골내
caud/o, caud/al	꼬리, 미측	caudal anesthesia	꼬리마취
inter/o, inter/ior, internal	속-, 내측-, 내부의	interoceptive sensation	내수용감각
		internal hemorrhoid	내치핵
		internal fixation	내(부)고정
intra, in		intracerebral hemorrhage	뇌내출혈, 뇌속출혈
		intrauterine contraceptive device	자궁내피임장치
		in situ	제자리
end/o, en, em, eso		endocrine gland	내분비샘, 내분비선
		endoscopic biopsy	내시경생검
		empathy	공감, 감정이입
		esotropia	내사시
exter/o, exter/ior, external	바깥-, 외부-, 외-	external hemorrhoid	외치핵
extra, ect/o, ec, ex		extrauterine pregnancy	자궁외임신, 딴곳임신
		ectoderm	외배엽
		ectasis	확장(증)
		exophthalmos	눈알돌출(증), 안구돌출(증)

medi/o, medi/al, mid, mes/o	중심으로, 안쪽−, 내측−	medial necrosis	중(간)막괴사
		midbrain	중(간)뇌
		mesoderm	중배엽
later/o, lateral	가쪽−, 외측−	lateroabdominal	옆구리−, 외측복부−
dextr/o, dexter	오른(쪽)−, 우(측)−	dextrocardia	오른심장증, 우심증
		ambidexter	양손잡이
sinistr/o, sinister	왼쪽−, 좌측−	sinistromanual	왼손잡이−
amb/i, amb/o, amphi	양측	ambilateral	양측성−, 양쪽−
		amphibolic	불명확−, 불확실−
supra, super, epi	위에, 정상이상	suprapubic	두덩위−, 치골상−
		superinfection	중복감염, 균교대감염
		epigastric	명치−, 상복부−
sub, infra	밑에, 정상이하	subnormal	정상이하−, 준정상−
		subacute	아급성의
		subcostal	갈비밑−, 늑골하−
		infraorbital	안와하−, 눈확아래−
ab, e, ex, ec	~에서 밖으로	abnormality	이상, 비정상
		abduction	벌림, 외전
		excision	절제(술)
		exhalation	1. 날숨, 호기 2. 발산, 증발
ad, en, em	~에서 안으로	adduction	모음, 내전
		encephalitis	뇌염
		emphysema	1. 공기증 2. 폐기종, 폐공기증
de, cata	~아래로, ~보다 적게	catatropia	하사시
		dehydration	탈수
circum, peri	주위	circumcision	포경수술, 음경꺼풀절제(술)
		pericardial	심장막−, 심낭−
para	1. 출산부 2. 곁, 옆	primipara	초산녀
		paramedical	1. 의료보조− 2. 의료보조인
		paranasal	코곁−, 부비−
		parathyroid gland	부갑상샘, 부갑상선

per, dia	~를 통하여	perforation	천공, 뚫림, 관통
		per os	경구-, 입-
		diagnosis	진단
		diarrhea	설사
inter, trans	사이, 경유-, 통과	intermittent	간헐-
		liver transplantation	간이식
ante, pre, pro	시간, 장소의 앞	antemortem	사망전-, 죽기전-
		pretibial myxedema	정강뼈앞점액부종, 경골전점액부종
		preoperative	수술전-
		propulsion	1. 전방돌진, 앞쏠림 2. 종종걸음, 가속보행
		prognosis	예후, 예측
post, retro, meta	시간, 장소의 뒤	postcibal	식후-
		retroperitoneum	후복막공간, 후복막강, 배막뒤공간
		metacarpal	손허리뼈, 중수골

2) Prefixes that Pertain to Time, Speed (시간, 속도를 나타내는 접두사)

접두사	의미	예	
chron/o	시간	chronic hepatitis	만성간염
temporal	1. 관자-, 측두- 2. 시간-	temporal bone	측두골, 관자뼈
		temporal orientation	시간결정
acute	급성, 날카로운	acute pancreatitis	급성이자염, 급성췌장염
tachy, rapid/us	빠른	tachycardia	빠른맥, 빈맥
brady, tard/us	느린	bradycardia	느린맥, 서맥
nyct/o, noct/i	밤, 야간	nyctalopia	밤소경증, 야맹증
orb/is, circul/us, cycl/o	원, 주기	orbit	안와, 눈확
		circulation	순환
		cyclothymia	순환기분장애

3) Prefixes that Pertain to Numbers and Amounts (수와 양과 관련된 접두사)

접두사	의미	예	
hyper	과다, 상방	hypertension	1. 고혈압 2. 고혈압증 3. 고압
hypo	과소, 하방	hypoalbuminemia	저알부민혈증
multi, poly	다수, 하나 이상	multipara	다산부, 다분만부
		polyuria	다뇨
oligo	적은, 과소	oliguria	소변감소, 요감소
pachy	두꺼운	pachysalpingitis	비후자궁관염
lepto	얇은, 세밀한, 미미한	leptomeninges (→ leptomeninx)	연질뇌척수막, 연수막
macr/o, megal/o	긴, 큰	macrophage	대식세포
		acromegaly	말단비대(증)
ultra	과도한	ultrasound	초음파
omni, pan	모두	omnifocal lens	범초점렌즈
		panperitonitis	범복막염, 온배막염
semi, hemi	반	semicoma	반혼수
		hemiplegia	반신완전마비, 반신마비, 편마비
micr/o	작은	microscope	현미경
nulli	0	nulligravida	미산부
uni, primi, mono	1	unigravida	초임녀, 초임부
		primipara	초산녀
		monocyte	단핵구
bi, di, diplo, ambi	2	biceps	두갈래근, 이두근
		diplopia	복시, 겹보임
		ambiopia	겹보이기, 복시, 이중시
tri, triple	3	triceps	세갈래근, 삼두근
quadri, tetra	4	quadriplegia	팔다리마비, 사지마비
		Tetralogy of Fallot	팔로네증후
quinque, penta	5	quintipara	5회출산부, 5회분만부
		pentagonal	오각형-
hexa	6	hexadactyly	여섯가락증, 육지증

4) Prefixes Indicating Negation, Opposition, and the Same (부정, 반대 및 동일을 나타내는 접두사)

접두사	의미	예	
in, im, a, an, ana, anis/o	부정 (~이 아닌, ~이 없는, 부동)	insomnia	1. 불면 2. 불면증
		imperforation	막힘, 폐쇄
		afebrile	열없는, 무열의
		anemia	빈혈
		anisocoria	동공부등
dis	~아닌, 분리, 제거	dissection	1. 해부 2. 박리 3. 절개 4. 절제
		disease	병, 질병, 질환
		disorientation	1. 지남력장애 2. 방향감장애
co, con, com, syn, sym	~와 함께	conception	1. 수태, 임신 2. 개념
		congenital	선천-
		syndrome	증후군
		syndactylism	가락붙음증, 합지증
		synthesis	1. 합성, 생성 2. 접합
		sympathetic	1. 교감- 2. 교감신경- 3. 동정-
hom/o, is/o	동일한	homograft	동종이식
		isocoria	양안동공동등
heter/o, all/o	~과 다른	heterodermic graft	이종피부이식
		allergy	알레르기
		alloplasia	이상형성
counter, contra, ant, anti	~와 반대되는, 항-	counter reaction	역반응
		contraception	피임
		antacid	제산제
		antibiotic	1. 항생- 2. 항생제
fals/us, pseud/o	거짓의, 가성의	false rib	거짓갈비뼈, 가성늑골
		pseudocyesis	거짓임신, 상상임신
mal, dys, cac	비정상의, 나쁜, 어려운, 병든	malignant	악성-
		malnutrition	영양실조
		malpractice	의료과실
		dysmenorrhea	월경통
		dysphagia	삼킴곤란, 연하곤란
		dysfunction	기능이상, 기능장애
		dyspepsia	소화불량
		cachexia	카켁시아, 종말증

5) Prefixes Color-related(색깔을 나타내는 접두사)

접두사	의미	예	
chrom/o	색	chromosome	염색체
erythr/o, rub/o	빨간의	erythrocyte	적혈구
		rubeola	홍역
xanth/o, cirrh/o	황색의	xanthoma	황색종
		liver cirrhosis	간경화증
chlor/o	녹색의	chloroma	녹색종
cyan/o	푸른의	cyanosis	청색증
glauc/o	청록색의	glaucoma	녹내장
purpur/o	자주색의	purpura	자색반(증), 자반(증)
leuk/o, alba, albin/o	백색의	leukorrhea	백색질분비물, 백대하
		leukemia	백혈병
		linea alba	백(색)선
		albinism	백색증
poli/o	회색의	poliomyelitis	회색질척수염(소아마비)
melan/o	검은색의	melanoma	흑색종, 멜라닌종

6) Other Prefixes(기타 접두사)

접두사	의미	예	
norm/o, eu	정상의, 좋은, 보통의	normoglycemia	정상혈당
		eupnea	정상호흡
cry/o	한랭	cryosurgery	냉동수술
		cryocautery	동결지짐, 동결소작
febr/o, febr/ile, pyr/o	열, 불(fever)	febrile	열(성)-, 열병-, 발열(성)-
		pyretic	1. 발열- 2. 발열원
calor/o, therm/o	열, 불(heat)	calorie	칼로리, 열량
		thermotherapy	열요법
malac/o	연한	osteomalacia	뼈연화증, 골연화증
scler/o, dur/o	경질의, 딱딱한	sclerosis	1. 경화, 굳음 2. 경화증, 굳음증
		dura mater	경(질)막
ankyl/o	유착, 강직, 굳음	ankyloglossia	혀유착(증), 설소대단축증

orth/o	곧은	orthopedics	정형외과학
		orthopnea	앉아숨쉬기, 좌위호흡
lei/o	평활한	leiomyoma	평활근종
sten/o	좁은, 협착	tracheal stenosis	기관협착(증)
crypt/o	1. 움 2. 막힌틈 3. 와(窩)	cryptorchidism	잠복고환(증)
morb/i, path/o, nos/o	병적-, 이환-, 질병	morbid obesity	병적비만
		pathology	1. 병리학 2. 병리
		nosology	질병분류학
narcosis	1. 마취 2. 혼수	narcohypnosis	마취하최면
aden/o	샘, 선	adenocarcinoma	샘암종
sarc/o	살, 육	osteosarcoma	뼈육종, 골육종
thromb/o	응괴, 혈전	thrombosis	혈전증
necr/o	죽음, 괴사	necrosis	괴사
		necropsy	1. 부검 2. 검시
pur/o, py/o, pus	고름, 농	purulent	고름형성, 화농
		pyothorax	고름가슴증, 농흉
		pustule	농포, 고름물집
glyc/o, gluc/o	당	glycosuria	당뇨
		hypoglycemia	저혈당(증)
granul/o	과립	granulocyte	과립백혈구
xer/o	건조한	xerostomia	입안마름증, 구강건조증
oral	경구의(p.o)	oral cavity	입안, 구강
hydr/o	물, 수	hydrocephalus	물뇌증, 수두증
hypn/o	최면, 수면	hypnosis	수면(최면)
dacry/o, lacrim/o	1. 눈물-, 누액- 2. 눈물샘-, 누선-	dacryocyst	눈물주머니, 누낭
		lacrimal bone	눈물뼈, 누골
drug, pharmac/o	1. 약, 약물 2. 약제	drug abuse	약물남용
		pharmacology	약리학
chem/o	화학	chemotherapy	화학요법
ne/o	새로운	neoplasm	신생물, 종양
gon/o	종자, 생식	gonorrhea	임질
biotic	1. 생물- 2. 생물상-	antibiotic	1. 항생- 2. 항생제
idi/o	분리, 특별한, 자신의	idiopathic	1. 특발-, 원인불명- 2. 자발-, 고유-
auto	자신, 스스로, 저절로	autograft	한몸내이식, 자가이식
ment	정신	mental retardation	정신지체

3 Suffixes

1) Suffixes that Pertain to Pathological Condition (병리적 상태에 관한 접미사)

접미사	의미	예	
–ism, –(t)ion, –(s)ia, –us	상태, 과정	alcoholism	알코올중독
		autism	자폐증
		contraction	수축
		bronchiectasia	기관지확장(증)
		hydrocephalus	물뇌증, 수두증
–sis, –osis, –asis, –esis, –iasis, –(s)y	질병, 병적인 진행	acrocyanosis	말단청색증
		anxiety neurosis	불안신경증
		hypochondriasis	건강염려증
		hematemesis	토혈, 혈액구토
		lithiasis	결석증, 돌증
		epilepsy	뇌전증, 간질
–pathy	병(증)	encephalopathy	뇌병(증)

2) Suffixes that Pertain to Symptoms and Signs (증상 및 징후를 나타내는 접미사)

접미사	의미	예	
–itis	염증	appendicitis	충수염, 막창자꼬리염
		enteritis	1. 장염 2. 소장염
–lithiasis	결석	nephrolithiasis	콩팥돌증, 신장결석증
–oma, tumor, onco	1. 종양, 부기 2. 종창	benign tumor	양성종양
		oncogenic	종양발생–, 종양형성–
carcino, cancer, cancre	암	carcinoma	암종
		bladder cancer	방광암
		adenocarcinoma	샘암종, 선암종
–cele	종양, 탈출, 종창	cystocele	방광탈출(증), 방광류

–edema, swell	부종, 부기, 종창	myxedema	점액부종
		swelling	부기, 종창
–dynia, –algia	통증	gastrodynia	위통증
		sciatic neuralgia	좌골신경통, 궁둥신경통
–symptom	증상	prodromal symptom	전구증상
–op(s)ia	시각(증)	diplopia	복시, 겹보임
–osmia	후각(증)	anosmia	후각상실(증)
–phasia, –lalia	어(증)	dysphasia	언어장애(증)
		echolalia	메아리증, 반향언어증, 메아리언어증
–phonia	성(증)	aphonia	소리못냄(증), 발성불능(증)
–phagia	식(증)	dysphagia	삼킴곤란, 연하곤란
–emesis	구토(증)	hyperemesis	1. 과다구토 2. 입덧
–sialia	타액(증)	oligosialia	침분비저하
–pepsia	소화	dyspepsia	소화불량
–dipsia	갈증	polydipsia	다음증, 다음다갈증
–pnea	호흡	dyspnea	호흡곤란
–esthesia	감각(증)	anesthesia	1. 마취 2. 무감각, 마비
–aphia	촉각(증)	hyperaphia	촉각과민(증)
–derm(i)a	피부(증)	keratoderma	1. 각피 2. 각질피부증, 각피증
–hidrosis	땀(증), 발한	anhidrosis	땀없음(증), 무한증
–cyanosis	청색증	acrocyanosis	말단청색증
–uria	요(증)	nycturia	야간빈뇨
–rrhea	루(증)	rhinorrhea	콧물, 비루
–emia	혈(증)	aplastic anemia	재생불량빈혈, 무형성빈혈
–rrhage, –rrhagia, –staxis	파열, 출혈	hemorrhage	출혈
		menorrhagia	월경과다
		epistaxis	코피, 코출혈
–stasis	정체	hemostasis	지혈
–spasm	연축	bronchospasm	기관지연축
–taxia	조정	ataxia	실조

–kinesia	운동	hyperkinesia	운동과다(증)
–sthenia	힘, 역	asthenia	힘없음(증), 무력(증)
–lepsy, –vuls	경련	narcolepsy	발작수면, 기면증, 기면병
		convulsion	1. 경련 2. 발작
–plexy	(뇌)졸중, 타격, 발작	apoplexy	1. 뇌출혈 2. 졸중, 중풍
–plegia	마비	diplegia	양쪽마비, 양측마비
–paresis	불완전마비	hemiparesis	반신불완전마비
–reflexia	반사(증)	dysreflexia	반사기능장애
–somnia, hypno	수면	insomnia	1. 불면 2. 불면증
–phoria	마음에 품다	euphoria	이상행복감, 이상황홀감
–mnesia	기억(증)	amnesia	기억상실
–neurosis	신경(증)	obsessional neurosis	강박신경증
–phrenia, –thymia, psychosis	정신(증)	schizophrenia	조현병, 정신분열병
		cyclothymia	순환기분장애
		manic–depressive psychosis	조울정신병, 들뜸우울정신병
–philia	기호(증)	hemophilia	혈우병
–mania	조증, 조급증	megalomania	과대망상증
–phobia	공포(증)	acrophobia	고소공포(증)
–trophy	영양, 발달	atrophy	위축(증)
–penia	결핍	pancytopenia	범혈구감소증, 온혈구감소증
–megaly	거대(증), 비대(증)	acromegaly	말단비대(증)
–lysis	분해, 용해	hemolysis	용혈
–decay	1. 붕괴 2. 쇠퇴 3. 부패, 부식	toothdecay	충치(dental caries)
–ptosis, prolapse	1. 처짐 2. 눈꺼풀처짐, 안검하수 3. 탈출(증)	blepharoptosis	눈꺼풀처짐, 안검하수
		rectal prolapse	직장탈출(증), 곧창자탈출(증)
–malacia	연화(증)	osteomalacia	뼈연화증, 골연화증
–rrhexis	파열, 찢김	enterorrhexis	장파열
–ectasia	확장	hemangiectasia	혈관확장
–plasia, –plasm	형성	aplasia	무형성
		neoplasm	신생물, 종양

3) Suffixes that Pertain to Diagnosis and Examination Method (진단 및 검사방법을 나타내는 접미사)

접미사	의미	예	
-gram	그림, 씌워진 것	electrocardiogram	심전도
-graph	그리는 기계	electrocardiograph	심전도기
-graphy	그리기, 쓰기	electrocardiography	심전도법
-meter	측정기, 계측기	cephalometer	머리측정계
-metry	측정법, 계측법	cephalometry	머리뼈계측, 두개골계측
-opsy	조직검사 접미사	cone biopsy	원뿔생검
-scope	보는 기계	gastroscope	위내시경, 위보개
-scopy	보는법	gastroscopy	위내시경검사(법)

4) Suffixes that Pertain to Therapy and Operation (수술 및 치료방법을 나타내는 접미사)

접미사	의미	예	
-tomy, incision	절개술(incision)	laparotomy	개복(술), 배벽(절개)술
		incision and drainage	1. 절개배농(술) 2. 절개배액(술)
-tome	절개도	osteotome	뼈절단기, 골절단기
-ectomy, excision	절제(술)	appendectomy	충수절제(술), 막창자꼬리절제(술), 맹장꼬리절제(술)
		excisional biopsy	절제생검
-stomy	문합술, 조루술, 창냄술	gastroenterostomy	위창자연결(술), 위소장연결(술)
		colostomy	결장창냄술, 잘록창자창냄술, 대장창냄술
-anastomosis	연결, 문합	esophagogastroanastomosis	식도위연결(술)
-desis	유합, 고정	arthrodesis	관절유합술
-pexy	고정(술)	orchiopexy	고환고정(술)
-tasis	신장	myotasis	근육뻗침, 근신장
-plasty	성형(술)	arthroplasty	관절성형(술)
-rrhaphy	봉합(술)	perineorrhaphy	샅꿰맴(술), 회음봉합(술)

−lysis	박리(술)	neurolysis	신경박리술
−tripsy, −lapaxy	분쇄(술)	lithotripsy litholapaxy (→ lithotripsy)	쇄석(술), 돌깸술
−lithotomy	돌제거술, 결석제거술	cholelithotomy	쓸개돌제거술, 담석제거술
−clasis, clasia	외과적 골절	osteoclasia	뼈파괴, 골파괴
−clysis	관장	coloclysis	잘록창자씻기, 결장세척
−puncture	천자, 뚫기, 찌름술	arthrocentesis	관절천자
		lumbar puncture	허리천자, 요추천자, 요추뚫기
dissection	1. 해부 2. 박리 3. 절개 4. 절제	aortic dissection	대동맥박리
section	1. 절단 2. 단면 3. 절편 4. 절개 5. 분할	cesarean section	제왕절개(술)
resection	절제(술)	anterior resection	전방절제(술), 앞방향절제(술)
−therapy	1. 요법 2. 치료	radiotherapy	방사선치료, 방사선요법

5) Other Suffixes(기타 접미사)

접미사	의미	예	
−cyte	세포	leukocyte	백혈구
−oid	닮은, 유사한	lipoid	지질성
−genesis	발생, 형성	pathogenesis	발병기전
−poiesis, −poietic	생산	hematopoiesis	조혈
−gnosis, −gnostic	지식	differential diagnosis	감별진단
−drome	과정	prodrome	전구증, 전구증상
		cushing's syndrome	쿠싱증후군
−manual, −man/o	손	dextromanual	오른손잡이
−pedal, −ped/o	발	sinistropedal	왼발잡이
−sperm	정충	spermatogenesis	정자발생
−cardia	심장	sinistrocardia	왼심장증, 좌심증
−rhythmia	맥박	arrhythmia	부정맥

−tension	긴장(혈압)	hypotension	1. 저혈압 2. 저혈압증 3. 저압
−cyesis	임신	eccyesis	딴곳임신, 자궁외임신
−partum	분만, 출산	postpartum	분만후
−a, −ia, −osis −us, −um, −y	명사형	alopecia	탈모
		necrosis	괴사
		mucus	점액
		axillary	겨드랑이의, 액와의
−cle, −icle, −ole, −ula, −ule	'작은'을 의미하는 접미사	auricle	이개, 귀바퀴
		ventricle	심실
		brochiole	세기관지
		macula	반점
		pustule	농포
−ac, −al, −ar, −ary, −ic, ior, −ous, −tic, −us	형용사형	cardiac	심장의
		inguinal	서혜부의
		muscular	근육의
		epidemic	유행성
		anterior	앞의
		unconscious	무의식의
		decubitus	욕창성의

6) Suffixes Representing the Specialty of Medicine (의학의 전문분야를 나타내는 접미사)

−logy	연구, 학문	−logist, −ist, −ician	전문가
cardiology	심장학, 심장병학	cardiologist	심장전문의, 심장병전문의
dermatology	피부과학	dermatologist	피부과의사, 피부과전문의
endocrinology	내분비학	endocrinologist	내분비전문의, 내분비학자
geriatrics	노인의학	geriatrician	노인의학전문의
gynecology	부인과학	gynecologist	부인과전문의
neurology	신경학	neurologist	신경과의사, 신경학자
obstetrics	산과, 산과학	obstetrician	산과의사, 산과전문의
oncology	종양학	oncologist	종양전문의

ophthalmology	안과학	ophthalmologist	안과의사
orthopedics	정형외과학	orthopedist	정형외과의사
otorhinolaryngology (ENT)	이비인후과학	otorhinolaryngologist	이비인후과의사
pathology	1. 병리학 2. 병리	pathologist	병리학자, 병리의사
pediatrics	1. 소아과, 소아청소년과 2. 소아과학	pediatrician	소아과의사, 소아과전문의
psychiatry	1. 정신의학, 정신과학 2. 정신과	psychiatrist	정신과의사
urology	1. 비뇨기과학 2. 비뇨기과	urologist	비뇨기과 전문의

7) Making Suffixes of Plural(복수형 접미사 만들기)

단수형	복수형	단수	복수
–a	–ae	vertebra 척추	vertebrae
–ax	–aces	thorax 가슴, 흉부	thoraces
–ex	–ices	cortex 피질, 겉질	cortices
–en	–ina	foramen 구멍, 공	foramina
–is	–ides	iris 홍채	irides
	–es	pelvis 골반	pelves
	–a	femoris 대퇴골	femora
–ix	–ices	appendix 1. 부속물 2. 막창자꼬리, 충수	appendices
–ma	–mata	lipoma 지방종	lipomata
–nx	–ges	phalanx 1. 가락뼈 2. 마디뼈	phalanges
–on	–a	ganglion 1. 신경절 2. 결절종	ganglia
–us	–i	bacillus 막대균, 간균	bacilli
–um	–a	atrium 1. 심방 2. 방	atria
		ovum 난자, 충란	ova
–y	–ies	artery 동맥	arteries

4 Medical and Surgical Specialties

내과	Internal Medicine (IM)
소화기	Gastroenterology, Hepatology
순환기	Cardiology
혈액종양	Hemato-oncology
신장	Nephrology
내분비	Endocrinology
호흡기	Pulmonology
류마티스	Rheumatology
감염	Infection
가정의학과	Family Medicine (FM)
소아과	Pediatrics (PD, PED)
피부과	Dermatology (DM)
비뇨기과	Urology (UR)
안과	Ophthalmology (OT)
이비인후과	Otorhinolaryngology (OL)
	Ear & Nose & Throat (ENT)
신경정신과	Neuropsychiatry (NP)
신경과	Neurology (NR)
정신과	Psychiatry (Psy)
재활의학과	Rehabilitation (RH)
방사선과	
진단	Diagnostic Radiology (DR)
치료	Therapeutic Radiology (TR)
핵의학과	Nuclear Medicine (NM)
임상병리과	Clinical Pathology (CP)

외과	Surgery
일반외과	General Surgery (GS)
흉부외과	Cardiothoracic Surgery (CS)
신경외과	Neuro Surgery (NS)
정형외과	Orthopedic Surgery (OS)
성형외과	Plastic Surgery (PS)
응급의학과	Emergency Medicine (EM)
산부인과	Obstetrics & Gynecology (ObGy)
마취과	Anesthesiology (AN)
치과	Dentistry (DT)
외래진료실	Outpatient Department (OPD)
입원실	Inpatient Department (IPD)
응급실	Emergency Room (ER)
수술실	Operating Room (OR)
분만실	Delivery Room (DR)
중환자실	Intensive Care Unit (ICU)
내과	Medical Intensive Care Unit (MICU)
외과	Surgical Intensive Care Unit (SICU)
신생아	Newborn Intensive Care Unit (NICU)
심장동맥질환 집중치료실	Coronary Care Unit (CCU)

연습문제

1. 복부, 배측을 의미하는 것은?

① cheilo ② chiro ③ celio ④ dorso ⑤ lumbar

2. 서로 같은 의미인 것은?

① tachy−brady ② iso−aniso ③ abduction−adduction
④ jaundice−icterus ⑤ acute−chrono

3. 서로 다른 의미인 것은?

① stone−litho ② stroke−plexy ③ algia−dynia
④ circum−peri ⑤ pachy−lepto

4. 모두, 전체를 의미하는 접두사는?

① multi, poly ② omni, pan ③ semi, hemi
④ macro, megalo ⑤ hypo, oligo

5. 긍정적 의미인 접두사는?

① eu ② mal ③ dys ④ cac ⑤ an, a

6. 바깥, 외부를 의미하는 접두사는?

① endo ② eso ③ ecto ④ meso ⑤ intra

정답 1. ③ 2. ④ 3. ⑤ 4. ② 5. ① 6. ③

7. **오른쪽을 의미하는 접두사는?**

① latero ② dextro ③ sinister
④ amphi ⑤ supra

8. **황색을 나타내는 단어는?**

① chloroma ② cyanosis ③ glaucoma
④ linea alba ⑤ xanthopia

9. **언어(증)을 나타내는 접미사는?**

① −phonia ② −phagia ③ −phasia
④ −pepsia ⑤ −pnea

10. **정형외과(학)를 나타내는 것은?**

① obstetrics ② oncology ③ ophthalmology
④ orthopedics ⑤ otorhinolaryngology

11. **소아과(학)을 나타내는 것은?**

① pathology ② pediatrics ③ psychiatry
④ geriatrics ⑤ gynecology

12. **외과적 골절을 의미하는 것은?**

① −clasia ② −clysis ③ −centesis
④ −lapaxy ⑤ −lysis

13. **의미가 옳은 것은?**

① −plexy−마비 ② −philia−공포(증)
③ −ptosis−처짐, 하수 ④ −paresis−(뇌)졸중, 발작
⑤ −phoria−정신(증)

정답	7. ② 8. ⑤ 9. ③ 10. ④ 11. ② 12. ① 13. ③

14. **접미사의 뜻이 옳은 것은?**

① −gnosis : 지식　② −partum : 임신　③ −cyesis : 분만, 출산
④ −maunal : 발　⑤ −pedal : 손

15. **천자(뚫기)를 의미하는 접미사는?**

① dissection　② resection　③ −tripsy
④ −puncture　⑤ −rrhaphy

16. **조루술의 뜻을 포함하는 용어는?**

① laparotomy　② neurolysis　③ orchiopexy
④ arthrodesis　⑤ colostomy

17. **진단 및 검사방법과 관련된 용어로 옳은 것은?**

① electrocardiograph : 심전도법
② electrocardiogram : 심전도기
③ cephalometer : 머리측정계
④ gastroscope : 위내시경검사(법)
⑤ gastroscopy : 위내시경

18. **용어의 뜻이 옳은 것은?**

① nephrolithiasis : 신장쇄석술
② adenocarcinoma : 샘암종, 선암종
③ hyperemesis : 토혈
④ dysphagia : 언어장애
⑤ hemostasis : 출혈

19. **파열, 출혈의 의미를 포함하는 용어가 아닌 것은?**

① hemorrhage　② menorrhagia　③ hemostasis
④ epistaxis　⑤ hepatorrhexis

정답	14. ① 15. ④ 16. ⑤ 17. ③ 18. ② 19. ③

20. 다음 중 의미가 다른 용어는?

① febrile ② cryocautery ③ pyretic
④ calorie ⑤ thermotherapy

21. 'before meal'에 해당하는 약어는?

① npo ② aq ③ qid ④ ad lib ⑤ ac

22. 'twice a day'에 해당하는 약어는?

① noc ② bid ③ qh ④ pc ⑤ ad lib

23. 얼굴을 위로 향해 누운 자세를 뜻하는 용어는?

① caudal ② distal ③ prone
④ ventral ⑤ supine

24. 인체를 좌 · 우 대칭으로 나누는 면은?

① sagittal ② prone ③ transverse
④ coronal ⑤ frontal

25. 호흡을 뜻하는 접미사로 옳은 것은?

① −plasia ② −philia ③ −pnea
④ −penia ⑤ polio

26. 종양을 뜻하는 접미사는?

① −plegia ② −opsy ③ −lysis
④ −oma ⑤ algia

27. 정중면에서 안쪽을 뜻하는 용어는?

① distal ② ventral ③ lateral
④ medial ⑤ internal

정답	20. ② 21. ⑤ 22. ② 23. ⑤ 24. ① 25. ③ 26. ④ 27. ④

28. 'intervertebral'에서 밑줄의 뜻은?

① below ② together ③ between
④ within ⑤ elow

29. 'karyotype'에서 밑줄의 뜻은?

① 성장 ② 세포 ③ 원형질
④ 핵 ⑤ 모세포

30. '두꺼운'을 뜻하는 용어는?

① pachy ② oligo ③ lepto
④ megalo ⑤ poly

정답	28. ③ 29. ③ 30. ①

제2장

인체의 구조

Organization of the Body

1. Human Body : Levels of Organization
2. Cell
3. Tissues
4. Anatomical Locations and Positions
5. Cavities

- 연습문제

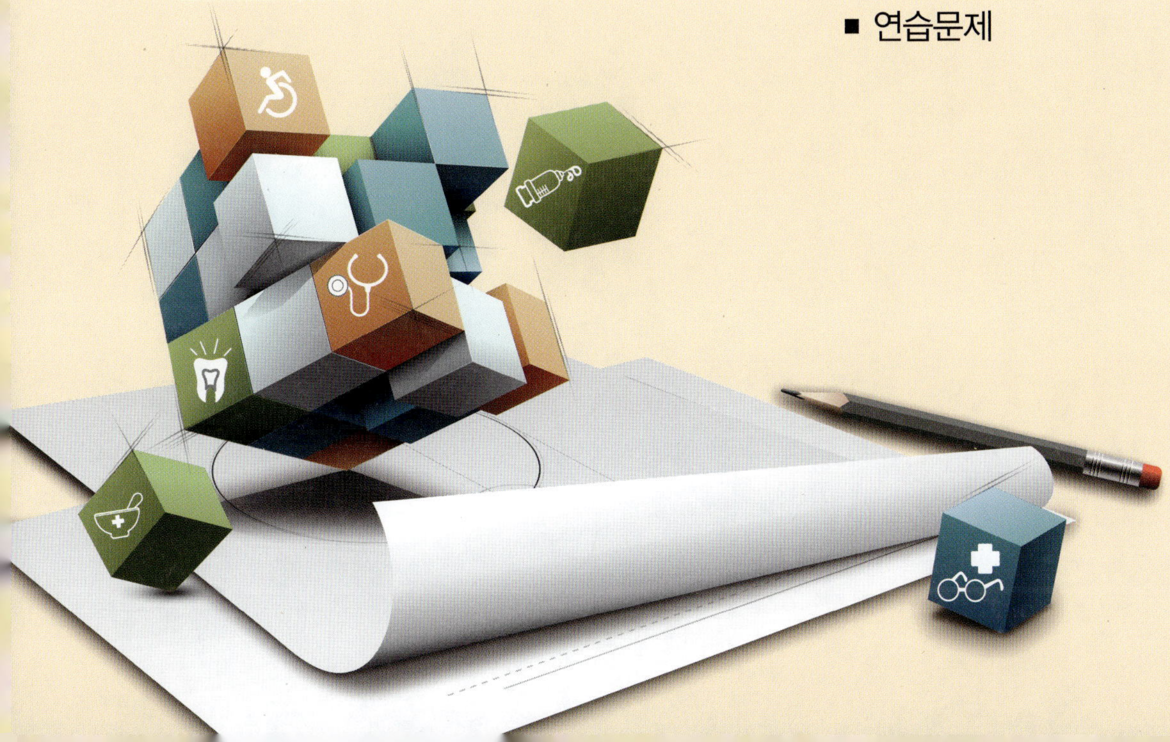

MEDICAL
TERMINOLOGY

1 Human Body : Levels of Organization

원자 Atom	→	분자 Molecule	→	소기관 Organelle	→	세포 Cell
탄소, 수소, 산소, 질소		당, 단백질, 물		미토콘드리아, 핵, 리보소옴		상피세포, 신경세포, 근육세포

↓

유기체 Organism	←	기관계통 Organ System	←	기관 Organ	←	조직 Tissue
인간 유기체		호흡기계, 소화기계, 신경계, 순환기계		폐, 뇌, 위, 신장		상피조직, 신경조직, 근육조직, 결합조직

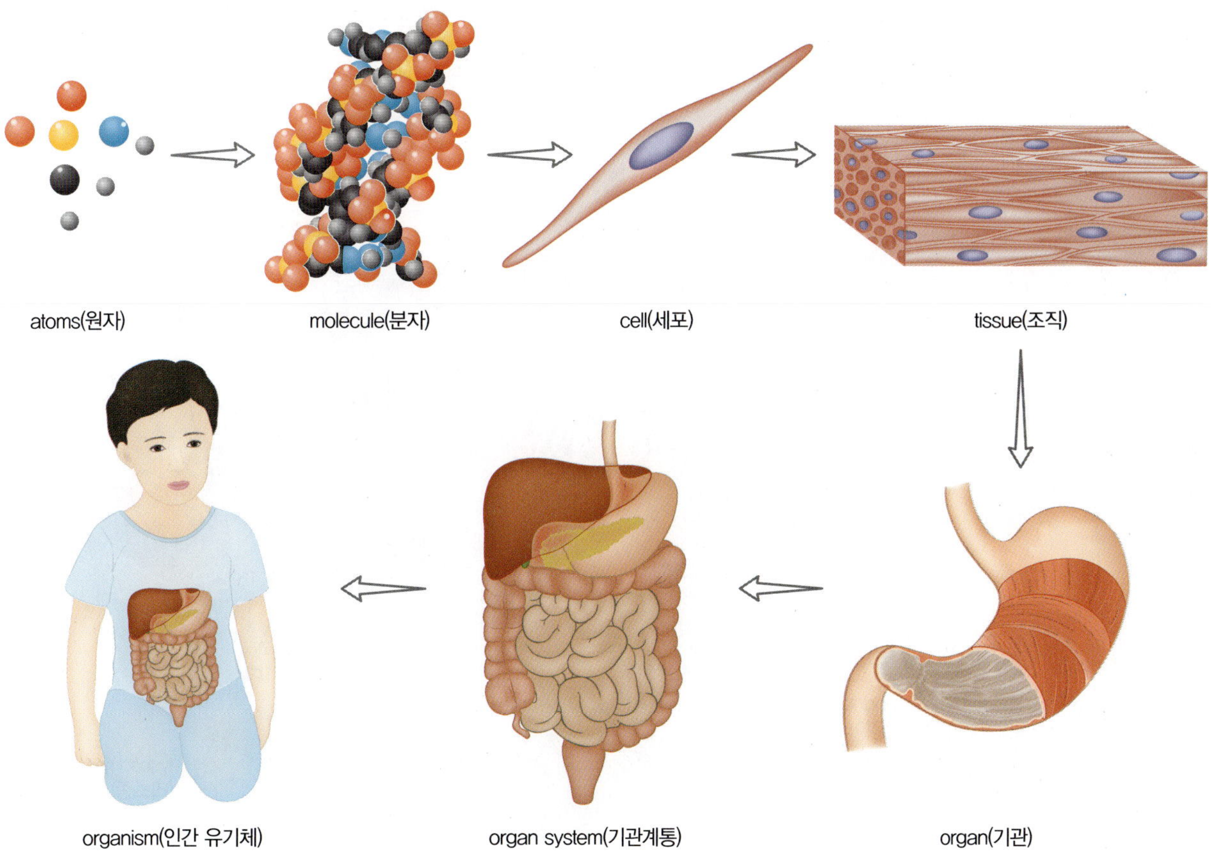

[그림 2-1] 인체조직의 단계

2 Cell

1) Cell Membrane(세포막)

(1) 세포와 세포 외부의 경계를 짓는 막
(2) 세포 내의 물질들을 보호하고 세포간 물질 이동을 조절함

2) Cytoplasm(세포질)

(1) **세포의 저장고와 작업장의 역할** : 리보솜, 세포질그물, 골지기관, 미토콘드리아, 리소좀, 중심체 등 소기관이라고 불리는 곳에서 세포의 작업과 저장의 역할을 수행
(2) **중심체(Centrosome)** : 세포가 분열할 때 중심적인 역할을 함. 중심체 속에는 보통 1개 또는 2개의 중심립이 있음
(3) **리보솜(Ribosomes)** : 효소와 단백질을 제조(단백질 공장)
(4) **리소좀(Lysosomes)** : 음식을 소화시키는 효소를 지니고 있음(소화주머니)

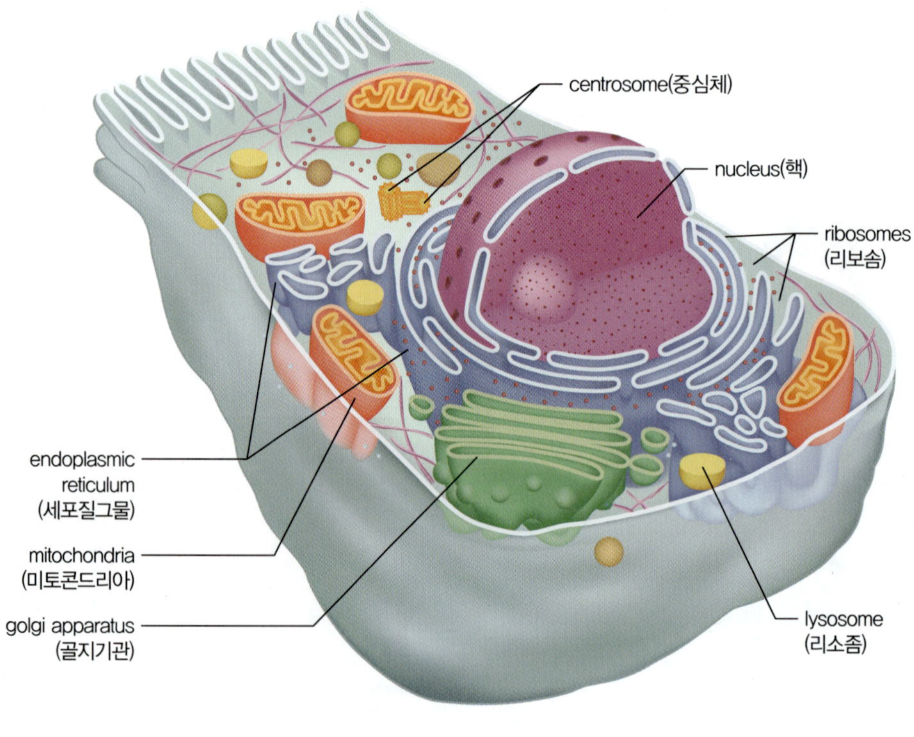

[그림 2-2] 세포의 구성

(5) **골지기관(Golgi apparatus)** : 주요 기능은 분비작용으로 세포 내에서 합성한 물질을 외부로 분비하는 역할을 함

(6) **미토콘드리아(Mitochondria)** : 세포 대사와 호흡 작용. 세포에너지의 근원지이며 지속적으로 에너지가 발생되는 화학적 반응 장소(에너지 공장)

(7) **세포질그물(Endoplasmic reticulum)** : 세포질을 통해 단백질과 기타 물질들을 운반

3) Nucleus(핵)

(1) 세포의 대사, 성장, 재생에 책임

(2) 염색체를 가지며 염색체에는 수천 개의 유전자가 있음(인간 : 23쌍의 염색체)

(3) 하나의 유전자는 각각의 DNA로 구성

3 Tissues

1) Epithelial Tissues(상피조직)

(1) 신체의 바깥 표면과 체강, 외부로 연결되는 주요한 관과 통로의 벽을 형성

(2) 기능

① **보호기능** : 기계적 손상, 해로운 화학물질과 병원체, 과다한 수분손실로부터 조직을 보호

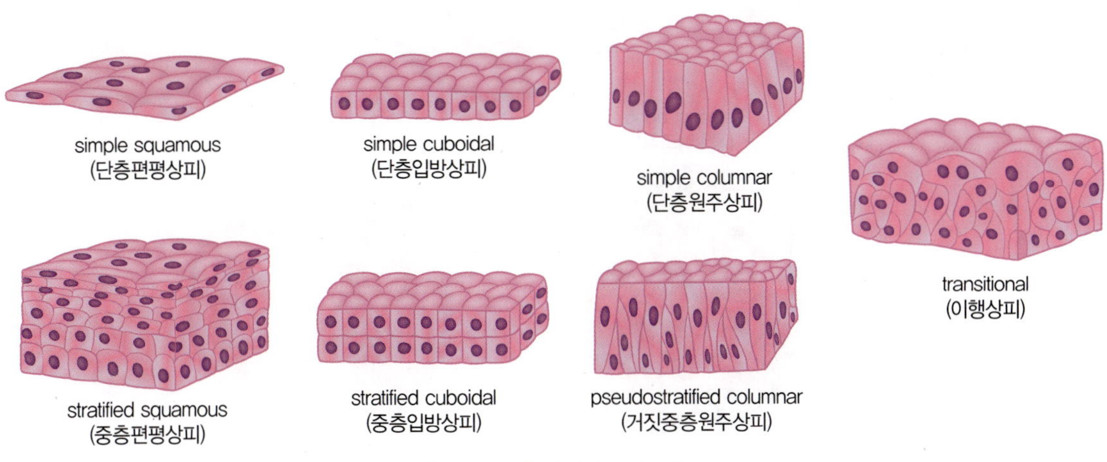

[그림 2-3] 상피세포의 종류

② **감각기능** : 피부, 눈, 귀, 코, 혀 등에서 자극에 대한 감각
③ **분비기능** : 샘에서 효소, 호르몬, 윤활제와 같은 특수한 화학물질을 분비
④ **흡수기능** : 소장벽에서 영양분을 흡수
⑤ **배설기능** : 콩팥에 있는 상피조직은 체내에서 생산된 노폐물을 배설하고 소변으로부터 필요한 물질을 재흡수. 땀은 땀샘에 있는 상피조직에 의해 배설
⑥ **확산기능** : 모세혈관의 벽과 폐에서 가스, 액체, 영양분들의 확산을 증진

2) Connective Tissues(결합조직)

(1) 몸과 기관의 형태를 유지하고 결합시키는 조직으로 인체의 조직 중에서 가장 널리 분포되어 있고 풍부함
(2) 인체 장기들의 지지망을 형성하고 근육을 싸며 뼈에 근육을 관절에 뼈를 연결
① 지지조직 : 뼈(bone)와 연골(cartilage)
② 액상조직 : 혈액(blood)과 림프(lymph)
③ 지방조직(fat, adipose tissue)
④ 섬유조직(fibrous connective tissue) : 느슨한(loose) 결합조직(콜라겐섬유, 탄력섬유), 치밀한(dense) 결합조직(건, 인대, 코막)

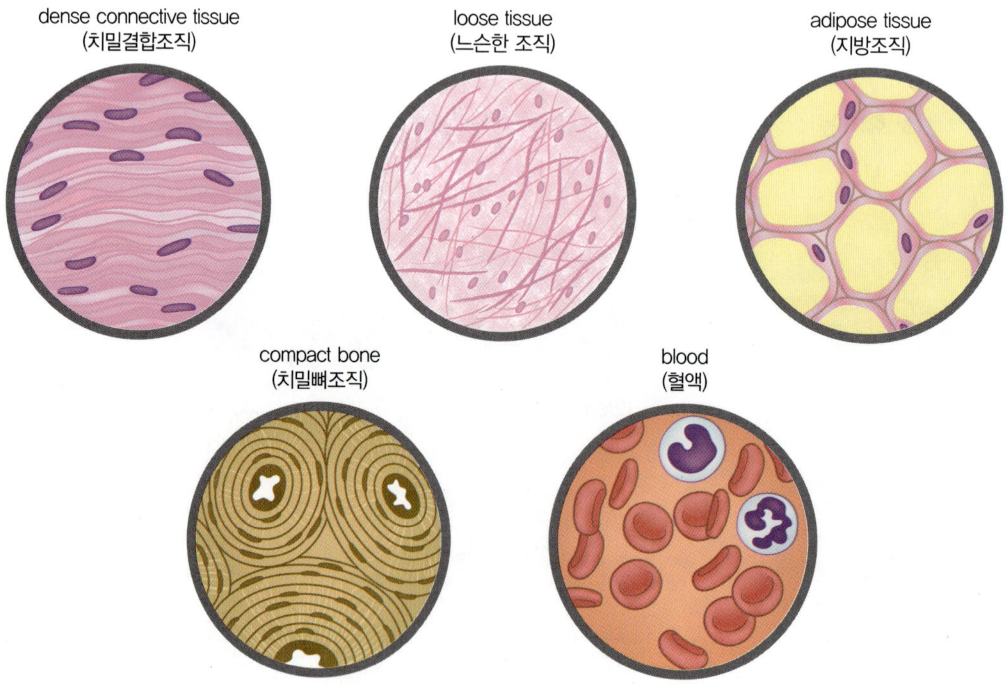

[그림 2-4] 결합조직의 종류

3) Muscle Tissues(근육조직)

(1) 골격근(Skeletal muscle) : 횡문근, 수의근

① 줄무늬가 있으므로 횡문근(striated muscle)

② 힘줄에 의해 뼈에 고정. 골격근은 뼈대의 움직임과 자세유지에 영향을 미침

③ 뇌척수신경의 운동신경에 의해 지배를 받으므로 수의근(voluntary muscle)

(2) 민무늬근, 평활근(Smooth muscle) : 불수의근, 내장근

① 평활근이라고도 하며 식도, 위, 장, 기관지, 자궁, 요도, 방광, 혈관, 피부의 입모근 등의 장기를 덮고 있는 내장근(visceral muscle)

② 골격근과는 달리 의식적으로 통제되지 않고 자율신경계에 의한 불수의근

③ 줄무늬가 없음

(3) 심근(Cardiac muscle) : 불수의근

① 유일하게 심장에서 발견되는 줄무늬근. 자율신경계에 의해 조절되는 불수의근

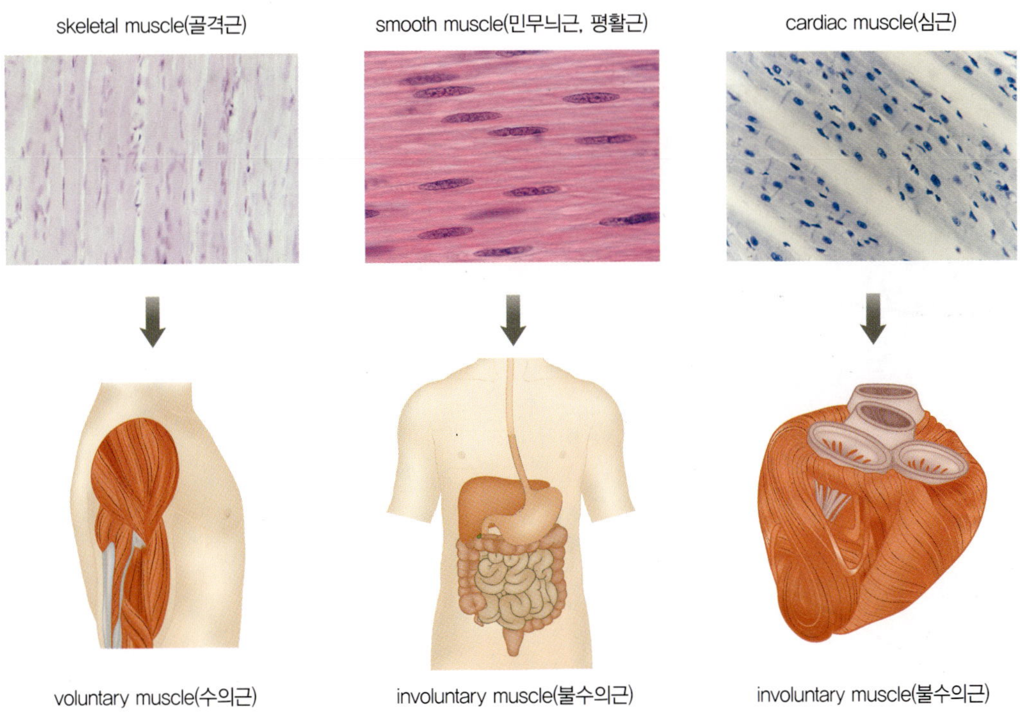

[그림 2-5] 근육조직의 종류

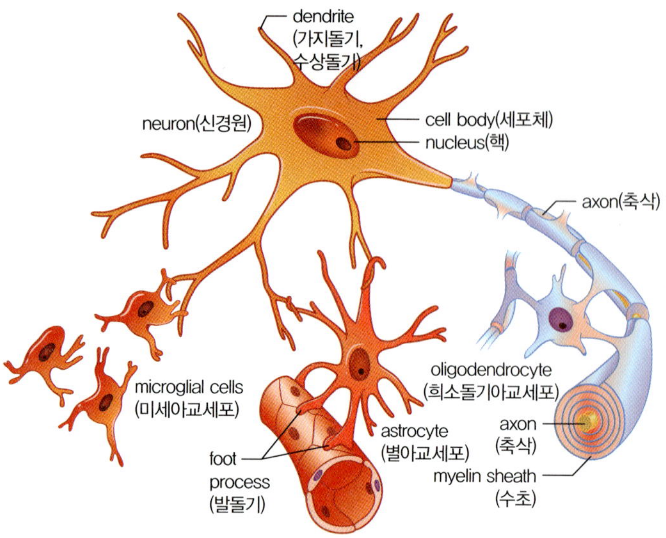

[그림 2-6] 신경조직

4) Nerve Tissues(신경조직)

신경의 기본단위인 뉴런(neuron)과 신경아교(neuroglia)라고 불리는 지지세포로 구성

4 Anatomical Locations and Positions

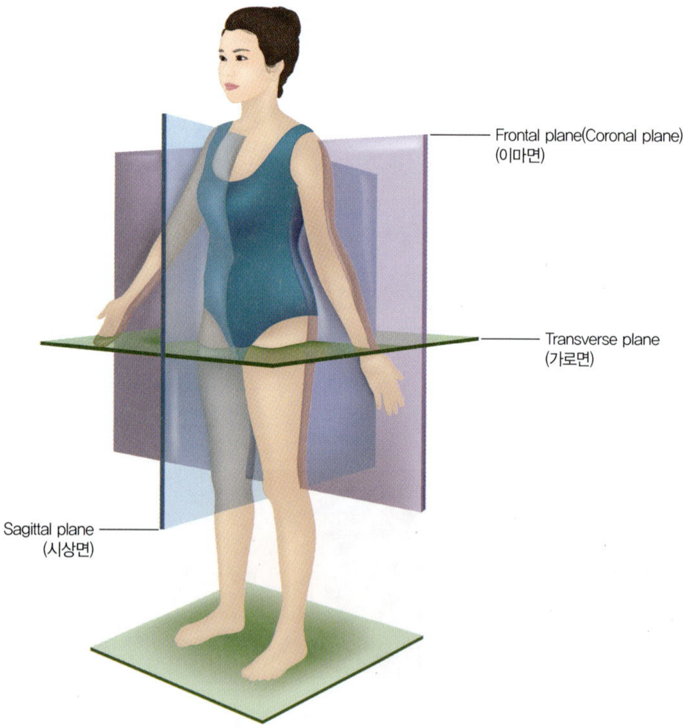

[그림 2-7] 신체면

1) 관상면(Frontal or coronal plane) : 앞 · 뒤
2) 시상면(Sagittal plane) : 좌 · 우
3) 가로면(Transverse plane) : 위 · 아래

5 Cavities

1) Dorsal Body Cavity, Ventral Body Cavity(배측체강, 복측체강)

배측체강 (Dorsal body cavity)	두개강(Cranial cavity)	뇌
	척수강(Spinal cavity)	척수, 척수액
복측체강 (Ventral body cavity)	흉강(Thoracic cavity)	심막강(pericardial cavity) : 심장
		흉막강(pleural cavity) : 폐
	복강(Abdominal cavity)	가로막아래 공간. 간, 위, 장, 담낭, 췌장
	골반강(Pelvic cavity)	방광, 요도, 요관, 자궁, 질

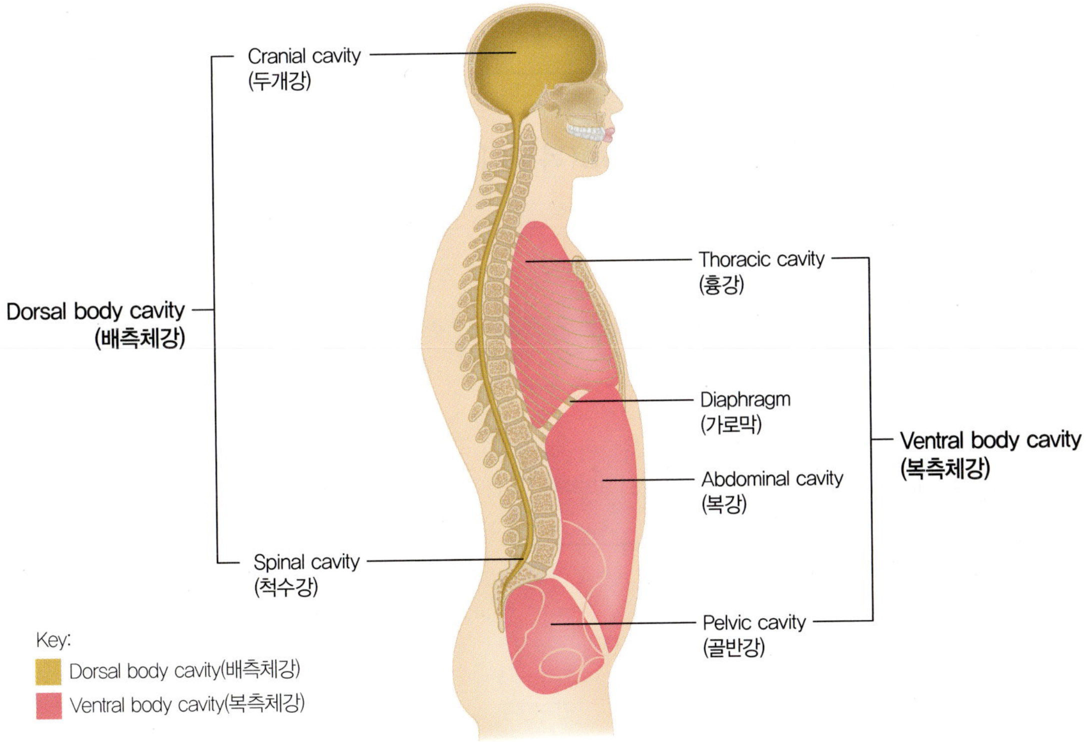

[그림 2-8] 체강

2) Abdominal Regions(복부의 해부학적 9개 부위)

Right hypochondriac(오른쪽 갈비 밑부위, 우늑하부)

Epigastric(명치부위, 상복부)

Left hypochondriac(왼쪽 갈비 밑부위, 좌늑하부)

Right lumbar(오른쪽 허리부위, 우요부)

Umbilical(배꼽부위, 제부)

Left lumbar(왼쪽 허리부위, 좌요부)

Right iliac(inguinal)(우서혜부(샅굴)부위)

Hypogastric(아랫배부위, 하복부)

Left iliac(ingunial)(좌서혜부(샅굴)부위)

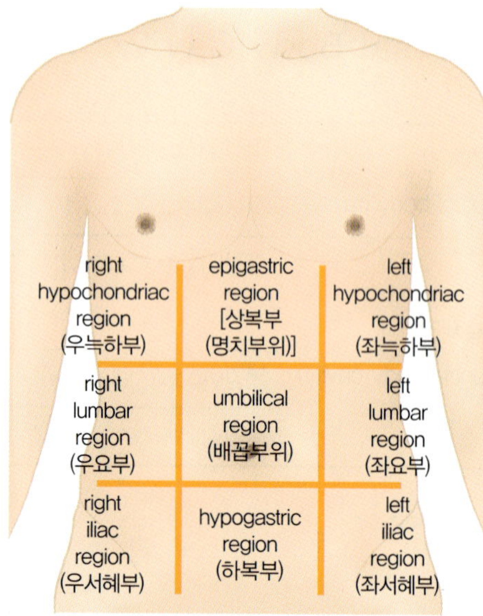

3) Quadrants of Abdomen(복부의 임상적 4분역)

Right upper quadrant(RUQ, 우상복부)

–간, 쓸개, 이자의 일부분, 소장과 대장의 일부분

Left upper quadrant(LUQ, 좌상복부)

–간, 위, 지라, 이자의 일부분, 소장과 대장의 일부분

Right lower quadrant(RLQ, 우하복부)

–소장과 대장의 일부분, 충수, 난소, 나팔관, 요관

Left lower quadrant(LLQ, 좌하복부)

–소장과 대장의 일부분, 난소, 나팔관, 요관

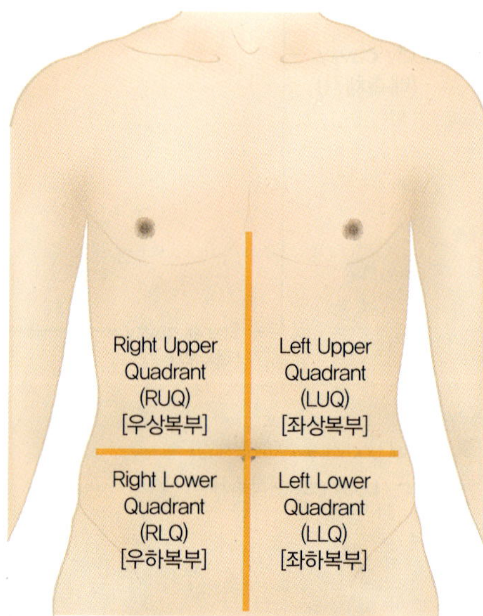

연습문제

1. 세포에너지의 근원지이며 지속적으로 에너지가 발생되는 화학적 반응 장소는?

① Lysosome ② Ribosome
③ Mitochondria ④ Nucleus
⑤ Endoplasmic reticulum

2. 세포질내 효소와 단백질을 제조하는 것은?

① Nucleus ② Mitochondria
③ Endoplasmic reticulum ④ Lysosomes
⑤ Ribosomes

3. Epithelial Tissues로 옳은 것은?

① Neuron, Neuroglia라고 불리는 지지세포로 구성
② Striated Muscle이며 뼈대의 움직임과 자세유지에 영향을 미침
③ 주로 Osseous & Cartilage Tissue, Blood & Lymph, Adipose Tissue로 구성
④ 인체의 조직 중에서 가장 널리 분포되어 있고 장기들의 지지망을 형성
⑤ 신체의 바깥 표면과 체강, 외부로 연결되는 주요한 관과 통로의 벽을 형성

4. 다음 중 Connective Tissue가 아닌 것은?

① Fibrous Connective Tissue ② Epithelial Tissues
③ Osseous & Cartilage ④ Blood & Lymph
⑤ Adipose Tissue

정답	1. ③ 2. ⑤ 3. ⑤ 4. ②

5. 인체 조직의 단계로 옳은 것은?

① Atom → Molecule → Cell → Tissue → Organ → Organ System
② Atom → Molecule → Tissue → Cell → Organ → Organ System
③ Atom → Molecule → Cell → Tissue → Organ System → Organ
④ Molecule → Atom → Organelle → Tissue → Organ System → Organ
⑤ Molecule → Atom → Cell → Tissue → Organ → Organ System

6. 인체 장기들의 지지망을 형성하고 근육을 싸며 뼈에 근육을, 관절에 뼈를 연결시키는 조직은?

① Epithelial Tissues ② Connective Tissues ③ Muscle Tissues
④ Nerve Tissues ⑤ Epithelial cell

7. 신경의 기본 단위는?

① Neuroglia ② Neuron ③ Cell
④ Organelle ⑤ Molecule

8. 줄무늬가 있으며 힘줄에 의해 뼈에 고정되어 움직임과 자세유지에 영향을 미치는 근육 조직은?

① Skeletal Muscle (voluntary muscle)
② Skeletal Muscle (involuntary muscle)
③ Smooth Muscle (voluntary muscle)
④ Smooth Muscle (involuntary muscle)
⑤ Cardiac Muscle (involuntary muscle)

9. 자율신경계에 의해 조절되며 장기를 덮고 있는 막에서 발견되는 근육조직은?

① Skeletal Muscle (voluntary muscle)
② Cardiac Muscle (voluntary muscle)
③ Cardiac Muscle (involuntary muscle)

정답 5. ① 6. ② 7. ② 8. ① 9. ④

④ Smooth Muscle (involuntary muscle)
⑤ Smooth Muscle (voluntary muscle)

10. 인체를 좌 · 우로 구분하는 것은?

① Coronal plane
② Sagittal plane
③ Transverse plane
④ Frontal plane
⑤ Anteroposterior plane

11. 인체를 위 · 아래로 구분하는 것은?

① Sagittal plane
② Sagittal plane
③ Coronal plane
④ Transverse plane
⑤ Frontal plane

12. 배측체강(Dorsal body cavity)인 것은?

① Pelvic cavity
② Abdominal cavity
③ Spinal cavity
④ Thoracic cavity
⑤ Pericardial cavity

13. 복측체강(Ventral body cavity) 중 폐를 둘러싸는 강(cavity)은?

① Pleural cavity
② Pericardial cavity
③ Abdominal cavity
④ Pelvic cavity
⑤ Spinal cavity

14. 가로막아래 공간에 위치하며 주로 간, 위장, 비장 등을 포함하는 것은?

① Pericardial cavity
② Pelvic cavity
③ Abdominal cavity
④ Spinal cavity
⑤ Cranial cavity

정답 10. ② 11. ④ 12. ③ 13. ① 14. ③

15. 다음 중 옳은 것은?

① Dorsal cavity – Abdominal cavity
② Dorsal cavity – Cranial cavity
③ Dorsal cavity – Thoracic cavity
④ Ventral cavity – Spinal cavity
⑤ Ventral cavity – Cranial cavity

16. 복부의 9개 부위 중 명치부위는?

① Right hypochondriac region
② Left hypochondriac region
③ Umbilical region
④ Epigastric region
⑤ Hypogastric region

17. 옆구리 부분을 나타내는 것은?

① lumbar region ② umbilical region
③ iliac region ④ hypogastric region
⑤ hypochondriac region

18. 간, 쓸개, 이자와 소장 · 대장의 일부분을 포함하며 복부의 오른쪽에 위치한 것은?

① LRQ ② LUQ ③ LLQ ④ RLQ ⑤ RUQ

19. 소장과 대장의 일부분, 충수, 난소, 나팔관, 요관을 포함하는 부분을 나타내는 것은?

① RUQ ② RLQ ③ LUQ ④ LLQ ⑤ LRQ

20. 아랫배부위를 나타내는 것은?

① umbilical region ② epigastric region ③ hypogastric region
④ iliac region ⑤ lumbar region

정답	15. ② 16. ④ 17. ① 18. ⑤ 19. ② 20. ③

21. 세포내에서 합성한 물질을 외부로 분비하는 역할을 하는 곳은?

① Lysosome
② Golgi apparatus
③ Nucleus
④ Endoplasmic reticulum
⑤ Mitochondria

22. 골격근에 해당하는 것은?

① cardiac muscle
② involuntary muscle
③ smooth muscle
④ visceral muscle
⑤ striated muscle

23. 인체를 앞 · 뒤로 구분하는 것은?

① frontal plane
② sagittal plane
③ transverse plane
④ anteroposterior plane
⑤ horizontal plane

24. 폐를 수용하고 있는 공간은?

① cranial cavity
② pericardial cavity
③ pelvic cavity
④ pleural cavity
⑤ spinal cavity

25. 세포의 대사, 성장, 재생을 담당하는 것은?

① Mitochondria
② Nucleus
③ Lysosome
④ Golgi apparatus
⑤ Cell membrane

26. Blood & Lymph가 속하는 조직의 종류는?

① Epithelial tissue
② Muscle tissue
③ Nerve tissue
④ Connective tissue
⑤ Visceral tissue

정답	21. ② 22. ⑤ 23. ① 24. ④ 25. ② 26. ④

27. 심장의 주된 근육조직은?

① Skeletal muscle ② Smooth muscle
③ Cardiac muscle ④ Non-striated muscle
⑤ Neuro-muscle

28. 복부의 해부학적 9개 부위 중 배꼽이 위치하는 곳은?

① Right hypochondriac region
② Left lumbar region
③ Umbilical region
④ Hypogastric region
⑤ Right iliac region

29. 자율신경계의 지배를 받으며 소화기관 등에 존재하는 근육조직은?

① Skeletal muscle ② Smooth muscle
③ Cardiac muscle ④ Cartilage
⑤ Connective muscle

30. 인체의 가장 기본적인 구조적 단위는?

① Organ ② Tissue ③ Organ system
④ Cell ⑤ Molecule

정답	27. ③ 28. ③ 29. ② 30. ④

제3장

근육뼈대계통

Musculoskeletal System

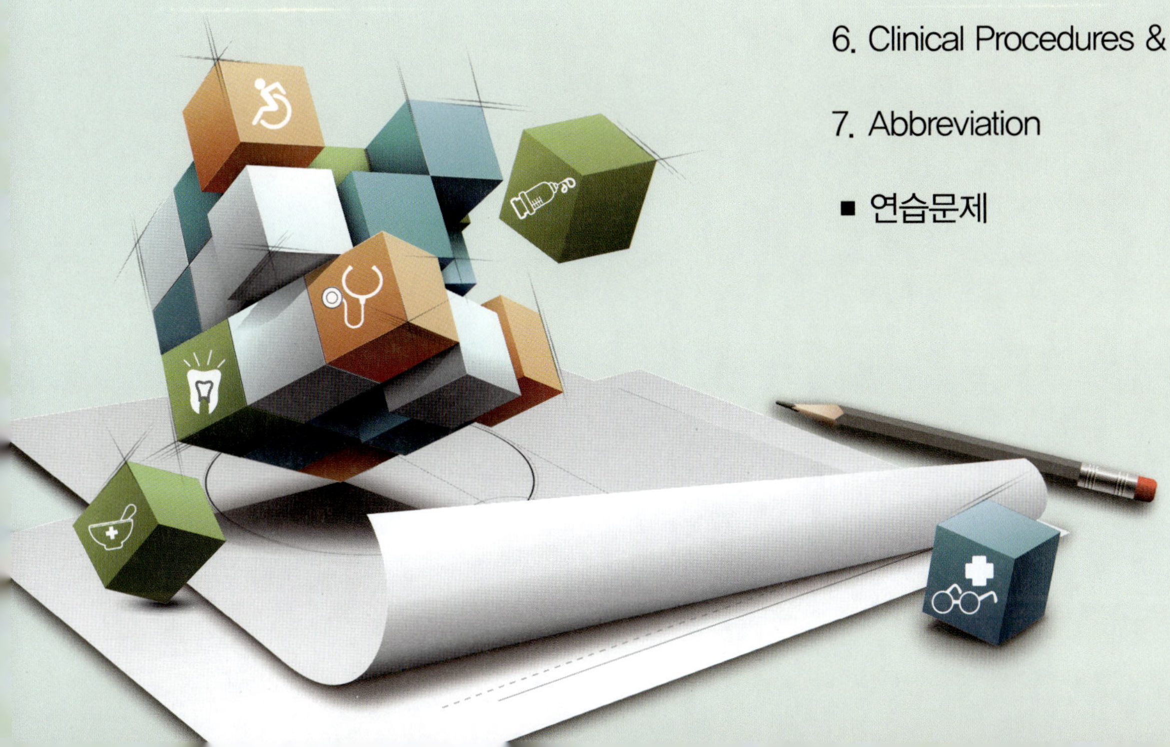

MEDICAL
TERMINOLOGY

1 Introduction

골격계는 뼈(bone), 근육(muscle), 관절(joint), 연골(cartilage)로 이루어졌다. 인체는 총 206개의 뼈들로 구성되어 장기의 보호와 유지를 시키고 운동을 가능하게 한다. 뼈는 여러 다른 형태의 관절로 연결되어 있다. 머리뼈 같은 봉합관절(고정관절, fixed joint, 꿰맴관절 suture joint), 손가락 같은 경첩관절(hinged joint), 어깨관절이나 엉덩관절 같은 절구관절(ball-and-socket joint)로 이루어졌다. 근육은 총 600개의 근육으로 이루어졌으며 수축과 긴장을 할 수 있는 서로 맞물리는 섬유로 구성되어 있다.

2 Origin of Terms

어근 및 접미사	의미	영어
oste/o	뼈, 골	bone
vertebr/o, spondyl/o	척추	vertebra
spin/o, rachi/o	척주	spinal column, vertebra
myel/o	뼈속(골수), 척수	bone marrow, spinal cord
ch(e)ir/o, man/o	손	hand
ped/o, pod/o, plant/o	발, 족(足)	foot
digit/o, dactyl/o	손가락, 발가락	finger, toe
arthr/o, articul/o	관절	joint
chondr/o	물렁뼈(연골)	cartilage
ten/o, tend/o, tendin/o	힘줄(건)	tendon
desm/o, ligament/o	인대	ligament
synov/o	윤활막	synovial membrane
my/o, myos/o	근육	muscle
leiomy/o	민무늬 근육	smooth muscle
rhabdomy/o	가로무늬 근육	striated muscle
sarc/o	육(肉)+	flesh

-desis	고정	to bind or tie together
-blast	모(배아) 미성숙세포	immature cell
-clast	깨트리다 쪼개다	to break
-listhesis	미끄러지다 전위	slipping
-tome	자르는 기구	cuttiryinstrament
-sthenia	힘	strength
-physis	성장	to grow

3 Anatomical Terms

1) Bone(뼈)

신체의 기본골격은 주로 뼈들로 구성되어 있으며 부가적으로 연뼈로 일부분 이루어졌고 이런 뼈의 구성을 뼈대계(skeleton)라 하며 총 206개 뼈로 구성되어 있으며 다음과 같다.

몸통골격(74개)

머리뼈(두개골 22개)

척주뼈(26개)

설골(1개)

갈비뼈(늑골) 및 복장뼈(흉골 25개)

사지골격(132개)

팔뼈(상지뼈 좌/우) : 64개

다리뼈(하지뼈 좌/우) : 62개

귀속뼈(고실뼈, auditory ossicles) : 6개

뼈는 긴뼈(Long), 짧은뼈(Short), 납작뼈(Flat), 불규칙뼈(Irregular bone)로 나누어 볼 수 있다.

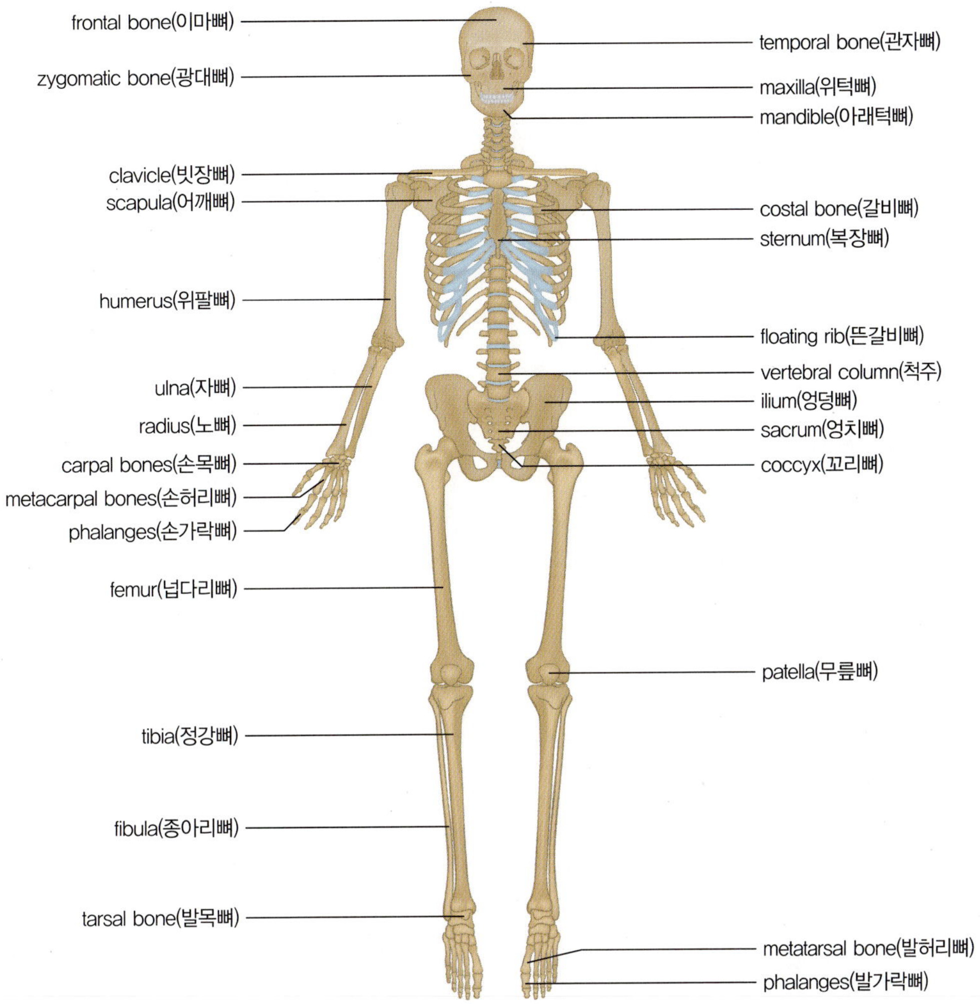

[그림 3-1] 골격계(신체 앞면)

(1) 뼈의 종류

① **긴뼈(Long bone)** : 원통형의 몸통(body) 또는 뼈몸통(diaphysis) : 뼈의 몸통(body)벽은 중간부위는 두꺼우며 끝으로 갈수록 얇아짐

- 뼈속질공간(medullary canal) : 갯솜뼈(해면상 조직, cancellous tissue)로, 뼈의 중간부위보다 끝부분으로 갈수록 많다.
- 뼈끝(epiphysis) : 사지의 뼈는 끝부분이 근육의 접착과 관절을 목적으로 확장되어 있는 부위
- 뼈끝선(epiphysial plate(line))이 있는데 일명 성장선이라 하며, 뼈 조직이 성장하는 곳으로 어른이 되면 석회화되어 닫힘

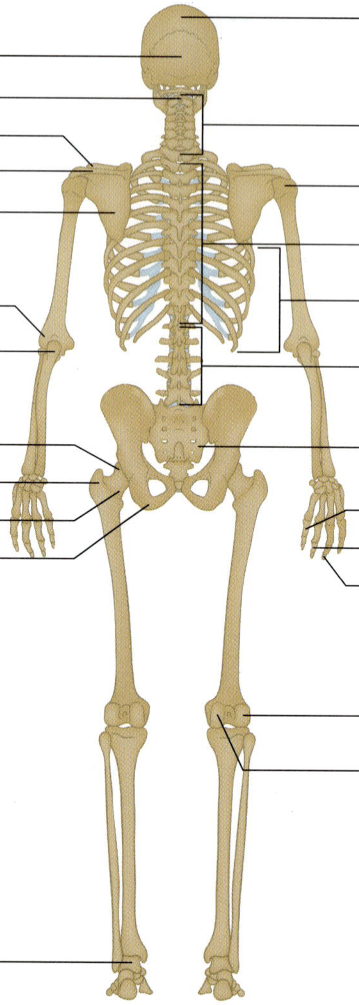

[그림 3-1] 골격계(신체 뒷면)

② **짧은뼈(Short Bone)** : 움직임이 제한되어 있고 힘을 많이 받는 곳의 골격

③ **납작뼈(Flat Bone)** : 넓고 평평한 모양으로 근육접착이 넓거나 넓은 부위를 보호하는 역할

④ **불규칙뼈(Irregular Bone)** : 위의 어떤 형태에도 들지 않는 그룹

예 척추뼈(vertebra), 엉치뼈(sacrum), 꼬리뼈(coccyx), 관자(temporal), 나비(sphenoid), 벌집뼈(ethmoid), 광대뼈(zygomatic), 위턱뼈(maxilla), 아래턱뼈(mandible), 입천장(palatine), 아래코선반(inferior nasal concha), 목뿔뼈(hyoid) 등

(2) 뼈표면(Surfaces of Bones)

① 돌출된 관절면 : 위팔뼈와 넙다리뼈의 머리(head) 부분

② 함몰된 관절면 : 어깨뼈(scapular)의 관절오목(glenoid cavity), 엉덩뼈(hip bone)의 절구(acetabulum)

③ 비관절면의 돌출 : 넓고 거칠고 울퉁불퉁한 거친 면(tuberosity), 융기(protuberance), 돌기(process), 돌기(trochanter)와 관절돌기(condyle), 작고 거친 돌출물인 결절(tubercle), 가늘고 길면서 뾰족한 가시(spine), 좁고 거칠고 표면에 따라 길게 융기가 있는 내려가는 등성이(ridge), 능(crest), 선(line)

④ 비관절면의 함몰 : 오목(fossa), 오목(pits), 내림(depressions), 고랑(grooves), 고랑(furrows), 고랑([구], fissures), 패임(notches), 고랑(sulcus), 동(sinus) 등

(3) 뼈의 구조와 물리적 성질

뼈는 동물의 가장 강한 구조로 되어 있지만 일정부분의 탄력성과 강함을 같이 가지고 있다. 뼈는 혈관들이 관통하고 있으며 관절연골부위를 제외한 섬유성 막인 뼈막(periosteum)으로 싸여 있다. 사지 long bone의 안쪽은 뼈속질로 차여져 있고 많은 혈관과 다공성 구조인 뼈속막(medullary membrane)으로 되어 있다.

① 뼈막(Periosteum) : 강한 힘줄이나 인대가 뼈에 붙을 때 이 막도 같이 협력을 한다. 이것은 두겹으로 되어 있는데 바깥쪽은 결합조직(connective tissue)으로 되어 있고 안쪽은 탄력섬유(elastic fibers)로 치밀한 막으로 이루어짐

② 뼈속질(Marrow) : long bone의 body의 canal에 차 있을 뿐만 아니라 cancellous tissue의 공간과 혈관이 있는 보다 큰뼈의 canal인 하버스관(중심관, Haversian canals)에까지 있음

③ 하버스관(Haversian canal) : 뼈의 혈관이나 림프관이 있는 가운데 구멍

④ 하버스시스템(Haversian system) : 나이테 같은 구조 판(lamellae)을 보이는 구조

⑤ 소관(canaliculi) : 얇은 평평한 뼈는 하버스관(중심관, harversian canal)이 없고 canaliculi가 harversian canal의 역할

⑥ 뼈조직(osseous tissue) : 뼈세포(osteocyte)에 의해 이루어짐

⑦ 뼈모세포(osteoblast) : 뼈세포를 생성

⑧ 뼈되기(ossification) : 뼈가 형성되는 것

⑨ 뼈 파괴세포(osteoclast) : 뼈 조직을 재흡수하는 역할

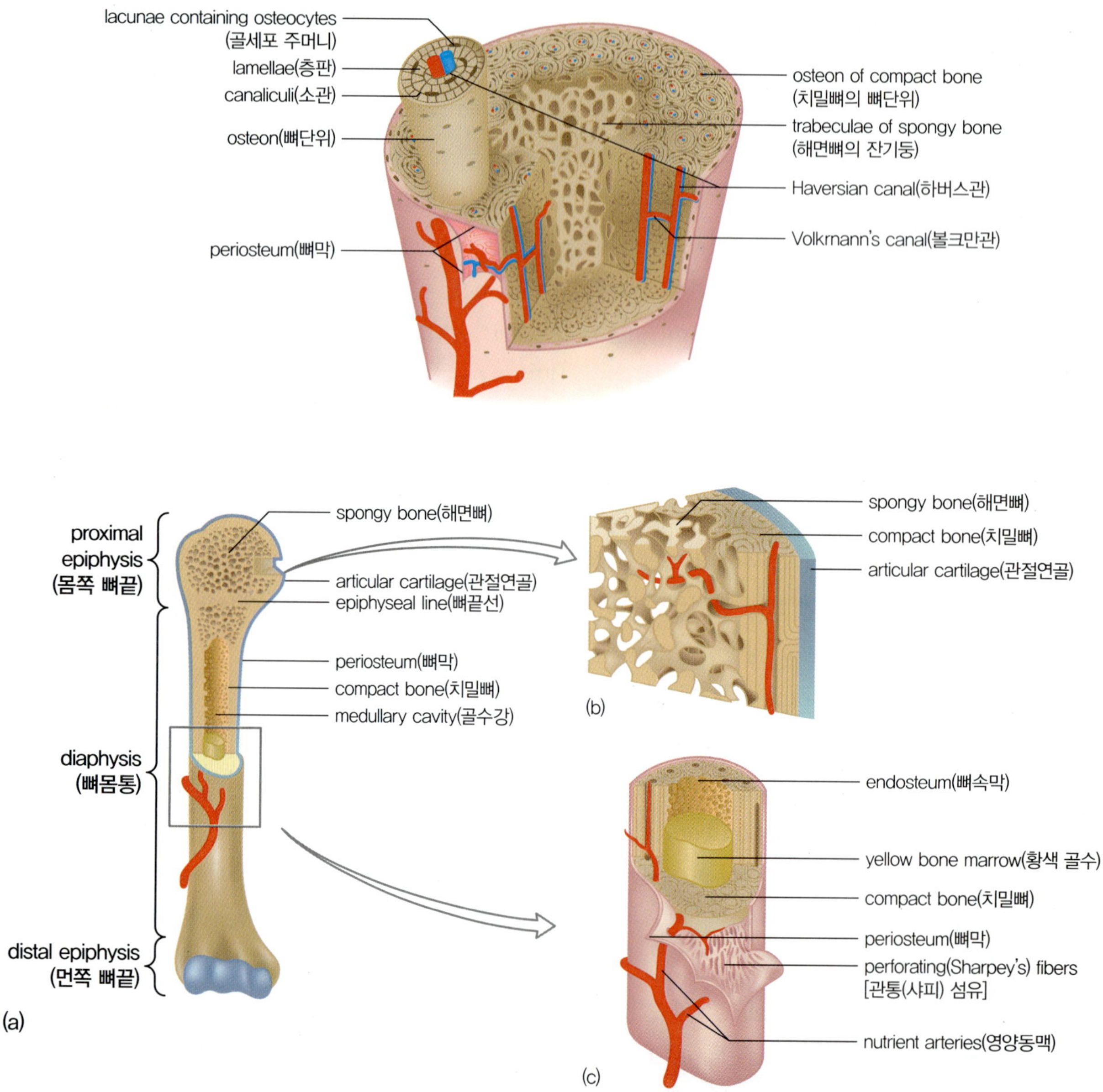

[그림 3-2] 뼈의 분류

(4) Skull(머리뼈)

머리뼈(두개골)는 크게 뇌머리뼈(뇌두개골, cerebral cranium)와 얼굴뼈(안면골, facial bone)의 2부분으로 나누어져 있다.

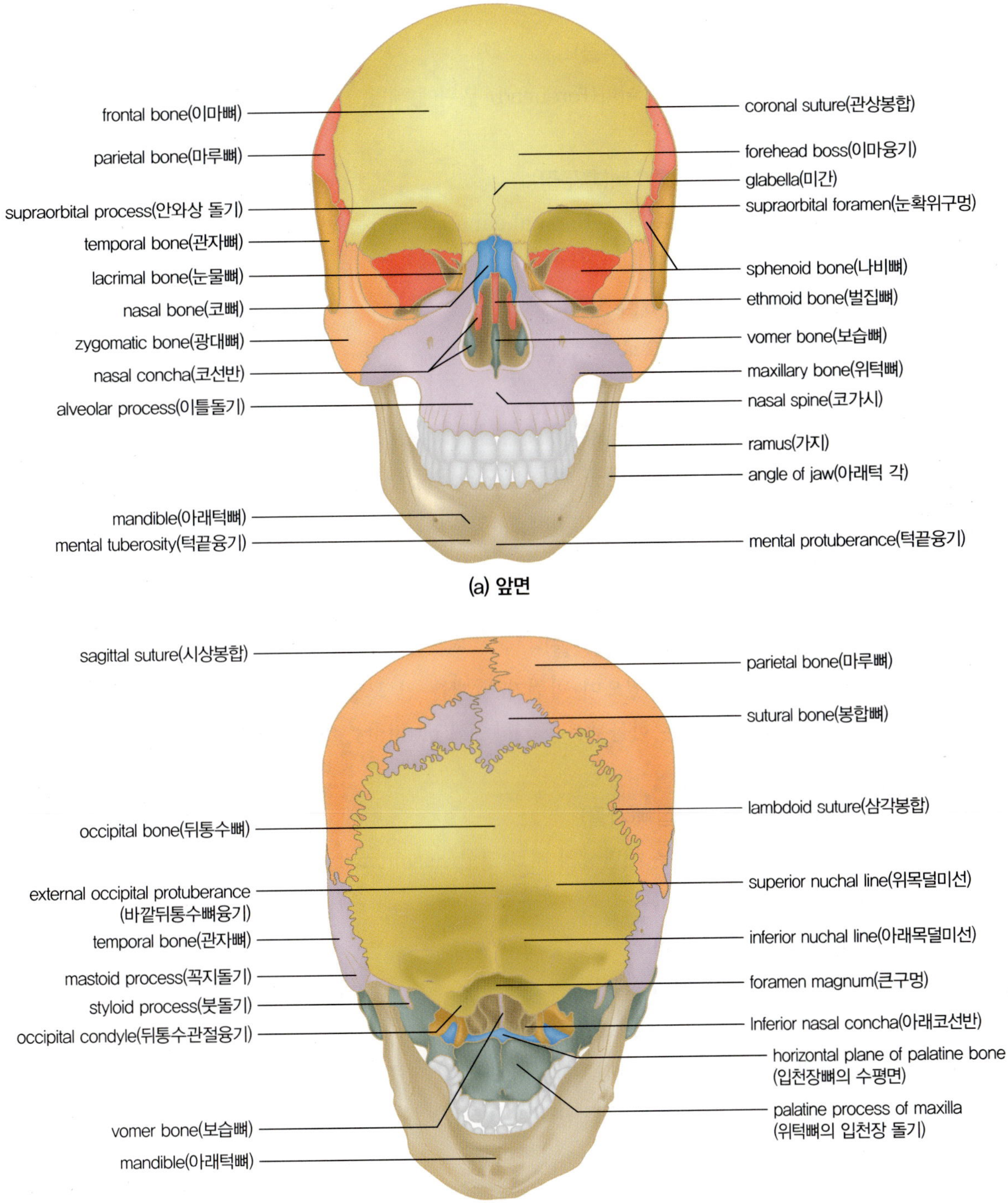

(a) 앞면

(b) 뒷면

[그림 3-3] 머리뼈

① cerebral cranium(뇌머리뼈)

frontal bone 이마뼈(전두골)
머리뼈의 앞을 이루고 이마(forehead) 부위에 해당

occipital bone 뒤통수뼈(후두골)
머리뼈의 뒷부분으로 척주관(spinal canal)과 통하는 큰구멍(foramen magnum)이 있음

parietal bone 마루뼈(두정골)
머리뼈의 양 옆 부분으로 한 쌍으로 되어 있음

temporal bone 관자뼈(측두골)
머리뼈의 아랫부분의 양쪽을 이루며 귀와 연관된 많은 공간이 있고 아래턱뼈와 연결되는 턱관절(TM temporomandibular joint)이 있고 꼭지돌기(mostoid process)와 붓돌기(styloid process)가 돌출되어 있다.

sphenoid bone 나비뼈(접형골)
머리뼈 바닥(base)에 있으며 박쥐가 날개를 편 모양을 하고 있다. 가운데 터키안(안장, Sella turcica)이라는 함몰부분은 뇌하수체(pituitary gland)가 위치한다.

ethmoid bone 벌집뼈(사골)
머리뼈 바닥의 가벼운 해면상의 뼈로 코안(nasal cavity)의 윗부분을 이룬다.

fontanelle 숫구멍(천문)
대숫구멍 anterior(greater)
소숫구멍 posterior(lesser, occipital)
유아의 머리뼈 사이에 거친 막으로 덮여 있는 부분으로 frontal과 back이 있다. 앞쪽은 다이아몬드 모양으로 2세까지 유지되며 뒤쪽은 생후 2개월 때 닫힌다.

suture 꿰맴(봉합)
머리뼈 사이의 관절면

② Facial Bone(얼굴뼈)

nasal bone　코뼈(비골)
코의 앞쪽과 위를 이루는 한 쌍의 뼈

lacrimal bone　눈물뼈(누골)
눈확(eye socket)의 안쪽의 앞에 위치한 얼굴뼈 중 제일 작고 가장 부서지기 쉽다.

maxillary bone　위턱뼈(상악골)
위턱을 형성하는 한쌍의 뼈. 이틀(치조, alveoli)이 있다.

mandible bone　아래턱뼈(하악골)
아래턱을 이루며 위턱뼈와 관절로 연결되어 있다.

zygomatic bone　광대뼈(관골, 협골)
양볼을 이루는 뼈이다.

vomer bone　보습뼈(서골)
코중격(nasal septum)의 아래와 앞쪽부분을 이루는 뼈이다.

(5) Spine (Vertebral Column)(척추)

33개의 뼈로 구성되어 있고 5개 부위로 나누어져 있다. 각 뼈는 탄력성이 있는 disk로 분리되어 있으며 몇몇의 굽이(vertebral curvature)에 의해 더 강한 강도를 유지하며 안에 있는 척수를 보호한다.

cervical vertebrae　목뼈(C1−C7)(경추)
척추의 맨 위로 목을 이루며 7개의 뼈이다.

thoracic vertebrae　등뼈(T1−T12)(흉추)
등의 상부를 이루는 척추로 12개가 있다.

lumbar vertebrae　허리뼈(L1−L5)(요추)
등의 상부와 골반 사이의 허리부분으로 5개가 있다.

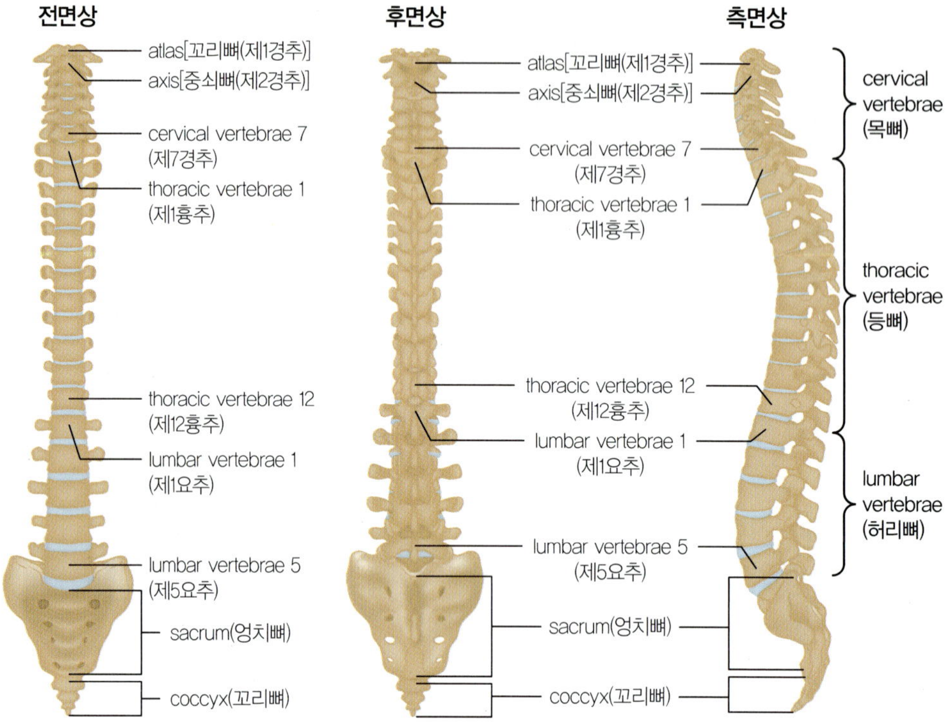

[그림 3-4] 척추의 구조

sacrum(5)　엉치뼈(천골)

골반 사이의 삼각형의 뼈로 여자가 남자보다 짧고 넓다.

coccyx(4)　꼬리뼈(미골)

척추의 끝부분으로 어린 시절에는 3개에서 5개의 뼈로 되어 있으나 성인은 엉치뼈에 붙어 있다.

(6) Thorax(가슴우리)

clavicle　빗장뼈(쇄골)

첫 번째 갈비뼈의 앞쪽에 있으며 어깨의 앞부분을 이루고 복장뼈와 붙어 있다.

sternum　복장뼈(흉골)

가슴우리의 앞면 중간에 위치한 평평한 뼈

xiphoid process 칼돌기(검상돌기)

복장뼈 밑에 붙어 있는 뼈

manubrium 복장뼈자루

복장뼈 위에 붙어 있고 빗장뼈와 연결되는 뼈

scapula 어깨뼈(견갑골)

어깨 뒷부분의 크고 평평한 한 쌍의 뼈

acromion 봉우리(견봉)

어깨뼈 뒤의 어깨의 제일 높은 부위에 있으며 빗장뼈와 연결되어 있다.

rib 갈비뼈(늑골)

가슴우리의 제일 큰 부분으로 탄력적인 곡선을 가진 12쌍으로 이루어진 뼈. 첫 7개의 갈비뼈는 앞쪽으로는 갈비연골(costal cartilages)에 의해 복장뼈와 뒤쪽으로는 척추에 직접

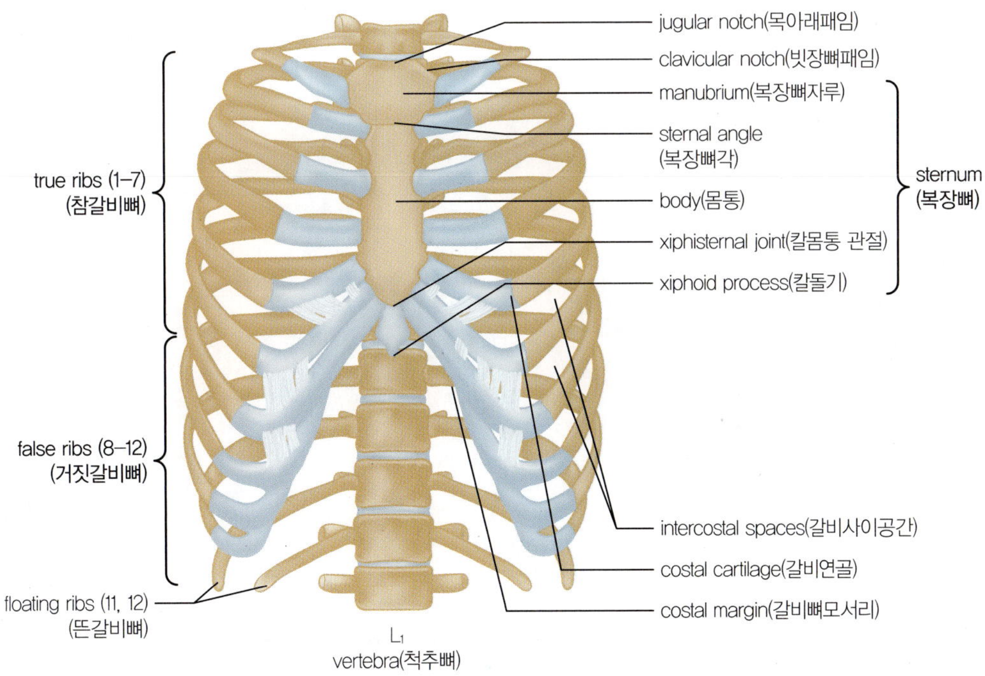

[그림 3-5] 가슴우리(thoracic cage)

붙어 있어 참갈비뼈(true rib)라 하고 나머지 5개를 거짓갈비뼈(false rib)라 하며, 그 중 첫 3개는 위의 갈비뼈에 붙어 있고 나머지 2개는 그 끝의 앞이 갈비뼈와 붙지 않고 떠 있어 뜬갈비뼈(floating rib)라 한다.

(7) Ones of Upper Extremities(limb)(상지뼈)

humerus 위팔뼈(상완골)

위팔(upper arm)의 뼈로 상지뼈 중 제일 크고 아래 끝의 몇몇 함몰로 노뼈와 자뼈에 연결된다.

ulna 노뼈(척골)

아래팔(forearm) 2개의 뼈 중 5번째 손가락 쪽의 뼈로 팔꿈치(elbow) 부위 돌출부위를 팔꿈치머리(olecranon)라 한다.

radius 자뼈(요골)

아래팔의 측면 뼈로 주관절부 elbow에서는 작지만 손목관절(wrist joint)을 이루며 크다.

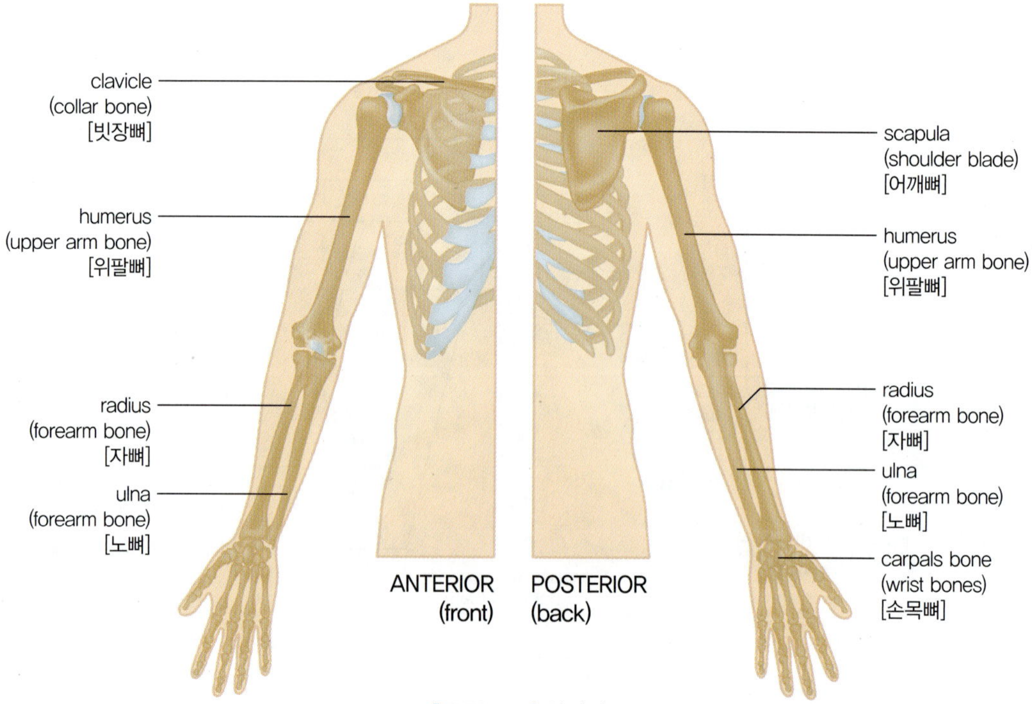

[그림 3-6] 상지뼈

carpal bones　손목뼈(수근골)

두 줄의 8개 뼈로 되어 있다.

큰마름뼈(trapezium), 작은마름뼈(trapezoid), 알머리뼈(capitate), 갈고리뼈(hamate), 손배뼈(scaphoid), 반달뼈(lunate), 세모뼈(triquetral), 콩알뼈(pisiform).

metacarpal bones　손허리뼈(중수골)

손의 중간부분으로 5개의 가는 뼈

phalanges(복수), phalanx(단수)　손가락뼈(지골)

손가락, 발가락의 각각 14개로 이루어진 뼈로 첫번째 손가락(발가락)은 손가락뼈가 2개로 되어 있고 나머지는 3개로 이루어져 있다(proximal, middle, distal).

(8) Bones of Pelvis, Pelvic Girdle(골반뼈)

골반뼈는 몸체 아랫부분으로 2개의 볼기뼈(hip bones)와 엉치뼈(sacrum)와 꼬리뼈(coccyx) 등 모두 4개의 뼈로 이루어져 있다.

① 볼기뼈(hip bones)

ilium　엉덩뼈(장골)

가장 위의 큰 부분

ischium　궁둥뼈(좌골)

아랫부분으로 앉을 때 닿는 부위

pubis　두덩뼈(치골)

앞쪽의 뼈로 앞 두덩뼈에서 연골에 의해 연결되는 부위를 두덩결합(symphysis pubis)이라 한다.

acetabulum　볼기뼈 절구(관절구)

넙다리뼈의 머리와 관절을 이루는 부위

pelvic cavity　골반안(골반강)

볼기뼈와 엉치뼈 및 꼬리뼈로 둘러쌓인 공간

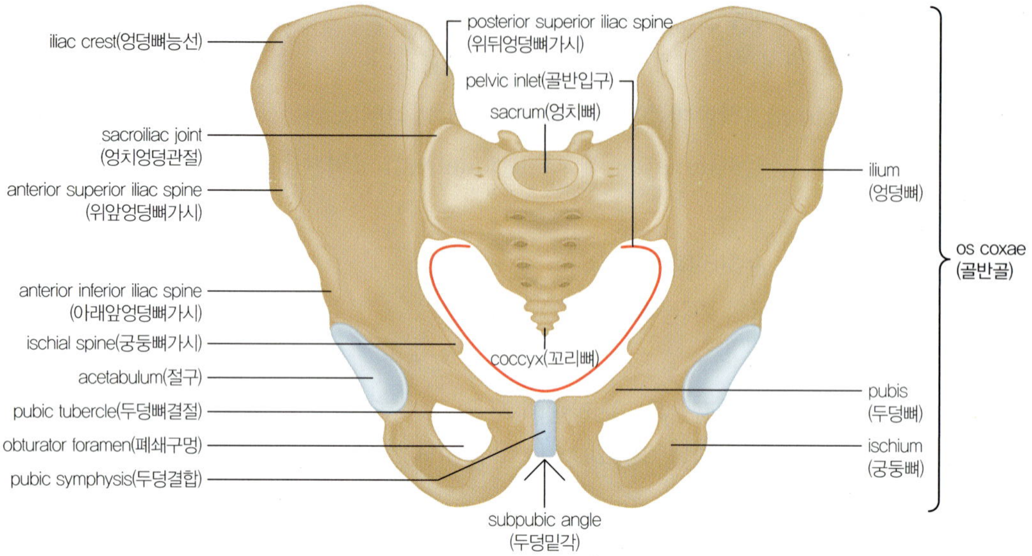

[그림 3-7] 골반뼈

(9) Bones of Low Extremities(limb)(하지뼈)

femur 넙다리뼈(대퇴골)

인체에서 제일 큰 뼈

trochanter 넙다리돌기(대퇴돌기)

넙다리뼈의 목(neck) 아래의 돌기

patella 무릎뼈(슬개골)

무릎관절부(knee joint) 앞의 평평하고 삼각형인 뼈

tibia(shin bone) 정강뼈(경골)

두번째로 큰 뼈. 종아리 안쪽(lower leg)에 위치한다.

medial malleolus 안쪽복사(내측복사)

정강뼈 아래쪽 발목부분의 안쪽에 있는 돌출부위

fibula, calf bone 종아리뼈(비골)

종아리부위의 외측에 있으며 긴뼈(long bone) 중 가장 가늘다. 발목부위에서 가쪽돌출부

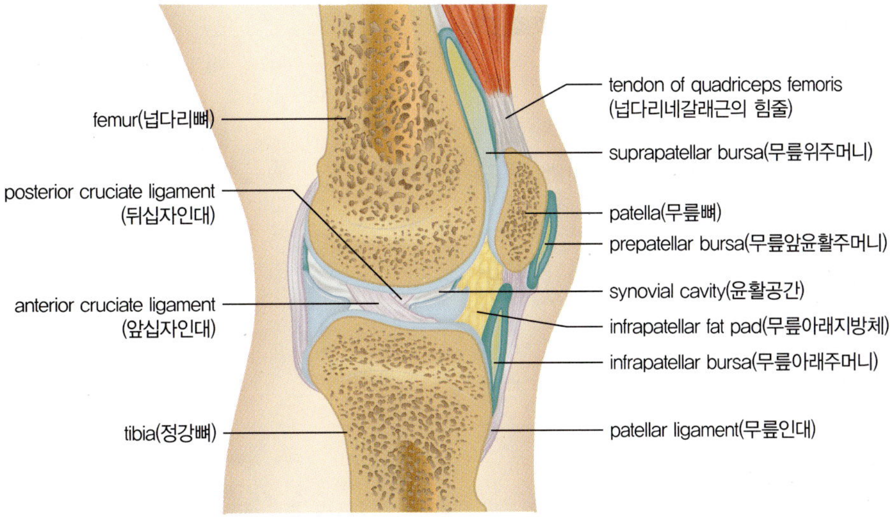

[그림 3-8] 무릎뼈

위인 가쪽복사(lateral malleolus)를 이룬다.

tarsal bone 발목뼈(족근골)

발(foot)의 발목을 이루는 7개의 뼈. 목말뼈(talus), 발꿈치뼈(calcaneus), 발배뼈(navicular), 입방뼈(cuboid), 설상뼈(3개) 쐐기뼈(cuneiform)

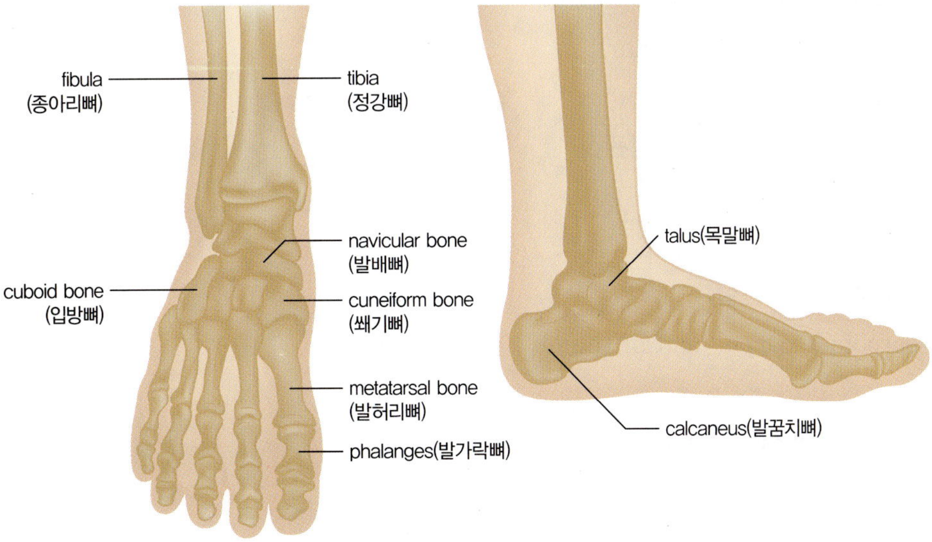

[그림 3-9] 발목뼈

metatarsal bones 발허리뼈(중족골)
발의 중간부위 5개의 뼈

phalanges 발가락 · 손가락뼈(지골)

2) Joint(Articulation)(관절)

(1) 종류

① 구조적 분류

synovial(diarthrosis) joint 윤활관절(가동관절)
자유롭게 움직이는 관절

ball & socket 절구관절
hip, shoulder

pivot 중쇠관절
humeroradial

hinge 경첩관절
knee, elbow(humeroulnar)

gliding 미끄럼관절, 활강관절
intercarpal

saddle 안장관절
carpometacarpal joint of thumb

fibrous(synarthrosis) joint 섬유관절(부동관절)
움직일 수 없는 관절 예 suture

cartilage(amphiarthrosis) joint　연골관절
약간 움직일 수 있는 관절　예 symphysis pubis, disk

② 해부학적 종류

shoulder joint　어깨관절(견관절)

elbow joint　팔꿉관절(주관절)

wrist joint　손목관절(수관절)

hip joint　엉덩관절(고관절)

knee joint　무릎관절(슬관절)

ankle joint　발목관절(족관절)

temporomandibular joint　턱관절(악관절)

craniovertebral joint　머리척추관절(두개척추관절)

costotransverse joint　갈비가로돌기관절(늑횡돌기관절)

intervertebral joint　돌기사이관절(추간관절)

sternocostal joint　복장갈비관절(흉늑골관절)

sternoclavicular joint　복장빗장관절(흉쇄관절)

acromioclavicular joint　봉우리빗장관절(견쇄관절)

sacroiliac joint　엉치엉덩관절(천장관절)

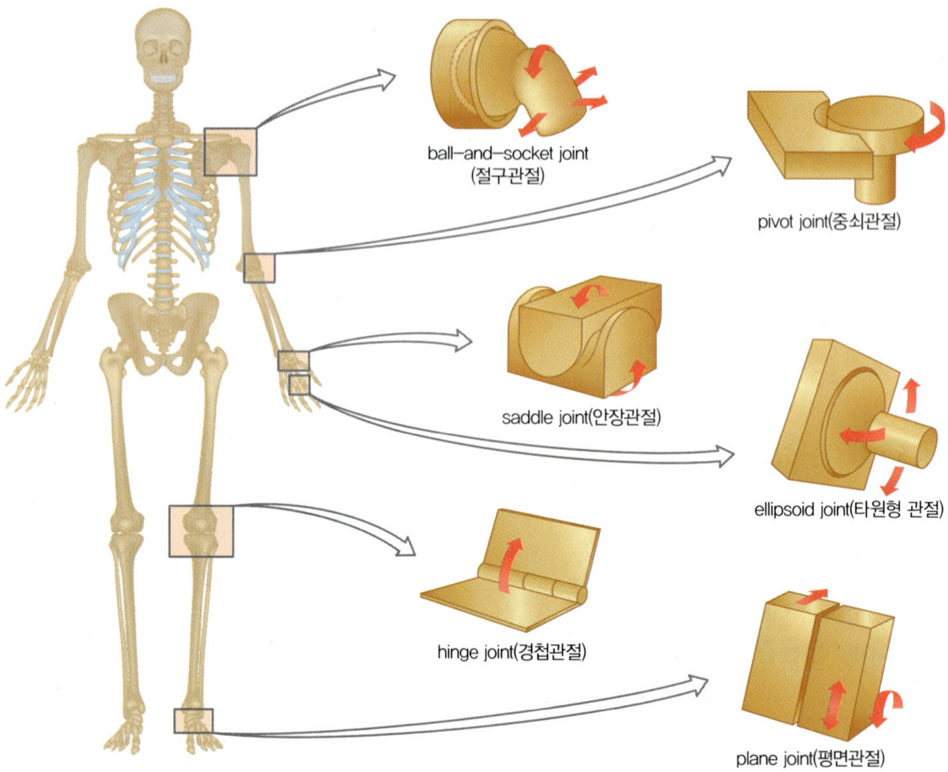

[그림 3-10] 관절의 종류

symphysis pubis　두덩결합(치골결합)

(2) 부속기관

ligament　인대
관절 사이를 연결하는 탄력성이 있는 섬유조직

(3) 구조

joint capsule　관절주머니(관절낭)
관절을 싸고 있는 주머니

articular cartilage　관절연골
뼈의 관절면에 있는 연골

meniscus 반달연골
무릎관절에 있는 반달모양의 연골

synovial membrane 윤활막(활막)
가동관절의 관절주머니의 안에 있는 막으로 활액을 분비한다.

synovial cavity 윤활공간(활막강)
관절연골과 활막에 싸인 공간

synovial fluid 윤활액(활액)
관절강 사이에 있으며 윤활역할을 한다.

(4) 운동

flexion 굽힘(굴곡)
굽히기

extention 폄(신전)
펴기

abduction 벌림(외전)
신체의 중앙선 밖으로 향하는 운동

adduction 모음(내전)
신체의 중앙선 내로 향하는 운동

rotation 돌림(회전)
축을 중심으로 하는 운동

dorsiflexion 발등굽힘(배측굴곡)
발등 쪽으로 발목관절을 구부리는 운동

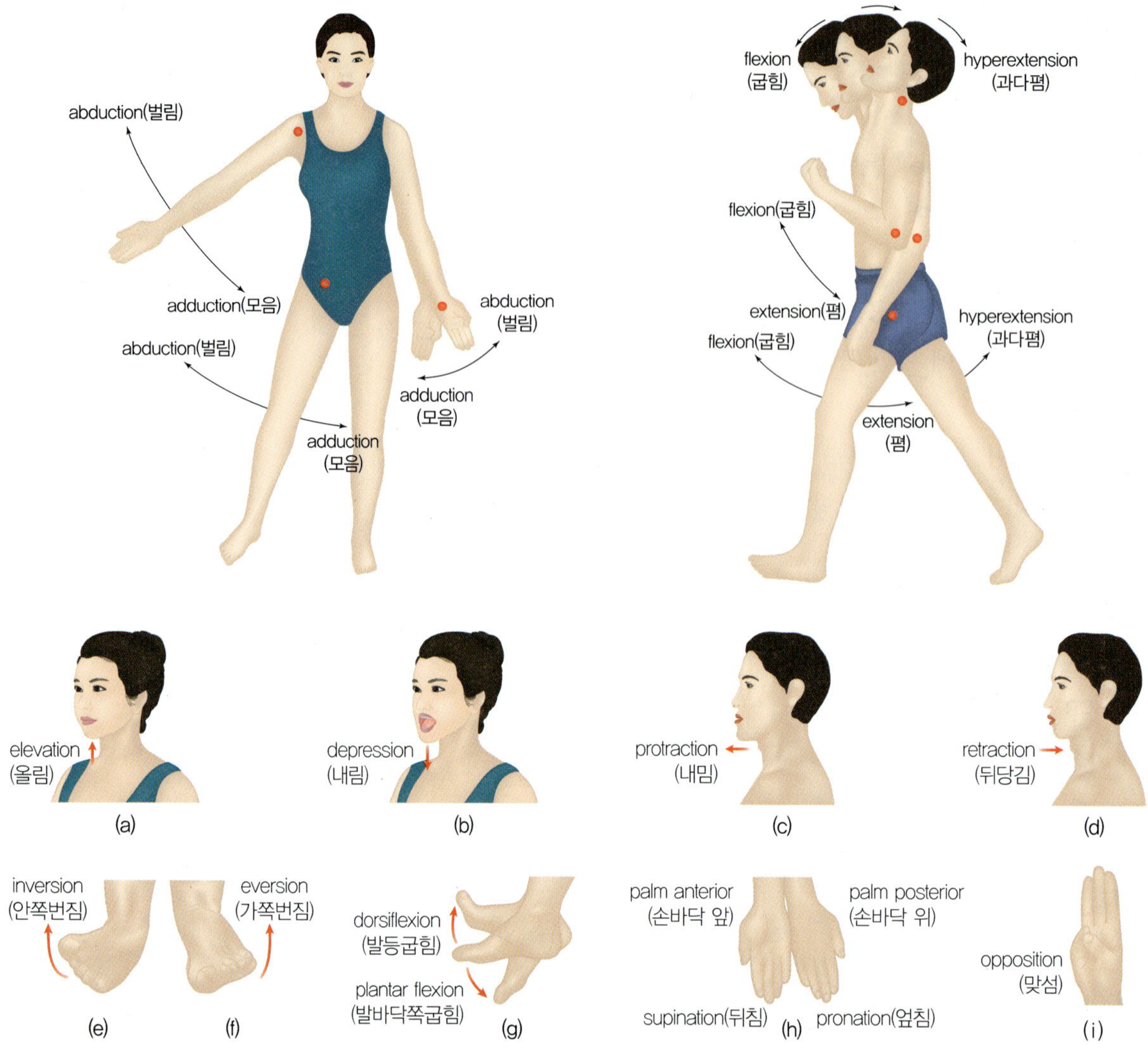

[그림 3-11] 관절 운동의 종류

plantar flexion 발바닥쪽굽힘(족저굴곡)

발목관절을 펴는 운동

supination 뒤침(외회전)

아래팔에서 손바닥이 앞으로 향하는 운동

pronation 엎침(내회전)

아래팔에서 손바닥이 뒤로 향하는 운동

eversion 가쪽번짐(외번)
발의 발바닥이 바깥으로 향하게 하는 운동

inversion 안쪽번짐(내번)
발의 발바닥이 안쪽으로 향하게 하는 운동

(5) bursae

bursae 윤활주머니(활액낭)
관절 주위의 힘줄과 그 밑의 뼈 사이에 있는 섬유 주머니. 활액을 생성하는 막이 있으며 힘줄이 수축과 이완 시 뼈의 마찰을 줄인다.

3) Muscle(근육)

(1) 종류

striated/voluntary/skeletal 횡문근/수의근/가로무늬근
smooth/involuntary/visceral 민무늬근육/불수의근/민무늬근(내장근육)
striated/involuntary/cardiac 횡문근/불수의근/심장근육

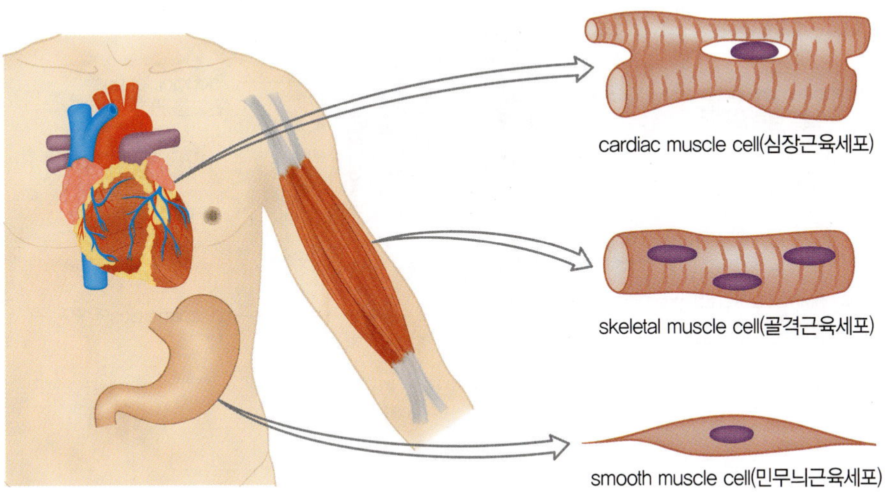

[그림 3-12] 근육의 종류

(2) tendon

tendon 힘줄(건)

근육을 뼈에 부착시키는 섬유조직

(3) fascia

fascia 근막

근육을 싸고 있는 막

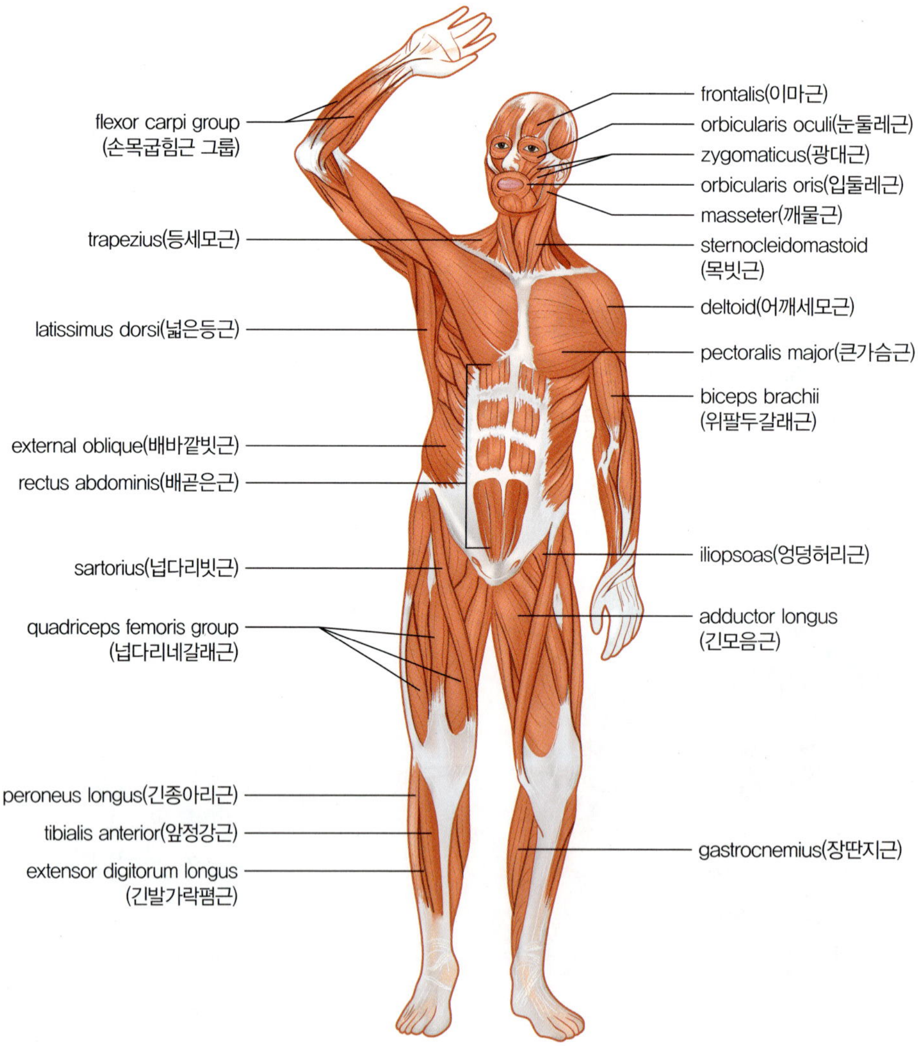

(a) 전면

[그림 3-13] 근육의 전 · 후면

(4) aponeurosis

aponeurosis 널힘줄(건막)

힘줄이 얇은 막으로 이루어진 곳

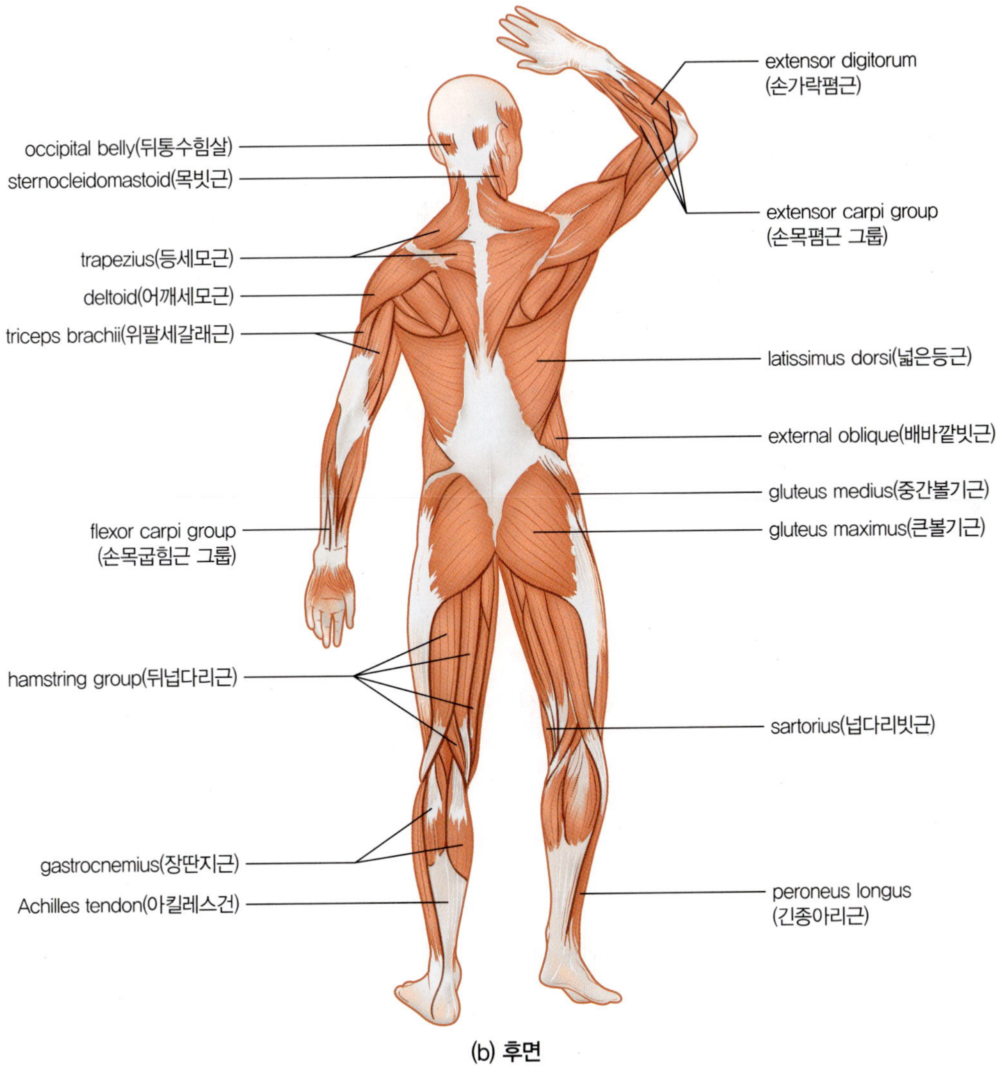

(b) 후면

[그림 3-13] 근육의 전 · 후면

4 Symptomatic Terms

arthralgia 관절통

관절통은 관절에서 느끼는 불편감, 통증 및 동통을 의미. 관절염은 관절통의 흔한 원인

backache, lumbago, lumbodynia 허리통증(요통)

허리의 통증으로 추간판(椎間板) 헤르니아와 같은 신경학적 변화가 없으며 X-선상으로 변화가 없는 허리의 통증을 일괄해서 허리통증(요통)이라 함

myalgia 근육통

근육에 생기는 통증을 의미하며 다양한 질병이나 장애에서 나타날 수 있는 하나의 증상이다.

myotonia 근육긴장증(근경직증)

근육이 최대로 수축한 후에 급속하게 이완되지 않는 상태로 근육의 수의적인 수축, 근육의 충격 또는 근육에 대한 전기적 자극 이후에 발생할 수 있다.

ostalgia 뼈통증(골통증)

뼈의 통증

pain 통증

아픈 증세

podagra 엄지발가락통증(족통풍)

엄지발가락의 통풍성 통증(통풍 : 요산이 신장을 통해 제대로 걸러 배출되지 않고 몸에 축적되어 생기는 질병)

spasm, cramp 연축(경련)

불수의적으로 일어나는 근 수축이며 급격하게 발생해서 지속적으로 반복하는 운동이 생기는 간대성 연축과 지속적으로 수축한 상태를 가져오는 긴장성 연축의 두 종류로 나뉨

swelling 부기(종창)

세포수가 증가하지 않은 채로 신체의 일부분에 염증이나 종양 등으로 인하여 곪거나 부어

오른 것

tremor 떨림(진전)

가장 흔한 이상운동질환 중 하나로 몸의 일부분 혹은 여러 부분에서 개별적인 근육이 교대로 또는 동시에 수축하여 규칙적으로 일정한 빈도를 가지는 진동성 운동

orthopedics 정형외과(정형외과학)

정형외과학은 뼈대, 관절, 근막, 인대, 건 그리고 연골 같은 인체의 운동과 연관된 부분의 장애를 바르게 하고 예방을 다루는 의학/외과적 전문분야

weakness 허약(쇠약)

힘이 쇠하고 약함. 힘이 없음

scoliosis 척추옆굽음증(척추측만증)

척추가 정면에서 보았을 때 옆으로 휜 것을 지칭하나 실제로는 단순한 2차원적인 기형이 아니라 추체 자체의 회전 변형과 동반되어 옆에서 보았을 때에도 정상적인 만곡 상태가 아닌 3차원적인 기형 상태

kyphosis 척추뒤굽음증(척추후만증)

척추의 정상 모양이 아니고 등부위의 뒤굽이가 증가되어 있거나 목부위와 허리부에서 뒤굽이 변형이 보이는 상태

lordosis 척추앞굽음증(척추전만증)

정상적으로 존재하는 허리뼈의 앞굽이(앞으로 볼록하게 굽은 척추 배열 양상)가 병적으로 증가된 상태

cyanosis 청색증

피부와 점막이 푸른색을 나타내는 것으로 해당 부위의 작은 혈관에 환원혈색소가 증가하거나 산소 포화도가 떨어져서 나타남

deformity 변형

다양한 원인으로 인해 체간이나 사지의 형태 이상을 넓은 의미에서 변형이라고 하는데 선천성인 경우를 기형이라고 하며 협의의 변형은 후천성의 형태 이상

edema 부기(부종)

조직 내에 림프액이나 조직의 삼출물 등의 액체가 고여 과잉 존재하는 상태

flaccid 이완

힘줄 반사와 근긴장의 감퇴를 수반하는 마비로서 근육은 긴장을 잃고 축 늘어져서 저항을 상실한 상태

mass 덩이(종괴)

파악되는 물체의 상당량의 덩어리를 의미

pallor 창백

피부의 색이 파래지는 것

rigidity 강직(경축)

근의 수동적인 신장에 의해 신장된 근이 지속적인 수축을 일으키고 신장에 대한 저항을 나타내는 것

spastic 경직

뻗침반사의 과흥분으로 인한 근육 신장(늘림) 속도에 비례하여 증가하는 근육 긴장

tenderness 누름통증(압통)

압박하면 그 부위에 통증을 느끼는 것

ulcer 궤양

점막과 각막, 피부의 상피가 떨어져 나가는 바람에 조직의 표면이 일부 없어지거나 함몰된 것

sequestrum 죽은뼈(사골)

죽은 뼈

ankylosis 관절굳음증(강직)

관절 안에서 연골판이 파괴되면 뼈와 뼈가 서로 맞닿게 되고 2개의 뼈가 서로 붙게 되는 증상

avascular necrosis 무혈관 괴사(허혈성 괴사)
뼈에 혈액공급이 안돼 뼈가 괴사(壞死)하는 병으로 특정한 부위에 피가 돌지 않아서 뼈가 죽어버리는 것

callus 애벌뼈(가골)
골절된 뼈의 끝에서 생긴 불완전한 뼈 조직으로 회복 후에는 정상뼈로 대치

contracture 구축
관절을 구부리거나 움직이지 못하는 상태로 근육이 짧아졌거나 파괴되거나 피부의 정상 이완이 안되는 상태

exostosis 뼈돌출증(외골증)
뼈표면에서 바깥쪽으로 성장한 것으로 보통은 무증상인데 특히 뼈의 이상융기를 깨닫거나 통증, 관절기능장애를 보게 된다. 치료는 장애가 있으면 수술적으로 절제

hyperkinesia 운동과다증
정상보다도 과다한 움직임이 나타나는 것으로 진전(tremor), 무도증(chorea), 근긴장이상증(dystonia) 등 많은 종류

myosclerosis 근경화증
근육이 굳어지는 증상

osteoclasia 뼈파괴(골파괴)
뼈조직의 파괴와 흡수

osteodysplasty 뼈발생이상(골이상발육)
뼈조직의 이상발육

osteopenia 뼈감소증(골감소증)
뼈 생성보다 뼈세포가 더 많이 감소하여 생기는 증상으로 악화될 경우 뼈엉성증으로 악화됨

osteoporosis 뼈엉성증(골다공증)
뼈 흡수가 뼈 생성보다 활발하여 생기는 다발적이고 점진적인 감소. 대개 폐경기 여성에

서 estrogen 부족으로 생김

phantom limb pain 환상팔다리통증(환상통)
이미 절단해서 상실한 팔다리가 아직 있는 것처럼 느끼고 그곳에 통증을 느끼는 것

reflex 반사
자극에 대해 기계적으로 일어나는 신체의 국소적인 반응

DTR 심부힘줄 반사
힘줄을 자극하여 일어나는 반사작용

spur 돌기(극)
퇴행성 변형으로 기계적 스트레스나 염증성 자극 등에 의해 뼈 변연부에 신생하는 뼈의 돌출물

epiphysitis 뼈끝염(골단염)
뼈끝 부분의 뼈와 연골이 세균 감염없이 염증성 변화를 일으킨 상태를 말하며 조직이 변해 괴사가 일어나기도 함

hyperostosis 뼈과잉증(골과잉증)
뼈 조직 밖에 생기는 종양

osteitis, ostitis 뼈염(골염증)
뼈의 염증

osteochondritis 뼈연골염(골연골염)
관절내의 연골하조직에 괴사가 일어나 건강부에서 분리해서 관절내로 유리되어 뼈와 연골의 염증이 생김

osteodystrophy 뼈형성장애(골형성장애)
뼈성장의 결함. 신장질환처럼 칼슘과 인의 사용에 문제가 있을 때 발생

osteomalacia 뼈연화증(골연화증)
뼈가 말랑말랑해지는 상태. Vitamin D, 칼슘, 인의 부족으로 생기는 질환. 구루병(Rickets)

osteomyelitis 뼈속질염(골수염)
뼈 속 미세혈관과 신경, 여러 세포들이 차 있는 골수에 황색포도상구균, 연쇄구균, 폐렴균 등의 세균이 들어가 염증이 생긴 것

spina bifida 척추갈림증(척추이분증)
신경 발생 중 신경판이 관의 형태로 형성되는 발생과정에서 신경판의 양 끝이 가운데서 적절히 붙지 못하여 생기는 중심 봉합선 봉합장애로 생긴 척수 장애로 기형의 심각한 정도에 따라 간단히 정상, 잠재성 척수이분증, 수막류, 척수 수막류로 구분

syndactylism, syndactyly 손발가락붙임증(합지증)
손가락들이 오리발처럼 붙어 있는 것으로 정확한 원인은 규명되지 않았으나 발생학적으로 태생 6~8주 사이에 정상적으로 수지간 분리가 이루어지지 못할 때 초래됨

torticollis, wryneck 기운목(사경)
선천적으로 목의 근육이 짧거나 후천적으로 류머티즘, 뼈의 이상 등으로 인하여 목의 일부 근육이 뒤틀려 머리가 한쪽으로 기우는 증상

fracture, Fx. 골절

depressed fracture 함몰골절
머리뼈 골절시 많이 보이는 부러진 뼈가 내려앉은 골절

incomplete fracture 불완전골절
뼈가 완전히 부러진 것이 아닌 금이 가거나 휜 상태

comminuted fracture 분쇄골절
여러 조각으로 부서진 골절

greenstick fracture 생나무골절, 불완전굴곡골절
소아에서 보이는 일부는 부러지고 일부는 휜 상태의 골절

compression fracture 압박골절
척추 골절에서 보이는 압박에 의한 골절

pathological fracture 병적골절
외상이 아닌 질환에 의해 생긴 골절

colles' fracture 콜리스골절
노뼈 아래쪽이 골절되어 아래쪽 뼛조각이 뒤쪽으로 변위

pott's fracture 포트골절
종아리뼈 아래쪽의 골절

open(compound) fracture 개방(복합) 골절
부러진 뼈파편이 피부를 뚫고 나온 골절

close(simple) fracture 폐쇄(단순) 골절
부러진 뼈파편이 피부를 뚫고 나오지 않은 골절

intertrochanteric fracture 돌기골절(전자간골절)
넙다리뼈의 큰 돌기와 작은 돌기 사이의 골절

nonunion 안붙음(불유합)
부러진 뼈파편이 붙지 않은 상태

malunion 틀린붙음(부정유합)
골절이 잘못 붙은 상태

delayed union 지연붙음(지연유합)
골절의 치유가 정상보다 지연된 유합

osteoma 뼈종(골종)
뼈세포에서 발생한 종양

chondroma 연골종
연골세포에서 발생한 종양

osteosarcoma 뼈육종(골육종)
뼈에 발생하는 원발성 악성종양

multiple myeloma 다발뼈속질종(다발성골수종)
뼈속질 내 형질세포의 악성종양

chondroblastoma 연골모세포종
연골모세포에서 발생한 종양

arthritis 관절염

rheumatoid arthritis 류마티스 관절염
다발성 관절염을 특징으로 하는 원인 불명의 만성 염증성 질환

degenerative arthritis, osteoarthritis 퇴행성 관절염, 뼈관절염
노인에게 발생하는 관절연골의 손실과 뼈끝의 비후를 특징으로 하는 비염증성 관절염

gouty arthritis 통풍관절염
요산대사 장애로 인한 통풍으로 인한 관절염

chondritis 연골염
연골의 염증

synovitis 윤활막염(활막염)
활막의 염증

tendonitis 힘줄염(건염)
힘줄의 염증

tenosynovitis 힘줄윤활막염(건활막염)
힘줄, 활막의 염증

ankylosing spondylitis 강직척추염
척추에 염증이 생기고 움직임이 둔해지는 병으로 강직성 척추염은 류마티스 인자(rheumatoid factor)가 음성인 '혈청음성 척추관절병증'이라는 질환군에서 가장 흔한 질환으로 엉덩이의 천장관절과 척추관절을 특징적으로 침범하는 만성 염증성 질환

fibrositis 섬유염
섬유조직의 염증으로 운동계 표층면(表層面)의 염증성 과형성으로 통증과 경직이 특징

achondroplasia 연골무형성증
성장판에서 연골이 장골로 바뀌는 과정에 이상이 생겨 뼈의 성장이 이루어지지 않는 선천성 질병으로 연골이 생성되지 않는 선천성 기형

dyschondroplasia 연골형성이상증
연골 아세포의 성장과 성숙의 유전적, 선천적 장애로 인해 연골의 이상 발육이 나타남

myositis 근육염
근육에 염증이 생겨 근섬유가 손상되는 질환으로 근육의 통증과 함께 근육의 수축 능력도 약해지고 이밖에 발열, 오한, 피로감 같은 전신적인 증상이 나타나기도 함

bursitis 윤활주머니염(점액낭염)
관절 사이의 윤활액을 싸고 있는 윤활낭에 염증이 생기는 질병

dislocation 어긋남(탈구)
관절을 구성하는 뼈 · 연골 · 인대 등의 조직이 정상적인 생리적 위치 관계에서 이동한 상태

subluxation 부분탈구(아탈구)
부분적 탈구

sprain 삠(염좌)
관절을 지지해주는 인대가 외부 충격 등에 의해서 그 가용범위를 넘어서 늘어나거나 일부분 찢어지는 경우

strain 근육강직
근육이 외부 충격 등에 의해서 그 가용범위를 넘어서 늘어나거나 일부분 찢어지는 경우

herniation of intervertebral disk 추간판탈출증
척추뼈와 척추뼈 사이에 존재하는 추간판(디스크)이 어떤 원인에 의해 손상을 입으면서 추간판 내부의 젤리 같은 수핵이 탈출하여 주변을 지나는 척추신경을 압박함으로써 다양한 신경학적 이상증상을 유발하는 질환

myodystrophy 근이영양증
유전적인 요인으로 진행성 근력 저하 및 위축을 보이고 병리학적으로 근육섬유의 괴사 및 재생을 특징으로 하는 퇴행성 근육병증

bunion 엄지건막류(건막류)
발의 첫번째 발허리뼈-발가락뼈 관절의 비정상적 종창으로 점액낭형성을 동반하고 엄지발가락의 변형을 가져 오는 증상

osteochondroma 뼈연골증(골연골종)
뼈와 연골의 종양

Ewing's sarcoma 유잉종양(유잉육종)
소아의 긴뼈 뼈속질에서 발생하는 악성종양

osteocystoma 뼈낭종(골낭종)
뼈의 낭성 종양

spondylitis 척추염
척추 또는 그 이상의 척추관절에 염증이 생긴 척추염증의 경우

amelia 다리 · 팔없음증(사지결손증)
출생시 잘못된 팔이나 다리의 결손

leiomyoma 평활근종
평활근에 발생한 양성종양으로 자궁, 소화관, 피부, 신장 등에 발생 예 자궁근종

rhabdomyosarcoma 횡문근육종
골격근의 횡문근세포에서 유래하는 악성종양이고 국소재발이나 원격 전이를 일으키기 쉬움

talipes(clubfoot) 휜발(만곡족)
발의 기형

talipes valgus 가쪽들린휜발증(외반족)
발이 가쪽 번짐된 상태

talipes varus 안쪽들린휜발증(내반족)
발이 안쪽 번짐된 상태

talipes calcaneus 발끝들린휜발증(구족)
발 뒤꿈치가 지면에 닿는 상태

talipes equinus 발꿈치들린휜발증(첨족)
발가락 끝이 아래로 꼿꼿이 서서 발꿈치가 땅에 닿지 않는 발

talipes planus 편평발(편평족)
발바닥이 평평한 상태

talipes cavus 오그린휜발증(요척족)
발의 앞과 뒤만 지면에 닿는 상태

carpal tunnel syndrome 손목굴증후군(수근관증후군)
손목관절에서 정중신경(median nerve)이 눌려서 발생하는 손의 통증을 나타내는 증후군

ganglion 신경절(결절종)

손에 발생하는 종양 중 가장 흔한 것으로 얇은 섬유성 피막 내에 약간 노랗고 끈적이는 액체가 담긴 낭포성 종양

myasthenia gravis 중증근육무력증

근신경 전달의 이상으로 인한 근 위축

coxa vara 굽은 넙다리뼈(내반고)

넙다리뼈의 머리와 목부분의 축과 뼈의 축의 중심과 이루어진 각도가 상당히 작아졌기 때문에 발생하는 엉덩이의 변형

coxa valga 펴진 넙다리뼈(외반고)

넙다리뼈의 머리와 목부분의 축과 넙다리뼈사이의 축에 의한 각도가 상당히 증대하였기 때문에 생기는 엉덩이의 변형

genu varum 안굽이무릎(내반슬)

X자 다리. 무릎관절이 바깥쪽에 위치해 활 모양으로 휜 다리

genu valgum 밖굽이무릎(외반슬)

안짱다리. 양쪽 무릎이 비정상적으로 접근되어 있어서 두 발목 사이의 간격이 넓어져 있는 기형

hallux varus 엄지발가락안쪽휨증(무지내반증)

엄지발가락이 안쪽으로 굽은 상태

hallux valgus 엄지발가락가쪽휨증(무지외반증)

엄지발가락이 바깥쪽으로 굽은 상태로 엄지발가락이 새끼발가락 쪽으로 기울어져 통증을 유발하는 질환

contusion 타박상(좌상)

외부의 충격이나 둔탁한 힘(구타, 넘어짐) 등에 의해 연부 조직과 근육 등에 손상을 입어 피부에 출혈과 부종이 보이는 경우

concussion 진탕

급격한 외력 작용 또는 강한 정신 충격에 의해 신경기능이 일시 탈락하는 것

abrasion 개갠상처(찰과상)

넘어지거나 긁히는 등의 마찰에 의하여 피부 표면에 입는 수평적으로 생기는 외상

crushing injury 짖이김손상(압궤손상)

압착손상이라고 하며 압력에 의해 신체 조직, 혈관, 신경 등이 손상을 입는 것

scratching injury 소상

긁힌 상처

frozen shoulder 굳은어깨(동결견)

다른 원인 없이 만성적으로 어깨 관절의 운동 범위에 제한이 있는 질환

spondylolisthesis 척추 앞 전위증(척추전위증)

위 척추뼈가 아래 척추뼈보다 앞쪽으로 밀려 나가면서 허리 통증과 다리 저림을 일으키는 질환으로 심할 경우 엉덩이나 하지마비를 일으키기도 함

5 Therapy & Operative Terms

arthrocentesis 관절천자

무균 바늘을 관절에 삽입하여 윤활액을 뽑아내는 검사로 관절의 이상소견에 대한 원인을 알아내기 위해서 시행

arthrodesis 관절고정술

장애관절의 운동을 정지시켜서 기능적으로 유리하게 하는 수술

arthroplasty 관절성형술

운동장애나 강직 · 변형된 관절에 가동성 · 무통 · 지지성을 갖게 하는 수술

cast 석고붕대

손상된 관절, 인대, 힘줄을 움직이지 못하게 석고붕대로 감는 것

splint 덧대(부목)

손상된 관절, 인대, 힘줄을 움직이지 못하게 고정하는 것

fasciectomy 근막절제술

근막을 제거하는 수술

ostectomy 뼈절제술(골절제술)

뼈를 절제하는 것

osteoplasty 뼈성형술(골성형술)

뼈를 성형하는 것

reduction 맞춤(교정), 정복

손상된 뼈나 관절을 정상위치로 맞추는 행위

closed reduction(C/R) 비개방정복술

수술하지 않고 손으로 뼈를 맞추는 행위

open reduction(O/R) 개방정복술

수술로 뼈를 정상위치로 맞추는 행위로 밖에서 뼈 속으로 기구를 삽입하여 고정하는 내적 고정(internal fixation)과 피부를 절개하여 뼈의 표면에 금속판과 나사를 이용해서 직접 고정하는 외적 고정(external fixation)이 있음

suture 꿰맴(봉합)

찢어진 상처를 꿰매는 행위

tenorrhaphy 힘줄꿰맴(건봉합술)

손상된 힘줄을 이어주는 수술

graft 이식

손상된 장기 대신 인공적인 것이나 생체조직 또는 장기를 심어 주는 것

prosthesis 인공삽입물, 보형물(보철)

외상, 종양, 중증 감염증, 기형 등으로 사지를 절단하는 경우가 생기는데, 절단한 팔 · 다리의 결손부에 장착해서 그 기능을 보충하는 것

synovectomy 윤활막절제술(활막절제술)

활막을 제거하는 수술

traction 당김술(견인술)

강직된 관절을 신장시키거나 골절된 뼈조각을 정상부위로 잡아 당기는 시술

syndesmopexy 인대고정법

관절의 인대를 사용하여 탈구를 수술적으로 고정시킴

arthrectomy 관절절제술

관절을 제거하는 수술

myotomy 근육절개술

근육을 절개하는 수술

amputation 절단술

사지의 일부를 잘라내는 수술

AK amputation

무릎관절에서 무릎 위로 절단(관절에서 무릎위로 절단)(Above the knee)

BK amputation

무릎관절에서 무릎 아래로 절단(관절에서 무릎아래로 절단)(Below the knee)

6 Clinical Procedures & Laboratory Tests

antinuclear antibody(ANA) 항핵항체검사
세포의 핵에 있는 특정 구성 성분에 대한 자가 항체의 존재를 확인하는 검사

arthrography 관절조영술
관절내 연부조직이나 연골의 관찰을 위한 방법으로서 관절내에 조영제를 주입하고 X-선 촬영을 하는 것

arthroscopy 관절경검사(법)
관절에 내시경을 넣고 보는 것

bone scan 뼈스캔
뼈에 잘 흡수되는 방사성의약품을 정맥주사 후 몸속에 퍼져있는 방사성의약품으로부터 방출되는 감마선을 검출하여 체내에서 일어나는 골대사의 변화를 영상으로 평가하고 질병을 진단하는 검사

creatine phosphokinase(CPK) 크레아틴인산활성효소
근육 내 효소로 근질환을 진단

electromyography(EMG) 근전도검사
전기자극을 근육에 주어 반응을 기록하는 것

muscle biopsy 근육생검
근육을 떼어내 현미경으로 검사하는 것

rheumatoid arthritis factor(RA factor) 류마티스관절염인자
류마티스 관절염 유무 진단시 혈액을 이용하는 검사

serum Ca 혈청칼슘
혈청의 칼슘(calcium)

serum P 혈청인

혈청의 인(phosphate)

uric acid 요산

요산은 DNA purine body의 대사산물로, 역시 콩팥에서 배설되기 때문에 콩팥기능이 장애를 받으면 상승

7 Abbreviation

ROM	range of motion	운동범위(운동한계)
HIVD, HNP	herniated intervertebral disk, herniated nuclear pulposus	추간판탈출증
LOM	limit of motion	운동의 제한
ESR	erythrocyte sedimentation rate	적혈구 침강속도
DTR	deep tendon reflex	깊은힘줄반사(심부건반사)
C-spine	cervical spine	목뼈(경추)
T-spine	thoracic spine	가슴뼈(흉추)
L-spine	lumbar spine	허리뼈(요추)
T-M joint	temporomandibular joint	턱관절(악관절)
IM	intramuscular	근육 내
DIP	distal interphalangeal	먼쪽 손(발)가락뼈사이관절
OS	orthopedic surgery	정형외과
CR	closed reduction	폐쇄맞춤술(폐쇄적정복술)
OR	open reduction	열림맞춤술(개방적정복술)

연습문제

1. 성장하는 뼈의 끝부분을 나타내는 용어로 알맞은 것은?

① periosteum　② endosteum　③ cancellous
④ epiphysis　⑤ diaphysis

2. 골내막을 뜻하는 용어는?

① endosteum　② endometriosus　③ mediosteum
④ endometrium　⑤ periosteum

3. 다음 머리뼈(skull) 중 뇌머리뼈(cerebral cranium)를 고르시오?

가. occipital bone　나. ethmoid bone　다. temporal bone　라. zygoma

① 가, 나　② 가, 다　③ 나, 라　④ 가, 나, 다　⑤ 가, 나, 다, 라

4. 다음 중 긴뼈가 아닌 것은?

① femur　② radius　③ vertebra　④ humerus　⑤ fibula

5. 정중선으로부터 팔을 멀어지게 하는 운동을 뜻하는 용어는?

① eversion　② flexion　③ adduction　④ abduction　⑤ supination

6. 관절의 염증을 나타내는 용어는?

① arthritis　② arthralgia　③ arthropathy
④ chondromalacia　⑤ chondralgia

정답 1. ④ 2. ① 3. ④ 4. ③ 5. ④ 6. ①

7. 척추의 비정상적인 굽음을 뜻하는 용어로 알맞게 짝지어진 것은?

가. scoliosis　　나. kyphoscoliosis　　다. kyphosis　　라. osteoporosis

① 가, 나, 다　　② 가, 다　　③ 나, 라
④ 라　　⑤ 가, 나, 다, 라

8. 손가락이나 발가락이 일부 혹은 전부가 붙어 있는 합지증을 뜻하는 용어는?

① genu varum　　② ankylosis　　③ syndactylia
④ spondylitis　　⑤ monogolism

9. 다음 중 'phantom limb pain'에 대한 설명으로 맞는 것은?

① 골질환으로 인한 출혈 시 느끼는 통증
② 섬유성 덩어리에 발육한 망상구조에서 느끼는 통증
③ 유합과정에서 느끼는 통증
④ 골 절단 후 착각으로 기억에 남아 상기되는 통증
⑤ 골절 후 치유과정으로 과육된 육아조직으로 느끼는 통증

10. 건(tendon)과 활막(synovial membrane)에 나타나는 염증을 뜻하는 용어는?

① tendinobursitis　　② bursitis　　③ ligamentosynovitis
④ aponeurositis　　⑤ tenosynovitis

11. 다음은 'Volkmann's contracture'를 설명한 것이다. 바르게 설명한 것은?

가. 근신경연접부의 자극전달 물질 부족으로 나타난다.
나. 하지 순환장애로 일시적으로 일어나는 보행장애이다.
다. 요추부위 이분척추로 인한 신경장애이다.
라. 순환장애가 원인으로 손목, 손가락에 나타나는 연축이다.

① 가, 나, 다　　② 가, 다　　③ 나, 라
④ 라　　⑤ 가, 나, 다, 라

정답 7. ① 8. ③ 9. ④ 10. ⑤ 11. ④

12. 근육이나 섬유성 조직의 염증을 뜻하는 용어로 올바른 것은?

① myositis ② myalgia ③ rheumatism
④ fibromyositis ⑤ fibromyalgia

13. 원인불명의 만성적인 뼈의 비대 및 퇴행성 변화를 초래, 운동성을 잃고 굳어지며 특히 젊은 남자에 많고 특히 엉덩뼈와 궁둥뼈에 잘 나타나는 관절질환은?

① atrophic arthritis
② rheumatoid arthritis
③ ankylosing spondylitis
④ hypertrophic arthritis
⑤ gouty arthritis

14. 뼈나 다른 조직에 근육의 부착점을 제공하는 넓고 얇고 다양한 건을 나타내는 용어로 알맞은 것은?

① aponeurosis ② intramuscular ③ tenodynia
④ myofascial ⑤ tendon

15. 다음 중 바르게 연결된 것은?

가. hydrarthrosis–관절수증 나. cramp–진전
다. craniostosis–머리뼈증 라. lordosis–측만증

① 가, 나, 다 ② 가, 다 ③ 나, 라
④ 라 ⑤ 가, 나, 다, 라

16. 척추에 일차적으로 잘 나타나는 강직현상은?

① ankylosing spondylitis ② spondylitis
③ synarthrosis ④ osteopathy
⑤ contracture

정답	12. ④ 13. ③ 14. ① 15. ② 16. ①

17. 인대 등 부위 조직에 손상을 가져오고 부종, 통증을 동반하는 관절외상은?

① claudication ② myotonia ③ strain
④ sprain ⑤ cramp

18. 다음 중 'muscular dystrophy'에 대한 설명 중 잘못된 것은?

① 잘 넘어지고 일어서기가 힘들다.
② 진행성으로 오는 비대칭성 근위축을 나타낸다.
③ 특정한 근육에 가성비대가 나타난다.
④ 신경장애는 없다.
⑤ 보행이 힘들다.

19. 근골격계의 설명이 아닌 것은?

① 신체 기본형체를 이루어 유지한다.
② 내부 장기를 보호한다.
③ 206개의 뼈로 이루어져 있다.
④ 뼈(bone), 근육(muscle), 관절(joint)로 구성되어 있다.
⑤ 체액을 생성한다.

20. 주어진 움직임을 할 때 다른 근육이 같이 도와주는 근육을 뜻하는 용어로 올바른 것은?

① synergist ② protagonist ③ myofascial
④ myomalacia ⑤ antagonist

21. 뼈가 괴사되어 건강한 뼈로부터 분리되어 떨어져 나간 죽은 뼈를 뜻하는 용어는?

① necrosis ② fascia ③ sequestrum
④ kyphosis ⑤ bursa

22. 뼈를 만드는 골아세포를 뜻하는 용어는?

① osteocyte ② osteoclast ③ osteoporosis
④ osteoblast ⑤ osteoid tissue

정답 17. ④ 18. ② 19. ⑤ 20. ① 21. ③ 22. ④

23. 뼈와 근육을 결합시켜주는 조직을 무엇이라고 하는가?

① ligament ② tendon ③ cartilage
④ aponeurosis ⑤ capsule

24. cartilage joint에 속하는 관절은?

① ball & socket ② pivot ③ hinge
④ symphisis pubis ⑤ saddle

25. 근육을 싸고 있는 막을 뜻하는 용어는?

① fascia ② aponeurosis ③ tendon
④ bursae ⑤ joint

26. 척추가 정면에서 보았을 때 옆으로 휜 상태를 뜻하는 용어는?

① kyphosis ② tremor ③ spasm
④ lordosis ⑤ scoliosis

27. 여러 조각으로 부서진 골절 상태를 나타내는 용어는?

① depressed fracture ② comminuted fracture
③ incomplete fracture ④ greenstick fracture
⑤ colles' fracture

28. 발바닥이 평평한 상태를 나타내는 용어는?

① talipes planus ② talipes valgus ③ talipes calcaneus
④ talipes equinus ⑤ talipes cavus

29. 넘어지거나 긁히는 등 마찰에 의해 피부 표면에 생긴 외상을 뜻하는 용어는?

① concussion ② contusion ③ cast
④ splint ⑤ abrasion

정답 23. ② 24. ④ 25. ① 26. ⑤ 27. ② 28. ① 29. ⑤

30. 사지의 일부를 잘라내는 수술을 뜻하는 용어는?

① traction ② graft ③ suture
④ amputation ⑤ prosthesis

정답 30. ④

제4장 신경계

Nervous System

1. Introduction
2. Origin of Terms
3. Anatomical Terms
4. Symptomatic & Disease Terms
5. Therapy & Operative Terms
6. Clinical Procedures & Laboratory Tests
7. Abbreviation

■ 연습문제

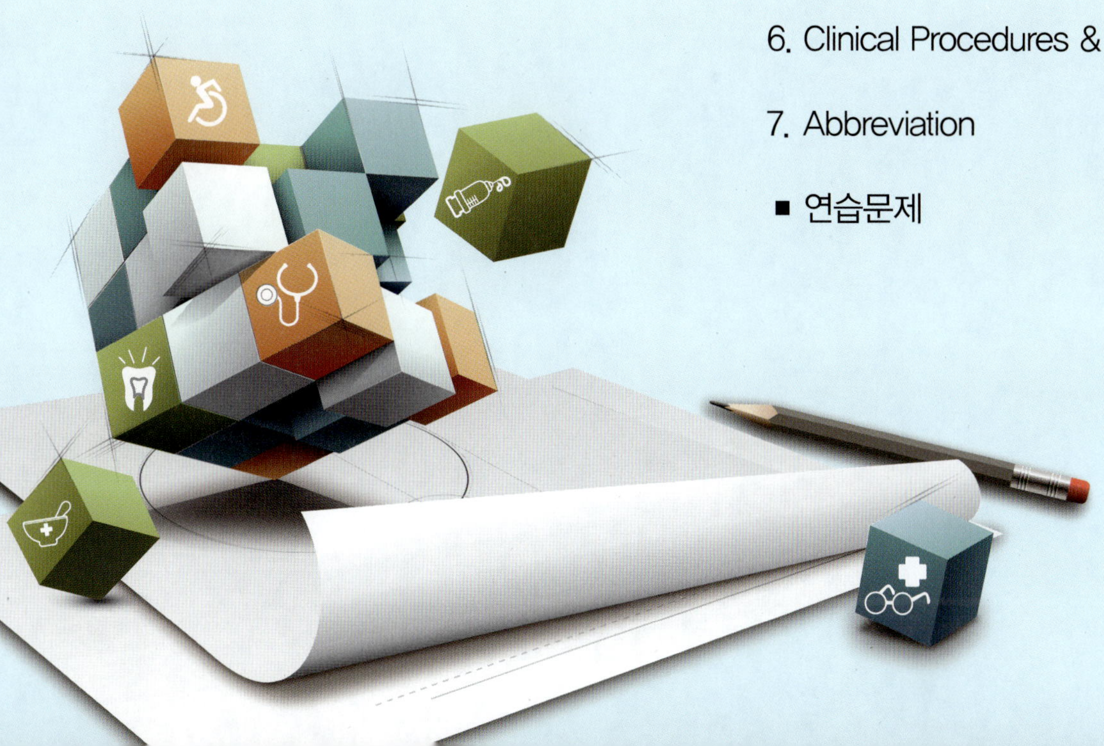

MEDICAL
TERMINOLOGY

1 Introduction

신경계는 인체의 가장 복잡하고 분화된 조직으로서 인체의 전체적 기능을 조절하고 통제하고 있다. 인간이 외부환경에 적절하게 반응할 수 있는 것은 신경계가 있기 때문이다. 신경계는 뇌와 척수로 이루어진 중추신경계(central nervous system)와 뇌신경과 척수신경으로 이루어진 말초신경계(peripheral nervous system)로 나뉘며, 신경계는 머리뼈(두개골, skeletal bone), 뇌척수막(cerebral meninges), 뇌척수액(cerebral fluid) 등에 의해 보호받고 있다.

중추신경계는 뇌와 척수, 말초신경계는 12쌍의 뇌신경과 31쌍의 척수신경, 자율신경계로 구성되어 있다. 이들 신경은 전신에 그물망과 같이 분포되어 있어 말초신경은 신체 내외에서 받는 자극을 중추신경계로 보내고 중추신경계는 이들 자극에 대해 적절히 대응할 수 있도록 뼈대근육, 내장기관, 선 등으로 자극을 보내 반응을 나타내도록 하면서 신체의 항상성을 유지하고 전체적인 조절과 통제기능을 수행한다.

2 Origin of Terms

어근 및 접미사	의미	영어
neur/o	신경	nerve
cerebr/o	뇌, 대뇌	cerebrum
cerebell/o	소뇌	cerebellum
thalam/o	시상	thalamus
ventricul/o	뇌실	ventricle
mening/o	뇌막, 수막	membranes
myel/o	척수	marrow, spinal cord
spin/o	극, 척추	spine
cord/o	삭, 대, 끈	string
encephal/o	뇌	brain
radicul/o	신경뿌리	nerve root
rachi/o	척추	spine

lept/o	얇은	thin
pachy	두꺼운	thick
narc/o	혼미(상태)	stuporous state
hypn/o	수면	sleep
somn/o	수면	sleep
–algia	통증	pain
–algesia	통각 예민	excessive sensitivity
–eshesia	감각	feeling
–kinesia	운동	movement
–lepsy	발작	seizure
–paresis	경미한 마비	slight paralysis
–plegia	마비	paralysis
–asthenia	무력	lack of strength
–phasia	언어	speech
–praxia	행위	action
–mnesia	기억(력)	memory

3 Anatomical Terms

1) General Structure of the Nervous System(신경계의 일반적 구조)

central nervous system(CNS) 중추신경계(중추신경계통)

중추신경계는 뇌(brain)와 척수(spinal cord)로 구성되어 있으며 전신활동을 직접 조절한다. 외부의 자극에 대하여 피부, 감각기관 등에 있는 수용기에서 자극을 받아 들신경(afferent nerve)을 따라 각종 정보가 중추신경계에 보내지면 그곳에서 정보를 분석하고 그에 알맞는 반응을 날신경(efferent nerve)을 통해 신체 각부분으로 보낸다. 신체 각 부분에 있는 효과기에서는 적절하게 신체반응을 나타내게 된다. 따라서 중추신경이 파괴되면 신체조절이 전혀 일어나지 않는다.

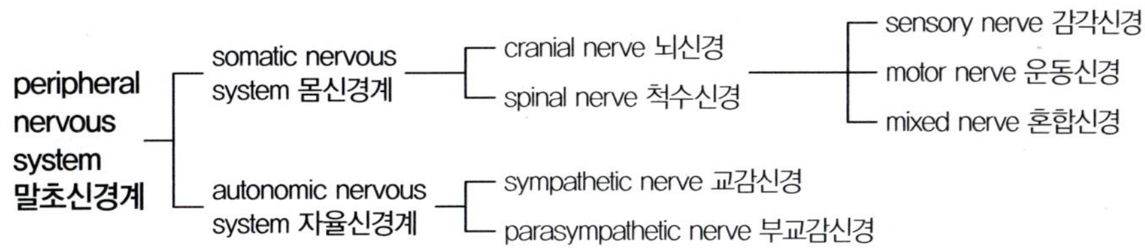

[그림 4-1] 말초신경계

peripheral nervous system(PNS) 말초신경계(말초신경계통)

중추신경계가 자극에 대한 정보를 분석하고 이에 반응하여 신체반응을 일으키게 하는데, 이러한 조직적인 활동은 말초신경계가 있음으로써 이루어진다. 말초신경계는 체벽, 피부, 근육, 뼈대근육 등의 몸(체성)감각에 관여하는 몸(체성)신경계(somatic nervous system)와 내장, 혈관 및 선 등에 분포되어 있는 자율신경계(autonomic nervous system)가 있다(그림 4-1).

cranial nerve 뇌신경

뇌에서 직접 나오는 말초신경으로 주로 두부에 분포되어 운동과 감각을 맡는다. 각각의 고유명칭이 명명되어 있는데 제 I, II, VIII 뇌신경은 감각성신경, III, IV, VI, XI, XII 뇌신

[표 4-1] 뇌신경

신경명			주작용	주요 분포역
I	후각신경	olfactory nerve	sense of smell	비강 후점막
II	시각신경	optic nerve	sight	안구 망막
III	눈돌림신경	oculomotor nerve	eye muscles	안근
IV	도르래신경	trochlear nerve	eye muscles	안근
V	삼차신경	trigeminal nerve	jaws, chewing	안면
	안신경			안와, 전두
	상악신경			상악부
	하악신경			하악부, 저작근
VI	갓돌림신경	abducens nerve	eye muscles	안근
VII	얼굴신경	facial nerve	taste	표정근, 혀, 타액선
VIII	속귀신경	acoustic nerve	hearing	내이
IX	혀인두신경	glossopharyngeal nerve	throat, swallowing	설근, 인두
X	미주신경	vagus nerve	heart, lungs, digestion	내장
XI	더부신경	accessory nerve	upper spine	근
XII	혀밑신경	hypoglossal nerve	tongue	설근

경은 운동성신경, V, VII, IX, X 뇌신경은 혼합성신경을 이루고 있다. 뇌신경 중 제X 신경인 미주신경은 운동, 감각 및 부교감신경이 혼합된 혼합신경으로 운동섬유는 후두근과 물렁입천장 및 인두에 있는 근을 지배한다. 감각섬유는 인두, 후두, 식도, 기관지, 폐, 심장 및 복부내장 점막의 감각을 지배하며 특수감각 섬유는 혀에 분포하여 미각을 감지한다.

spinal nerve　척수신경

척수의 양측에 출입하는 31쌍의 말초신경으로 모두 운동성과 감각성 섬유가 혼합된 혼합신경이다. 이들은 각각 앞뿌리와 뒤뿌리를 가지며 앞뿌리 섬유는 운동신경에 관계하고 뒤뿌리 섬유는 감각신경에 관계한다.

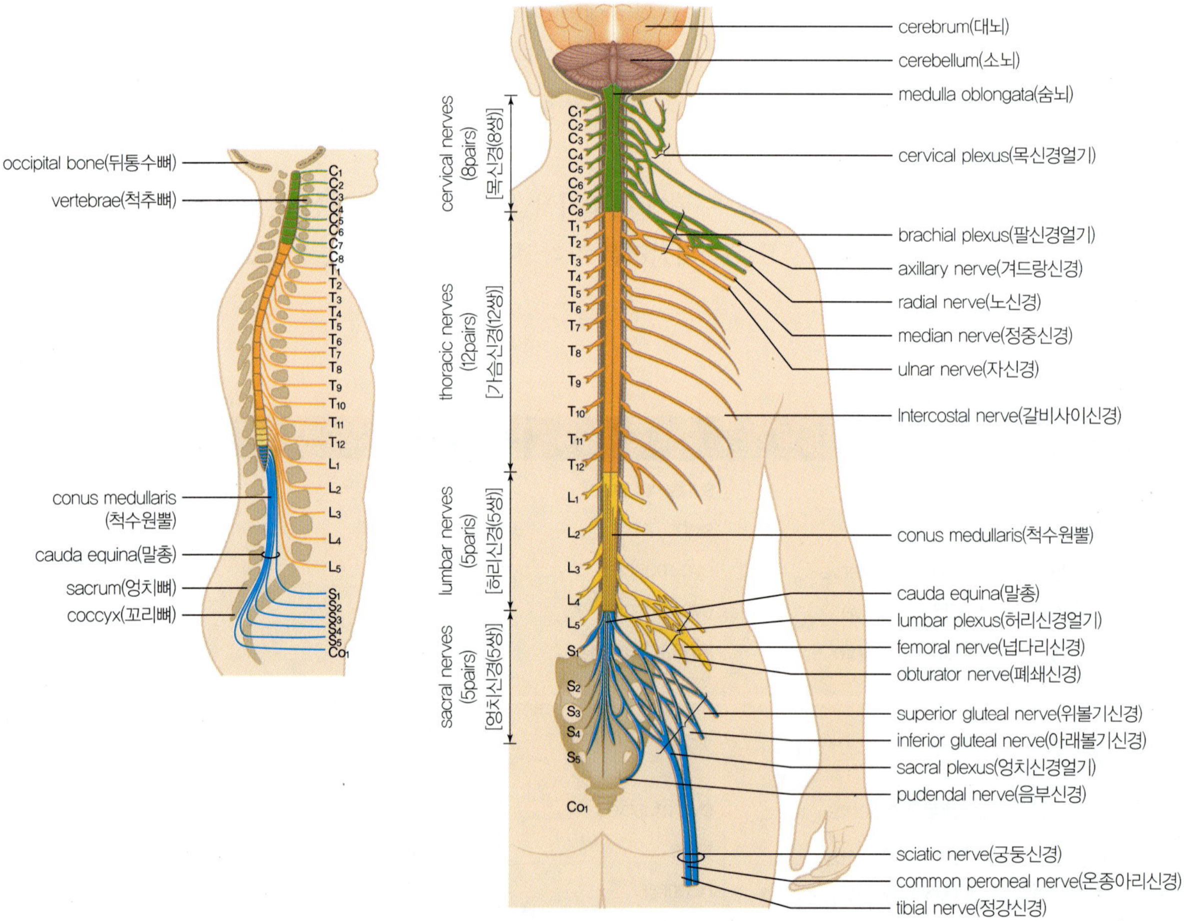

[그림 4-2] 척수신경

[표 4-2] 척수신경

목신경	cervical nerves	8쌍
가슴신경	thoracic nerves	12쌍
허리신경	lumbar nerves	5쌍
엉치신경	sacral nerves	5쌍
꼬리신경	coccygeal nerves	1쌍

autonomic nervous system　자율신경계(자율신경계통)

자율신경계는 체내 항상성을 유지하기 위하여 심장박동, 혈압, 호흡 속도, 체온 및 내장활동을 조절한다. 기능면에서는 중추신경의 지배에 의존하지 않고 자율적으로 활동하고 있으나 실제로는 어느 정도 대뇌피질로부터 지배를 받고 있다.

자율신경계에는 교감신경과 부교감신경이 있으며 이들 신경의 작용은 서로 대항적이어서 한쪽이 흥분을 촉진하도록 작용하면 다른 쪽은 반대로 억제하는 작용을 한다.

sympathetic nervous system　교감신경계(교감신경)

인체의 갑작스런 상황에 대응하는 신경계로써 심장박동의 증가, 박출량의 증가 등 심장기능을 촉진한다. 말초혈관을 수축시켜 혈압을 높이지만 관상혈관은 확장시켜 혈류량을 증가시킨다. 소화관의 근육을 이완시켜 수축력을 이완시키고 소화액의 분비를 억제한다.

parasympathetic nervous system　부교감신경계(부교감신경)

교감신경작용이 전신적인데 반하여 부교감신경작용은 국소적이다. 미주신경은 부교감신경의 대표적인 신경으로 분포분야의 장기에 대한 촉진 및 억제에 관여한다.

ganglia(ganglion)　신경절(결절종)

말초신경에 신경세포가 집단을 형성하고 있는 것을 말한다.

plexus　얼기(총)

말초신경계의 큰 신경망으로 가슴, 허리, 엉치, 꼬리신경얼기가 있다.

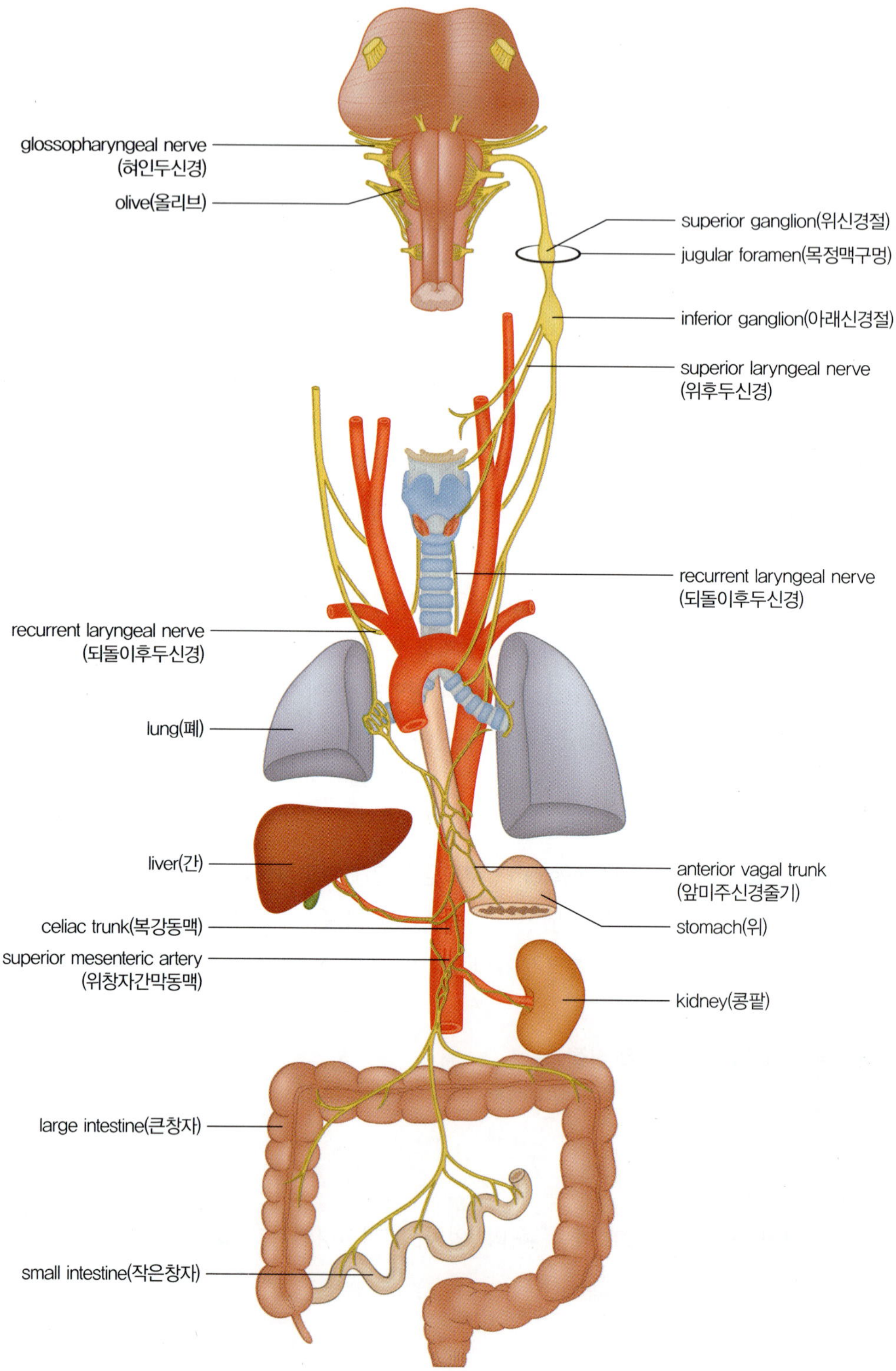

glossopharyngeal nerve (혀인두신경)
olive(올리브)
superior ganglion(위신경절)
jugular foramen(목정맥구멍)
inferior ganglion(아래신경절)
superior laryngeal nerve (위후두신경)
recurrent laryngeal nerve (되돌이후두신경)
recurrent laryngeal nerve (되돌이후두신경)
lung(폐)
liver(간)
anterior vagal trunk (앞미주신경줄기)
stomach(위)
celiac trunk(복강동맥)
superior mesenteric artery (위창자간막동맥)
kidney(콩팥)
large intestine(큰창자)
small intestine(작은창자)

[그림 4-3] 미주신경

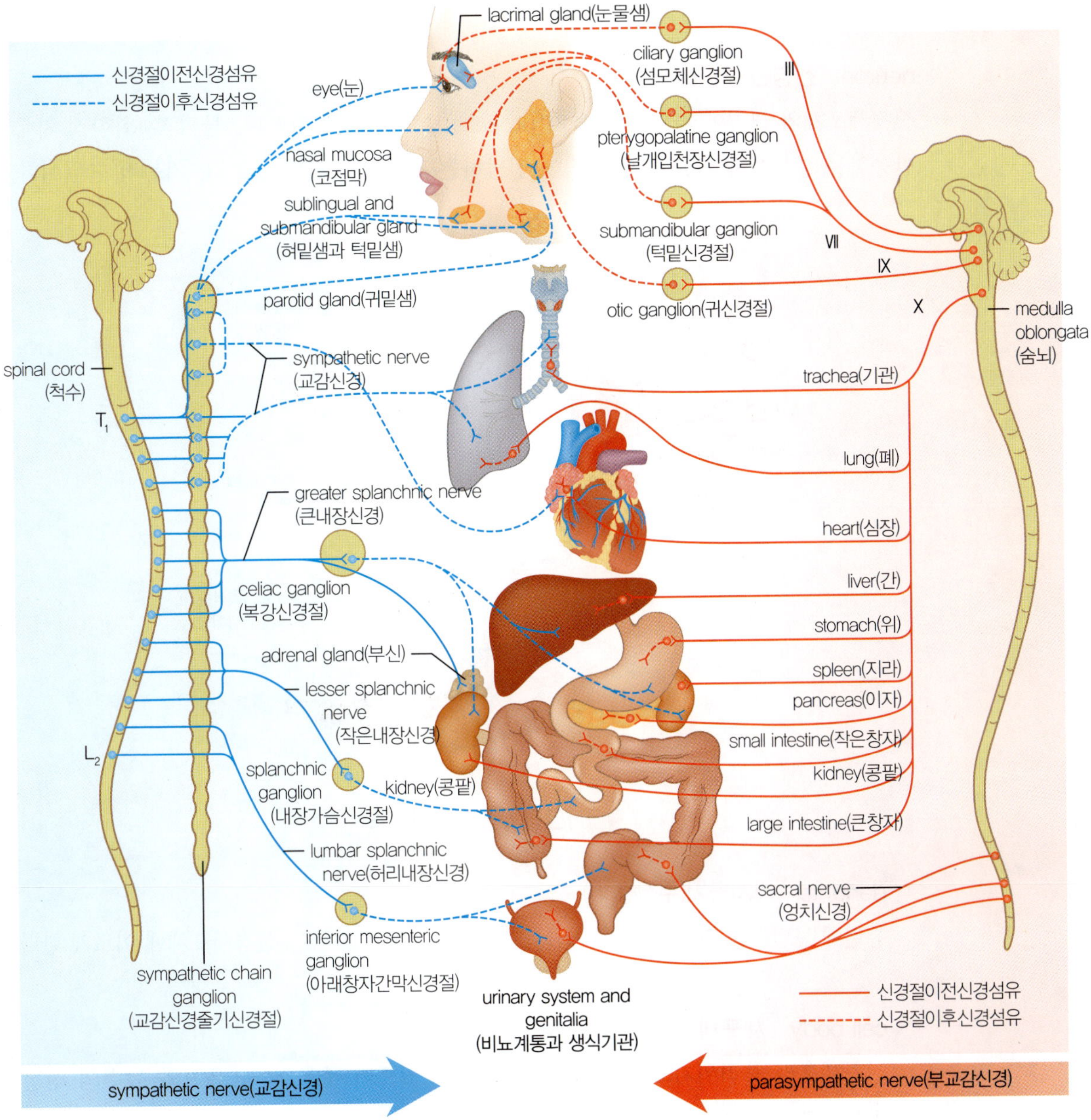

[그림 4-4] 교감 및 부교감 신경지배

2) Nerve Tissue(신경조직)

신경조직은 신경원(neuron)이라는 신경세포(nerve cell)와 신경아교(neuroglia)라는 지지세포로 구성된다. 신경원은 자극을 전달하는 기능을 담당하는 신경계의 실질조직이며 신경교는 지지작용, 식작용, 영양세포의 역할을 담당하는 보호기능을 하고 있다.

neuron 신경원, 신경세포

신경세포체와 그곳에서 나오는 돌기(process)로 구성되어 있으며, 물리적, 화학적 자극에 반응하는 흥분성과 이를 다른 조직에 전달하는 전도성을 지닌 구조적, 기능적 단위이다.

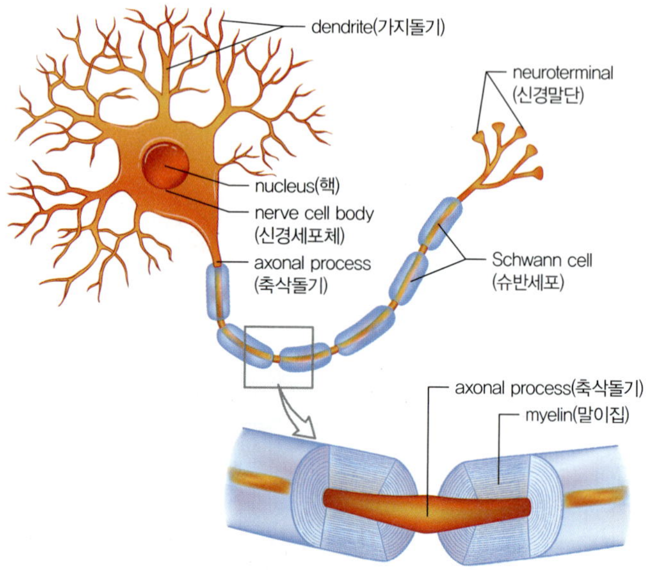

[그림 4-5] 뉴런의 구조

dendrite 가지돌기(수상돌기)

뉴런에 도달하는 자극을 받아들이는 첫번째 부분으로 자극을 신경세포체에 이르게 한다.

cell body 세포체

신경세포라 불리워지고 핵과 세포질을 갖고 있으며 주로 대사 유지와 뉴런의 성장에 관여한다.

axon 축삭

자극을 신경세포체에서 다음 뉴런 또는 효과기에 원심적인 방법에 의해 전달한다.

synapse 시냅스, 연접

신경세포인 뉴런과 뉴런이 만나는 곳이며 시냅스에는 화학물질의 유리에 의해 흥분을 전달하는 화학시냅스와 전기적으로 흥분이 직접 전달되는 전기시냅스로 분류한다.

neuroglia 신경아교(신경교)

신경아교는 신경계의 90%를 차지한다. 신경세포를 지지하고 혈관에 연결시켜 주며 방어작용과 보호작용을 한다.

astrocyte 별아교세포(성상교세포)

가장 많은 돌기를 갖고 있으며 별모양을 하고 있다. 백질에 많으며 뇌와 척수의 신경섬유 사이에 있으면서 서로를 연결해 준다. 모세혈관으로부터 뉴런까지의 대사물질을 운반하고 신경세포의 신진대사에 관여한다. 뇌조직의 손상에 반응하여 상처받은 조직 공간을 채우고 메워 주는 역할과 신경세포를 지지하고 보호하는 역할을 한다.

oligodendrocyte 희소돌기아교세포

소수의 돌기를 갖고 있으며 수초형성에 관여한다. 별아교세포와 같이 신경섬유를 서로 연결해 주는 일을 돕기도 한다.

microglia 미세아교세포(소교세포)

다른 형태의 신경교세포에 비하여 세포체가 작고 상대적으로 작은 돌기가 분지상을 이루고 있다. 미세아교세포는 뉴런의 지지와 물질의 운반, 파괴, 제거 등 병적 대사 물질의 청소역할을 담당한다.

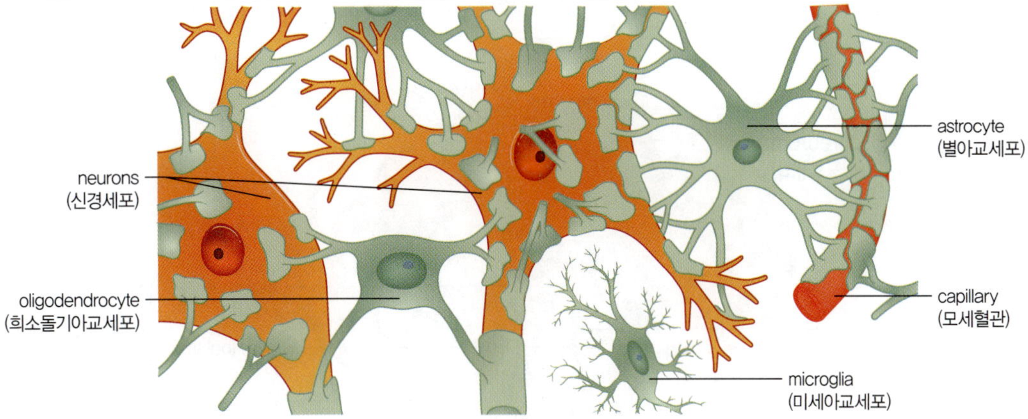

[그림 4-6] 신경아교세포

3) Brain(뇌)

뇌는 두개골 내에 있는 1,100~1,700g 정도의 무게로 산소의 소모량이 전체 소비량의 20%를 차지하는 막대한 에너지를 요구하는 기관이다. 뇌는 19세를 전후하여 성장이 완료되지만 9세를 전후하여 가장 빠른 성장을 보이고 있다.

뇌는 대뇌, 소뇌 및 뇌줄기(뇌간, brain stem)로 구분되며 뇌줄기(뇌간)는 사이뇌(간뇌, diencephalon), 중간뇌(중뇌, midbrain), 다리뇌(교뇌, pons), 숨뇌(연수, medulla oblongata)가 있다. 인체의 모든 기관은 뇌의 통합하에 정상적인 기능을 수행하며 중추신경계는 부위에 따라 각각의 기능이 분화된다.

cerebrum　대뇌

뇌 전체 중량의 80%를 차지하며 중심고랑과 가쪽고랑을 중심으로 양분되는 좌우 양반구로 되어 있다. 대뇌는 고위중추로서 수의적 근육운동중추, 감각자극을 받아 판독처리하는 감각중추, 모든 정신적 기능과 언어에 관한 연합중추의 3영역으로 나뉘어지며 대뇌겉질(대뇌피질, cerebral cortex)에서는 영역별로 그 기능을 각각 담당하고 있다.

cerebellum　소뇌

소뇌는 대뇌와 척수 사이에 있는 피라미드바깥길운동계(추체외로계, extrapyramidal motor system) 중추로서 신체운동의 협조와 평형 및 자세 조정, 근긴장에 의한 운동의 조정에 관여하고 있다.

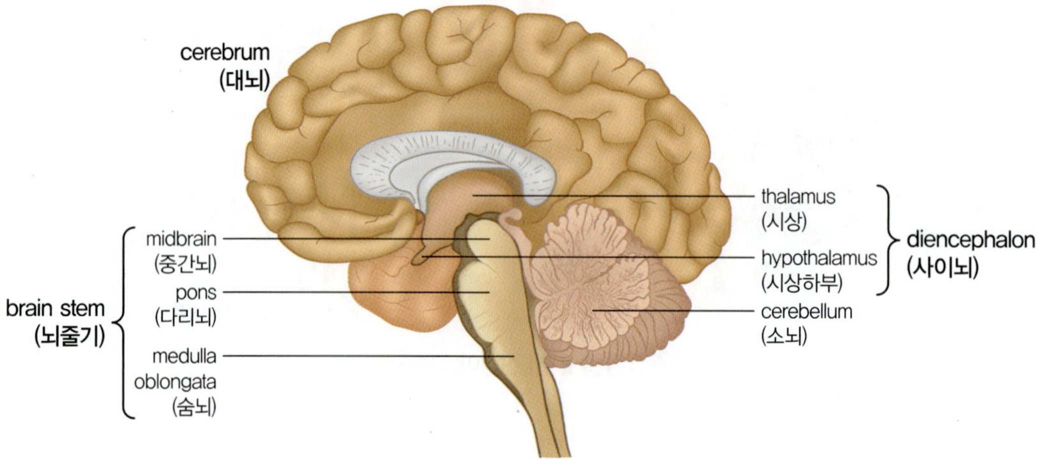

[그림 4-7] 뇌

diencephalon 사이뇌(간뇌)

대뇌와 중뇌 사이의 부분으로서 제3뇌실의 양측벽을 이루고 있다.
시상, 시상하부, 솔방울샘(송과체) 등이 있다.

thalamus 시상

사이뇌(간뇌)의 대부분을 차지하는 회백질부로 많은 신경핵군으로 이루어져 있다. 시상에 손상이 오게 되면 동통, 온도의 변화, 촉각에 대한 예민성이 강화되거나 감소되며 정서적 기전에 이상이 생겨서 성격의 괴팍성이 나타날 수 있다.

hypothalamus 시상하부

시상의 아래쪽에 위치하며 많은 신경세포와 신경섬유들이 존재한다. 신체의 항상성을 유지하는 중추로서 약 5g 정도의 작은 구조이지만 생체 내의 환경을 조절하는 데 가장 중요한 역할을 한다.

brain stem 뇌줄기(뇌간)

뇌와 척수를 이어주는 줄기 역할을 하는 뇌의 부분으로서 숨뇌, 다리뇌, 중간뇌로 구성되어 있다.

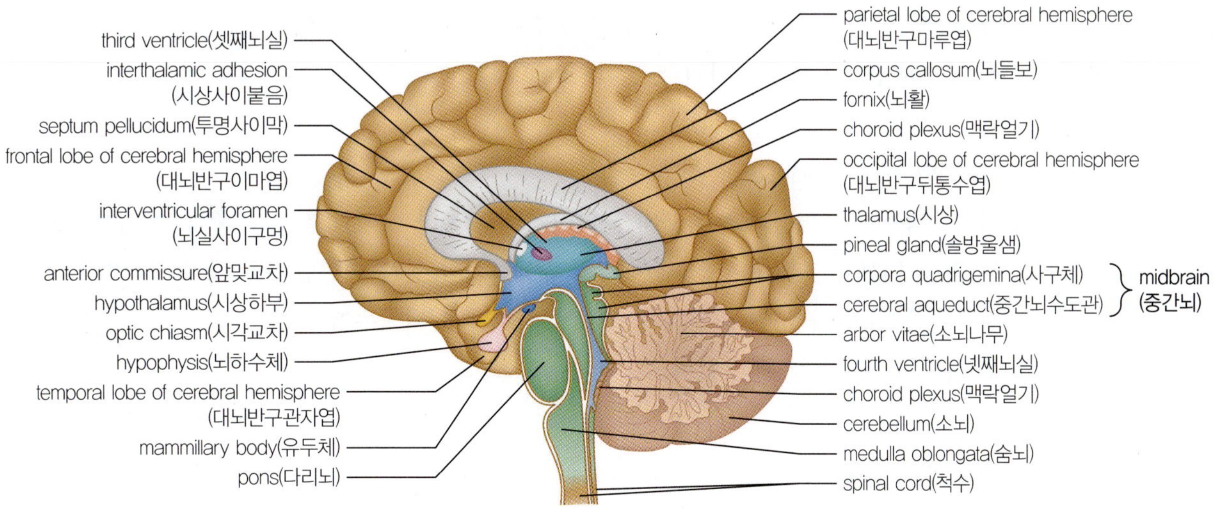

[그림 4-8] 대뇌반구

mesencephalon, midbrain　중간뇌(중뇌)

좌뇌반구와 우뇌반구사이에 있는 뇌줄기를 구성한다. 뇌의 가운데 위치하는 중간뇌에는 회백질로 된 적색핵이 있는데 이들은 대뇌 · 소뇌 및 척수의 중추와 연결되어 있으며 자세를 유지하는 것과 연관된 반사의 기능을 한다. 또한 시각 · 청각 반사와 관련된 신경핵이 있다.

medulla oblongata　숨뇌(연수)

뇌줄기의 가장 아래쪽에 위치하며 매우 중요한 기능을 수행한다. 뇌와 척수를 연결해 주는 상행성 신경섬유와 하행성 신경섬유가 숨뇌를 통해 지나가며 많은 전도로가 숨뇌에서 상호교차되기 때문에 우측 대뇌반구에 이상이 있을 때 좌측 신체기관에 이상이 나타나게 된다. 연수의 회백질 부분에는 생명현상을 직접 조절하는 중추들이 있다.

pons　다리뇌(교뇌)

뇌줄기의 중간뇌와 숨뇌 사이를 연결하는 부분으로 소뇌와 대뇌 사이의 정보전달을 하며, 호흡 조절의 역할을 수행한다.

ventricle　뇌실

뇌실은 뇌 속에 있는 연속된 공간으로 뇌척수액이 채워져 있다. 뇌척수액의 흐름경과는 가쪽뇌실의 맥락얼기에서 분비된 후 제3뇌실, 중간뇌수도관(중뇌수도), 제4뇌실에 유입되어 가쪽구멍과 중간구멍을 통해 거미막밑공간(지주막하강)으로 빠져나간다. 제4뇌실의 하단은 척수의 중심관으로 이어진다.

cerebrospinal fluid(CSF)　뇌척수액

뇌척수액은 영양물질과 노폐물의 운반매체로 작용하며 뇌와 척수를 충격으로부터 보호하는 작용을 한다. 뇌척수액의 검사는 중추신경계의 질환을 진단하는 데 유용하다. 진단목적과 뇌압의 완화를 위해 제3, 4 허리뼈 사이에서 뇌척수액을 뽑는 검사를 실시한다. 이를 허리천자(요추천자)라 한다.

4) Spinal Cord, Meninges(척수, 수막)

spinal cord　척수

뇌의 연장으로 척주관에 의해 보호되고 있으며 윗부분은 숨뇌(연수)와 연결되고 아랫부분은 제1, 2 허리뼈(요추) 부위에 있는 척수원뿔(척수원추, medullary conus)에서 끝난다.

제3 허리뼈(요추)부터는 척수에서 나오는 척수신경만이 있다. 척수는 신경충격을 전도하는 기능과 척수반사의 중추로서 기능을 한다.

meninges 수막, 뇌막

뇌막은 크게 3종류의 막으로 구성되어 있다.

dura mater 경질막(경막)

중추신경계를 싸고 있는 뇌막 중에서 가장 바깥 쪽에 있는 질기고 두꺼운 결합조직성 막

pia mater 연질막(연막)

뇌와 척수를 덮어 싸고 있는 3층의 뇌막의 제1내층

arachnoid membrane 지주막(거미막)

뇌와 척수를 덮어 싸고 있는 3층의 뇌막의 제2내층으로 거미줄처럼 생김

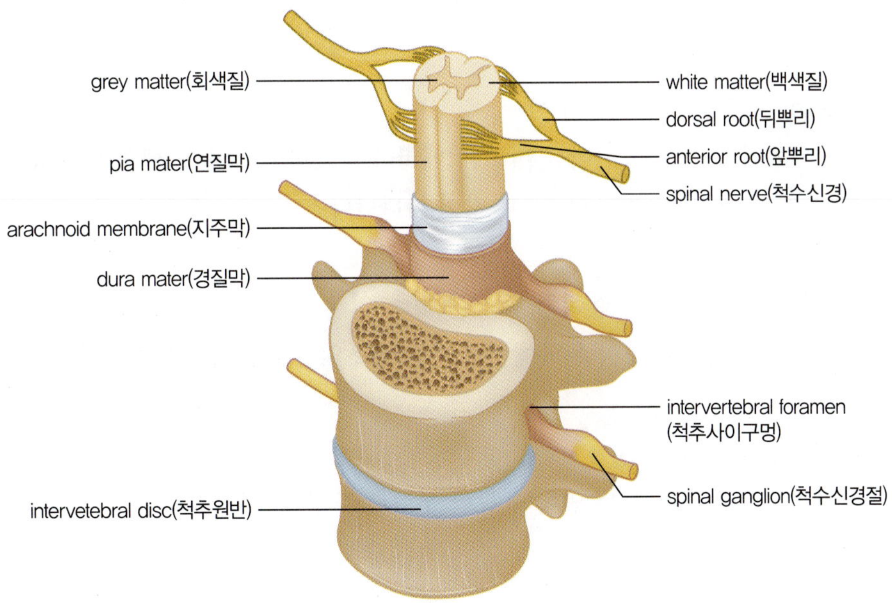

[그림 4-9] 척수막

4 Symptomatic & Disease Terms

1) Symptomatics Terms(증상관련 용어)

aphasia 언어상실증(실어증)

언어상실증은 뇌의 의사소통 중추의 손상으로 나타나며 손상의 위치와 정도에 따라 언어상실증의 형태가 결정된다.

receptive aphasia, Wernicke's aphasia, sensory aphasia 감각언어상실증(감각실어증)

오른쪽 뇌반구의 Wernicke 영역이 손상을 받게 되어 시각 또는 청각기능에는 장애가 없으나 이해와 판단력의 장애가 와서 말을 할 수 없게 된다.

expressive aphasia, Broca's aphasia, motor aphasia 운동언어상실증(운동실어증)

Broca 영역에 장애가 있음으로써 타인의 말을 들을 수 있고 글을 보며 이해도 가능하나, 말소리를 내는 능력이 없어 자신의 생각을 말로 표현하지 못한다.

dysphasia 언어장애(부전실어증)

뇌의 언어 영역 손상으로 언어를 바르게 배열하지 못하고 적절한 단어를 사용하는 데 문제가 있게 된다. 뇌졸중, 뇌종양 후 많이 나타난다.

dyslexia 읽기곤란, 읽기장애(실독증, 독서장애)

글자를 뒤에서부터 읽거나 쓰며 왼쪽에서 오른쪽으로 읽는데 어려움을 갖는다.

agnosia 인식불능증(실인증)

뇌의 손상으로 지각을 자극하는 인식의 능력 부족으로 청각, 시각, 후각, 미각, 촉각 실인증으로 분류된다.

ataxia 조화운동못함증(운동실조)

척수 또는 뇌의 손상으로 비틀거리며 걷고 균형을 잘 잡지 못한다. 출생시 외상, 선천적 장애, 염증, 종양, 뇌의 손상 등이 원인이다.

aura 조짐(전조)

간질발작이 있기 전 환자 자신이 느끼는 자각증상

coma 혼수

동공반사, 통증, 소리에 대한 반응이 없는 상태

convulsion, seizure 경련, 발작

전신의 근육이나 국소근육이 불수의적으로 급격하게 수축이 일어나거나 떨림현상이 발생한다.

paralysis 마비

신경이나 근육의 이상으로 몸 전체 또는 일부의 감각이 저하되거나 움직일 수 없는 상태를 말한다.

hemiparesis 반신불완전마비(편측부전마비)

신경병변으로 근육의 약화가 나타나는 마비

hemiplegia 반신마비(편마비)

중추신경계의 피질척수로에 손상이 생겨 정중면을 기준으로 손상이 생긴 뇌의 반대편 몸의 근육에 나타난 마비

diplegia 양쪽마비(양측마비)

팔은 경미한 마비가 있으며 다리의 마비는 심함

paraplegia 양측마비, 하반신마비

척수손상으로 인한 다리와 하반신의 마비

tetraplegia, quadriplegia 팔다리마비(사지마비)

양팔과 양다리의 마비

syncope 실신

병이나 충격 따위로 정신을 잃음. 신체 한 부분에 일시적으로 혈액순환의 장애가 나타남. 안색이 창백해지고 구역질, 발한 등이 나타나며 그 후에는 동공확장, 하품, 빠르고 깊은

호흡, 빠른 심장박동 등이 나타난다.

tremor 떨림(진전)
골격계의 근육그룹의 조절되지 않은 수축과 이완에 의해 무목적성의 율동적인 떨림

dyskinesia 운동이상증
자발적인 움직임을 수행하기 어려움

apraxia 행위상실증(실행증)
팔다리나 운동기관의 이상이 없이 숙련된 행동을 하지 못하는 상태

ideational apraxia 관념행위상실증(관념실행증)
어떤 행동을 하고자 마음 속에 계획하고 실천에 옮기려 할 때 혼란이 생겨서 수의적인 동작을 질서있게 전개할 수 없다.

motor apraxia 운동행위상실증(운동실행증)
어떤 일을 수행하고자 할 때 팔과 다리를 그 일을 수행할 수 있도록 적절하게 사용하지 못한다.

dementia 치매
뇌세포의 변성으로 뇌의 인지적인 기능의 손상이 온다.

sciatica 궁둥신경통(좌골신경통)
엉덩이로부터 다리뒷부분으로 내려가는 궁둥신경의 압박으로 인한 하지 근육의 약화 및 통증을 초래한다.

amnesia 기억상실, 건망증
경험한 일을 전혀 기억하지 못하거나 어느 시기 동안의 일을 전혀 기억하지 못하거나 또는 드문드문 기억하기도 하는 기억 장애

hypnosis 최면
인위적으로 야기된 수면상태로 최면이 걸려 있는 동안은 질문이나 요구사항에 대해 순순히 반응한다.

somnambulism, noctambulation, sleepwalking 몽유병

수면시 이상행동을 보이는 각성장애로 보통 침대에서 일어나 걷는 경우가 많고 깨어나서는 기억을 하지 못한다. 대부분 어린이들에게 나타나며 여아보다는 남아들에게 많다. 피로, 스트레스, 취침 전 진정제의 복용 등과 관련이 있다.

stupor 혼미, 의식혼탁

의식이 분명하지 아니하고 불안정하며 흐림

narcolepsy 발작수면, 기면증

뇌의 기질적인 손상은 알려지지 않았으며 환자는 하루에도 여러 번 수면에 대한 욕구를 통제할 수 없다. 때때로 깨어 있거나 수면시 근육의 긴장감을 상실하는 탈력발작이 나타나 움직일 수 없게 된다.

delirium 섬망

심한 과다행동을 보이는 증상으로 착각과 망상을 일으키며 헛소리나 잠꼬대 또는 알아들을 수 없는 말을 하며 몹시 흥분했다가 불안해하기도 하고 비애나 고민에 빠지기도 하면서 마침내 마비를 일으키는 의식 장애

neuralgia 신경통

말초 신경이 자극을 받아 일어나는 통증

hyperesthesia 감각과민(지각과민)

감각을 제대로 할 수 없게 되는 장애 증상

paresthesia 감각이상, 지각이상

수족냉증과 같은 따끔거리거나 핀과 바늘에 찔리는 느낌의 감각을 느낄 수가 없다.

tic, mimic spasm 틱(경련)

심리적인 원인에서 나타나며 스트레스, 불안 등은 증상을 악화시킨다.

lethargy 졸음증(기면)

항상 꾸벅꾸벅 졸거나 잠이 들어 있는 상태

torpor 지둔, 둔마

정상 또는 평범한 자극의 반응이 부족함

whiplash injury 채찍질손상(편타손상)

제4 목뼈와 제5 목뼈의 접합부에 생긴 상해의 일반적 명칭

migraine, megrim, hemicrania 반뇌증(편두통)

통증이 심하고 빛에 민감하며 찌르는 듯한 통증, 어지러움, 이명 등의 증상이 나타난다. 편두통은 여성들에게 더 흔하여 원인은 알려져 있지 않지만 유전적 경향이 있다. 불빛 또는 물결치는 듯한 선이 나타나거나 이상한 냄새, 맛 등이 나타나는 전조증상을 느끼게 된다.

asthenia 힘없음증(무력증)

강도 또는 에너지의 감소 또는 소실 약화

nystagmus, nystaxis 눈떨림(안구진탕증)

약물 barbiturate의 과다투여, 내이의 질환, 망막질환, 다발성경화증 등이 안구진탕증을 유발시킬 수 있다. 또한 광부들은 오랜 시간 동안 어두운 곳에서 일함으로써 직업병으로 발생하기도 한다.

bradylalia, bradyarthria, bradyphasia 느린말증, 언어완만(지어증, 언어완서)

뇌의 병변으로 야기된 비정상적인 느린 발화

logomania, logorrhea 다변증

병적으로 말이 많음

tetanus 파상풍

Clostridum tetani라고 불리우는 세균에 의해 독소가 형성되어 근강축과 반사항진으로 전신근경련, 개구장애, 성문경련, 호흡강직 등이 초래된다.

microcephaly 작은머리증(소두증)

머리가 비정상적으로 작은 것으로 뇌의 발달이 느리며 정신지체가 나타난다. 태아기에 모체의 감염, 방사선, 화학물질에 노출 등이 원인으로 작용한다.

macrocephaly 큰머리증(대두증)
머리가 점점 커지는 병

athetosis 곰지락운동(무정위운동)
목적이 없는 움직임이 반복되어 나타나는 증상으로 팔, 다리, 머리 등의 신체 분절을 조절하기 어려운 것이 특징이며 뇌성마비와 같은 뇌의 손상으로 초래된다.

chorea 무도병
신체의 각 부분에서 불수의적이고 불규칙한 움직임은 계속 나타나며 춤을 추는 듯한 양상을 보인다.

bradykinesia 운동느림(운동완만)
자발적인 움직임과 말이 비정상적으로 느려짐. 파킨슨병, 다른 신경장애들로 생김

hyperkinesia, hyperkinesis 운동과다증
주의력 결핍장애를 보이며 어린이, 청소년들에게 나타난다. 신경계 질환으로 학습장애가 흔히 나타나며 일반적으로 지적 능력은 정상이다. 시력, 언어, 기억, 운동의 이상을 동반한다.

2) Disease Terms(질환 용어)

encephalitis 뇌염
1차적 원인은 바이러스(arbovirus, enterovirus, adenovirus, herpes virus, mumps virus) 침입에 의하며 간혹 홍역, 수두, 풍진 등의 합병증으로 발생하기도 한다. 모기에 의해 전파되는 1차 뇌염은 광범위하게 나타난다. 열, 두통, 오심, 구토 등의 증상이 나타나고 시간이 경과되면서 목의 강직, 기면, 혼수, 경련, 마비 등이 온다.

meningitis 수막염, 뇌막염
가장 일반적인 원인은 *Streptococcus pneumoniae, Neisseria meningitidis, or Haemophilus influenzae* 등에 의한 세균감염이다. 두통, 목의 뻣뻣함 등의 증상이 나타난다.

myelitis 척수염(골수염)
척수의 염증을 동반하는 질병으로 뇌와 사지를 잇는 중추신경계 기능이 망가진다.

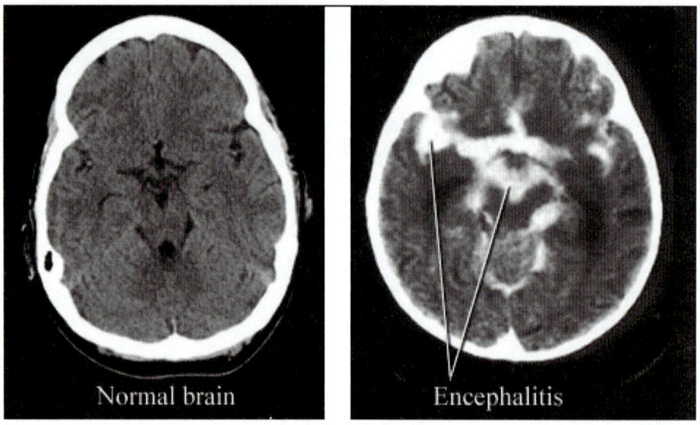

[그림 4-10] 뇌염

neuritis 신경염

하나 또는 여러 개의 신경에 염증이 생긴 것. 통증과 압통이 있고 감각 · 근력 · 반사 등의 기능이 떨어지며 염증이 생긴 신경이 분포하는 부위에 혈액순환 이상이나 발한 증상이 나타남

poliomyelitis, polio, infantile paralysis 회색질척수염(소아마비, 폴리오)

바이러스 감염에 의해 뇌와 척수의 일부 운동핵이 손상을 입어 일시적 또는 영구적인 마비와 변형이 초래된다. 초기증상은 감기와 유사하나 갑자기 발이나 팔의 마비가 온다. 마비의 유무에 따라 척수에 변화를 일으키지 않고 지나가는 부전형, 척수에 이상은 있으나 근육의 마비를 일으키지 않는 비마비형, 그리고 근육이 약해지거나 마비를 일으키는 마비형이 있다. 마비형은 감염 후 침범된 척수가 지배하는 근육이나 신경에 영구적인 후유증을 남긴다.

polyneuritis 여러신경염(다발신경염)

말초신경이 광범위하게 침범당해 팔다리의 운동마비가 대칭으로 나타나는 병

polioencephalitis 회색질뇌염(회백뇌염)

폴리오 바이러스에 의해 뇌의 회색질의 팽창이 나타남

acute idiopathic polyneuritis, Guillain-Barre Syndrome 급성특발다발신경염

정확한 원인은 알려져 있지 않으며 바이러스 감염 후 1~3주 후 나타나거나 자가면역기전

에 의한 것으로 추정되고 있다. 처음 발의 지각 이상과 더불어 근육의 약화가 온다. 근육 약화가 팔, 몸통, 얼굴로 진행되면서 근육의 반사작용이 사라진다. 저작, 삼킴, 말하는 것이 어려우며 호흡근의 마비가 온다. 예후는 비교적 좋은 편이나 완전히 회복하는 데 많은 시간이 소요된다.

shingles, herpes zoster　띠헤르페스(대상포진)

바이러스가 감염된 뇌와 척수신경을 따라서 동통이 심한 수포성 발진이 생긴다. 수포와 통증은 주로 몸의 한쪽에만 나타난다. 수두의 병원체와 동종의 바이러스에 의해 생기는 피부질환으로 성인이 된 후 인체의 면역 기능이 약화되면 발생한다. 바이러스가 신경이나 청신경, 안면신경 등에 침범하면 실명, 귀머거리, 안면마비 증세를 일으킬 수 있으므로 초기에 치료를 받아야 한다.

anencephaly　뇌없음증(무뇌증)

뇌가 없는 선천성 기형

hydrocephalus　물뇌증(수두증)

뇌척수액의 과잉분비, 뇌실의 폐쇄로 뇌척수액이 정상적인 경로를 흐르지 못한다. 기형적인 얼굴모습과 뇌의 손상으로 여러 증상이 나타난다. 일반적으로 구토, 다리의 경련, 정상적인 반사의 소실, 간질, 정신지체 등이 나타난다.

spina bifida　척추갈림증(이분척추)

척추가 완전히 닫히지 않은 선천적 기형이다.

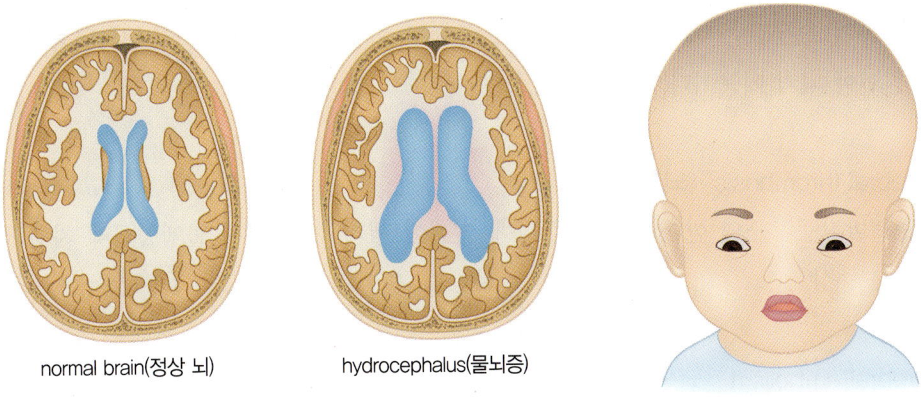

[그림 4-11] 수두증

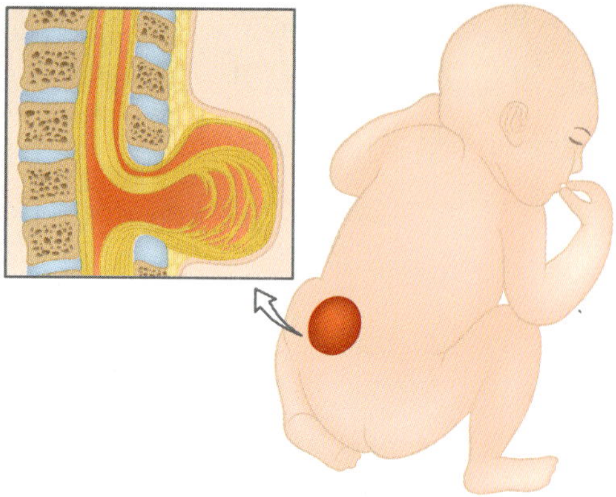

[그림 4-12] 수막척수탈출증

meningocele 수막탈출증(수막류)

척추 추궁의 유합부전으로 일어나는 수막이 이탈된 것으로, 돌출된 낭은 뇌척수액으로 차 있으며 신경조직은 없다.

meningomyelocele 수막척수탈출증(수막척수류)

척수의 결함으로 척수와 척수막이 밖으로 튀어나온 상태이다. 상태에 따라 하지 마비, 관절의 기형이 나타나며 항문과 방광괄약근의 조절이 불가능하다.

cerebral palsy 뇌성마비

뇌의 미성숙 시기에 가해진 비진행성의 뇌손상에 의해 발생되는 기능장애로 언어장애, 정신지능 발육장애, 시각장애, 경련 발작, 청각장애, 감각장애, 감정장애, 학습능력 감퇴 등이 나타날 수 있다.

cerebrovascular accident(CVA), stroke, apoplexy 뇌졸중

뇌졸중은 혈관이 막혀 생기는 뇌경색과 혈관이 터져 생기는 뇌출혈로 나눌 수 있다. 뇌경색이 가장 많으며 뇌출혈, 거미막밑출혈 순으로 많다. 뇌졸중의 가장 흔한 원인은 동맥경화로서 혈관이 점차 좁아져 혈관 내 혈류가 줄어들고 차츰 진행되면서 뇌조직으로의 혈액공급이 차단된다. 그 외에 색전증, 고혈압성 뇌내출혈, 동맥류, 혈관 기형, 동맥염, 혈전성 정맥염, 혈액 질환 등이 뇌졸중의 원인 질환이다. 마비, 근육약화, 부전실어증 등이 나타나고 심하면 사망에 이른다.

cerebral aneurysm 뇌동맥꽈리, 뇌동맥자루(뇌동맥류)

뇌의 동맥에 생긴 동맥자루. 임상적으로 중요한 이유는 이것이 잘 터져서 뇌출혈의 중요한 원인이 되기 때문이다.

cerebral thrombosis 뇌혈전증

뇌출혈발작증후군의 한 형태로 뇌혈관에 혈전이 생겨 이로 인해 혈액공급이 차단되어 나타나는 증상

cerebral embolism 뇌색전증

뇌혈관에 혈전의 부유물과 종양의 조직 조각, 공기, 가스 큰 거품, 유리물들로 인해 차단

되어 나타나는 증상

cerebral hemorrhage 뇌출혈
두개 내출혈 중 뇌실질 안에 있는 혈관의 파열로 인한 출혈

transient ischemic attack(TIA) 일과성 허혈발작
대부분 뇌혈관의 부분적인 폐색으로 일시적으로 신경학적인 손상이 나타난다. 수 분 내에 다시 의식을 회복한다.

carotid TIA 목동맥 TIA(경동맥 TIA)
뇌전반부 순환의 허혈상태

vertebrobasilar TIA 척추뇌기저동맥 TIA
뇌후반부 순환의 허혈상태

cerebral concussion 뇌진탕
뇌의 기질적인 손상 없이 뇌충격에 의해 일시적으로 의식을 상실하였다가 24시간 이내에 회복하는 것으로서 건망증, 오심, 구토 등이 올 수 있다.

cerebral contusion 뇌타박상(뇌좌상)
뇌의 물리적 충격으로 신경학적 결손이 나타난다. 뇌좌상은 보통 두개골 골절과 연관이 있으며 뇌의 충격시 경막밑혈종, 거미막밑혈종이 발생하기도 한다.

Huntington's disease(HD), Huntington's chorea 헌팅톤무도병
신경 구성 요소의 점진적인 퇴행성 변화와 얼굴의 찡그림을 동반한 무도병양 운동이 특징이다. 증상은 50세 이후에 서서히 나타나기 시작하여 점차 진행되다가 약 15년 후에는 사망으로 끝난다. 무도병양 운동이란 의미 없고 갑작스런 반사적인 불수의 운동으로 병이 진행되면서 특징적인 춤추는 듯한 형태의 걸음걸이를 나타낸다. 치매, 정신장애, 정서황폐 등이 나타나며 자살을 시도하기도 한다.

multiple sclerosis(MS), disseminated sclerosis 다발경화증
중추신경계의 신경세포의 축삭을 둘러싸고 있는 절연물질인 말이집이 탈락되는 질환(demyelinating disease). 보통 20~30대의 젊은 성인기에 시작하여 생의 전반에 걸쳐

계속 진행된다. 증상은 침범하는 중추신경계의 부위에 따라 다양하지만 일반적으로 지각 둔화, 팔과 다리의 감각 이상, 근육의 약화, 현기증, 시각장애 등이 나타난다.

myasthenia gravis 중증근육무력증(중증근무력증)
신경섬유와 근육 사이의 신경흥분 전달물질의 장애로 나타난다. 증상은 안검하수, 복시, 안면근육의 약화 등과 더불어 서서히 진행된다. 근육의 약화는 다른 근육으로 퍼져 가며 근육의 사용은 증상을 악화시킨다. 젊은 여성들과 60세 이상 남성들에게 많이 발생한다.

Parkinson's disease, paralysis agitans 파킨슨병, 떨림마비
신경전달물질인 도파민의 감소와 관련된다고 알려져 있으며 외상, CO, 중금속 중독, 뇌염 등이 그 원인으로 추정된다. 성인 질환으로 50세 이후에 많이 발생한다.

epilepsy, seizure 간질, 발작
대부분 원인불명이나 두개 손상, 뇌의 감염, 뇌종양, 혈관장애, 중독, 화학적 불균형 등과 관련 있다.

partial seizure 부분발작
신체의 한 부위에서 불수의적인 근육수축과 감각의 이상이 발생한다.

absence seizure, petit mal seizure 소발작, 실신발작
짧은 시간 동안 근육을 씰룩거리거나 운동성 경련 없이 의식을 상실한다.

grand mal seizure, tonic–clonic seizure 대발작, 긴장간대발작
의식소실과 근육의 불수의적인 수축과 경련이 나타난다.

Alzheimer's disease 알츠하이머병
정확한 병인은 알려져 있지 않지만 유전적 소인, 신경전달물질의 결핍, 바이러스, 알루미늄 중독, 자가면역 등으로 추정되고 있다. 65세 이상의 약 3%가 증상을 보이며 여자들의 유병률이 더 높다. 일부 신경원세포들이 대뇌피질과 전뇌의 기저부에서 퇴행성 변화를 보임으로써 전두엽과 측두엽의 위축이 나타난다. 초기에는 기억력, 이해력, 판단력 장애와 성격의 변화가 있다가 차차 현저한 치매증상을 보인다. 어느 연령에서나 이환될 수 있으나 노인성치매와 구별하여 65세 이전에 발생하는 치매는 초로성치매라 하지만 뚜렷한 임상적, 병리적 차이점은 없다.

meningioma 수막종

뇌종양의 하나. 척수를 에워싸고 있는 수막에서 발생하며 30세 이상의 사람이 많이 걸리는 병으로 대개 양성이며 성장이 느리다.

neuroblastoma 신경모세포종

뇌의 외부에서 발생하는 가장 흔한 유년기 암이다. 일반적으로 교감신경계의 부신과 교감신경절 사슬 중 한 곳에서 발생한다.

von Recklinghausen's disease, multiple neuroma, neurofibromatosis, elephant man disease 다발신경종(신경섬유종증)

새로운 종양들이 몸의 여러 부위에서 발생하여 19세기 영국에서 이질환을 앓은 환자를 "Elephant Man"이라 불렀다.

Bell's palsy, facial palsy 얼굴마비(안면마미)

신경의 손상, 종양에 의한 신경의 압박, 감염 등에 의해 나타난다. 환자는 한쪽 안면의 근육 약화로 눈을 뜨거나 입을 열기가 어려우며 비대칭적으로 안면근육이 움직이게 된다.

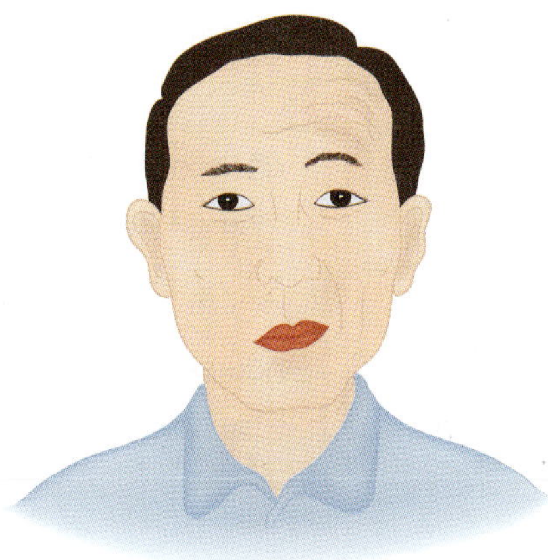

[그림 4-13] 얼굴마비

trigeminal neuralgia, tic duoloureux 삼차신경통

제5 뇌신경이 분포된 곳에 발작적이고 반복되는 통증이 안면의 한 쪽에 나타난다. 중년기 이후 여자들에게 더 많이 나타난다.

tabes dorsalis 척수매독(척수로)

원인은 명확하지 않으나 매독의 제3기 단계로서 중추신경계에 매독균의 감염과 관련된다고 여겨진다. 척수의 뒤쪽 부위의 감각신경세포체가 진행성으로 위축되는 질환으로 사지의 큰 관절을 침범하여 운동실조, 실금, 성기능 저하, 반사 상실 등이 나타난다. 서서히 진행되며 완전치유는 드물다.

amyotrophic lateral sclerosis, Lou Gehrig's disease, Charcot's syndrome, Dejerine type 근위축가쪽경화증(근위축성 측삭경화증)

루게릭 병으로 알려져 있으며 30~50대 남자에게 많이 발병하며 운동신경원이 침범되어 손, 팔, 다리 등의 근육쇠약, 근위축 등으로 시작하여 전신에 나타난다. 근육에 연결되는 신경의 파괴에서 중추신경계의 파괴로 진행된다. 대개 2~5년 내에 사망하며 치료방법은 현재까지는 알려져 있지 않다.

5 Therapy & Operative Terms

craniotomy 머리뼈절개술(개두술)
머리뼈를 자르는 수술로써 뇌수술을 위하여 필수적이다.

trephine 원형절제기
머리뼈에서 뼈나 조직의 조각을 제거하기 위해 사용되는 자루 달린 둥근 톱

craniectomy 머리뼈절제술(두개절제술)
머리뼈 부분의 절제

ganglionectomy 신경절절제술
신경절의 절제

neurectomy 신경절제술
신경 부분의 절제

neurotomy 신경절개술(신경절단술)
신경의 절제 또는 해부

vagotomy 미주신경절단술
위산의 분비를 감소시키거나 위궤양이 재발하는 것을 막기 위하여 한다.

neurorrhaphy 신경연결술(신경봉합술)
잘려진 신경의 봉합

chordotomy 척수시상로절단술, 척수신경로절단술
통증 조절이 안되는 경우 통증경감을 위하여 척수의 부분적인 절단술을 한다.

sympathectomy 교감신경절제술
동맥혈관의 수축에 영향을 미치는 교감신경을 부분적으로 제거함으로써 혈관의 이완과 확장을 야기시킬 수 있다.

neurolysis 신경박리술
종절개에 의하여 신경주위의 유착을 분리, 지나친 신장(stretching)에 의한 신경의 압박감을 완화, 신경조직의 파괴 등을 위해 한다.

laminectomy 척추후궁절제술, 고리판절제술
비정상적으로 반응을 보이는 근육에 분포되어 있는 후신경근들을 절제함으로써 이들의 영향을 감소시켜 경직을 감소시킨다.

tractotomy 신경로절단술
중추신경의 신경전도를 절단하여 심한 통증을 다루기 위하여 쓰는 방법

stereotaxic surgery 입체뇌수술
분리된 조직의 위치를 입체적으로 정하여 온열, 한랭, X선 또는 초음파 등을 이용하여 수술하는 방법으로서 말단비대증, 파킨슨병, 간질, 뇌동맥류, 정신질환적 통증, 당뇨병성 망막증 등의 경우에 사용된다.

discectomy 추간판절제술, 척추원반절제술
탈출된 추간판의 제거로 종종 피부를 통해서 시행된다.

neuroplasty 신경성형술
압박받은 신경의 수술

spondylosyndesis 척추유합술, 척추고정술
수술로써 척추고정 또는 척추의 융합

6 Clinical Procedures & Laboratory Tests

lumbar puncture, spinal puncture 허리천자(요추천자), 요추뚫기

척추에 바늘을 삽입해 뇌척수액을 직접 뽑아내는 것으로 척추의 이상을 발견하거나 조영제의 주입, 혈액과 농의 제거, 약물주입, 뇌압의 완화, 척수마취시 마취제 주입 등의 목적으로 하게 된다. 보통 제3, 4 허리뼈 사이의 거미막밑공간을 천자한다.

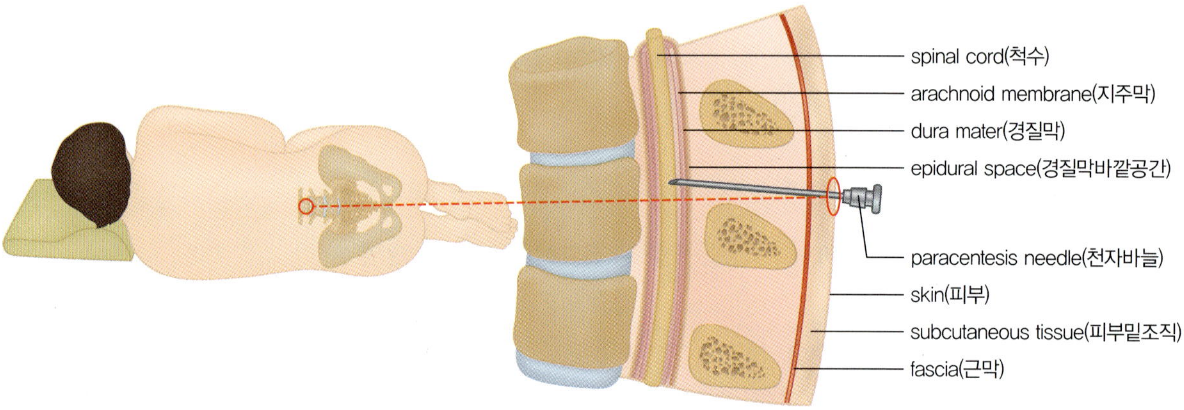

[그림 4-14] 허리천자

myelography 척수조영술

조영제를 척수에 주입하여 척수, 척수신경, 척수강의 이상유무를 알아보는 검사로서 허리천자를 통해 시행하게 되며, 검사 전 최소한 4시간 이상 금식하여야 한다.

pneumoencephalography 공기뇌조영술(기뇌조영술)

허리천자를 이용하여 공기를 주입한 후 공기가 뇌실에 차게 되면 X-ray 촬영을 하여 뇌의 병소를 알아내기 위함이다. 두통 완화, 외상 후 지주막하강의 유착을 분리시키기 위한 치료적 목적으로도 사용된다.

ventriculography 뇌실조영술

뇌실천자에 의하여 직접 공기나 산소를 주입하여 X-ray 촬영을 하는 방법으로서 뇌내압이 높거나 척수관이 막혀 기뇌조영술이 불가능할 때 하게 된다. 뇌의 기형, 뇌종양의 위치, 뇌실계의 개존 등을 확인하기 위해 시행한다.

cerebral angiography 뇌혈관조영술

뇌혈관의 꽈리와 같은 기형이나 종양, 뇌혈관 폐색 등의 이상을 알아보기 위한 검사이다. 동맥을 통해 가늘고 긴 관을 삽입하여 조영제를 주입하고 X-ray를 이용하여 연속 촬영한다.

electroencephalography(EEG) 뇌파검사, 뇌전도검사

뇌의 전기적인 활동을 전극을 사용하여 그래프로 나타내는 검사로, 뇌사를 마지막으로 확인하는 방법이다.

electroneuromyography 신경근전도검사

감각신경과 운동신경을 따라 전도되는 신경충격의 전도속도를 측정하여 말초신경질환의 발병 위치나 특성을 진단할 수 있다.

discography 척추원반촬영술(추간판조영술)

조영제를 추간원판 내로 주입하여 X-ray 촬영하는 방법으로 추간판의 파열이 의심될 때 시행된다.

computed tomography(CT) 컴퓨터단층촬영술

여러 각도에서 방사선을 이용하여 촬영을 한 후 여기서 얻은 결과를 컴퓨터를 이용하여 자세한 영상으로 만들어내는 검사이다. 뇌, 머리뼈, 척수 부분을 2차원적인 상으로 볼 수 있으며, 많은 경우에 명암이 뚜렷해 정확한 병리적 진단이 가능하다.

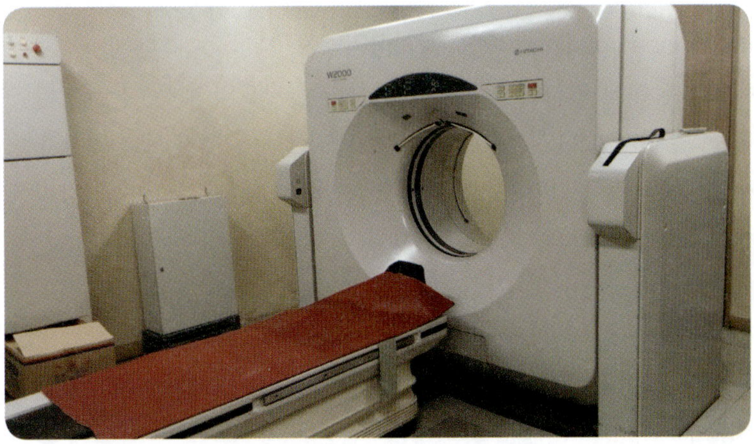

[그림 4-15] 컴퓨터단층촬영술

echoencephalography 뇌초음파검사, 뇌초음파술

양측 두부에 초음파를 보내 되돌아오는 반향을 이용하여 뇌의 혈종, 출혈, 뇌경색, 종양, 정신지체 등을 진단하는 방법이다.

positron emission tomography(PET) 양전자방출단층촬영술

핵물질과 전산화 단층촬영을 혼합한 기술이다. 방사성 동위원소를 투여하여 컴퓨터를 사용해 뇌의 대사활동을 기록한다. 퇴행성 대사장애 진단에 유용한 방법으로 뇌졸중, 알츠하이머, 간질, 대사성 뇌질환, 뇌신경 전달물질의 화학기전 연구에 이용된다.

nerve conduction velocity 신경전도속도

신경이 전기적인 자극을 전달하는 속도를 측정하여 말초신경의 문제를 알아내는 검사 방법이다. 검사하고자 하는 신경이 지배하는 근육에 기록을 위한 전극을 부착하고 자극을 주어 근육이 반응을 보이는 시간을 측정한다.

polysomnography(PSG) 수면다원검사

수면장애를 진단하기 위하여 수면시 눈과 근육의 움직임, 뇌파 등의 수면양상을 검사하여 기록한다.

evoked potential(EP), cerebral evoked potential, evoked response 유발전위

유발전위는 특별한 자극에 대한 반응을 나타냄으로써 뇌의 시각, 청각, 감각부위에 대한 정보를 얻을 수 있다. 다발성 경화증, 시각, 청각질환을 발견하는 데 유용하다.

magnetic resonance imaging(MRI) 자기공명영상

강력한 자기장을 신체에 조사하면 신체를 구성하는 세포의 핵은 자장의 영향에 따라 재배열되고, 자장이 끊어지면 다시 제자리로 돌아간다. 핵이 제자리로 돌아가는 과정에서 방사성 신호가 방출되며 이를 받아들여 영상으로 만들어내는 검사이다. 강력한 자장을 이용하므로 자기장에 영향을 받을 수 있는 소지품은 모두 제거하여야 한다.

brain scan 뇌스캔

방사선 동위원소를 정맥주사하여 뇌의 비정상적인 조직을 발견하는 검사로, 방사선 동위원소를 추적하여 스캐너를 이용해 촬영한다. 뇌의 손상, 종양, 혈관폐쇄 등의 발견이나 뇌수술, 방사선 치료 후의 추후검사에 유용하다.

7 Abbreviation

ACh	acetyl choline	아세틸콜린
AFP	alpha-fetoprotein	알파태아단백양수가 산모의 혈중에서 증가되어 있으면 ancephaly, spina bifida와 관련이 있다(알파태아단백).
ALS	amyotrophic lateral sclerosis	근육위축가쪽경화증(근위축성 측삭경화증)
ANS	autonomic nervous system	자율신경계통(자율신경계)
CBS	chronic brain syndrome	만성뇌증후군
CNS	central nervous system	중추신경계통(중추신경계)
CP	cerebral palsy	뇌성마비
CSF	cerebro spinal fluid	뇌척수액
CT	computerized tomography	컴퓨터단층촬영
CVA	cardio vascular accident(attack)	뇌졸중, 뇌혈관 손상
CVD	cerebro vascular disease	뇌혈관질환(뇌혈관병)
EEG	electro encephalo graphy(gram)	뇌전도검사(뇌파검사)
ECT	electroconvulsive therapy	대뇌전기 요법
EST	electro shock therapy	전기쇼크 요법
HDS	herniated disk syndrome	척추원반탈출증(추간원판탈출증)
HID	herniated intervertebral disk	원반탈출증(추간판 허니아)
HNP	herniated necleus pulposus	속질핵탈출(수핵원판탈출)
ICP	intracranial pressure	머리속 압력(두개내압)
IVC	intraventricular catheter	심실안도자법(심실내 도자법)
KJ	knee jerk	무릎반사(슬연축)
LP	lumbar puncture	허리천자(요추천자)
MRI	magnetic resonance imaging	자기공명영상
MS	multiple sclerosis	다발성 경화증
NMR	nuclear magnetic resonance	핵자기공명영상
OBS	organic brain syndrome	기질성 뇌증후군

PEG	pneumo encephalo graphy	공기뇌조영술(기뇌촬영법)
PET	positron emission tomography	양전자방출단층촬영술
PNS	peripheral nervous system	말초신경계
REM	rapid eye movement	빠른 눈운동(급속 안구운동)
RIND	reversible, ischemic neurological deficit	전환할 수 없는 허혈성 가역성의 허혈 신경 결절(신경학적 결손)
TENS	transcutaneous electrical nerve stimulation	경피적 전기신경자극
TIA	transient ischemic attack	일과성 허혈발작

연습문제

1. 신경세포와 관계가 없는 것은?

① axon ② dendrite
③ myelin sheath ④ node of Ranvier
⑤ macroglia

2. 조영제를 추간원판 내로 주입하여 X-ray 촬영하는 방법으로 추간판의 파열이 의심될 때 시행하는 검사법은?

① diskography ② computed tomography
③ echoencephalography ④ nerve conduction velocity
⑤ PET-CT

3. 다른 형태의 신경교세포에 비하여 세포체가 작고 상대적으로 작은돌기가 분지상을 이루고 있으며 뉴런의 지지와 물질의 운반, 파괴, 제거 등 병적 대사 물질의 청소역할을 담당하는 것은?

① astrocyte ② oligodendroglia ③ microglia
④ axon ⑤ neuron

4. 뇌 전체 중량의 80%를 차지하며 중심고랑과 가쪽고랑을 중심으로 양분되는 좌우 양반구로 되어 있는 구조는 무엇인가?

① cerebrum ② cerebellum ③ basal ganglia
④ thalamus ⑤ medulla oblongata

정답 1. ⑤ 2. ① 3. ③ 4. ①

5. 글자를 뒤에서부터 읽거나 쓰며 왼쪽에서 오른쪽으로 읽는데 어려움을 갖는 증상은 무엇인가?

① receptive aphasia
② language disturbance
③ agnosia
④ motor aphasia
⑤ dyslexia

6. 어떤 행동을 하고자 마음 속에 계획하고 실천에 옮기려 할 때 혼란이 생겨서 수의적인 동작을 질서있게 전개할 수 없는 증상은 무엇인가?

① ideational apraxia
② motor apraxia
③ dyskinesia
④ ataxia
⑤ agnosia

7. 뇌세포의 변성으로 뇌의 인지적인 기능의 손상을 동반하는 질환은 무엇인가?

① aphasia
② motor apraxia
③ dementia
④ delirium
⑤ plegia

8. Clostridum tetani라고 불리우는 세균에 의해 독소가 형성되어 근강축과 반사항진으로 전신근경련, 개구장애, 성문경련, 호흡강직 등이 초래되는 병변은 무엇인가?

① microcephaly
② logomania
③ tetanus
④ athetosis
⑤ chorea

9. 정서적 불안, 흥분 등 정신장애를 동반하며 불수의적이고 불규칙한 움직임을 계속하는 특성을 지닌 병변은 무엇인가?

① athetosis
② chorea
③ seizure
④ delirium
⑤ somnambulism

정답	5. ⑤ 6. ① 7. ③ 8. ③ 9. ②

10. **말초신경이 광범위하게 침범당해 팔다리의 운동마비가 대칭으로 나타나는 병변은 무엇인가?**

① poliomyelitis
② polyneuritis
③ polioencephalitis
④ herpes zoster
⑤ myelitis

11. **아래의 내용을 나타내는 질환은 무엇인가?**

- 바이러스가 감염된 뇌와 척수신경을 따라서 동통이 심한 수포성 발진이 생긴다.
- 수포와 통증은 주로 몸의 한쪽에만 나타난다.
- 수두의 병원체와 동종의 바이러스에 의해 생기는 피부질환으로 성인이 된 인체의 면역 기능이 약화되면 발생한다.
- 바이러스가 신경이나 청신경, 안면신경 등에 침범하면 실명, 귀머거리, 안면마비 증세를 일으킬 수 있으므로 초기에 치료를 받아야 한다.

① herpes zoster
② polyneuritis
③ meningitis
④ polioencephalitis
⑤ poliomyelitis

12. **신경전달물질인 도파민(dopamine)의 감소와 관련된다고 알려져 있으며 외상, 중금속 중독, 뇌염 등이 그 원인으로 추정되며 성인 질환으로 50세 이후에 많이 발생하는 병변으로 옳은 것은?**

① dementia　② delirium
③ depressive disorder　④ Parkinson's disease
⑤ chorea

정답 10. ② 11. ① 12. ④

13. 위산의 분비를 감소시키거나 위궤양이 재발하는 것을 막기 위하여 시행되는 방법으로 옳은 것은 무엇인가?

① vagotomy ② trigeminal tractotomy
③ tracheostomy ④ chordotomy
⑤ laminectomy

14. 뇌의 전기적인 활동을 전극을 사용하여 그래프로 나타내는 검사방법은 무엇인가?

① ventriculography ② cerebral angiography
③ electroencephalography ④ electroneuromyography
⑤ magnetic resonance imaging

15. 말초신경에 신경세포가 집단을 형성하고 있는 것을 무엇이라고 하는가?

① ganglia ② plexus ③ neuron ④ dendrite ⑤ axon

16. 신체운동의 협조, 평형 및 근육 긴장도를 조절하는 곳으로 옳은 것은?

① pons ② diencephalon ③ midbrain
④ cerebellum ⑤ cerebrum

17. 뇌졸중이 일어나기 쉬운 동맥으로 옳은 것은?

① spinal arteries ② basilar artery
③ anterior cerebral artery ④ middle cerebral artery
⑤ posterior cerebral artery

18. 척수막을 순서대로 밖에서부터 배열한 것으로 옳은 것은?

① dura mater–pia mater–arachnoid membrane
② dura mater–arachnoid membrane–pia mater
③ pia mater–arachnoid membrane–dura mater
④ pia mater–dura mater–arachnoid membrane
⑤ arachnoid membrane–pia mater–dura mater

정답	13. ① 14. ③ 15. ① 16. ④ 17. ④ 18. ②

19. 대뇌와 중뇌 사이의 부분으로서 제3뇌실의 양측벽을 이루고 있는 구조로 옳은 것은 무엇인가?

① cerebellum ② diencephalon ③ midbrain
④ medulla oblongata ⑤ pons

20. 다음 중 생명현상(심장 및 호흡)을 조절하는 중추가 위치하는 곳으로 옳은 것은?

① cerebellum ② diencephalon
③ midbrain ④ medulla oblongata
⑤ pons

21. cranial nerves와 spinal nerves로 이루어지는 신경계는?

① central nervous system
② peripheral nervous system
③ autonomic nervous system
④ sympathetic nervous system
⑤ cerebral nervous system

22. 뇌와 척수를 이어주는 줄기 역할을 하는 뇌의 부위는?

① brain stem ② diencephalon ③ cerebrum
④ cerebellum ⑤ thalamus

23. 양팔과 양다리의 마비 상태를 뜻하는 용어는?

① hemiparesis ② diplegia ③ paraplegia
④ tetraplegia ⑤ hemiplegia

24. 의식이 분명하지 않고 불안정한 혼미 상태를 나타내는 용어는?

① narcolepsy ② stupor ③ delirium
④ hypnosis ⑤ amnesia

정답	19. ② 20. ④ 20. ④ 21. ② 22. ① 23. ④ 24. ②

25. 한 neuron의 축삭돌기와 다음 neuron의 가지돌기 사이의 연접부위를 무엇이라 하는가?

① plexus ② pons ③ axon
④ gangrion ⑤ synapse

26. 뇌에 공급되는 혈액의 일시적인 부족으로 나타나는 의식소실을 뜻하는 용어는?

① coma ② concussion ③ ischemia
④ syncope ⑤ ataxia

27. 지방조직, 공기, 세포 부스러기, 응집된 혈액 성분 등이 혈관 내를 순환하는 물질을 무엇이라 하는가?

① embolism ② thrombus ③ dementia
④ hematoma ⑤ infaction

28. 자신의 의지와 상관없이 안구의 불규칙적인 운동을 뜻하는 용어는?

① torpor ② lethalgy ③ hypnosis
④ chorea ⑤ nystagmus

29. 어린이에게 발병하는 급성 뇌염증으로 뇌압 상승, 저혈당, 간의 지방 침윤 등을 특징으로 하는 질환은?

① lupus ② Marfan' syndrome
③ Reye' syndrome ④ Behcets syndrome
⑤ Alpot syndrome

30. 주위 환경에 대한 위치, 공간, 시간에 대한 인지 능력이 상실된 상태를 나타내는 것은?

① insomnia ② migrain ③ anorexia
④ disorientation ⑤ panic

정답	25. ⑤ 26. ④ 27. ② 28. ⑤ 29. ③ 30. ④

제5장

호흡기계

Respiratory System

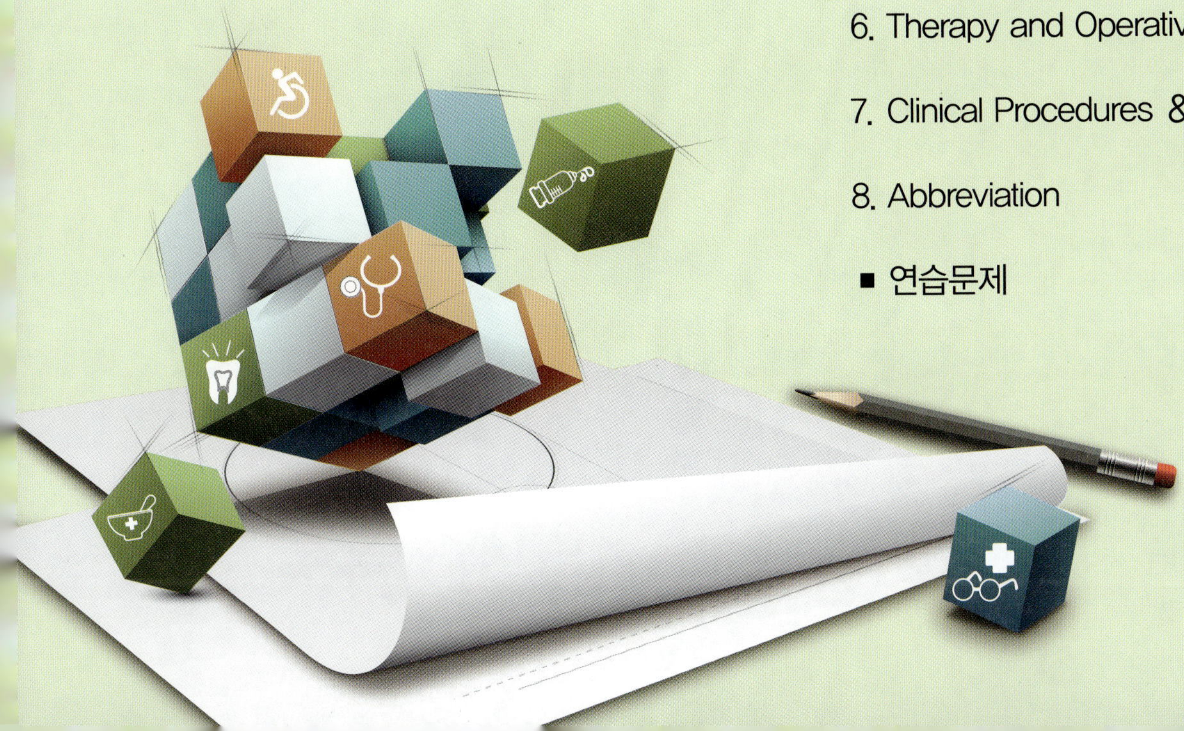

MEDICAL
TERMINOLOGY

1 Introduction

생체가 생명을 유지하기 위해 필요한 산소(O_2)를 받아들이고 물질대사의 결과로 생긴 이산화탄소(CO_2)를 배출하는 작용을 호흡이라고 한다. 폐포 내의 공기와 혈액 사이의 가스교환은 외호흡(폐호흡), 혈액과 조직세포의 사이의 가스교환은 내호흡(세포호흡, 조직호흡)이다. 혈액의 매개에 의해 O_2가 적고 CO_2가 많은 호기가 외계의 공기와 교환(환기, ventilation)을 통해 호흡 운동이 이루어지며 호흡중추에 의해 쉬지 않고 자동적으로 조정되고 있다.

- **상부 호흡기계** : 구성-외비, 비강, 인두, 후두
- **하부 호흡기계** : 구성-기관, 기관지, 폐, 가슴막

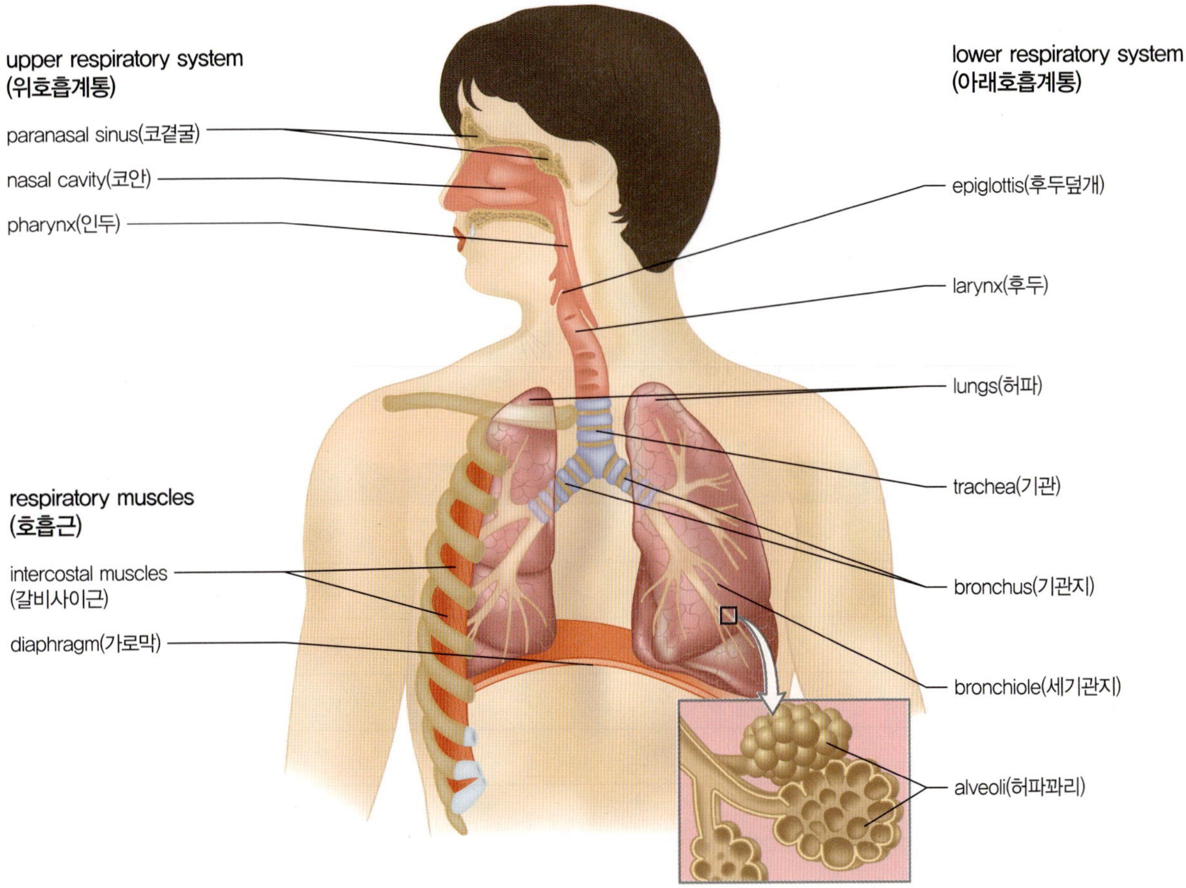

[그림 5-1] 호흡계통

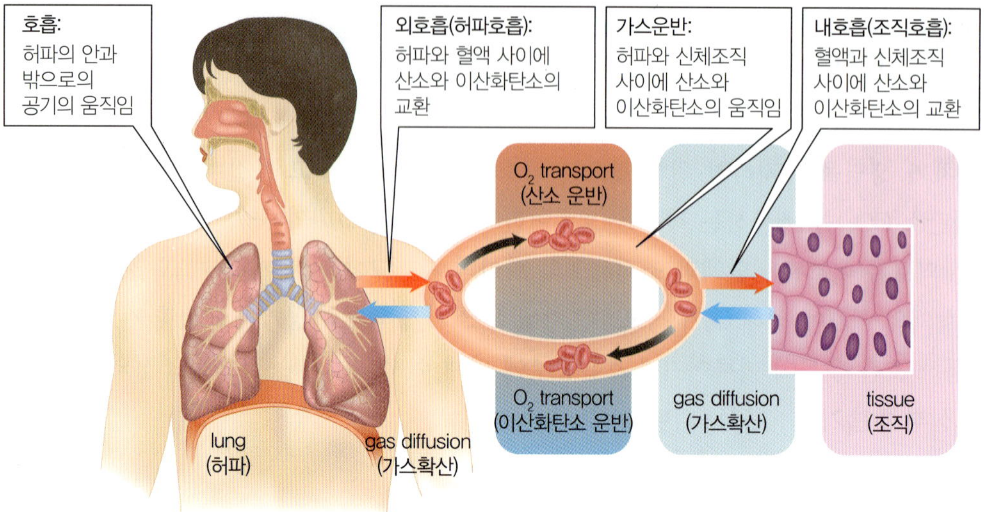

[그림 5-2] 호흡의 과정

- 코, 인두, 후두, 기관 및 폐로 구성
- 산소(O_2)를 공급하고 이산화탄소(CO_2) 제거
- 폐포벽을 통해 가스교환

2 Origin of Terms

어근 및 접미사	의미	영어
nas/o, rhin/o	코	nose
tonsill/o	편도	tonsils
pharyng/o	인두	throat
laryng/o	후두	voice box, larynx
trache/o	기관	windpipe, trachea
bronch/o, bronchi/o	기관지	bronchial tube
bronchiol/o	세기관지	bronchiole
pulmon/o	폐	lung

pneumon/o	폐, 공기	lung, air
phren/o	가로막(횡격막)	diaphragm
thorac/o	가슴	chest
pleur/o	가슴막	pleura
alveol/o	허파꽈리, 폐포	alveolus, air sac

3 Anatomical Terms

1) Nose(코)

nasal cavity　코안(비강)

코사이판에 의해 좌우로 나누어지고 다시 위 · 중간 · 아래의 코선반에 의해 윗 · 중간 · 아래 콧길로 나누어져 있다. 내면은 섬모상피가 있는 점막으로 덮여 있는데 윗콧길 상부에는 후각 영역이 있다.

nasal septum　코사이막(비중격)

코안(비강)은 좌우로 나누며 코로 들이마신 공기의 통로가 된다.

concha, turbinate　코선반(갑개, 비갑개)

코 안의 조롱박 모양으로 튀어 나와 있는 살점으로서 정상적으로 세쌍이 존재하는데 이를 각각 위쪽에서부터 위 · 중간 · 아래 코선반이라 한다.

2) Paranasal Sinus[코곁굴(부비동)]

코안을 둘러싸고 있는 머리뼈의 일부에 공기가 차 있는 공간을 말하며 위턱굴(상악동), 이마굴(전두동), 벌집굴(사골동), 나비굴(접형동)로 구성되어 있다.

maxillary sinus　위턱굴(상악동)

최대의 부비동이며 중간 콧길에 의해 개구하여 뺨 부위에 있다.

frontal sinus 이마굴(전두동)
코안(비강)의 전상방으로 이마골(전두동)내에 있는 1쌍의 강

ethmoidal sinus 벌집굴(사골동)
벌집(사골)미로 속에 있는 3~18개의 벌집 같은 모양

sphenoidal sinus 나비굴(접형동)
양눈 사이의 콧구멍 제일 뒤쪽 뇌 속에 나비모양

3) Pharynx, Tonsil(인두, 편도)

pharynx 인두
코안(비강, nasal cavity), 입안(구강, oral cavity), 식도(esophagus)와 후두(larynx) 사이에 교차하는 관으로 소화관, 호흡기의 공동 통로 역할을 한다.
전체 길이가 12cm 정도인 막성 기관으로 코인두(비인두, nasopharynx), 입인두(구인두, oropharynx), 후인두(후두인두, laryngopharynx)의 세 부분으로 구성

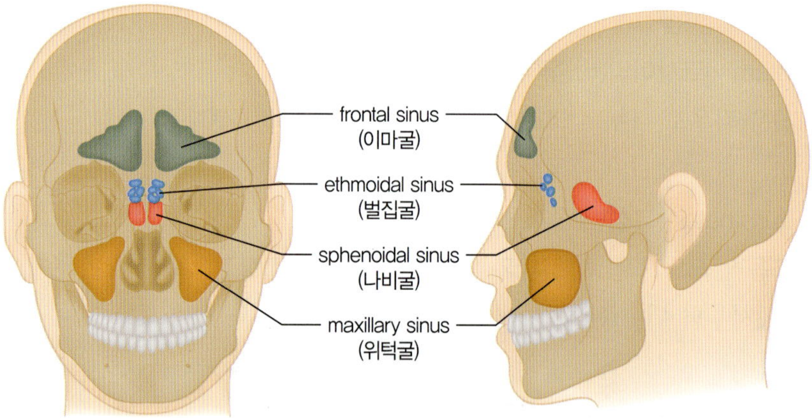

[그림 5-3] 코곁굴

nasopharynx 코인두(비인두)
인두의 첫 부분
인두편도(pharyngeal tonsil, adenoids)라고 하는 아데노이드가 있다.
가운데귀(middle ear)와 귀인두관(eustachian tube)으로 통해 있어 귀와 인두의 기압차를 조정해주고 호흡기계의 통로 역할을 한다.

oropharynx 입인두(구인두)

인두의 두 번째 부위로 코인두(nasopharynx) 아래 위치하며 목구멍편도(palatine tonsils)가 있다.

laryngopharynx 후두인두(후인두)

인두의 세 번째 부위로 입에서 음식물과 코에서 공기가 지나는 공동 통로(passageway)이다. 후두(larynx, voice box)와 식도(esophagus)로 분류된다.

tonsil 편도

세균 등의 물질로부터 우리 몸을 방어하는 목 안쪽 및 코 뒷부분에 위치하는 림프조직으로 구개 · 인두 · 혀편도로 구분하며 목을 통해 들어오는 박테리아나 바이러스 등을 걸러 주고 감염에 대응하는 항체를 생성한다.

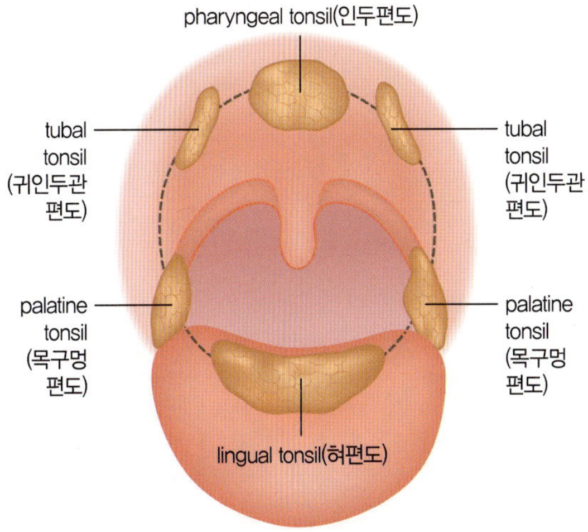

[그림 5-4] 편도

4) Larynx, Vocal Cords(후두, 성대)

larynx 후두

인두(pharynx)와 기관(trachea) 사이에 위치한다. 여러 개의 연골(cartilage)로 구성된 호흡기계의 일부로 발성 기관인 성대(vocal cords)가 위치한다. 남성의 후두는 사춘기에 방패연골(갑상연골, thyroid cartilage)이 돌출하는데 이를 후두융기 또는 아담의 사과(Adam's apple)라 한다.

epiglottis 후두덮개(후두개)

연골조직으로 후두(larynx)에 위치한다. 음식물이 후두를 지날 때 입구를 막아 음식물이 후두로 들어가는 것을 막아주며 목소리를 내는 데 도움을 준다.

glottis 성대문(성문)

후두에서 양쪽 성대 사이의 열린 부위

vocal cords 소리끈(성대)

후두에 위치하는 발성기관으로 좌우 대칭으로 이루어진 점막 주름

음의 높낮이는 성대의 진동에 의해서 만들어지며 발성이 이루어지지 않는 동안에는 소리

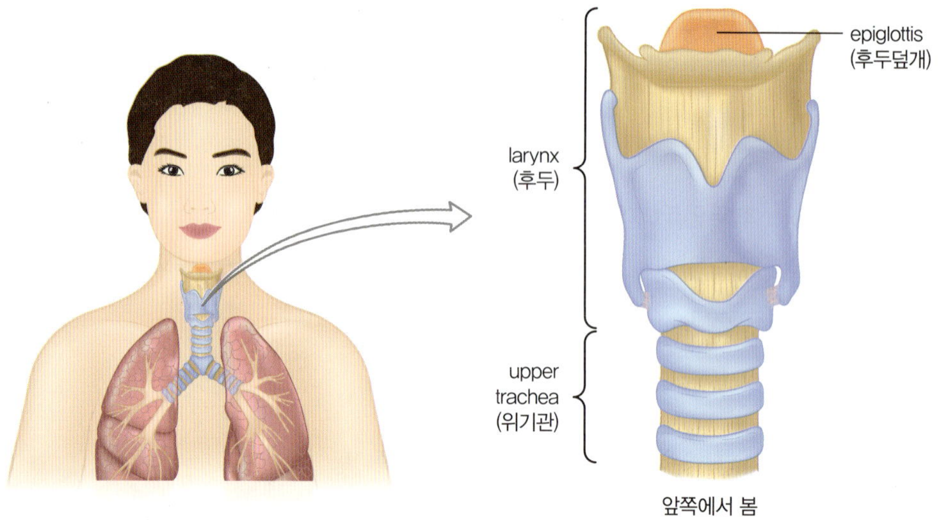

[그림 5-5] 성대

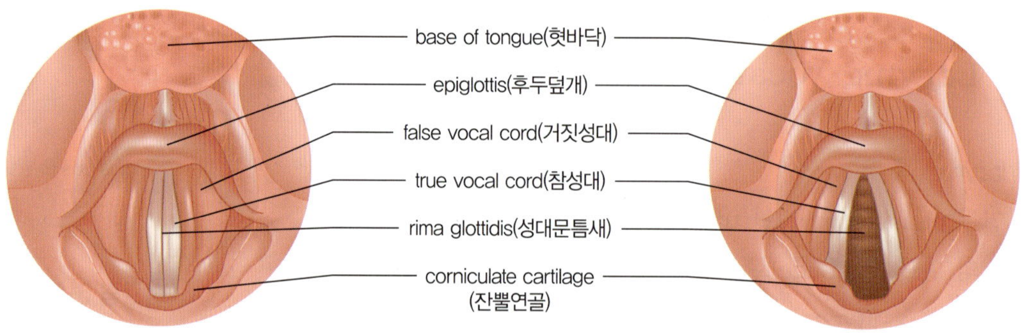

[그림 5-6] 성대의 움직임

끈(성대)이 닫혀 있다.

5) Trachea, Bronchus(기관, 기관지)

trachea, windpipe 기관

공기를 후두(larynx)에서 좌우 기관지(bronchi)까지 보내는 10cm 정도의 불완전한 C자 고리모양의 유리연골이 모여 있는 연부조직 후두에서 폐로 통하는 관으로 좌 · 우 기관지(bronchi)로 나뉘어진다.

cilia 속눈썹(섬모)

공기를 데우고 습기 있게 하는 동시에 이물질을 여과한다.

bronchus 기관지

기관(trachea)이 좌기관지(left bronchus)와 우기관지(right bronchus)로 나뉘어 폐(lung)로 들어간다. 폐에서 공기를 전달하는 부분. 기관에서 분지를 하여 세기관지까지 연결시켜 주는 부위. 우기관지는 기관 축과의 각도가 좌기관지보다 굵고 짧기 때문에 좌기관지보다 이물질이 들어가기 쉽다.

6) Lung, Mediastinum, Pleura(허파, 가슴세로칸, 가슴막)

lung 허파(폐)

허파(폐)는 좌기관지(left bronchus)와 우기관지(right bronchus)를 중심으로 좌폐(left lung)와 우폐(right lung)로 되어 있다.

- 우폐는 상 · 중 · 하의 3엽
- 좌폐는 상 · 하의 2엽

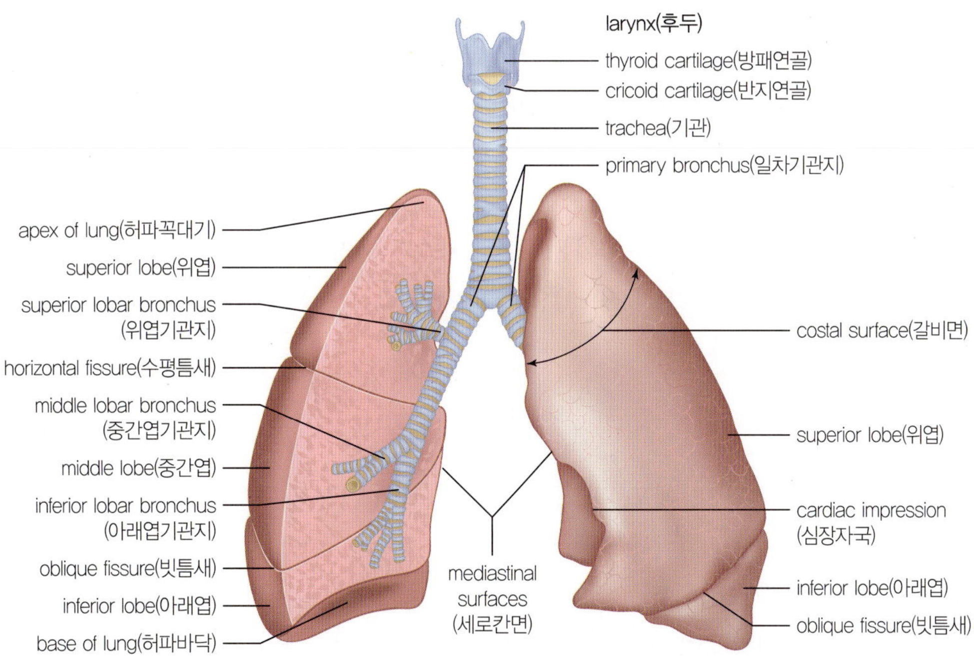

[그림 5-7] 허파의 구조

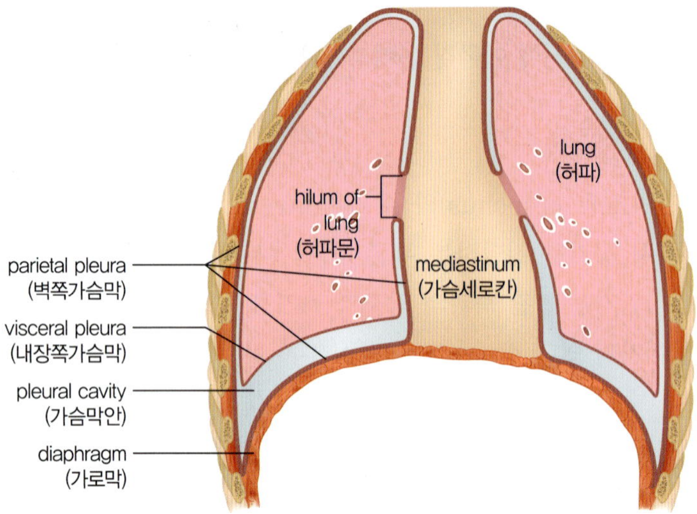

[그림 5-8] 가슴막과 가슴막 공간

mediastinum 가슴세로칸(종격, 종격동)

양쪽 폐(lung) 사이의 공간이다.

- 아래 : 가로막(횡격막, diaphragm)
- 앞 : 복장뼈(흉골, sternum)
- 뒤 : 척추(vertebrae)로 둘러 싸여 있다. 가슴세로칸 안에는 심장(heart), 대동맥(aorta), 기관(trachea), 식도(esophagus), 가슴샘(흉선, thymus gland)이 위치해 있다.

pleura 가슴막(흉막)

허파(폐)를 싸는 막으로 폐를 직접 싸는 내장쪽가슴막(내장측흉막, visceral pleura)과 벽쪽가슴막(벽측흉막, parietal pleura)으로 나뉘며 그 사이의 공간을 가슴막안(흉막강, pleural cavity)이라 한다.

parenchyma 실질

호흡을 수행하는 세기관지, 폐포, 관, 공기 같은 기관의 기능적 구조

alveolus 허파꽈리(폐포, 치조)

산소와 이산화탄소의 가스 맞교환이 일어나는 세포로서 허파꽈리(폐포, 치조)는 계면활성물질(레시틴, lecithin)에 의해 계속 팽창된 상태 유지

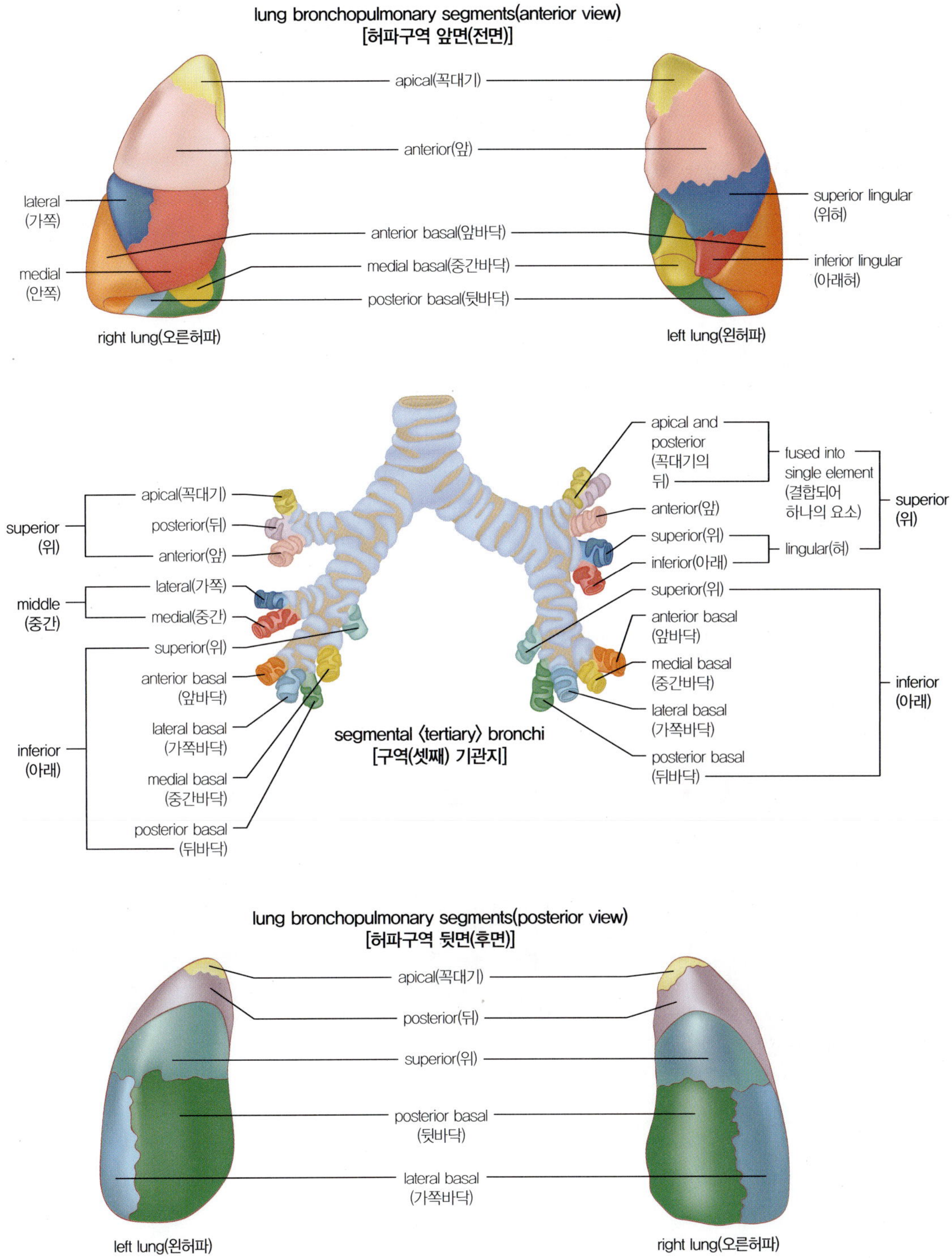
lung bronchopulmonary segments(anterior view)
[허파구역 앞면(전면)]
apical(꼭대기)
anterior(앞)
lateral (가쪽)
medial (안쪽)
anterior basal(앞바닥)
medial basal(중간바닥)
posterior basal(뒷바닥)
superior lingular (위혀)
inferior lingular (아래혀)
right lung(오른허파)
left lung(왼허파)
superior (위)
apical(꼭대기)
posterior(뒤)
anterior(앞)
middle (중간)
lateral(가쪽)
medial(중간)
inferior (아래)
superior(위)
anterior basal (앞바닥)
lateral basal (가쪽바닥)
medial basal (중간바닥)
posterior basal (뒤바닥)
segmental 〈tertiary〉 bronchi
[구역(셋째) 기관지]
apical and posterior (꼭대기의 뒤)
fused into single element (결합되어 하나의 요소)
anterior(앞)
superior(위)
inferior(아래)
lingular(혀)
superior (위)
superior(위)
anterior basal (앞바닥)
medial basal (중간바닥)
lateral basal (가쪽바닥)
posterior basal (뒤바닥)
inferior (아래)
lung bronchopulmonary segments(posterior view)
[허파구역 뒷면(후면)]
apical(꼭대기)
posterior(뒤)
superior(위)
posterior basal (뒷바닥)
lateral basal (가쪽바닥)
left lung(왼허파)
right lung(오른허파)

[그림 5-9] 허파구역

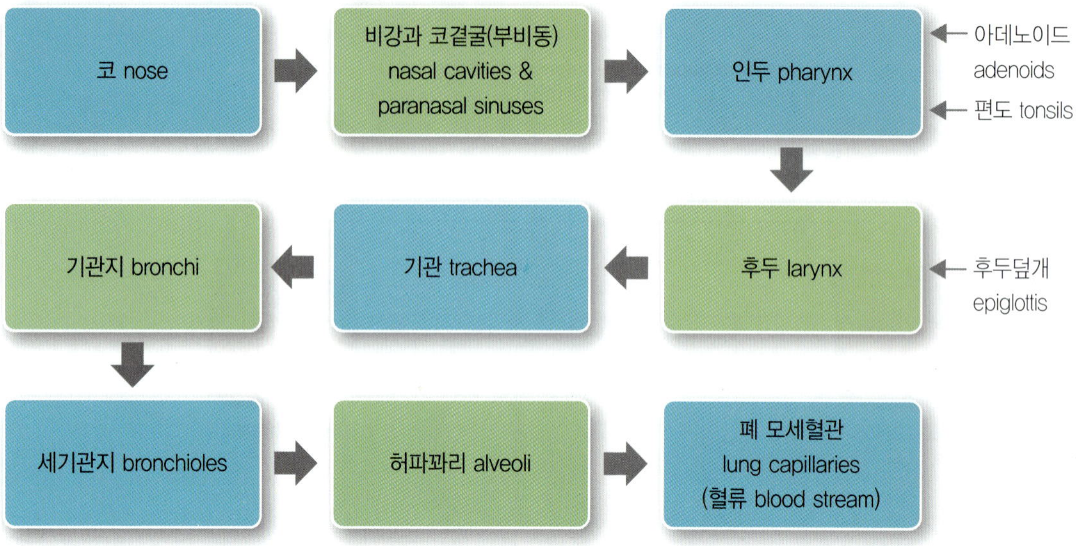

[그림 5-10] 코에서 폐 모세혈관까지의 공기 흐름도

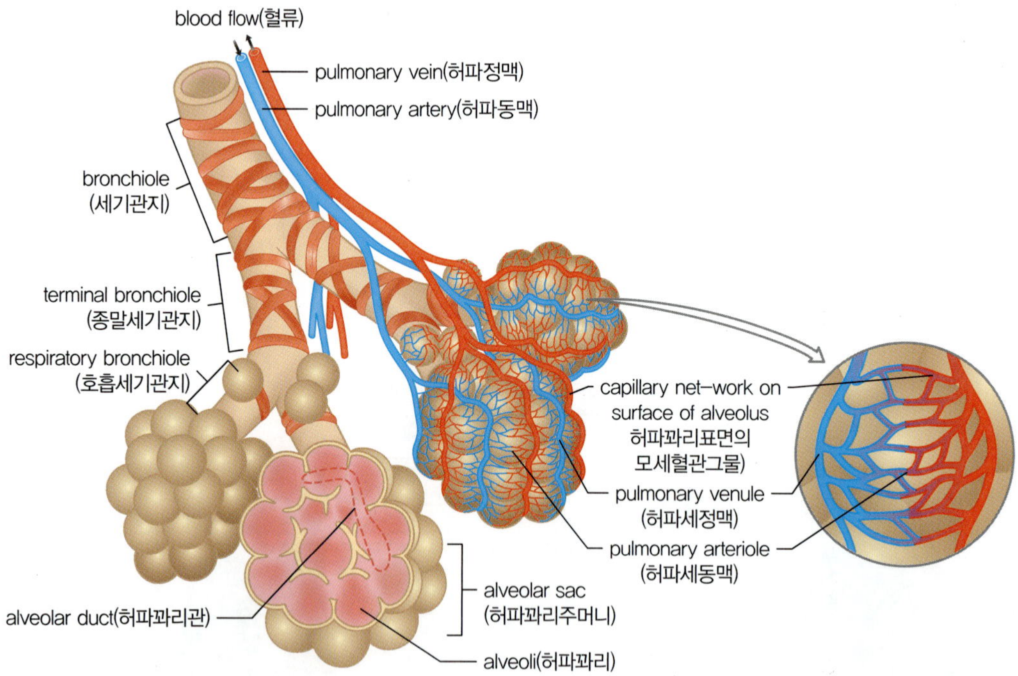

[그림 5-11] 세기관지 및 허파꽈리

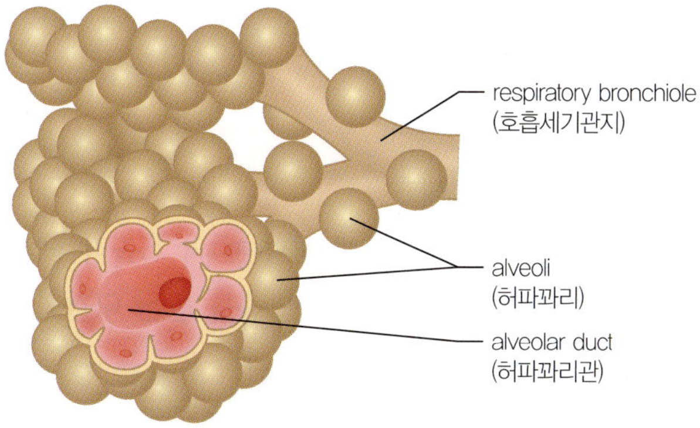

A. 허파 구조의 모식도

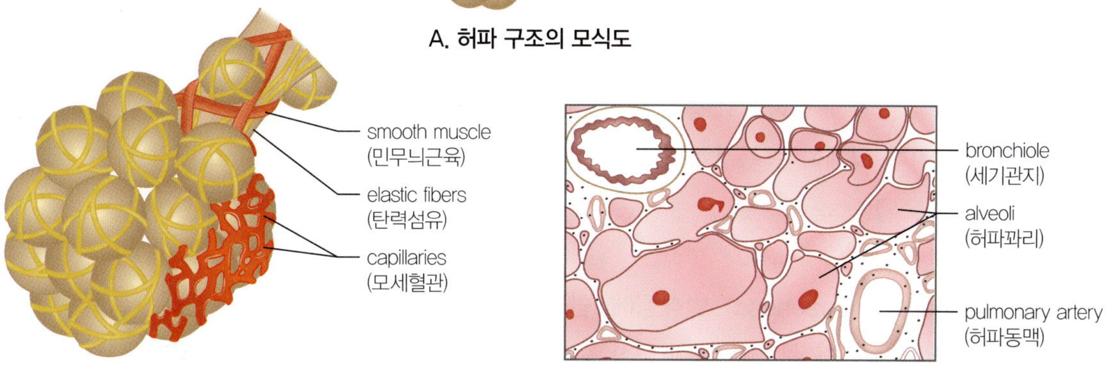

B. 광학현미경으로 본 허파꽈리
(혈관, 민무늬근육 및 탄력섬유가 허파꽈리를 구성한다)

[그림 5-12] 허파꽈리의 구성

4 Symptomatic Terms

anosmia 후각없음증(무후각증, 후각상실증)

냄새를 잘 맡지 못하거나 전혀 맡지 못하게 된 경우

aphonia 소리못냄증(발성불능증)

후두의 질환 또는 후두근을 지배하는 조직의 장애로 일어나는 음성의 상실

aphasia 언어상실증(실어증)

대뇌 Broca's area 기능의 손상에 의해 어릴 때부터 습득한 언어의 표현 또는 이해의 장애상태로서 발어근육은 정상이지만 언어중추에 장애가 있어서 일어난 언어장애이다.

apnea 무호흡

호흡의 정지

asphyxia, suffocation 질식

CO_2와 O_2의 가스교환이 되지 못해 허파(폐)의 호흡작용이 장애되는 외질식과 가스나 약제에 의해 생체내 조직의 가스교환이 방해를 받는 내질식이 있는데 일반적으로는 외질식을 말한다.

Cheyne-Stokes respiration 체인-스토크스호흡, 교대성 무호흡

호흡의 깊이가 규칙적으로 증감함

무호흡기가 교대하는 특징적인 호흡, 신경중추장애에 의한 혼수(coma)에서 특히 나타나는 죽음 직전에 호흡양상

dysphonia, hoarseness 발성장애, 쉰소리

후두 질환에서 가장 자주 보는 증상으로 목이 쉰 상태로 10대 소년의 변성기에서도 볼 수 있다.

dyspnea 호흡곤란

짧은 호흡 또는 호흡이 어려움

epistaxis 코피(비출혈)

코 출혈, 코에서 피가 나는 것

eupnea 정상호흡

좋은 호흡 또는 숨쉬기 쉬움, 정상 호흡

hemoptysis 객혈

기침 시 기도로부터 나오는 출혈(기도에서 출혈이 원인이 되어 입으로 혈액을 토함)

hiccough, hiccup 딸국질

성문이 갑자기 막히면서 호흡의 흡기 근육이 수축해서 나는 소리

hyperventilation, hyperaeration 과다호흡(과호흡), 과도통기
허파꽈리(폐포) 내에 유입하는 공기의 양이 증대되는 상태(폐포환기의 증대). 그 결과 CO_2 분압의 감소를 초래하여 최종적으로 알칼리혈증(alkalosis)에 이름

hypoxia 저산소증
동맥혈액의 정상적인 산소 조건보다 낮은 산소를 포함하고 있는 경우 산소분압이 비정상적으로 낮은 경우(대기 중에서 60mmHg 이하)

laryngalgia 후두통증(후두통)
후두의 통증

orthopnea 앉아숨쉬기(좌위호흡)
호흡곤란 때문에 서거나 앉아야만 편한 호흡을 할 수 있는 상태, 천식, 기종, 폐렴, 가슴통증(흉통), 협심증 등에서 나타난다.

paroxysmal nocturnal dyspnea(PND) 발작야간호흡곤란
환자가 깊이 잠든 야간에 갑자기 나타나는 호흡곤란

rhonchus 삑삑거림(건성수포음)
기도의 폐색으로 분비물이 많거나 근경련, 종양 등에서 들리는 거친 호흡음

rale 거품소리(수포음)
청진으로 청취하는 비정상적인 호흡음

wheeze 쌕쌕거림(천명)
허파(폐) 청진음 중 하나로 숨을 쉴 때 좁아진 기관지를 따라 공기가 통과할 때 들리는 특징적인 호흡음

rhinorrhea 콧물(비루)
코의 분비물

rhinodynia 코통증(비통)
코의 통증

sputum 가래(객담)
기관지나 허파(폐)에서 유래되는 분비물로서 폐질환으로 인하여 가래 분비량과 배출량이 증가하면 병적 증상의 하나로 기침과 동시에 배출 횟수와 배출량이 증가

tachypnea 빠른호흡(빈호흡)
비정상적으로 빠른 호흡수

5 Pathological Condition

1) Upper Respiratory Disorder(상기도 질환)

adenoid 아데노이드, 인두편도의 염증성비대
목젖 뒤의 비(코)인강에 위치한 편도선 조직으로 아데노이드 비대로 장액성 중이염도 일으킬 수 있기 때문에 유아기에서 아데노이드로 인해 수술이 필요할 경우도 있다.

atresia of choanae 뒤콧구멍폐쇄증(후비공폐쇄증)
병적 혹은 선천적으로 뒤콧구멍(후비공)이 폐쇄된 것

coryza, head cold 코감기
비점막의 급성 카타르성 상태로 다량의 콧물이 나온다.

upper respiratory infection(URI) 상기도 감염
코안(비강) · 인두 · 후두가 개별적으로 감염

common cold 감기
바이러스에 의한 호흡기계의 감염질환

nasal septal deviation(NSD) 비중격만곡증
비강을 좌우 2실로 가르고 있는 비중격증으로 코가 막히는 따위 장애를 일으킬 정도로 심하게 휘어진 상태

rhinitis 코염(비염)

코(비)점막의 염증

allergic rhinitis 알레르기코염(알레르기비염)

알러지를 일으키는 물질에 의해 과민반응이 발생하는 경우로서 알려진 가장 흔한 원인 항원은 집먼지, 진드기 등

atrophic rhinitis 위축코염(위축비염)

코(비)점막이나 골질이 위축되는 만성질환

chronic hypertrophic rhinitis 만성비후코염(만성비후비염)

만성코(비)염을 방치한 경우에 생기며 코안(비강)점막, 특히 하코선반(비갑개)이 두꺼워져 코(비)폐색이 생김

rhinolith 코돌(비석)

코의 돌

tonsillitis 편도염

입천장(구개)편도의 염증

hypertrophy of tonsil 편도비대(편도비대증)

입천장(구개)편도의 비대

nasal polyp 코물혹(비용종, 코폴립)

포도송이 모양의 양성 부종성 점막이 코안(비강) 내로 돌출된 것

empyema 가슴고름집(축농, 농흉, 고름집)

코곁굴(부비동)의 염증으로 인한 고름(화농)성 콧물이 고임

epiglottitis 후두덮개염(후두개염)

후두덮개(후두개)의 염증

influenza, flu 인플루엔자, 유행성독감

인플루엔자 바이러스에 의한 독감으로 열, 두통, 근육통, 허약이 동반

laryngitis 후두염

후두와 인두의 염증

rhinopharyngitis, nasopharyngitis 코인두염(비인두염)

코와 인두의 염증

croup, acute laryngotracheobronchitis 크루프, 급성 후두기관기관지염

영유아나 소아에게서 인두가 급성으로 폐쇄되어 일어남

질식성 호흡곤란, 후두경련 등을 특징으로 쉰목소리, 개가 짖는 듯한 컹컹거리는 기침, 천명, 호흡곤란 및 가슴(흉벽) 파임(함몰) 등의 증상이 나타나는 질환

diphtheria 디프테리아

외독소를 생성하는 디프테리아균의 감염증에 의한 급성 감염 질환

인두점막의 염증으로 어린이에게 호발

인두와 편도선 주위 조직에 거짓(위)막(pseudomembrane)을 형성하고 거기서 강력한 독소가 생산되어 증세를 일으킴. 거짓(위)막 형성으로 쉰 목소리(hoarseness), 호흡곤란(dyspnea), 삼킴곤란(dysphagia), 청색증(cyanosis) 등이 나타남

- 진단은 Schick test로 함
- 위막이 인두, 후두를 덮으면 호흡곤란(dyspnea)으로 생명의 위협으로 기관누공성형술, 기관절개술(tracheotomy)을 하게 됨
- 치료는 항독소(antitoxin)를 투여

pertussis, whooping cough 백일해

Bordetella pertussis균에 의한 급성 감염. 주로 1~5세의 유아 및 소아에게 비말로 감염되며, 경련성인 기침과 기관지염을 동반하는 것이 특색이고 백일해에 걸리게 되면 강력한 면역을 얻어 재 감염되지 않는다.

예방은 디프테리아(diphtheria), 백일해(pertussis), 파상풍(tetanus)의 DPT 혼합백신을 사용

pharyngitis　인두염
세균이나 바이러스에 감염되어 인두에 생긴 염증 및 통증

2) Trachea, Bronchial Disorder(기관, 기관지 질환)

asthma　천식
면역기전에 의해 폐 전반에 기관지 경련, 쌕쌕거림(천명), 호흡곤란이 나타나는 기도의 염증성 질환이다. 기도가 좁아져 숨 쉬기가 어려워지는 상태가 발작적으로 나타나며 일단 호전이 되면 대부분의 경우 거의 정상상태로 회복되나 반복적으로 자주 재발하는 특징이 있다. 들숨은 정상적이지만 날숨은 부분적으로만 이루어짐

bronchitis　기관지염
기관점막의 염증

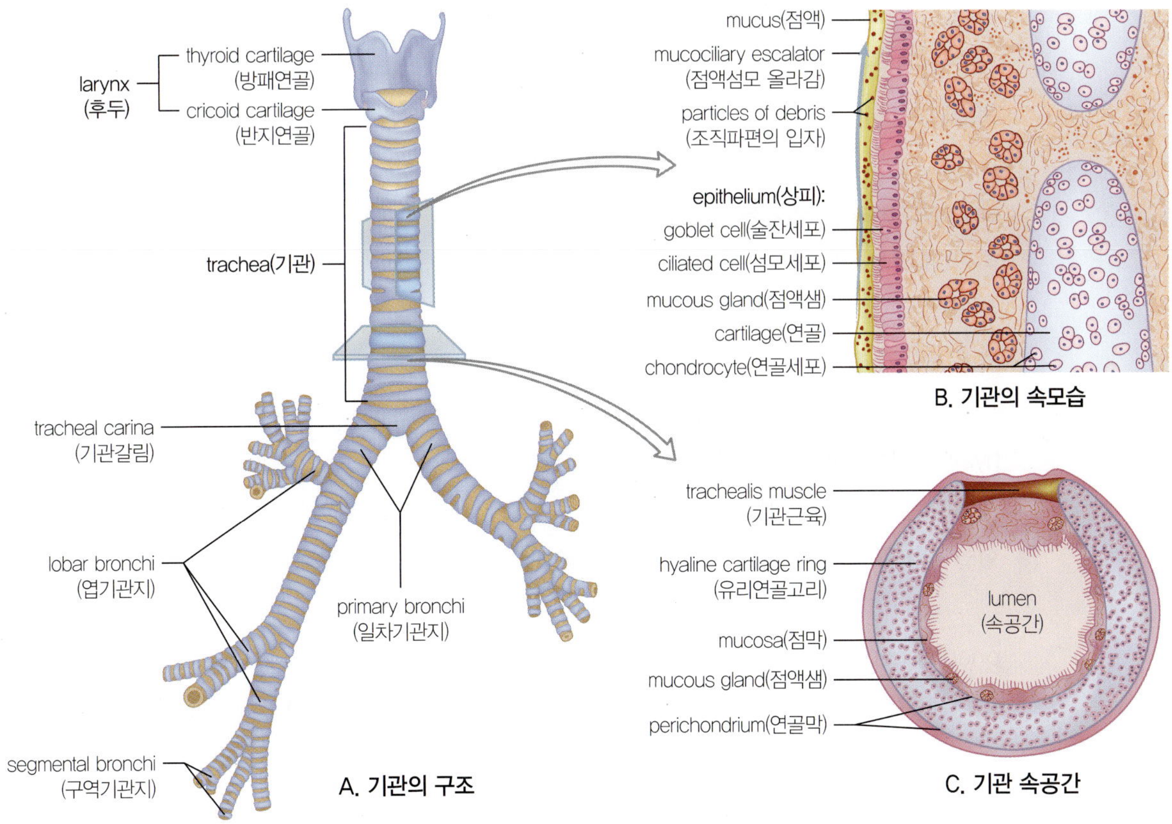

[그림 5-13] 기관

chronic bronchitis 만성기관지염

장기간 지속되는 기관지 점막의 염증, 기관지 폐쇄로 호흡곤란이 발생.
치료는 기관지확장제(bronchodilators), 항생제, 가래약(거담제, expectorants), 체위배출(postural drainage) 등을 실시한다.

bronchiectasis 기관지확장증

기관지염이 반복적으로 재발할 때 나타나고 기관지나 세기관지가 확장된 상태로 만성적 기침, 가래 및 객혈을 동반

bronchostenosis 기관지협착증

기관지의 내강이 좁아져서 공기의 출입이 좋지 않은 상태

3) Lung Disorder[허파(폐)질환]

atelectasis 무기폐, 폐확장부전

기관지 폐색으로 인해 말초부의 허파(폐)조직에 기관지로부터의 공기 유입이 정지. 기침, 가슴통증(흉통), 빠른(빈)맥, 호흡곤란 등의 증세가 있으며 심할 경우에는 쇼크를 일으켜 위험함

emphysema 폐공기증(공기증, 폐기종)

허파(폐)포의 확장으로 허파(폐)포 내의 함기량이 증가한 상태. 만성기관지염이나 천식 때문에 주로 발생하며 허파(폐)의 탄력성이 감소되어 들이마신 숨을 내쉬기가 힘들게 되는 호흡곤란이 특징

hyaline membrane disease 유리질막병

계면활성 물질(레시틴, lecithin)의 부족이 가장 중요한 원인이며 폐포가 작아 확장하기 힘들거나 흉곽이 약해서 발생되는 신생아에 생기는 속발성 호흡곤란 증후군

pneumoconiosis 허파먼지증(진폐증, 폐먼지증)

유해한 분진을 장기간 흡인할 때 폐 조직 내에 분진이 침착하여 만성섬유증을 일으킨 상태

silicosis 규소허파증(규폐증, 규소폐증)

흡입된 규소 입자들은 허파꽈리에 축적, 만성염증반응을 유발

anthracosis, black lung, coal worker's pneumoconiosis 석탄가루증, 탄진폐증, 탄광부진폐증

석탄먼지의 지속적인 흡입으로 인해서 허파(폐)에 석탄먼지가 축적되는 병

miner's pneumoconiosis 석면 및 광섬유 진폐증

석면 및 기타 광섬유에 의한 진폐증

asbestosis 석면증

석면 섬유가 폐에 축적되어 발생

byssinosis 면폐증

면이나 그 밖의 섬유에 의한 먼지흡입을 통해 발생하는 진폐증의 한 형태

siderosis 철침착증(철증)

철이 함유되어 있는 미립자를 오랫동안 흡입함으로써 철분이 허파(폐)에 침착

pneumonia 허파염(폐렴)

허파(폐)의 염증으로 허파꽈리(폐포) 내에 공기 대신 염증 세포나 분비물(삼출액)로 가득 차 호흡곤란을 야기하며 발열 등의 전신 증상을 동반

pulmonary abscess 허파고름(폐농양)

병원균에 의해 염증이 생긴 폐 조직의 세포가 죽어서 고름이 되고 이것이 폐 내에 고름 주머니 상태로 차있음

pulmonary edema 허파부종(폐부종)

허파(폐)에 체액이 과도하게 쌓여 호흡이 곤란해지는 질환

pulmonary embolism 허파색전증(폐색전증)

허파(폐)의 혈관이 혈전이나 공기에 의하여 막히는 질환. 폐색전증은 정맥계에서 생성된 색전이 그 경로를 통해 우심방, 우심실을 거쳐 폐동맥을 폐쇄

pulmonary infarction 허파경색증(폐경색)

혈류공급의 차단으로 인한 폐조직의 괴사로 대개 색전(embolus)에 의해 발생한다.

pulmonary tuberculosis 폐결핵

Mycobacterium tuberculosis에 의한 만성감염증으로 피로감, 식욕감퇴, 체중감소와 기침, 가래, 흉통 등의 증세를 보이며 폐결핵환자로부터 나온 객담 비말에 의해 직접 감염된다. Isoniazid(INH)와 rifampin(RFP) 등으로 치료할 수 있으며 치료를 시작하면 2주 이내에 전염성이 소실된다.

lung cancer 폐암

기관지에 발생하는 편평상피암(sequamous epithelial carcinoma)과 폐의 말초부에 발생하는 샘암종(선암, adenocsrcinoma)으로 구분되며 요즘은 담배와 관련이 있는 편평상피암의 발생은 줄고 반대로 담배와의 관련이 적은 샘암종(선암)이 늘어나는 추세이며 기관지암(bronchogenic carcinoma)이 대부분이다.

Stage of lung cancer(폐암의 임상적 분류)

1. Stage Ⅰ: 암은 단지 폐에만 존재, 임파절로 전이되지 않은 상태
   1) Stage Ⅰa(1a기) : 종양 크기 직경 3cm 이하
   2) Stage Ⅰb(1b기) : 종양 크기 직경 3cm 이상
2. Stage Ⅱ(2기) : 암이 인접 임파절로 전이
   1) Stage Ⅱa(2a기) : 종양 크기 직경 3cm 이하, 동측 인접 임파절 전이
   2) Stage Ⅱb(2b기) : 종양 크기 직경 3cm 이상, 동측 인접 임파절 전이
3. Stage Ⅲ(3기) : 암은 폐로부터 멀리 떨어져 있는 임파절 전이
   1) Stage Ⅲa(3a기) : 암이 한 곳에서 자라고 있는 경우
   2) Stage Ⅲb(3b기) : 암이 한 곳 이상에서 자라고 있는 경우
4. Stage Ⅳ(4기) : 가장 진행된 폐암 상태

4) Pleural Disorder(가슴막(흉막) 질환)

pleural effusion 가슴막삼출(흉막삼출)

비정상적으로 허파(폐)에 액체 축적

삼출액의 성상에 따라 가슴고름집(농흉, pyothorax), 혈액가슴(혈흉, hemothorax), 물가슴증(수흉, hydrothorax), 공기가슴증(기흉, pneumothorax)으로 구분

pleurisy, pleuritis 가슴막염(흉(늑)막염)

원인은 대부분 결핵균이나 허파(폐)렴 · 허파(폐)종양 · 허파(폐)괴저에서 속발되는 것을

비롯하여 류머티즘 열이 원인으로 생기거나 외상이나 수술 후에 발생

6 Therapy and Operative Terms

adenoidectomy　아데노이드절제(술)
아데노이드 절제술

tonsillectomy　편도절제(술)
편도선 절제술

Caldwell-Luc operation, radical maxillary antrotomy　위턱굴근치수술(상악동근치술)
위턱굴(상악동)염이 발생한 위턱굴(상악동) 내의 점막 제거

laryngectomy　후두절제(술)
악성 종양 시 외과적 방법으로 후두 절제술

laryngotomy　후두절개(술)
후두를 외과적으로 절개하는 수술

lavage of sinus　굴씻어냄, 동굴씻어냄(동세척)
화농성 물질을 제거하기 위하여 동(굴, 동굴)을 씻어냄

pleurectomy　가슴막절제(술)(흉막절제술)
가슴(흉)막을 외과적으로 벗겨내는 것

lobectomy　엽절제술(폐엽절제술)
흉부 외과적 방법으로 허파(폐)의 한 구간이나 허파(폐) 한 쪽을 절제

pneumonectomy　허파절제술(폐절제술)
폐암에서 허파절제술(폐엽절제술)이 치료법이지만 우측이나 좌측의 주기관지를 침범하거나 종양이 폐문부로 퍼지거나 고착이 생긴 경우 허파(폐)전적출술을 실시

rhinoplasty 코성형술(비성형술)

코를 외과적으로 교정하는 수술

septectomy 사이막절제술(중격절제술)

국소마취하에 흉터가 보이지 않게 코 안쪽으로 절개를 하여 연골의 탄력성을 이용해 만곡이 심한 곳을 교정

thoracentesis, pleurocentesis, pleural tapping 가슴천자(흉강천자)

가슴(흉)강내에 비정상적인 액체(혈액, 림프액, 삼출액, 누출액 등)가 고였을 때 갈비 사이에 주사바늘을 이용하거나 도관을 삽입하여 액을 얻어 진단 또는 치료 목적으로 실시. 폐허탈(collapse of lung)로 오는 호흡부전 방지를 위함

closed thoracostomy 폐쇄가슴삽관(술)(폐쇄흉강삽관(술))

폐쇄적인 방법으로 흉부에 삽입하여 공기나 액체를 제거하는 시술

open thoracotomy 가슴절개술(개흉술)

개방적인 방법으로 흉부에 삽입하여 공기나 액체, 농 · 혈 흉강을 제거하는 시술

tracheotomy 기관절개(술)

기도확보를 위해 기관을 절개

tracheostomy 기관절개(술)

기도확보 또는 분비물을 배출해 내기 위해 기관을 외과적으로 개구하는 것

7 Clinical Procedures & Laboratory Tests

auscultation 청진(법)

청진기로 순환기, 호흡기에 일어나는 각종 음향 등을 청취하고 그 성상을 판단하여 각 장기에 있어서의 이상 여부를 탐지하는 방법

stethoscope 청진기

환자의 홈 안에서 나는 소리를 듣는데 쓰는 의료기구

bronchoscopy 기관지보개술(기관지경술)

기관지 분비물 제거나 주사된 액을 다시 빼내는 방법으로 기관지경을 통해 기관솔(bronchial brushing)로 세포, 세균검사 및 forceps(조직을 집을 수 있는 기구) 삽입해 생검 표본(specimen)을 구함

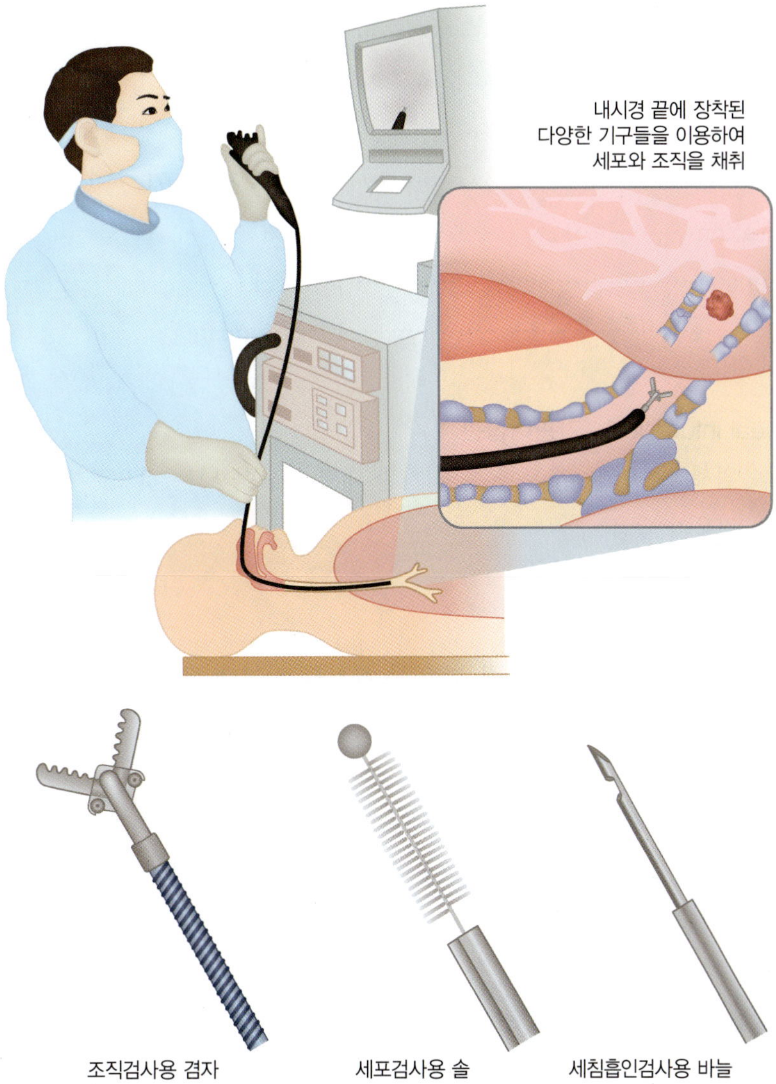

[그림 5-14] 기관지내시경 검사

percussion 타진(법)

의사의 진찰방법 중 하나. 복부나 가슴부위를 한 손가락을 밑에 두고 그 위를 다른 손가락으로 쳐봄

arterial blood gas analysis(ABGA) 동맥혈가스검사(동맥혈가스분석)

혈액 내 pH, 가스상태. 대개 O_2와 CO_2의 분모수준을 측정하는 일련의 검사

정상수치

- pH ······ 7.34~7.45
- PO_2 ······ 80~100mmHg
- PCO_2 ······ 35~45mmHg
- HCO_3 ······ 22~26mmHg
- BE ······ (−2)~(+2)mEq/L
- O_2 saturation ······ >95 %
- O_2 content ······ >16 vol %
- $AaDO_2$ ······ 10~15mmHg

endotracheal intubation 기관내삽관

기도 확보를 위해 입, 인두, 후두를 통해 기관 내로 튜브를 넣는 것으로서 수술·중환자에게 실시하는 경우가 많음

laryngoscopy 후두경검사

후두를 보는 검사. 불이 달린 구부릴 수 있는 튜브를 입이나 코를 통하여 후두로 집어넣고 검사

postural drainage 체위배출(술)(체위배액(술))

기관지확장증 또는 허파고름(폐농양)시에 담이 기관으로 배출하기 쉬운 체위를 취하여 체외로 배출을 촉진하는 방법

pulmonary function test(PFT) 허파기능검사(폐기능검사)

호흡곤란의 원인규명. 허파(폐)상태가 수술에 견딜 수 있는지의 판정을 위해 이루어지는 허파(폐)의 기능검사

Schick test 시크검사

디프테리아 피부 반응검사
일정량의 디프테리아 독소를 피내에 주사하고 국소의 독소반응의 유무 및 정도를 관찰함으로써 디프테리아에 대한 면역의 유무를 추론함

Tuberculin test 투베르쿨린검사

결핵균의 감염 여부를 진단하기 위해 정제된 투베르쿨린(PPD)을 주사하는 방법

Mantoux test 망투검사

가장 일반적인 결핵반응검사의 방법으로 피내주사하여 48~72시간 후에 경결을 기준으로 판독

arteriography 동맥조영술

조영제를 혈류에 직접 주입하여 X선 촬영을 통해 영상을 얻는 기술

8 Abbreviation

ABGA	arterial blood gas analysis	동맥혈가스분석
AFB	acid-fast bacillus	항산(간)균(=결핵균)
ARDS	acute respiratory distress syndrome	급성 호흡부전 증후군
BCG	bacillus calmette geurin	(결핵)예방주사
CCU	chest (intensive) care unit	흉부외과 중환자실
CHF	congestive heart failure	울혈성 심부전
COPD, COLD	chronic obstructive pulmonary(lung) disease	만성 폐쇄성 폐질환
CPR	cardiopulmonary resuscitation	심(허파)폐소생술
CXR	chest x-ray	흉부 방사선 촬영
DOE	dyspnea on exertion	운동 시 호흡곤란
DPT	diphtheria pertussis tetanus	디프테리아, 백일해, 파상풍
ENT	ear nose throat	이비인후과

FEV1	forced expiratory volume in one second	1초간 최대 호기량
HMD	hyaline membrane disease	유리질막병
INH	isoniazid	항결핵제
IRDS, RDS	idiopathic(infant) respiratory distress syndrome	호흡곤란증후군
LLL	left lower lobe	좌하(폐)엽
LUL	left upper lobe	좌상(폐)엽
RUL	right upper lobe	우상(폐)엽
RLL	right lower lobe	우하(폐)엽
NSD	nasal deviated septum	코(비)중격만곡증
$PaCO_2$	carbon dioxide partial pressure	동맥혈 탄산분압
PaO_2	oxygen partial pressure	동맥혈 산소분압
PND	paroxysmal nocturnal dyspnea	발작성 야간호흡
PPD	purified protein derivative	정제단백질유도체
RFP	rifampin	항결핵제
SOB	shortness of breath	숨이 참
T&A	tonsillectomy & adenoidectomy	편도선과 아데노이드 절제술
URI	upper respiratory infection	상기도염

연습문제

1. 몸의 체간(trunk)을 가슴안(thoracic cavity)과 배안(abdominal cavity)으로 나누는 근육성막은?

① adenoid ② alveolus ③ cilia
④ diaphragm ⑤ pleura

2. 가슴막 삼출 중에서 가슴강에 고름이 고여 있는 상태는?

① emphysema ② empyema ③ hydrothorax
④ hemothorax ⑤ pneumothorax

3. 폐질환 또는 흉벽의 외상 및 천공으로 인해 가슴막 공간에 공기가 축적되는 질환은?

① bronchospasm ② pneumothorax ③ pleurodynia
④ rhinorrhea ⑤ sinusitis

4. 허파꽈리가 불완전 확장 및 공기가 없는 상태로 종양이나 외상에 의해 기관지 또는 세기관지가 폐쇄되어 생기는 질환은?

① atelectasis ② emphysema ③ pneumonia
④ pulmonary edema ⑤ tuberculosis

5. 진폐증 중 석탄 먼지에 의한 것으로 일면 'black lung disease'라고도 하는 것은?

① anthracosis ② asbestosis ③ byssinosis
④ silicosis ⑤ siderosis

정답 1. ④ 2. ② 3. ② 4. ① 5. ①

6. 폐결핵 환자에서 나타나는 상태로 건락화된 부분이 빠져나가 폐에 공간이 형성된 것은?

① cavity ② caseation ③ infection
④ lung disease ⑤ tubercle

7. 발작성 호흡곤란과 심한 기침을 동반하는 기관지 폐쇄성 질환은?

① asthma ② bronchitis ③ diphtheria
④ hives ⑤ pertussis

8. 코점막의 부종 및 비후가 나타나는 염증성 질환은?

① diphtheria ② hypertrophic rhinitis
③ pansinusitis ④ rhinitis
⑤ laryngitis

9. 미숙아에게서 나타나는 호흡곤란으로 폐의 계면활성제의 부족으로 폐포 확장이 안 되어서 발생하는 질환은?

① acute laryngitis ② hyaline membrane disease
③ pertussis ④ pulmonary tuberculosis infection
⑤ upper respiratory

10. 코에서 허파(폐)로 전달되는 공기의 흐름경로는?

① nose − pharynx − bronchus − trachea − lung
② nose − bronchus − trachea − larynx − lung
③ nose − pharynx − larynx − bronchus − lung
④ nose − larynx − pharynx − bronchus − lung
⑤ nose − trachea − larynx − pharynx − lung

11. 과도한 호흡으로 인하여 혈액 속의 이산화탄소(CO_2)가 저하된 상태는?

① hyperventilation ② hypercapnia ③ hyperoxia
④ hypoxia ⑤ pneumothorax

정답	6. ① 7. ① 8. ② 9. ② 10. ③ 11. ①

12. 디프테리아(diphtheria)를 진단하는 검사방법은?

① Mantoux test ② PPD test ③ sputum culture
④ sputum AFB ⑤ Schick test

13. 연골조직으로 후두를 덮고 있는 얇은 막은?

① bronchus ② epiglottis ③ pharynx
④ lobe ⑤ larynx

14. 자연적 또는 외상(trauma)에 의해 코점막의 혈관이 터짐으로써 발생하는 코피(비출혈)는?

① anosmia ② asphyxia ③ epistaxis
④ hemostasis ⑤ rhinorrhea

15. 기관 및 기관지의 생검, 세척, 이상 여부 등을 알기 위한 검사명은?

① bronchial biopsy ② bronchography
③ bronchial angiography ④ bronchial tomography
⑤ bronchoscopy

16. 검사방법으로 stethoscope를 이용해서 할 수 있는 것은?

① auscultation ② percussion ③ inspection
④ palpation ⑤ visualization

17. 'Caldwell-Luc operation'과 동의어는?

① ethmoidectomy
② rhinotomy
③ radical maxillary antrotomy
④ tracheostomy
⑤ thoracotomy

정답 12. ⑤ 13. ② 14. ③ 15. ⑤ 16. ① 17. ③

18. 허파(폐)엽 구성은?

① 오른쪽 2, 왼쪽 2 ② 오른쪽 3, 왼쪽 2 ③ 오른쪽 2, 왼쪽 3
④ 오른쪽 1, 왼쪽 2 ⑤ 오른쪽 2, 왼쪽 1

19. lung과 lung 사이의 공간은?

① diaphragm ② pleura ③ mediastinum
④ bronchus ⑤ trachea

20. 폐에 구멍이 생겨 공기가 새고 이로 인해 흉막강 내에 공기가 고이게 되는 질환은?

① bronchospasm ② pneumothorax ③ pleurodynia
④ rhinorrhea ⑤ emphysema

21. 바로 세운 자세에서만 숨쉬기가 편안한 상태는?

① orthopnea ② tachypnea ③ dysphonia
④ hypoxia ⑤ atelectasis

22. 임종 직전에 하는 호흡으로 교대성 무호흡은?

① pleural rub
② hyperventilating respiration
③ vesicular breathing
④ Cheyne–Stokes respiration
⑤ croup

23. 폐의 계면활성제의 부족으로 미숙아에게서 나타나는 호흡곤란 질환은?

① pulmonary tuberculosis ② acute laryngitis
③ pertussi ④ emphysema
⑤ hyaline membrane disease

정답	18. ② 19. ③ 20. ② 21. ① 22. ④ 23. ⑤

24. 기도가 좁아져 숨쉬기가 어려워지는 상태가 발작적으로 나타나는 기도의 염증성 질환은?

① asthma ② pharyngitis ③ hyperoxia
④ pneumothorax ⑤ bronchitis

25. 진폐증에 속하지 않은 것은?

① anthracosis ② exostosis ③ asbestosis
④ silicosis ⑤ siderosis

26. 기침 시 기도로부터 나오는 출혈은?

① hematoma ② hemostasis ③ hemoptysis
④ hemolysis ⑤ hematemesis

27. 발작성 기침이 특징으로 일명 'whooping cough' 라고 하는 질환은?

① laryngitis ② tuberculosis ③ diphtheria
④ croup ⑤ pertusis

28. 흉강내에 비정상적으로 고인 체액 검체를 채취하는 기술은?

① tracheostomy ② pleurectomy ③ lobectomy
④ thoracentesis ⑤ thoracotomy

29. 폐를 둘러싸고 있는 두겹의 막은?

① epiglotis ② pleural ③ larynx
④ pharynx ⑤ bronchioles

30. 폐기능 검사에 사용되는 기구는?

① endoscopy ② bronchoscope ③ spirometer
④ stethoscope ⑤ sphygmomanometer

정답	24. ① 25. ② 26. ③ 27. ⑤ 28. ④ 29. ② 30. ③

제6장

심장혈관계

Cardiovascular System

I. Heart

1. Introduction
2. Origin of Terms
3. Anatomical Terms
4. Symptomatic & Diagnostic Terms
5. Therapy & Operative Terms
6. Abbreviations

II. Blood Vessel

1. Introduction
2. Origin of Terms
3. Anatomical Terms
4. Symptomatic & Diagnostic Terms
5. Therapy & Operative Terms
6. Abbreviation

■ 연습문제

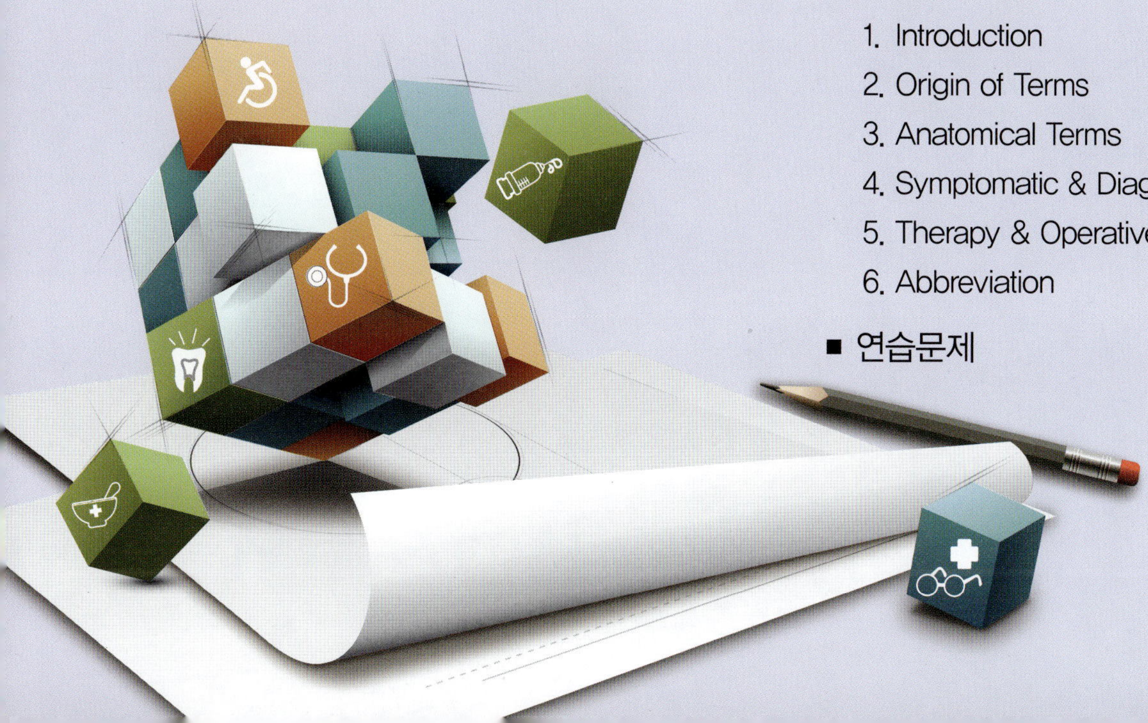

MEDICAL
TERMINOLOGY

I. Heart(심장)

1 Introduction

심장은 순환계의 중추기관으로 혈액을 온몸에 공급하는 펌프역할을 한다. 심장은 가슴안(thoracic cavity, 흉강) 안쪽에 위치하는 가슴막공간(pleural cavity, 흉막강) 사이의 가슴세로칸(mediastinum, 종격)에 위치한 근육성 기관으로 복장뼈(sternum, 흉골)와 갈비연골(costal cartilage, 늑연골) 뒤쪽, 식도(esophagus)와 가슴대동맥(thoracic aorta, 흉대동맥) 앞쪽 및 가로막(diaphragm, 횡격막) 위쪽에 위치해 있으며 심장의 2/3가 복장뼈의 정중선에서 왼쪽으로 치우쳐 있다. 심장의 평평한 윗면은 심장바닥(base, 심저), 심장의 뾰족한 아래부위는 심장 끝(apex, 심첨)이라고 한다.

2 Origin of Terms

어근 및 접미사	의미	영어
cardi/o	심장	heart
atri/o	방	atrium
ventricul/o	실	ventricle
valv/o, valvul/o	판	valve
steth/o	가슴	chest
sphygm/o	맥박	pulse

3 Anatomical Terms

heart 심장

2개의 심방(atria)과 2개의 심실(ventricles)로 구성되어 있으며 오른심방(우심방)은 정맥혈을 받아 오른심실(우심실)에서 허파동맥(폐동맥)을 통해 허파(폐)로 혈액을 운반한다. 허파정맥(폐정맥)으로 혈액을 받은 왼심방(좌심방)은 다시 왼심실(좌심실)에서 대동맥을 통해 전신으로 혈액을 보낸다.

vena cava 대정맥

전신에서 모인 혈액을 심장의 오른심방(우심방)으로 보내주는 역할을 하는 굵은 혈관을 말한다. 대정맥의 구성은 2개의 정맥인 위대정맥(상대정맥, superior vena cava)과 아래대정맥(하대정맥, inferior vena cava)으로 나뉘게 되고 심장을 통해 전신을 돌아 혈액들이 돌아오는 통로이므로 대동맥에 비해 혈압이 낮고 혈관벽이 얇다.

right atrium 오른심방(우심방)

전신을 돌아 위대정맥과 아래대정맥을 통해 들어온 혈액을 받아 오른방실판막(tricuspid valve)을 거쳐 오른심실(우심실)로 간다.

tricuspid 삼첨판

오른심방(우심방, right atrium)과 오른심실(우심실, right ventricle) 사이에 위치한 판막을 말한다.

right ventricle 오른심실(우심실)

오른심방(우심방)에서 오는 피를 깨끗하게 하여 허파동맥판(폐동맥판, pulmonary valve)을 통해 허파동맥(폐동맥, pulmonary artery)으로 보내는 일을 한다. 혈액(blood)의 역류 방지를 위해 오른방실판막(tricuspid valve)은 닫힌다.

pulmonic valve 허파동맥판(폐동맥판)

오른심실(우심실)과 허파동맥(폐동맥) 사이에 위치한 판막으로 반달판막(반월판, semilunar valve)이라 한다. 심실이 수축할 때 열리고 심장이 이완할 때 허파동맥이 있는 혈액이 심실로 역류하지 못하도록 닫힌다.

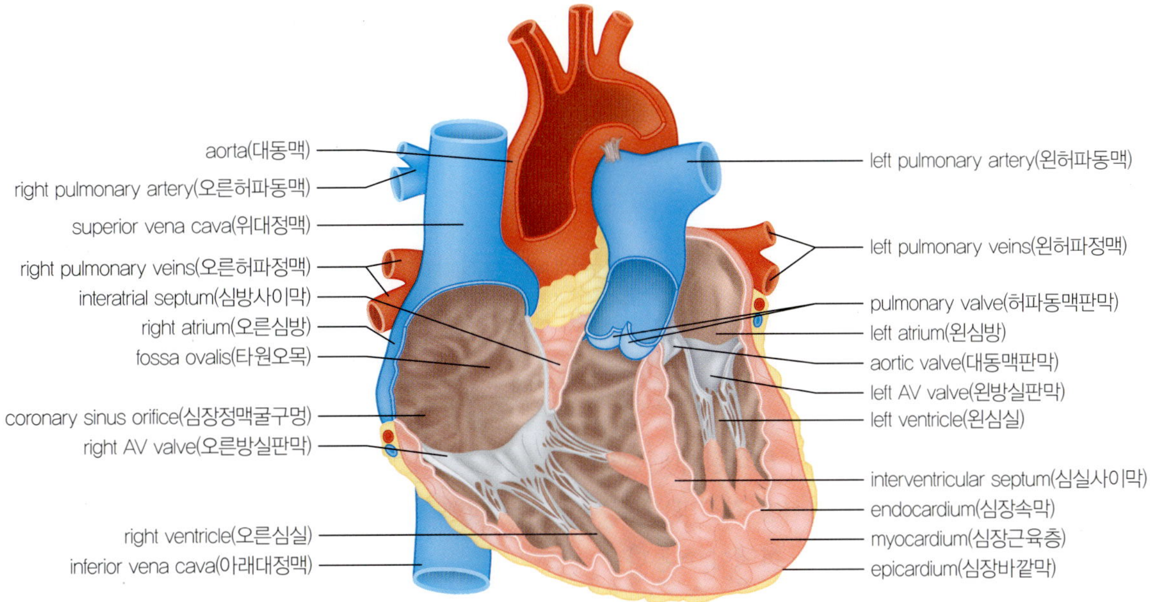

[그림 6-1] 심장 내부의 해부학적 구조

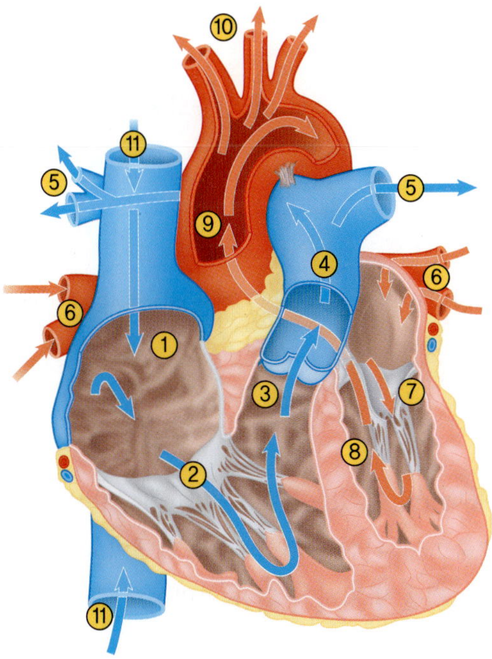

① 혈액이 오른심장으로 들어감
② 혈액은 오른심방을 나와 오른방실판막을 지나 오른심실쪽으로 감
③ 오른심실의 수축을 통해 허파동맥판막이 열림
④ 혈액은 허파동맥판막을 통해 허파쪽으로 들어감
⑤ 혈액은 왼허파동맥과 오른허파동맥으로 나눠서 허파로 감
⑥ 허파정맥을 통해 왼심방으로 들어감
⑦ 혈액은 왼심방에서 나와 왼방실판막을 통해 왼심실쪽으로 감
⑧ 왼심실 수축으로 대동맥판막이 열림
⑨ 혈액은 대동맥판막을 통해 오름대동맥쪽으로 감
⑩ 대동맥의 혈액은 신체 모든기관으로 감
⑪ 대정맥을 통해 혈액이 심장으로 돌아옴

[그림 6-2] 심장을 통한 혈류의 경로

pulmonary artery 허파동맥(폐동맥)

오른심실(우심실)에서 허파(폐)로 향하는 동맥으로 정맥혈을 함유하고 있다. 동맥은 산소가 풍부한 혈액이 흐르는 곳이나 허파동맥(폐동맥)은 동맥 중 유일하게 산소가 부족한 정맥혈이 흐르는 곳이다.

lung 허파(폐)

오른심실(우심실)에서 허파동맥(폐동맥)을 거쳐 들어온 산소가 부족한 혈액(oxygen-poor blood)은 허파 내에서 가스교환(gas exchange)을 거쳐 산소가 풍부한 혈액(oxygenated blood)이 된다.

pulmonary vein 허파정맥(폐정맥)

허파(폐)에서 왼심방(좌심방)으로 들어가는 정맥으로 허파정맥(폐정맥)은 정맥 중 유일하게 산소가 풍부한 혈액이 흐른다.

left atrium 왼심방(좌심방)

허파(폐)에서 가스교환을 통해 산소가 풍부해진 혈액은 허파정맥(폐정맥, pulmonary vein)을 통해 왼심방(좌심방, left atrium)을 돌아 왼심실(좌심실)로 간다.

bicuspid valve 이첨판

왼심방(좌심방)과 왼심실(좌심실) 사이에 위치한 판막으로 일명 승모판(mitral valve)이라고도 한다.

left ventricle 왼심실(좌심실)

심장 안의 왼쪽 아래 부분으로 왼심방(좌심방)에서 오는 피를 깨끗이 해서 대동맥판을 통해 대동맥(aorta)을 거쳐 전신에 혈액을 공급한다.

aortic valve 대동맥판

왼심실(좌심실)과 대동맥이 연결되는 대동맥구멍에 있는 판막을 말하며 뒤반달판, 오른반달판, 왼반달판으로 구성되며 심장이 수축하여 왼심실(좌심실)의 혈액이 대동맥을 통해 나갈 때 혈액이 왼심실(좌심실)로 역류하는 것을 방지하기 위한 판막이다.

circulation of blood 혈액의 순환

혈액은 주기적으로 심장의 박동에 따라 온몸을 순환하는데 크게 온몸순환(체순환, systemic

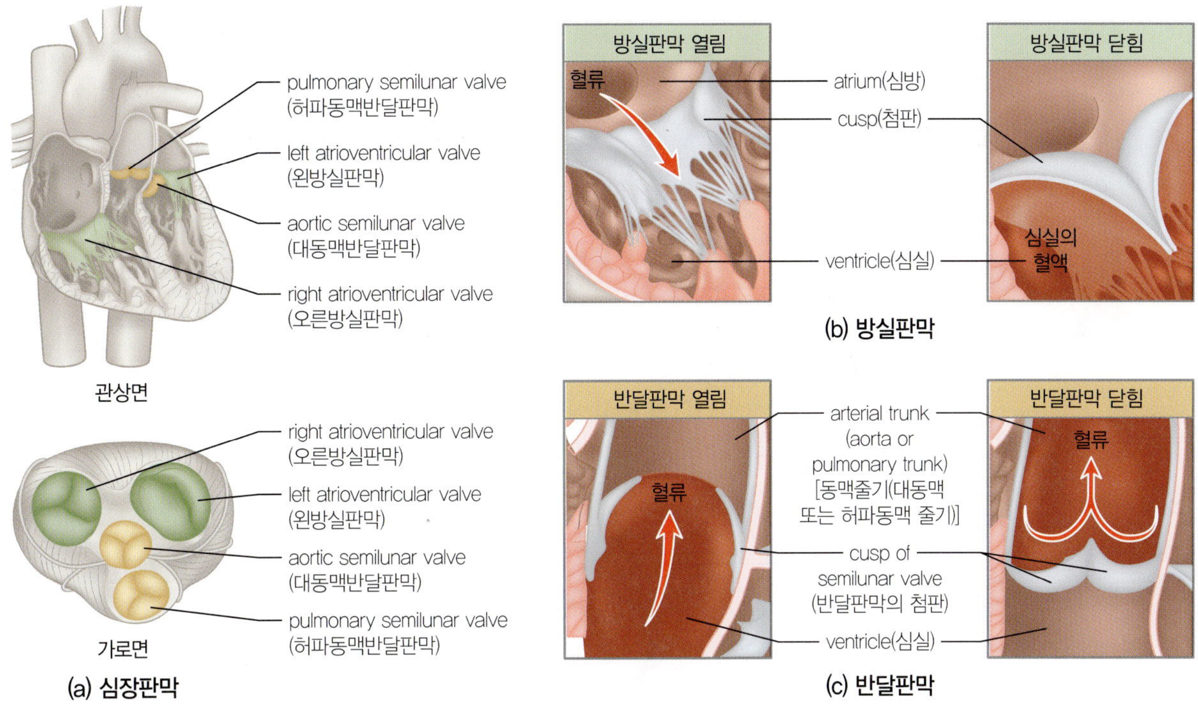

[그림 6-3] 심장판막

[표 6-1] 심장의 판막

구분	위치	명칭	동의어	첨판 수
방실판막	오른방실구멍	오른방실판막	삼첨판막	3
	왼방실구멍	왼방실판막	이첨판막, 승모판막	2
반달판막	허파동맥구멍	허파동맥판막		3
	대동맥구멍	대동맥판막		3

circulation)과 허파순환(폐순환, pulmonary circulation)으로 구분하며 온몸순환(체순환)은 왼심실(좌심실)이 수축하면서 대동맥을 통해 온몸에 퍼져있는 조직의 모세혈관에 이르러 영양소와 산소를 전달하고 노폐물과 이산화탄소를 받아 정맥과 대정맥을 거쳐 오른심방(우심방)으로 들어온다. 허파순환(폐순환)은 오른심실(우심실)이 수축하면서 나간 혈액이 허파에서 산소와 이산화탄소를 교환하여 왼심방(좌심방)으로 들어온다.

heart wall 심장벽

심장벽은 3층으로 구성되며 심장바깥막(epicardium, 심외막), 심장근육층(myocardium, 심근층), 심장속막(endocardium, 심내막)으로 이룬다.

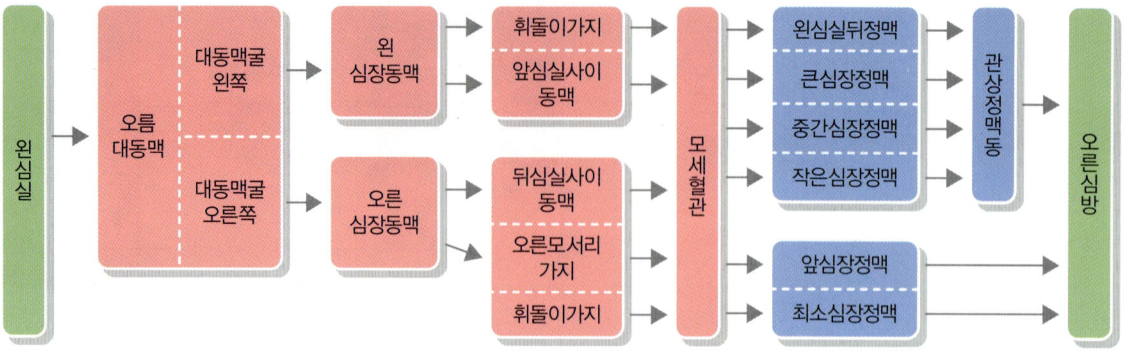

[그림 6-4] 심장의 순환경로

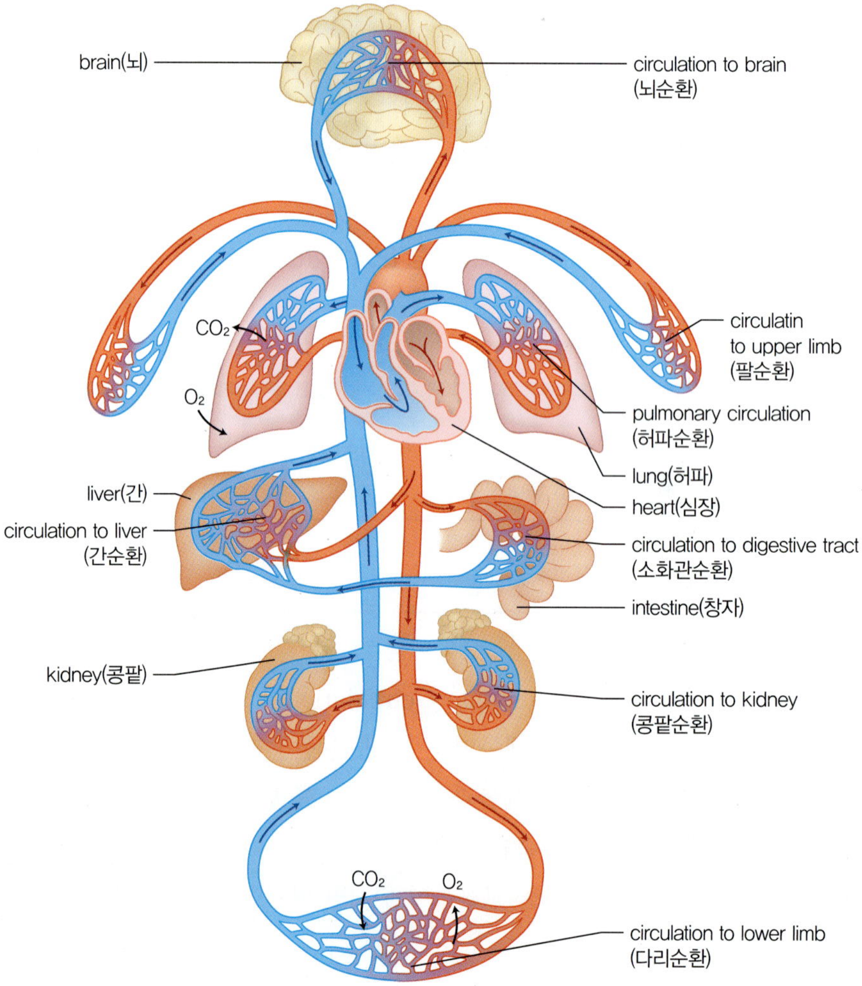

[그림 6-5] 혈액순환

epicardium 심장바깥막(심외막)

내장쪽 바깥막으로 심장표면을 싸고 있는 장막성 섬유조직층을 말한다.

myocardium 심장근육층(심근층)

심장의 벽은 심장근육조직이 여러 개의 연결층으로 구성되어 결합조직, 혈관, 신경들과 붙어있으며 심장근육층은 심장벽을 이루는 두꺼운 근육으로 횡문근이지만 생리학적으로는 불수의근이므로 자율적이고 주기적인 수축운동을 한다.

endocardium 심장속막(심내막)

심장의 내부(inner lining)에 있는 막과 그 아래의 결합조직, 내막상피세포의 부드러운 층을 말하며 심장과 혈관의 내면을 덮고 있다.

septa 사이막(중격)

두 공간을 나누는 벽으로 심방사이막(심방중격, interatrial septum)과 심실사이막(심실중격, interventricular septum)을 말한다.

interatrial septum 심방사이막(심방중격)

오른심방(right atrium)과 왼심방(left atrium) 사이의 사이막(중격)을 말한다.

interventricular septum 심실사이막(심실중격)

오른심실(우심방, right ventricle)과 왼심실(우심실, lefr ventricle) 사이에 위치한 사이막(중격)을 말한다.

pacemaker 박동조율기, 길잡이

심장근육을 전기적 자극을 통해 심한 느린맥에서 심장박동률을 증가시키는데 쓰이는 전기적 장치를 말한다.

sinoatrial node 굴심방결절(동방결절)

오른심방 위쪽 작은 특수근육에 위치하고 있으며 심장운동의 근원이 되며 전기적 흥분(impulse)이 시작되는 부위이다.

atrioventricular node 방실결절

오른심방의 심방사이막(심방중격, interatrial septum)의 아래에 위치하고 있으며 활동전

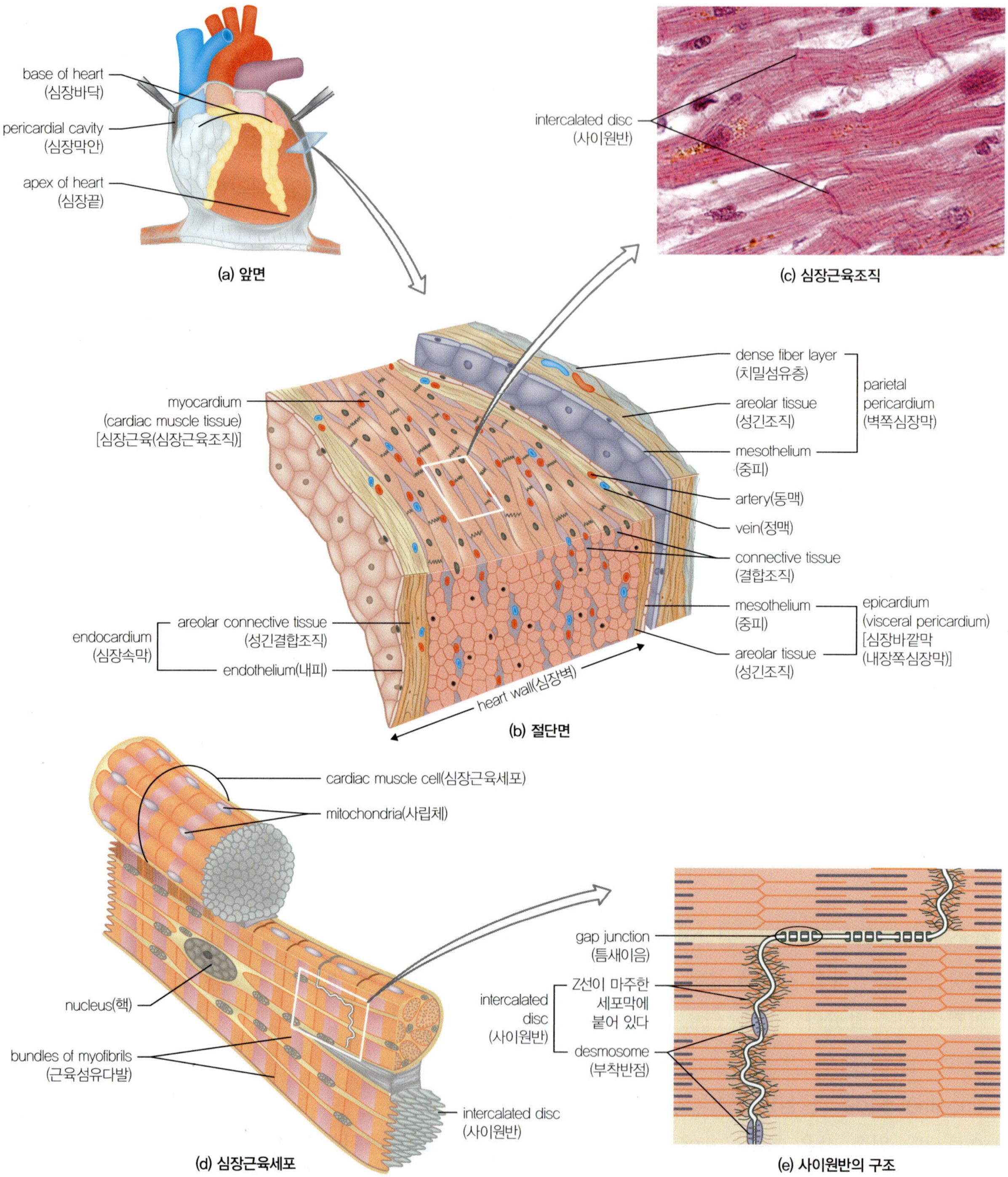

[그림 6-6] 심장벽의 근육조직의 조직학적 구성

위에 의한 심방수축 후 전달되는 흥분을 방실다발(방실속, His-bundle)로 전달한다.

atrioventricular bundle　방실다발(방실속)

방실결절에서 시작되는 특수 근육섬유다발을 말하며 심실사이막에서 양측으로 두 개의 가지를 내어 오른쪽과 왼쪽으로 퍼지고 방실결절에서 받은 자극으로 오른쪽과 왼쪽 심실의 수축을 일으킨다.

> 심장의 전도계
>
> * 굴심방결절(SA node, 동방결절) → 방실결절(AV node) → 히스속(bundle of His)

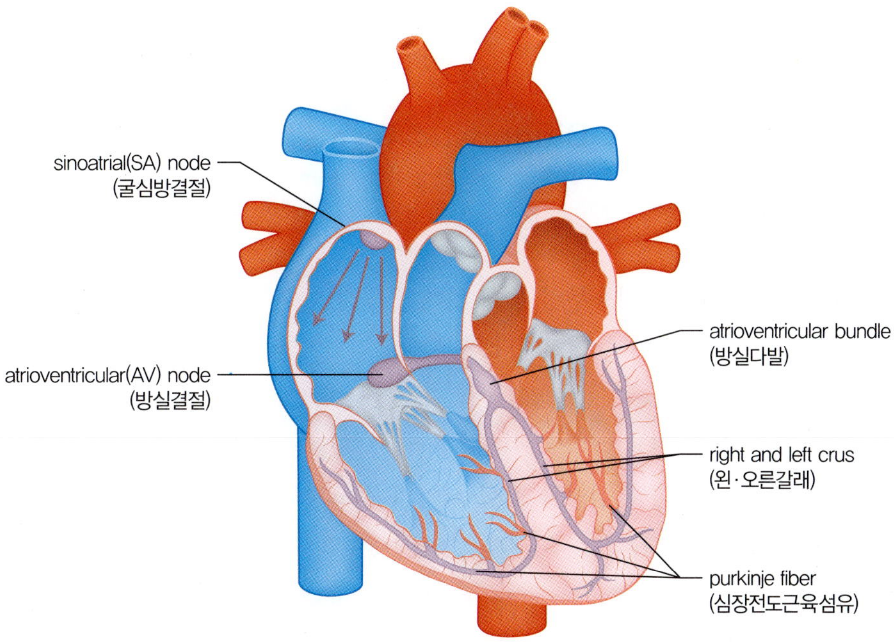

[그림 6-7] 심장 흥분전도계통

blood pressure　혈압

심장에서 박출된 혈액이 혈관의 안쪽 벽에 가해지는 압력을 단위 영역으로 나눈 것을 말하며 혈압계(sphygmomanometer)로 측정한다. 혈압은 수축기압(systolic pressure)과 이완기압(diastolic pressure)을 나타낸 것으로 정상혈압은 120/80 mmHg이다.

systolic blood pressure 수축기 혈압

심실의 수축기에 대동맥이 받는 압력(약 120mmHg)을 말한다.

diastolic blood pressure 이완기 혈압

심실의 이완기에 대동맥이 받는 압력(약 80mmHg)을 말한다.

coronary artery 심장동맥(관상동맥)

심장에 산소와 영양분을 공급하는 혈관을 말한다.

foramen ovale 타원구멍(난원공)

출생시 타원구멍이 폐쇄되지 않을 경우 심방사이막결손(atrial septal defect)이 야기된다.

4 Symptomatic & Diagnostic Terms

arrhythmia 부정맥

심장의 전기자극의 변화나 기능부전 등에 의해 규칙적인 수축이 계속되지 않고, 심장박동이 비정상적으로 빨라지거나 늦어지거나 혹은 불규칙하게 되는 것을 말한다.

heart block 심장차단

심장의 어떤 원인에 의해 심방과 심실 사이의 전도계의 기능장애로 흥분의 전도가 비정상적인 상태를 말한다.

flutter 조동, 된떨림

주로 부정맥 등 심장질환 환자에게서 발생하고 급속한 심장박동으로 빠르지만 규칙적인 수축을 한다.

fibrillation 세동, 잔떨림

매우 빠르고 불규칙적인 심장수축을 말한다.

pulse 맥박

심장박동으로 얇은 피부에 분포되어 있는 동맥의 벽에 닿아서 생기는 주기적인 파동을 말

하며 정상 맥박은 1분에 60~80회이다.

bradycardia 느린맥(서맥)
성인에 있어서 맥박이 1분에 60회 이하로 느리게 뛰는 것을 말한다.

tachycardia 빠른맥(빈맥)
심박동수가 증가된 상태로 맥박이 1분에 100회 이상으로 빨리 뛰는 심박수를 말한다.

cardiac arrest 심장정지
심장박동이 정지해서 심장이 혈액을 방출할 수 없게 된 상태를 말한다.

murmur 잡음
심판막의 부적절한 폐쇄로 기인한 비정상적인 심장소리를 말한다.

cyanosis 청색증
혈액의 산소량이 부족하여 생긴 징후 중 하나로 푸른빛이 낀 피부착색을 말한다.

cardiomegaly 심장비대
심장에 지나치게 부담이 가서 심근이 두꺼워지고 심장이 커진 상태를 말한다.

ventricular hypertrophy 심실비대
심실의 근육비대를 말한다.

regurgitation 역류, 구토
아직 소화되지 않은 식물의 반추와 같이 정상방향의 반대로 흐르는 것이나 심장으로의 혈액의 역류, 심장판막의 기능상실(failure)시 심실에서 볼 수 있는 혈액의 역류 등을 말한다.

coarctation of the aorta 대동맥축착
선천성 심장병의 하나로 대동맥의 일부가 목이 졸리듯 좁아지는 기형을 말하며 대동맥활부에서 주로 생겨서 팔과 다리에서 혈압차이가 나는 것이다.

aortic stenosis 대동맥판협착증
심장의 대동맥판막이 좁아지거나 대동맥 자체가 좁아지는 것을 말하며 대동맥판막협착은

협착의 위치에 따라 판막 아래부분, 판막, 판막 윗쪽부의 협착으로 나뉜다.

pulmonic stenosis 폐동맥판협착증
심장의 우심실에서 허파로 나가는 허파동맥판이 좁아진 것을 말한다.

patent ductus arteriosus 동맥관열림증(동맥관개존증)
선천성 심장병의 하나이며 태아가 뱃속에 있을 때는 혈액의 흐름이 출생 후의 혈액순환과는 다르다. 동맥관(ductus arteriosus)은 허파동맥(폐동맥, pulmonary artery)과 대동맥(aorta)을 연결하는 관으로 생후 6개월 이내 닫히는데 닫히지 않을 경우 질환이 발생한다.

septal defect 사이막결손(중격결손)
선천적으로 심장 내의 심방 또는 심실 사이의 사이막(중격, septum)에 결손이 있고 왼·오른쪽의 심방 또는 심실에 비정상적으로 교통이 생기는 것을 말한다.

endocarditis 심장내막염
심장의 내면을 싸고 있는 심장내막에 생기는 염증으로 세균성 심장내막염(bacterial endo-carditis)이라고 한다. 심장내막염은 다른 감염성 질환, 수술 또는 손상으로도 올 수 있다.

myocarditis 심장근육염
심장근육(heart musle)의 염증침윤과 근육세포의 괴사 또는 변성을 동반한 심장근육질환으로 나이와 관계없이 발생하며 대부분 바이러스에 의한 것이다.

pericarditis 심장막염
심장을 둘러싼 막으로 된 주머니인 심막에 생기는 염증을 말한다.

rheumatic heart disease 류마티스성 심장질환
류마티스열(rheumatic fever)의 중요한 징후로 또는 후유증으로서 판막장애가 생기는 것으로 류마티스 환자의 50~60%에서 급성 류마티스 심장염(rheumatic carditis)을 일으킨다. 류마티스열로 인해 판막과 심내막벽에 영구 손상 초래하며 주로 승모판(mitral valve)에 생긴다.

congestive heart failure 울혈심장기능상실(울혈심부전)
심장의 원래 기능인 적절한 양의 혈액을 말초로 보내는 펌프활동을 할 수 없는 것을 말한다.

coronary artery disease 심장동맥병(관상동맥병)

심장동맥의 내경이 좁아져서 생기는 질환으로 허혈심장병(ischemic heart disease)이라고 한다. 심장동맥은 대동맥에서 바로 분지하는 두 개의 큰 혈관으로 심장에 산소 공급을 한다. 심장동맥질환은 죽상경화증(atherosclerosis)의 결과로 다른 동맥처럼 심장동맥의 내면에 지방화합물이 축적된 것이다.

atherosclerosis 죽상경화증

대동맥 같은 탄력성 동맥의 내층에 지방과 콜레스테롤로 이루어진 죽종과 함께 섬유증이 동반되는 병적인 상태를 말한다.

5 Therapy & Operative Terms

valvulotomy, valvotomy 판막절개술

심장판막(valve)을 절개하는 수술을 말한다.

cardiocentesis 심장천자

진단이나 치료를 위해 심장 내의 방이나 실을 외부에서 찌르는 것을 말한다.

cardiac massage 심장마사지

심장정지가 일어났을 때 치료를 위해서 심장마찰을 하거나 두드려 직접 심장에 압력을 가해 심장을 율동적으로 압박하여 심장 순환을 회복시키고 이를 유지하기 위해 시행하는 것을 말한다.

artificial pacemaker 인공심박조율기

신체 내부나 외부에서 전기적 자극을 가해 심장근의 수축을 율동적으로 작동시키는 장치를 말한다.

cardiac catheterization 심장카테터삽입(심장도관삽입)

팔, 다리, 또는 목의 정맥을 통해 심장에 작은 도관을 삽입하는 방법으로 혈관을 통해 도관을 삽입하여 심장 각 부위의 압력과 심박출량 및 선천적인 기형을 확인하는 방법을 말한다.

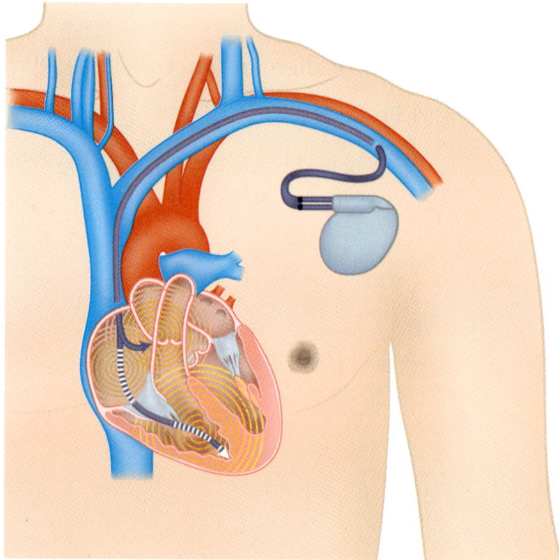

[그림 6-8] 인공심박조율기

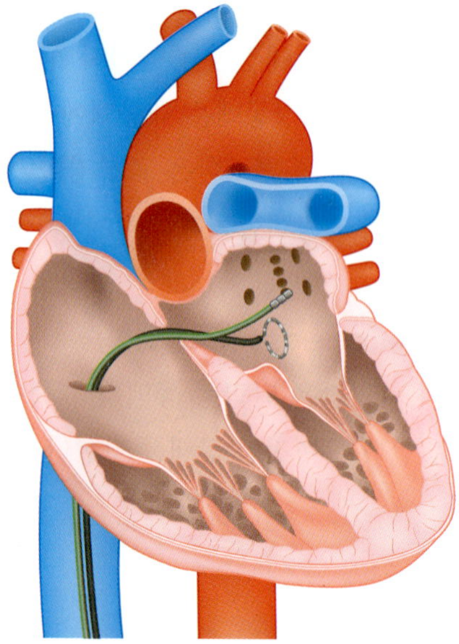

[그림 6-9] 심장카테터삽입

heart transplantation 심장이식

다른 사람의 심장을 환자에게 옮기는 수술을 말한다.

mitral commissurotomy 승모판연결부절개술

승모판협착(mitral stenosis)의 이완을 위해 좁아진 승모판 구멍을 여는 수술을 말한다.

6 Abbreviation

AF	atrial fibrillation	심방세동
AMI	acute myocardial infarction	급성심근경색증
ASD	atrial septal defect	심방중격결손
A-V, AV	atrioventricular	방실의
BP	blood pressure	혈압
bpm	beats per minute	분당박동수
CHF	congestive heart failure	울혈심장기능상실

CPR	cardiopulmonary resuscitation	심폐소생(술)
CVD	cardiovascular disease	심혈관질환
HTN	hypertension	고혈압
LA	left atrium	왼심방
LV	left ventricle	왼심실
LVH	left ventricular hypertrophy	왼심실비대
MI	myocardial infarction	심근경색증
MS	mitral stenosis	승모판협착
MVP	mitral valve prolapse	승모판탈출증
RA	right atrium	오른심방
RV	right ventricle	오른심실
S-A, SA	sinoatrial	동방의
VF	ventricular fibrillation	심실세동
VSD	ventricular septal defect	심실중격결손

Ⅱ. Blood Vessel(혈관)

1 Introduction

혈관은 혈액이 다니는 길을 말하며 동맥, 모세혈관, 정맥으로 구성된다. 동맥은 심장에서 나가는 피를 운반하는 혈관으로 심장에서 직접 많은 압력을 받아야 하므로 많은 연조직과 탄성섬유로 이루어져 있으며 대동맥, 동맥, 세동맥으로 나뉜다. 모세혈관(capillary)은 한층의 세포로 이루어진 얇은 혈관으로 모세혈관을 통해 영양분과 산소의 이동, 노폐물의 이동 등이 이루어진다. 정맥(vein)은 심장으로 들어오는 피가 흐르는 통로이며 동맥에 비해서 혈관의 벽이 얇고 혈액의 역류를 방지하기 위한 판막이 존재하는 것이 특징이며 대정맥, 정맥, 세정맥으로 나뉜다.

2 Origin of Terms

결합형 용어	뜻을 나타내는 용어	우리말 용어
aort/o	aorta	대동맥
arteri/o	artery	동맥
coron/o	crown	관
cyan/o	blue	푸른
ven/o	vein	정맥
phleb/o	vein	정맥
angi/o	vessel	혈관
vas/o	vessel	혈관
hemangi/o	blood vessel	혈관
aneurysm/o	aneurysm	동맥류
varic/o	swollen vein	정맥류
arteriol/o	small artery	세동맥
venul/o	small vein	세정맥

3 Anatomical Terms

aorta 대동맥
신체에서 가장 큰 동맥으로 심장에서 온몸으로 혈액을 보내는 동맥의 본줄기를 말한다.

artery 동맥
산소가 많은 혈액을 심장에서부터 온몸으로 전달하는 큰 혈관이다.

arteriole 세동맥
대동맥에서 갈라져 나온 동맥이 온몸에 이르러 다시 가느다랗게 갈라진 작은 분지(branch)를 말한다.

capillary 모세혈관
세동맥과 세정맥을 연결하는 그물모양의 가장 작은 혈관을 말하며 모세혈관은 수축성이 풍부해서 혈행속도는 혈관중에서는 가장 느리고 가스교환, 분비, 흡수, 배설 등을 하는 기관에 많이 분포하고 있다.

venule 세정맥
모세혈관이 모여 형성된 가느다란 정맥보다 가는 가지를 말한다.

vein 정맥
여러기관 또는 부분에서 심장으로 산소가 부족한 피를 전달하는 얇은 벽을 가진 혈관을 말한다.

vena cava 대정맥
우리 몸에서 가장 큰 정맥으로 위대정맥과 아래대정맥으로 구성되어 있다.

tunica adventitia 혈관 바깥막
혈관의 외부막이며 결합조직과 탄력섬유로 구성되어 있다.

tunica media 혈관 중간막
얇고 둥근 평활근세포와 탄력조직으로 이루어진 혈관벽의 중간층을 말한다.

tunica intima 혈관 속막

세로방향의 탄성섬유, 결합조직 섬유로 덮인 내피세포로 구성된 혈관 내면의 막을 말한다.

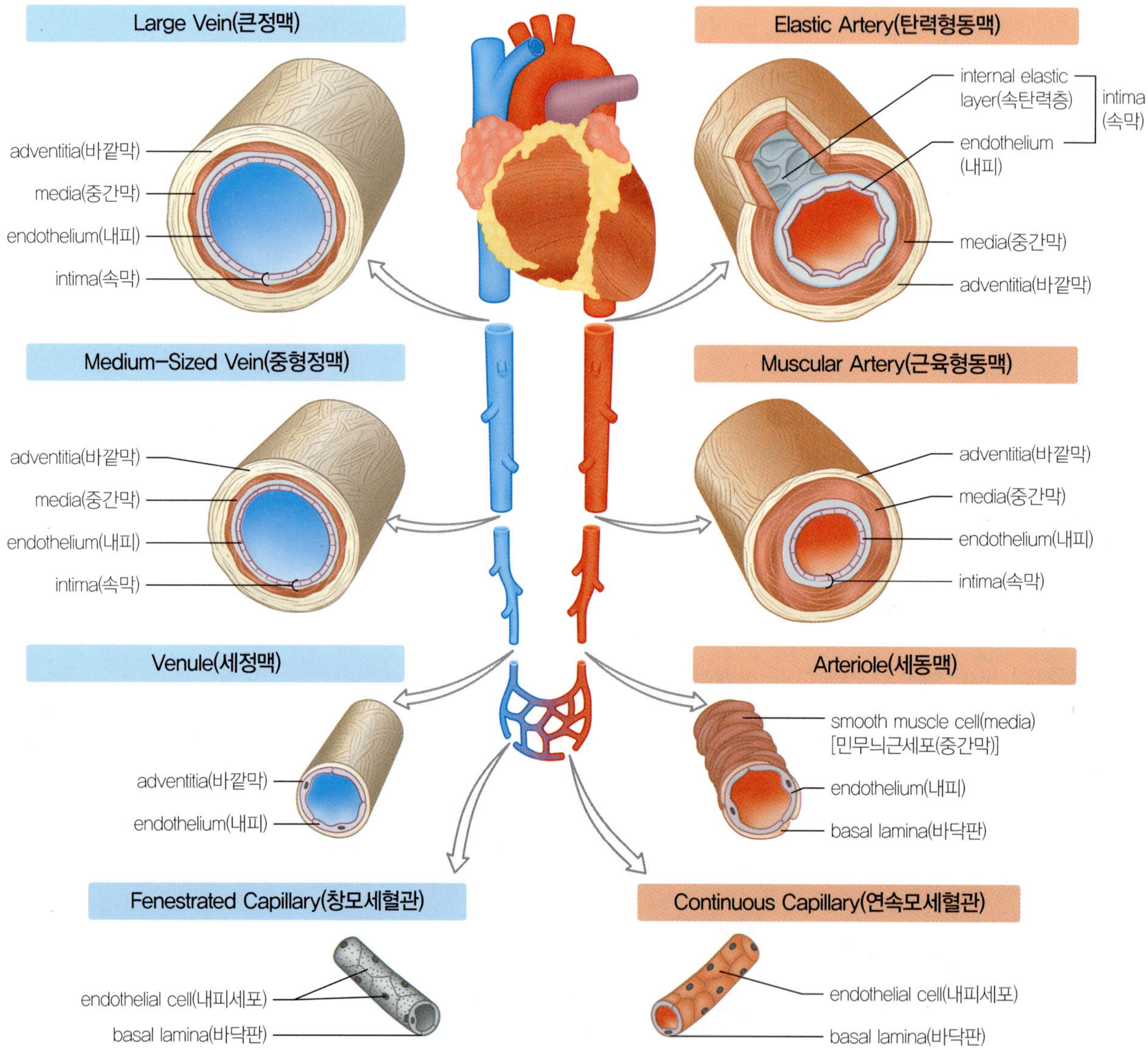

[그림 6-10] 혈관의 조직학적 구조

4 Symptomatic & Diagnostic Terms

acrocyanosis　말단청색증
팔다리의 대칭적 청색증을 특징으로 하는 증상으로 손가락, 손목 등의 피부가 지속적으로 청색과 적색으로 변하고 손가락에서 땀이 많이 나고 차갑게 느끼는 감각을 동반한다.

angiospasm　혈관연축
혈관의 경련성 수축을 말한다.

vasoconstriction　혈관수축
순환계는 압력이 높은 동맥과 압력이 낮은 모세혈관 및 정맥으로 구성되며 동맥과 정맥, 모세혈관 사이에 세동맥의 수축상태를 말한다.

vasodilation　혈관확장
혈관의 지름이 증가하는 것을 말하며 수축성 신경을 억제하고 확장성 신경을 자극하여 일어나는 것으로 세동맥의 확장은 국소로 가는 혈류를 증가시킨다.

infarction　경색증
혈액 공급의 차단으로 인한 괴사 조직의 부분을 말한다.

ischemia　허혈
국소빈혈이 심하여 해당 부위에 혈액의 흐름이 감소하는 것을 말한다.

aortitis　대동맥염
대동맥(aorta) 자체를 침범하는 염증을 말한다.

arteritis　동맥염
동맥(artery)이나 동맥 주위의 염증을 말한다.

polyarteritis　여러동맥염, 다발동맥염
여러 부위의 동맥을 동시에 침범하는 염증을 말한다.

phlebitis 정맥염

정맥벽에 염증세포 침윤이 있고 강내에 혈전형성이 있으며 병변부위에 부종, 경화, 통증이 동반한다.

thrombophlebitis 혈전정맥염

혈전 형성을 동반하는 정맥의 염증을 말한다.

thromboangitis obliterans 폐쇄혈전혈관염

팔다리, 특히 다리의 중간크기 동맥 또는 작은 동맥이나 정맥을 침범하는 급성 또는 만성 염증으로 부분적인 혈전을 형성하는 병을 말한다.

aneurysm 동맥류

동맥벽이 손상되거나 이상을 일으켜 동맥의 내부 공간이 일부분이 늘어난 것을 말하며 치

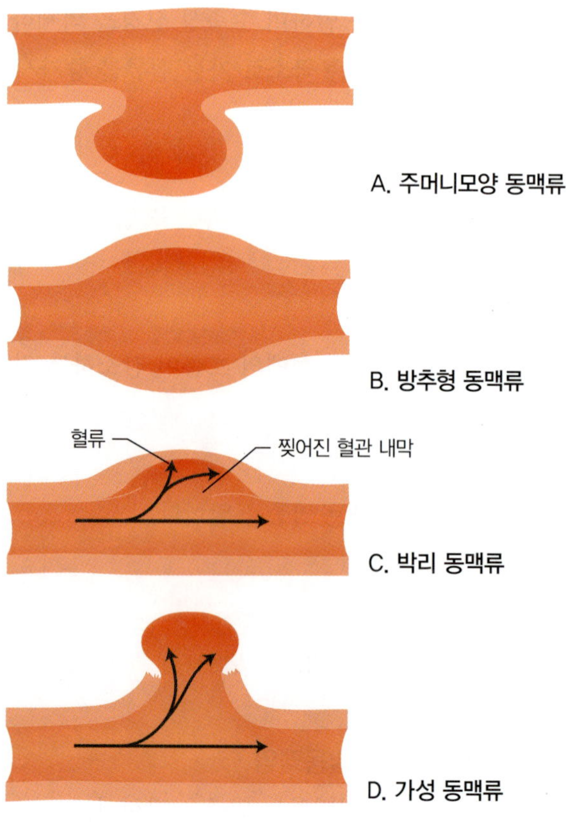

[그림 6-11] 동맥류의 종류

료는 동맥류절제술(aneurysmectomy)을 시행한다.

arteriosclerosis 동맥경화증

동맥벽의 비후와 탄력을 상실하는 특징을 가진 질환을 말하며 아테롬(죽상)동맥경화증, 묀케베르그(Monckeberg) 동맥경화증, 세동맥경화증의 3가지 형이 있다.

atherosclerosis 죽경화증, 죽상경화증

대동맥 같은 탄력성 동맥의 내층에 지방과 콜레스테롤로 이루어진 죽종과 함께 섬유증이 동반되는 병적 상태를 말하며 색소침착물이 대동맥, 중동맥의 내피와 중막에 일어난다.

embolism 색전증

순환혈(circulating blood)에서 운반되어 온 여러 부유물이 가는 혈관강의 일부 또는 전부를 막은 상태를 말하며 혈전 부위에 심한 통증과 국소 빈혈이 있고 심할시 청색증(cyanosis)과 괴저(gangrene)가 나타난다. 혈전이 색전을 일으킨 경우를 혈전색전증이라고 한다.

thrombosis 혈전증

장기조직의 혈관 안을 흐르는 혈액이 점차 국소적으로 응고하는 병적인 상태를 말한다.

coronary thrombosis 심장동맥혈전증

심장동맥에 발생하는 폐색성 혈전증을 말하며 갑자기 사망하거나 심근경색을 일으킨다.

varicose veins 정맥류

정맥의 압박, 폐쇄 등으로 정맥의 혈류가 방해된 경우에 정맥 내강의 일부가 비정상적으로 확장되어 정맥이 꼬이고 뭉친 것을 말하며 오래 서 있는 경우가 주 원인이고 치료는 정맥박리술(vein stripping)을 시행한다.

5 Therapy & Operative Terms

aneurysmectomy 동맥류절제술, 동맥자루절제술

동맥류(aneurysm)를 외과적으로 절제(excision)하는 것을 말한다.

embolectomy 색전제거술

혈관속에 있는 색전을 외과적으로 제거하는 수술을 말한다.

endarterectomy 동맥내막절제술

동맥벽이 비후되고 죽종 모양으로 된 동맥내벽이 있을 때 선택적으로 절제하는 수술을 말한다.

phleborrhaphy 정맥봉합술

정맥(vein)을 꿰매는 것을 말한다.

thrombectomy 혈전절제술, 혈전제거술

혈관으로부터 혈전을 제거하기 위해 절제하는 수술을 말한다.

6 Abbreviation

AS	aortic stenosis	대동맥판협착증
AR	aortic regurgitation	대동맥판역류
CABG	coronary artery bypass graft	관상동맥우회술
CAD	coronary artery disease	관상동맥질환
IVC	inferior vena cava	하대정맥
PDA	patent ductus arteriosus	동맥관열림증
SVC	superior vena cava	상대정맥

연습문제

1. 다음 중 부정맥을 뜻하는 용어는?

① Arrhythmia ② Bradycardia ③ Tachycardia
④ Varicose vein ⑤ Cyanosis

2. 다음 중 대정맥을 뜻하는 용어는?

① Vena cava ② Atrium ③ tricuspid valve
④ Varicose vein ⑤ Ventricle

3. 다음 중 대동맥을 뜻하는 용어로 알맞은 것은?

① Aorta ② Artery ③ Arteriole
④ Venule ⑤ Vein

4. 다음 중 대동맥 자체를 침범하는 염증을 뜻하는 용어는?

① Vasoconstriction ② Angiospasm
③ Ischemia ④ Aortitis
⑤ Arteritis

5. 다음 중 정맥류를 나타내는 용어로 옳은 것은?

① Varicose veins ② Thrombosis
③ Atherosclerosis ④ Thrombophlebitis
⑤ Polyarteritis

정답	1. ① 2. ① 3. ① 4. ④ 5. ①

6. 다음 중 동맥경화증을 뜻하는 용어로 옳은 것은?

① Thrombosis ② Arteriosclerosis ③ Aneurysm
④ Arteritis ⑤ Vasodilation

7. 동맥벽이 손상되거나 이상을 일으켜 동맥의 내부 공간 일부분이 늘어난 것을 뜻하는 용어로 옳은 것은?

① Phlebitis ② Aortitis ③ Aneurysm
④ Angiospasm ⑤ Infarction

8. 심장을 둘러싼 막으로 된 주머니인 심막에 생기는 염증을 뜻하는 용어는?

① Pericarditis ② Atherosclerosis
③ Pulmonic stenosis ④ Regurgitation
⑤ cyanosis

9. 다음 중 심장근육층을 나타내는 용어는?

① Epicardium ② Endocardium
③ Myocardium ④ Septa
⑤ Vasodilation

10. 다음 중 방실결절을 나타내는 용어는?

① Sinoatrial node ② Pacemaker
③ Interatrial septum ④ His-bundle
⑤ Atrioventricular node

11. 피부나 점막이 파래지는 청색증을 나타내는 용어는?

① murmur ② melanoma ③ jaundice
④ cyanosis ⑤ regurgitation

정답	6. ② 7. ③ 8. ① 9. ③ 10. ⑤ 11. ④

12. 심전도를 뜻하는 용어로 알맞은 것은?

① electromyogram ② electrocardiograph
③ electrocardiography ④ electrocardiogram
⑤ electromyography

13. 혈압을 측정하는 기구는?

① stethoscope ② electroscope
③ sphygmometer ④ spirometer
⑤ sphygmomanometer

14. 산소가 결핍된 혈액을 심장에서 폐로 운반하는 혈관은?

① aorta ② artery ③ vena cava
④ pulmonary artery ⑤ vein

15. 대동맥이 좁아진 상태인 대동맥협착증은?

① angina pectoris ② coarctation of the aorta
③ aortic regurgitation ④ aortic contraction
⑤ angiospasm

16. arrhythmias와 관련되어 나타나는 가슴에 불편한 감각으로 두근거림을 뜻하는 용어는?

① tarchycardia ② dispnea ③ palpitation
④ dizziness ⑤ asphyxia

17. 대동맥 내층에 지방과 콜레스테롤로 이루어진 죽종과 함께 섬유종이 동반되는 병적인 상태는?

① arteriosclerosis ② asphyxia
③ endocarditis ④ aortic stenosis
⑤ atherosclerosis

정답 12. ② 13. ⑤ 14. ④ 15. ② 16. ③ 17. ⑤

18. 심장 운동의 근원이 되며 전기적 흥분이 시작되는 부위는?

① interatrial septum ② interventricular septum
③ pacemaker ④ sinoatrial node
⑤ atrioventricular node

19. 매우 빠르고 불규칙적인 심장 수축을 의미하는 용어는?

① heart block ② flutter ③ fibrillation
④ bradycardia ⑤ tachycardia

20. 혈류로 운반된 이물질에 의하여 혈관이 폐쇄되는 경우를 뜻하는 용어는?

① embolism ② thrombosis ③ aneurysm
④ emphysema ⑤ ischemia

21. 심근 산소의 수요와 공급의 일시적 차이로 오는 가슴 통증을 뜻하는 용어는?

① palpitation ② cardiopathy
③ angina pectoris ④ cardialgia
⑤ angiopathy

22. 가늘고 유연한 도관을 혈관을 통하여 심장까지 삽입하는 처치는 ?

① cardiac catheterization ② cardioversion
③ cardiac MRI ④ PTCA
⑤ cardiocentesis

23. 심장동맥의 갑작스런 혈류 부족현상은?

① cardiomegaly ② dextrocardia
③ bacterial endocardium ④ ischemia
⑤ cyanosis

정답	18. ④ 19. ③ 20. ① 21. ③ 22. ① 23. ④

24. 다음 중 혈관 내막을 뜻하는 용어는?

① tunica propria ② tunica media ③ tunica intima
④ tunica mucosa ⑤ epicardium

25. 다음 중 심장의 수축을 뜻하는 용어로 올바른 것은?

① arrhythmia ② bradycardia ③ diastole
④ murmur ⑤ systole

26. 대동맥에서 심근으로 산소가 풍부한 혈액을 나르는 혈관은?

① vena cava ② pulmonary vein
③ thoracic artery ④ coronary artery
⑤ aorta

27. 좌심방과 좌심실 사이의 있는 판막은?

① septum ② pulmonary valve
③ tricuspid valve ④ aortic valve
⑤ mitral valve

28. 다음 중 심장의 초음파 기록 방법은?

① computed tomography ② EMG
③ EKG ④ ulthrasonography
⑤ cardioversion

29. 일반적으로 혈압을 측정하는 동맥은?

① radial artery ② ulnar artery
③ femoral artery ④ brachial artery
⑤ pulmonary artery

정답	24. ③ 25. ⑤ 26. ④ 27. ⑤ 28. ③ 29. ④

30. 부분적, 전체적으로 관상동맥이나 관상세동맥이 폐색되어지는 상태를 나타내는 용어로 올바른 것은?

① cardiodynia
② angina pectoris
③ thrombosis
④ dizziness
⑤ myocardial infarction

정답	30. ⑤

제 7 장

혈액·림프계

Blood and Lymphatic Systems

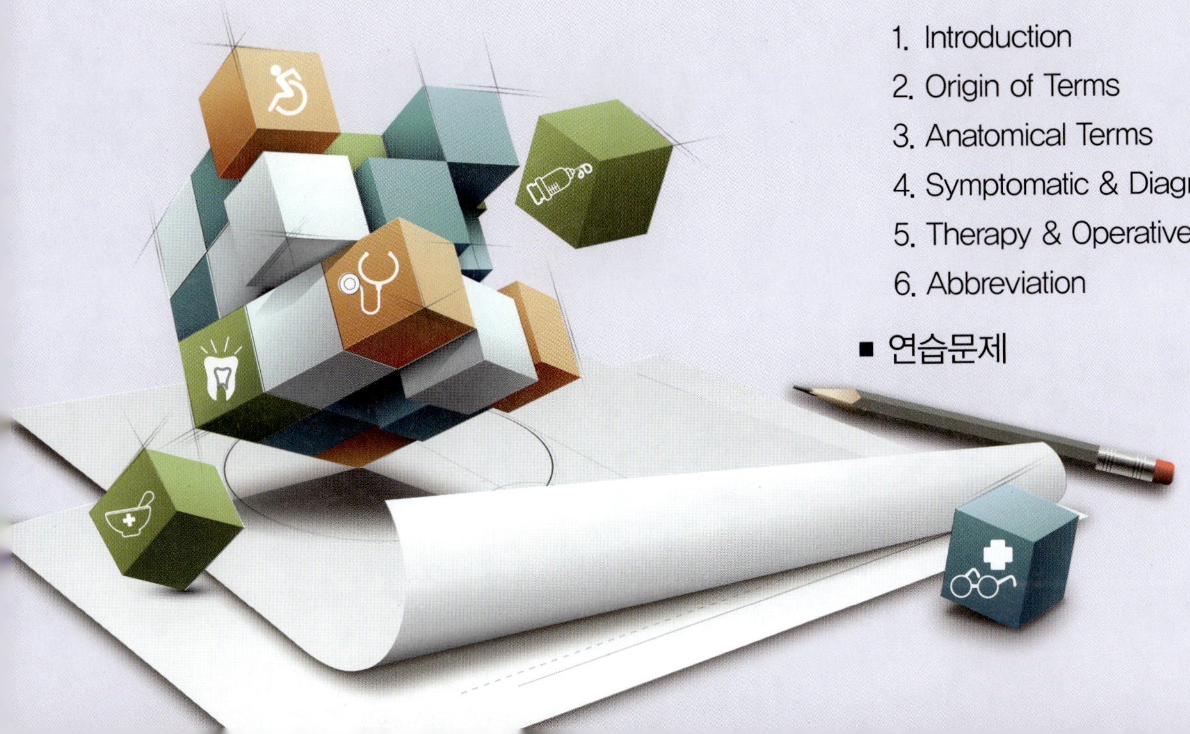

MEDICAL
TERMINOLOGY

I. Blood(혈액)

1 Introduction

혈액(blood)은 심장과 혈관 속에 존재하는 체액의 한 종류로 유동적 결합조직의 형태로 혈관을 통해 온몸을 돌면서 산소와 영양소, 호르몬 등을 세포에 공급해주고 대사의 노폐물을 운반하여 콩팥을 통해 배설될 수 있도록 한다. 그 외 내분비기관에서 분비되는 호르몬의 운반, 외부의 병원체에 대한 방어 및 체온 조절을 담당한다.

2 Origin of Terms

어근 및 접미사	의미	영어
hem/o, hemat/o	혈액	blood
erythr/o	적색	red
leuk/o	백색	white
cyt/o	세포	cell
myel/o	골수	bone marrow
reticul/o	그물망	network
blast/o	미세포	germ, immature cell
granul/o	과립의	granules
phag/o	식, 삼킴	swallow
thromb/o	응고	clot
-stasis	정지	control
agglution/o	응집	sticking together
-osis	증가, 상태	increase
-penia	감소, 부족, 결핍	decrease

3 Anatomical Terms

blood 혈액

산소, 영양분 및 호르몬을 조직세포에 공급하고 CO_2와 요소(urea)와 같은 폐기물(waste material)을 수송하는 기능을 한다.

blood cell 혈액세포, 혈구

전체 혈액의 45%이며 적혈구, 백혈구, 혈소판(platelet)으로 구성된다.

plasma 혈장

전체 혈액의 55%이고 혈액의 액체성분으로 수분(92%), 혈장단백질(7%), 용해된 유기분자 · 무기분자 · 이온(1%)으로 이루며 영양소, 노폐물, 전해질의 농도가 사이질과 비슷하다.

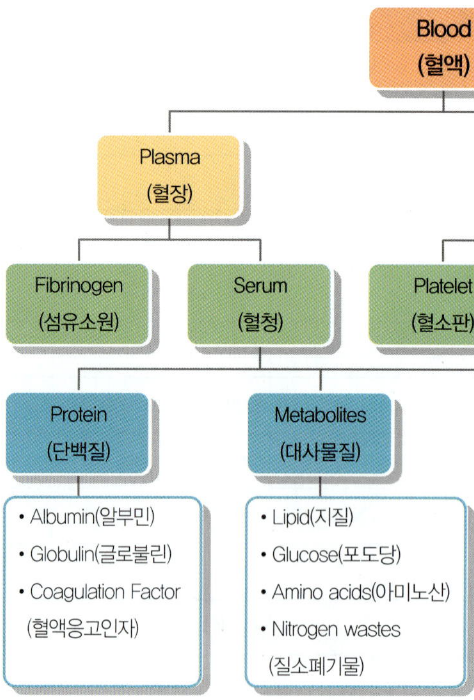

[그림 7-1] 혈액의 구성

hemocytoblast 혈구모세포

줄기세포에서 산소를 운반하는 역할을 하는 적혈구와 감염과 싸우는 백혈구가 형성하며 조혈과정을 통해서 혈액세포로 발전하며 이러한 각각의 분화된 과정을 적혈구 생성, 백혈구 생성, 혈소판 생성이라고 한다.

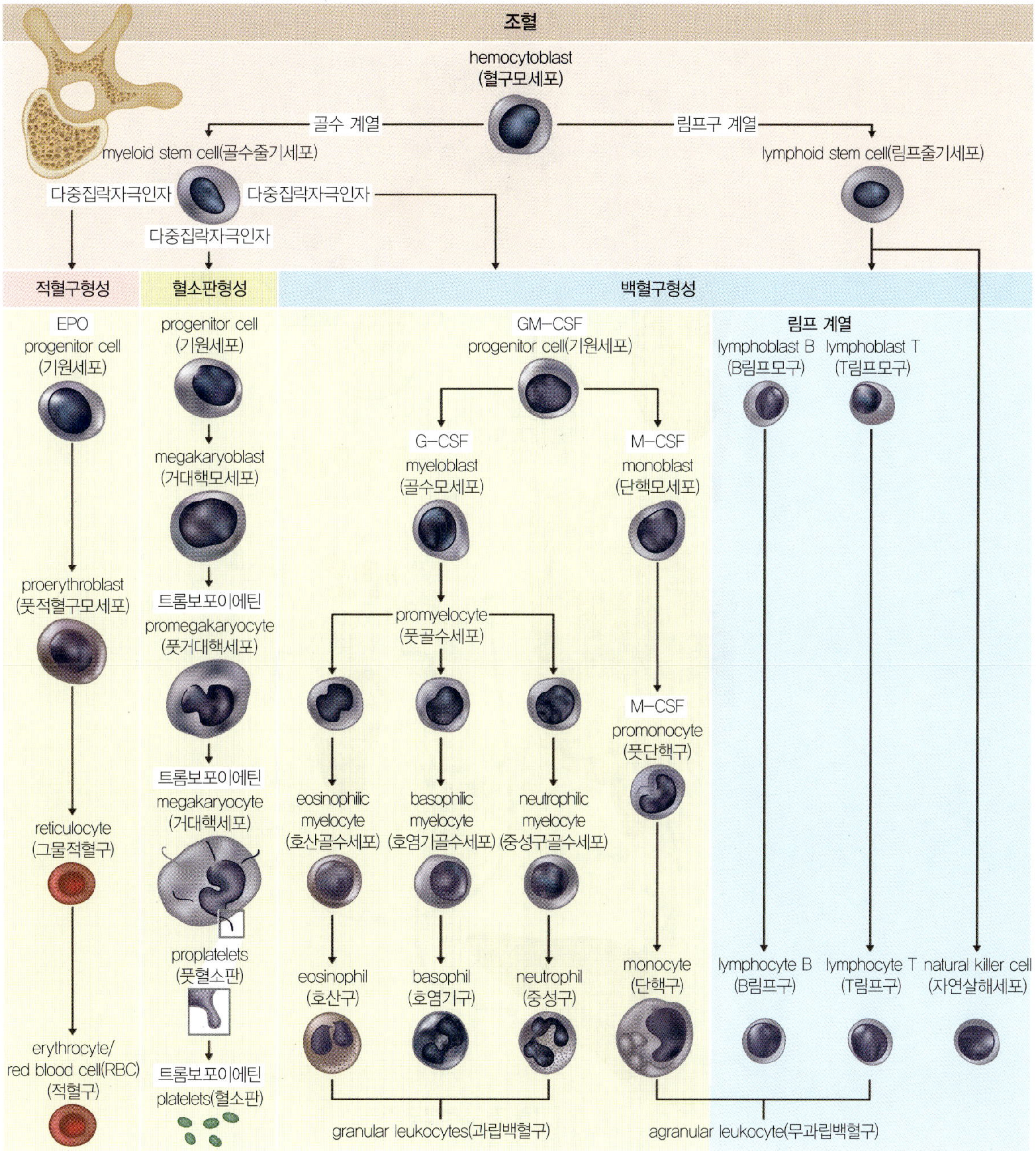

[그림 7-2] 혈구분화

erythrocyte 적혈구

대부분 골수에서 만들어지며 산소와 이산화탄소를 운반하는 독특한 단백질인 헤모글로빈(hemoglobin)을 포함하고 있으며 도넛모양의 핵이 없는 세포로 세포질은 헤모글로빈으로 가득차 있다.

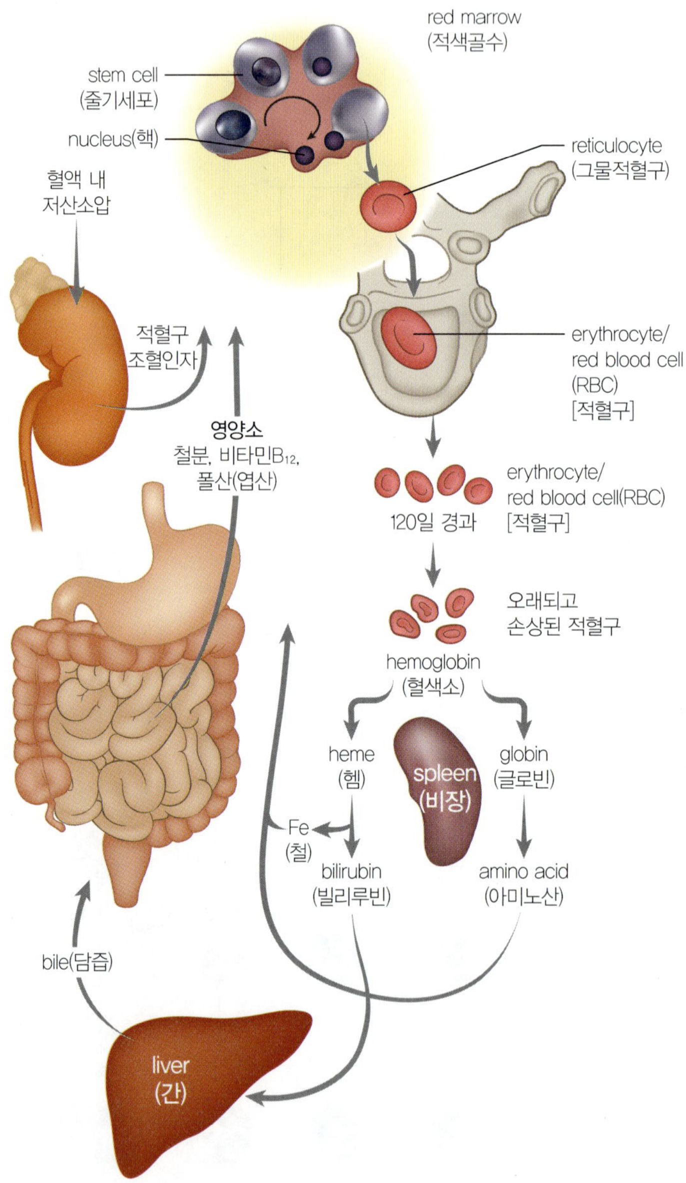

[그림 7-3] 적혈구 주기

leukocyte 백혈구

골수와 비장, 림프절(lymphatic node)에서 형성하며 적혈구보다 약간 크고 보통 체세포와 같이 핵이 있으며 백혈구(WBC 7,000 ~ 9,000/1mm^3)는 적혈구보다 수는 적고 성숙한 적혈구가 한 가지인 반면 성숙한 백혈구는 과립백혈구와 무과립백혈구로 나누어지며 식세포 작용, 면역작용, 항균작용 등의 기능을 한다.

granulocyte 과립백혈구, 과립구

골수의 골수아구(myeloblast)에서 분화하여 호염구(basophil), 호중구(neutrophil), 호신구(eosinophil)는 과립이 있어 과립백혈구라고 한다.

agranulocyte 무과립구, 무과립백혈구

림프조직(lymphatic tissue)에서 생산하며 림프구(lymphocyte), 단핵구(monocyte) 등이며 핵이 크고 모양이 울퉁불퉁하게 생겼으며 과립이 없기 때문에 무과립백혈구라 한다.

[표 7-1] 백혈구의 구분

구분		크기(㎛)	비율(%)	주요 기능	증가하는 경우
과립 백혈구	중성구(neutrophil)	10~12	55~65	강한 포식작용(급성염증)	세균감염, 백혈병 등
	호산구(eosinophil)	10~12	1~4	약한 포식작용	알레르기, 기생충 감염 등
	호염기구(basophil)	9~10	<1	헤파린, 히스타민 합성	백혈병 등
무과립 백혈구	림프구(lymphocyte)	7~8	20~30	항체생산, 면역작용	백혈병 등
	단핵구(monocyte)	14~17	1~8	강한 포식작용(만성염증)	결핵, 백혈병 등

antigen 항원

체내 항체 생산을 유도할 수 있는 물질이며 일반적으로 나타나는 항원은 출생시 개인에게 나타나는 혈액형 A형, B형 인자이다.

antibody 항체

항원과 특이적인 반응을 하는 물질이며 형질세포에서 생성되는 단백질로 항원을 파괴한다.

macrophages 큰포식세포(대식세포)

낡은 적혈구를 파괴하고 신체조직의 이물질을 삼켜 버리는 포식세포(phagocyte)이며 혈액을 떠나서 조직상(tissue space)으로 들어가는 단핵구(monocyte)이다.

platelet 혈소판

핵이 없는 불규칙한 모양으로 골수중기세포에서 거대핵세포(megakaryocytes)라는 특수한 세포가 형성되며 일부 파편이 떨어져 만들어지며 지혈 및 혈액의 응고(clotting)에 관여한다.

plasma 혈장

혈액이나 림프액의 액체 부분을 말하는데 주로 혈액에서 고형성분을 제외한 액체 부분을 의미한다. 여기에는 수분, 용해단백, 당, 노폐물, 염, 호르몬 및 혈액응고 성분 등이 포함된다.

serum 혈청

혈장(plasma)에서 섬유소원(fibrinogen)이 제거된 액체이며 혈청성분 중 면역과 관계가 있는 것은 감마글로블린이다.

hemoglobin 혈색소, 헤모글로빈

단백질(globin)과 색소(heme)가 결합된 것으로 혈액의 붉은색을 띠게 한다.

hematopoiesis, hemopoiesis 조혈, 혈액생성, 혈구형성

적혈구, 백혈구, 혈소판의 여러 세포의 형성과 발육하는 과정이다.

fibrin 섬유소, 피브린

피가 굳을 때 섬유소에 트롬빈이 작용하여 생기는 섬유 같은 단백질. 무색이나 엷은 황색을 띤 고체로 물에 잘 녹지 않으며 혈구와 엉키어 피를 굳게 하여 출혈을 그치게 한다.

fibrinogen 섬유소원, 피브리노겐

응고과정에서 fibrin으로 전환되는 혈장단백으로 혈액응고에 있어서 중요한 역할을 한다.

thrombin 트롬빈

프로트롬빈에서 유래되는 효소로서 응고시에 섬유소원(fibrinogen)이 섬유소(fibrin)로 전환되는 것을 돕는 효소(enzyme)이다.

prothrombin 프로트롬빈

간에서 생성된 혈장단백의 일종으로 응고과정에서 thrombin으로 전환된다.

thromboplastin 트롬보플라스틴

칼슘과 결합하여 섬유소 응괴(fibrin clot) 형성을 촉진하는 응고인자(clotting factor)이다.

> 혈액응고 과정
>
> * 혈소판의 응집 : 상처 발생 후 혈소판은 응집되어 손상혈관의 교원섬유에 부착, 혈소판은 혈관수축에 관여하는 serotonin과 혈소판이 많이 모여 혈소판마개(platelet plug)를 형성하도록 돕는 ADP를 혈액 속에 분비함
>
> $$\text{혈액인자 + 조직인자} \xrightarrow[Ca^{2+}]{\text{혈소판}} \text{트롬보플라스틴(thromboplastin)}$$
>
> * 세로토닌(serotonin)은 혈관수축작용을 하고 트롬보플라스틴(thromboplastin)은 칼슘철(calcium iron)과 결합하여 프로트롬빈(prothrombin)을 트롬빈(thrombin)으로 전환하게 함
>
> $$\text{프로트롬빈(prothrombin)} \xrightarrow[Ca^{2+}\text{, 비타민 K}]{\text{트롬보플라스틴(thromboplastin)}} \text{트롬빈(thrombin)}$$
>
> * 전환된 트롬빈(thrombin)은 섬유소원(fibrinogen)을 섬유소(fibrin)로 변환시켜 지혈작용을 함
>   – 헤파린(heaparin) : 항응고물질(anticoagulant substances)
>
> $$\text{섬유소원(fibrinogen)} \xrightarrow[Ca^{2+}]{\text{트롬빈(thrombin)}} \text{섬유소(fibrin) + 세포 또는 조직파편} \longrightarrow \text{혈괴형성}$$

agglutination 응집

항원항체반응의 일종으로 세균이나 혈구 등에 대한 항혈청이 항원의 부유액과 반응하여 덩어리 모양으로 응집하는 현상을 말하는 것으로 항원을 응집원이라 하고 항체를 응집소라고 한다.

agglutinin 응집소

혈청에 존재하는 α(anti–A)와 β(anti–B)의 항체를 말한다.

agglutinogen 응집원

적혈구막에 존재하는 A와 B의 항원을 말한다.

blood coagulation 혈액응고

혈액이 혈관 밖으로 나왔을 때 혈구가 응집하여 혈액이 굳어지는 현상을 말한다.

heparin 헤파린

혈액응고를 막는 성질이 강한 물질이다. 간이나 폐 등에 있다. 혈액의 응고를 방지하거나 혈전을 방지하는 데 사용된다.

[표 7-2] 혈액형에 따른 항원(Antigen)과 항체(Antibody)의 유형

A형	B형	AB형	O형
A항원 있음 Anti-B 항체 있음	B항원 있음 Anti-A 항체 있음	A와 B항원 있음 Anti-A와 Anti-B 항체 없음	A와 B항원 없음 Anti-A와 Anti-B 항체 있음

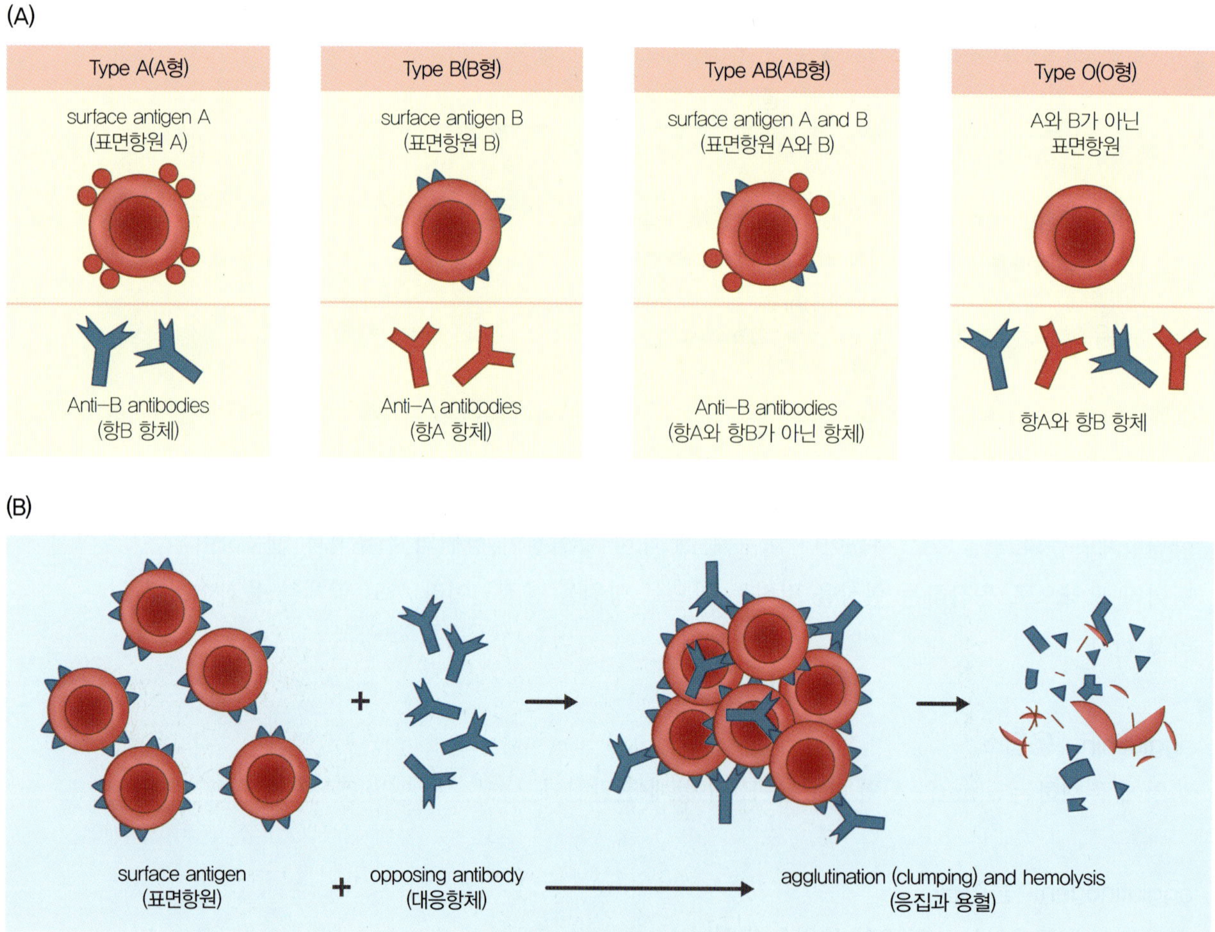

[그림 7-4] 혈액의 종류

수혈관계

* 응집원(항원)과 응집소(항체)가 반응하여 응집을 일으킴
* 모든 혈액에 제공 가능 : O형
* 모든 혈액형에서 제공 받음 : AB형

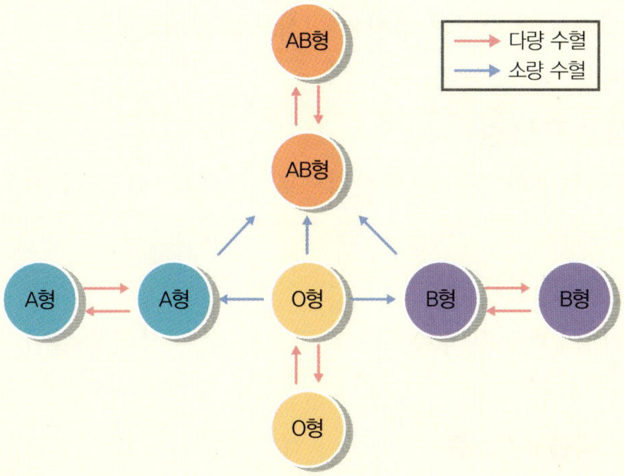

Rh+인 남성과 Rh−인 여성 사이의 태아는 모체와 혈액형이 달라 태아의 적혈구는 용혈되어 태아적혈모구증(erythroblastosis fetalis)을 초래하여 유산 또는 사산됨

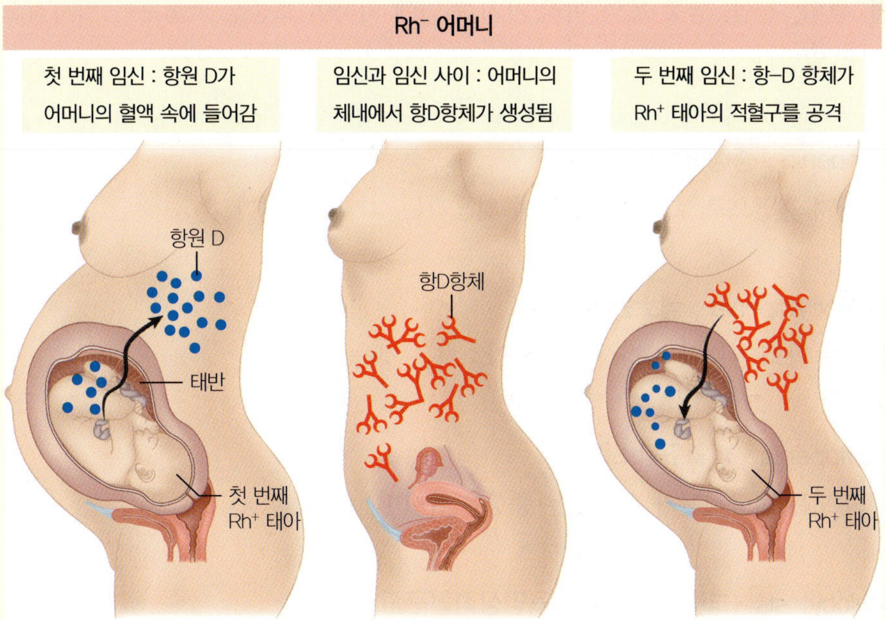

4 Symptomatic & Diagnostic Terms

erythrocytosis, polycythemia 적혈구증가증

산소와 결합하여 운반하는 기능을 하는 헤모글로빈의 농도나 전체 혈액에서 적혈구(red blood cell)가 차지하는 용적치가 정상치 이상으로 증가하는 상태를 총칭해서 말한다.

erythropenia 적혈구감소증

단위용적의 혈중 적혈구의 수가 비정상적으로 감소되는 것을 말한다.

leukocytosis 백혈구증가증

일시적으로 혈액 내의 백혈구의 수가 지속적으로 많은 상태를 말한다.

leukocytopenia 백혈구감소증

혈액내의 백혈구의 수가 정상보다 적어지는 증세를 말한다.

neutrophilia 중성구증가증

출혈, 발열, 감염, 염증 등의 여러 가지 원인에 의하여 호중성 백혈구가 일시적으로 증가된 것을 말한다.

neutropenia 중성구감소증

여러 가지 원인으로 호중구의 감소를 일으키는 상태를 말한다.

thrombocytopenia 혈소판감소증

순환하는 혈소판 수가 비정상적으로 감소하는 것을 말한다.

pancytopenia 범혈구감소증

혈액의 모든 혈구세포가 감소하는 증상을 말한다.

reticulocytosis 그물적혈구증가증(망상적혈구증가증)

말초혈액의 망상적혈구 수가 증가하는 것을 말한다.

hemochromatosis 혈색소증

여러 조직 및 장기에 다량의 철분(iron)대사 이상에 의하여 철이 조직(간장, 이자)에 침착하는 질환을 말한다.

hemolysis 용혈

혈액속의 헤모글로빈이 적혈구에서 유출되어 혈장 중에 나타나는 것을 말한다.

anemia 빈혈

혈액 중에서 적혈구(erythrocytes)의 수 또는 혈색소(hemoglobin)의 수가 정상인에 비해서 감소되는 것을 말한다.

pernicious anemia 악성빈혈

만성적인 중증 빈혈로 위산 속의 내인자 결핍으로 비타민 B_{12}의 혈중농도감소에 의해 정상적인 적혈구 발달과 성숙과정에 지장을 가져오게 되어 혈액내에 특징적인 거대적모구(megaloblast)의 형성이 나타나는 질병을 말한다.

megaloblastic anemia 거대적혈모구빈혈

핵분열에 필요한 B_{12}와 엽산(folic acid)의 결핍으로 인해 발생하는 빈혈로 골수검사에서 거대적모구(megaloblast)가 증가되어 나타나는 빈혈을 말한다.

hemolytic anemia 용혈빈혈

적혈구의 과잉 파괴로 일어나는 빈혈, 적혈구 생성과 파괴가 균형을 이루지 못하고 비정상적으로 파괴 속도가 너무 빨라 골수가 미쳐 적혈구를 생산해 내지 못할 때 나타나는 질병을 말한다.

folic acid deficiency anemia 엽산결핍성 빈혈

엽산의 결핍에 의한 거대적혈구성 빈혈을 말한다. 엽산을 경구로 투여하면 모든 증상이 빠르게 개선된다.

iron deficiency anemia 철결핍빈혈

장에서 철의 흡수량 부족 · 수요증대 · 과잉소실에 의해 일어나며 헤모글로빈 생성에 필요한 철분결핍이 원인이며 남성에 비해 여성에게 많이 나타난다. 치료는 철분제 투여와 수혈(transfusion)을 해준다.

aplastic anemia　재생불량빈혈

골수 이상으로 생기는 빈혈로 여러 가지 원인에 의해서 혈구를 생성하는 세포들과 미성숙 혈구가 파괴되어 재생되기 어려운 빈혈이다. 방사선 조사(irradiation)로 인해 골수내 적혈구 생성의 감소와 범혈구감소증(pancytopenia)으로 적혈구, 백혈구, 혈소판이 감소가 나타나는 경우 등이다.

hemophilia　혈우병

혈액을 응고해주는 인자인 8번째 응고인자(clotting factor Ⅷ)의 유전적 결핍으로 인해 혈액이 응고되지 않는 질환이다. 피부에 쉽게 멍이 들고 혈종(hematoma), 혈뇨(hematuria), 혈관절증(hemarthrosis) 등이 잘 발생하며 치료는 아스피린(aspirin) 투여를 금하고 결핍된 응고인자를 투여한다.

purpura　자색반, 자색반병

피부 내의 출혈로 인해 자홍색 또는 적갈색 반점이 나타나는 것이 특징이다. 주로 혈소판 감소로 발생하며 약물이나 백혈병, 감염, 알레르기(allergy) 및 외상 등이 원인이다.

Idiopathic thrombocytopenic purpura　특발성 혈소판 감소성 자반병

환자 자신의 혈소판을 파괴하는 항체를 만드는 상태로 원인불명으로 자반은 백혈병과 약물작용 등의 혈소판 수가 낮아지는 상태에서도 볼 수 있다.

leukemia　백혈병

비정상 백혈구(white blood cell)의 과잉생산에 의해 일어나는 병적인 상태를 이야기하며 적혈구(red blood cell), 혈소판(platelets) 감소가 나타나 빈혈(anemia), 호흡곤란(dyspnea), 감염(infection), 출혈(hemorrrhage) 등의 증상이 생겨 정상적인 세포에 의해 이루어는 여러 가지 기능의 감소가 나타난다.

acute leukemia　급성 백혈병

어린이와 청소년층에 발생률이 높으며 진행 속도가 매우 신속해서 방치하면 며칠 혹은 몇 달 내로 사망할 정도로 급격히 증가하는 미성숙 백혈구로 인해 조혈기관 내 축적, 조혈기간 기능을 잃게 한다.

chronic leukemia　만성 백혈병

25~60세 성인 발생률이 높으며 점진적이고 천천히 진행되어 5년 이상 생존하기도 하

며 백혈구는 더 성숙되어 세균침범 방어 임무를 수행한다.

acute myelocytic leukemia 급성골수세포백혈병

정상적인 백혈구의 생산을 방해하는 비정상적인 세포가 적색골수에서 생성, 축적되는 혈액암이며 각 조직이 침범되고 정상적인 골수기능의 마비로 심각한 면역기능 저하 및 출혈경향이 나타나며 치료받지 않는 경우 수개월 이내에 사망하는 급성 질환이다. 주로 성인에게 발병하며 나이가 많을수록 발병률이 증가한다.

chronic myelocytic leukemia 만성골수세포백혈병

필라델피아 염색체(Philadelphia chromosome)를 지닌 줄기세포(stem cell)의 클론이 비정상적으로 확장되면서 골수 내에 비정상적인 세포가 과도하게 증식하여 생기는 질환이다. 혈액 생성 조직의 악성 종양, 과립성 백혈구 및 일부 거핵구의 증식이 특징이며 성인에게서 주로 나타나며 잠행적으로 시작한다. 권태감, 피로, 잇몸출혈, 자색반, 피부 병변, 체중감소, 복부 불편감, 비장비대가 나타난다.

acute lymphocytic leukemia 급성림프구백혈병

혈액 및 골수 내 림프구 계통 세포에서 발생하는 악성질병이며 일반적으로 정상 혈액세포 수가 감소한다. 다운증후군 환자와 백혈병 환자의 형제자매들의 경우 위험성이 더 높게 나타나며 급성 발병과 발열, 창백, 식욕부진, 피로, 빈혈, 출혈, 뼈 통증, 비장비대, 재발성 감염이 특징이며 진행이 빠르게 나타난다.

chronic lymphocytic leukemia 만성림프구백혈병

백혈구의 일종인 림프구가 성장하면서 종양으로 변하고 그에 따라 골수 내에 과도하게 증식되어 정상적인 혈액세포의 생산을 방해하는 질환이다. 만성림프구백혈병은 35세 이하의 사람에게는 드물게 나타나며 나이를 먹음에 따라 증가하는데 여자보다 남자에게 더 흔하며 우리나라에서는 매우 드물지만 미국에서 가장 흔하게 발생하는 혈액의 종양이다.

granulocytosis 과립백혈구증가증, 과립구증가증

혈액 내에 과립구계(glanulocytes) 백혈구의 수가 비정상적으로 증가하는 것을 말하며 증가하는 과립구의 종류에 따라서 호중구증가증, 호산구증가증, 호염기구증가증이 있다. 호중구증가증이 많고 세균감염, 백혈병 등으로 생긴다.

infectious mononucleosis　감염단핵구증

엡스타인-바 바이러스(Epstein-Barr virus, EBV)에 의해서 일어나는 급성 감염성 질환으로 발열, 목통증, 간기능장애, 림프절증, 간비장(지라)종대, 비정형림프구 등이 특징이다.

multiple myeloma　다발골수종

형질세포(plasma cell)라고 부르는 항체생성세포의 비정상적으로 분화 및 증식되어 나타나는 진행성 종양으로 비정상 혈장세포가 골수(bone marrow) 내에 생성되어 전신적인 뼈 조직을 녹여 통증을 유발하고 골수를 침범하여 백혈구, 적혈구, 혈소판 수치를 감소시켜 빈혈, 감염 및 출혈의 위험도가 증가하게 된다. 골수종세포는 또한 비정상 면역단백인 M단백(M protein)을 만들어 내는데 이로 인해 혈액의 농도가 진해져서 혈액과점도증후군을 초래하거나 신장에 손상을 주기도 한다.

septicemia　패혈증

혈액중에 병원성 미생물 또는 그 독소가 존재하며 지속되는 전신성 질환을 말한다.

hematoma　혈종

기관, 공간 혹은 조직에서 보통 혈병으로 된 혈액이 국소적으로 집합된 것을 말하고 혈관벽의 파손이 원인이다.

5　Therapy & Operative Terms

transfusion　수혈

환자에게 부족한 혈액의 혈구성분과 혈장성분을 타인으로부터 공급받아 보충해 주는 과정을 말한다. 특히 환자에게 혈구성분을 수혈할 경우에는 수혈을 일종의 장기이식으로도 생각할 수 있다.

bone marrow biopsy　골수생검

골수에 생검침을 천자하고 골수 조직편을 채취해 병리조직학적으로 골수의 상태를 검사하는 방법을 말한다.

bone marrow transplantation 뼈속질이식(술)(골수이식)

환자의 병든 골수를 대신하여 건강한 골수세포를 인위적으로 이식하는 방법을 말하며 골수의 조혈줄기세포에서 혈구발생 장애에 의해 나타나는 재생불량성 빈혈이나 중증복합성 면역부전증(SCID) 등의 치료법으로 또한 백혈병환자에서 항암제와 방사선으로 백혈병세포를 제거한 후에 이러한 골수이식을 시행한다.

6 Abbreviation

ALL	acute lymphocytic leukemia	급성림프구백혈병
CLL	chronic lymphocytic leukemia	만성림프구백혈병
AML	acute myelocytic leukemia	급성골수세포백혈병
CML	chronic myelocytic leukemia	만성골수세포백혈병
Hb/Hgb	hemoglobin	헤모글로빈, 혈색소
Hct	hematocrit	적혈구용적률
RBC	red blood cell, erythrocyte	적혈구세포
WBC	white blood cell	백혈구세포

II. Lymphatic System(림프계)

1 Introduction

림프(lymph)는 연결된 림프기관으로 이루어져 있으며 주로 림프조직으로 구성되어 있는 장기와 다른 장기 또는 다른 조직에 산재되어 있는 림프조직을 포괄적인 명칭으로 불리며 감염으로부터 우리 몸을 보호, 방어하는 기능을 맡는 면역체계(면역계통)의 중추적인 역할을 담당하고 있다. 일반적으로 림프절, 가슴샘, 지라, 편도와 같은 기관을 림프기관(lymphatic organ)이라고 한다.

2 Origin of Terms

결합형 용어	뜻을 나타내는 용어	우리말 용어
immun/o	immunity, safe	면역, 안전한
lymphaden/o	lymph node	림프절
lymphangi/o	lymph vessels	림프혈관
lymph/o	lymph	림프
splen/o	spleen	지라
thym/o	thymus gland	가슴샘

3 Anatomical Terms

lymph 림프(액)

림프관에 존재하는 액체로 조직의 액체성분을 정맥계를 통해 심장으로 돌려보내는 역할을 한다.

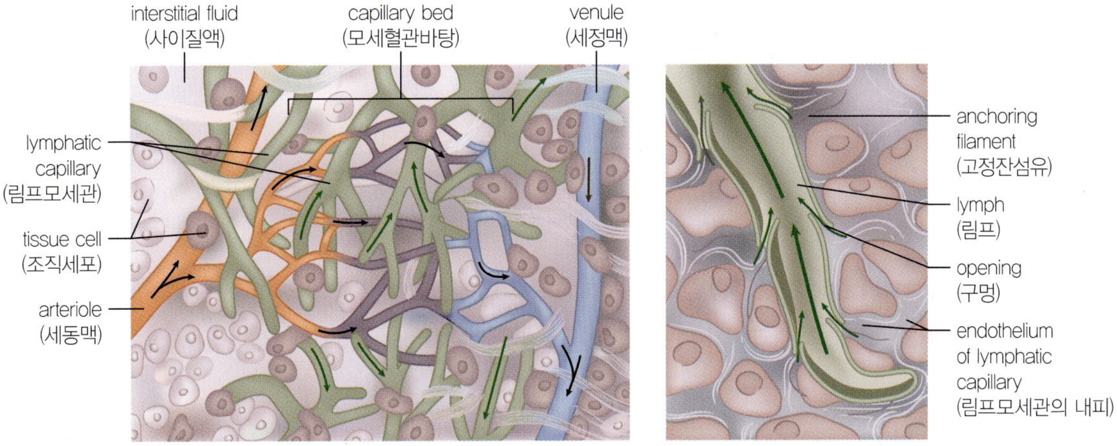

(A) 모세혈관바탕과 림프모세관 (B) 림프모세관

[그림 7-5] 림프모세관

lymphatic vessel 림프관

림프모세관이 합쳐져서 더 큰 관으로 굵어지며 림프모세관으로부터 림프를 받아들여 림프절로 순환시키는 관이다. 림프관은 림프를 가슴 윗부분에 있는 정맥으로 보내며 가슴막강으로 향하고 가슴 윗부분에 2개의 큰 관으로 진입한다.

right lymphatic duct 오른림프관

큰 정맥(large vein)으로 림프를 운반하며 오른쪽 신체 상부로부터 림프를 받는 가슴의 큰 림프관이다.

thoracic duct 가슴림프관(흉관)

림프를 큰 정맥(large vein)(가슴 윗부분)으로 가게 하며 가로막 아래와 가로막 위, 신체 위쪽 부위로부터 림프를 받는 가슴의 큰 림프관이다.

lymph node 림프절

림프관의 여러 곳에 분포하는 결절상의 림프조직이며 지름 1-2mm 크기의 콩팥 형태로 되어 있으며 속질과 겉질로 구성되고 세망내피세포가 발달되어 있다. 림프구 생산, 림프 여과, 식작용 기능을 한다.

cervical lymphnode 목림프절(경부림프절)

목부분에 있는 림프절을 말한다.

axillary lymph nodes 겨드랑림프절(액와림프절)
팔밑 겨드랑이(armpit)에 있는 림프절을 말한다.

mediastinal lymph node 세로칸림프절(종격림프절)
가슴막강의 폐 사이에 있는 림프절을 말한다.

inguinal node 샅고랑림프절(서혜림프절)
다리가 신체 몸통과 만나는 지점인 서혜부(inguinal area)에 있는 림프절을 말한다.

tonsil 편도
인두(pharynx) 뒤에 있는 림프조직의 덩어리를 말한다.

adenoids 아데노이드(인두편도, pharyngeal tonsil)
목의 비인두(nasopharynx)에 있는 림프조직의 덩어리를 말한다.

lymphatic capillary 림프모세관
세포 주위의 공간에서 시작되며 모세관과 같이 얇은 벽으로 되어 있다.

interstitial fluid 사이질액(간질액)
조직이나 세포간격을 채우고 있는 액, 즉 체세포를 둘러 싸고 있는 액이다. 이런 액이 림프모세관으로 들어가서 림프가 된다.

histiocyte 조직구
결합조직에 존재하는 큰포식세포(macrophage)를 말한다.

reticuloendothelial system 그물내피계통(망상내피계)
큰포식세포(macrophages) 또는 조직구(histiocytes) 같은 식세포(phagocytic cells)를 포함하는 체계이며 순환에서 파괴된 세포와 세균, 죽은 조직과 이물질(foreign body)의 제거 역할을 한다.

spleen 지라(비장)
혈액세포를 생성, 저장 및 제거시키는 위 가까이에 있는 장기를 말한다. 지라는 조혈작용 및 적혈구 파괴, 혈액여과, 면역기능, 혈소판 저장 등의 기능이 있다.

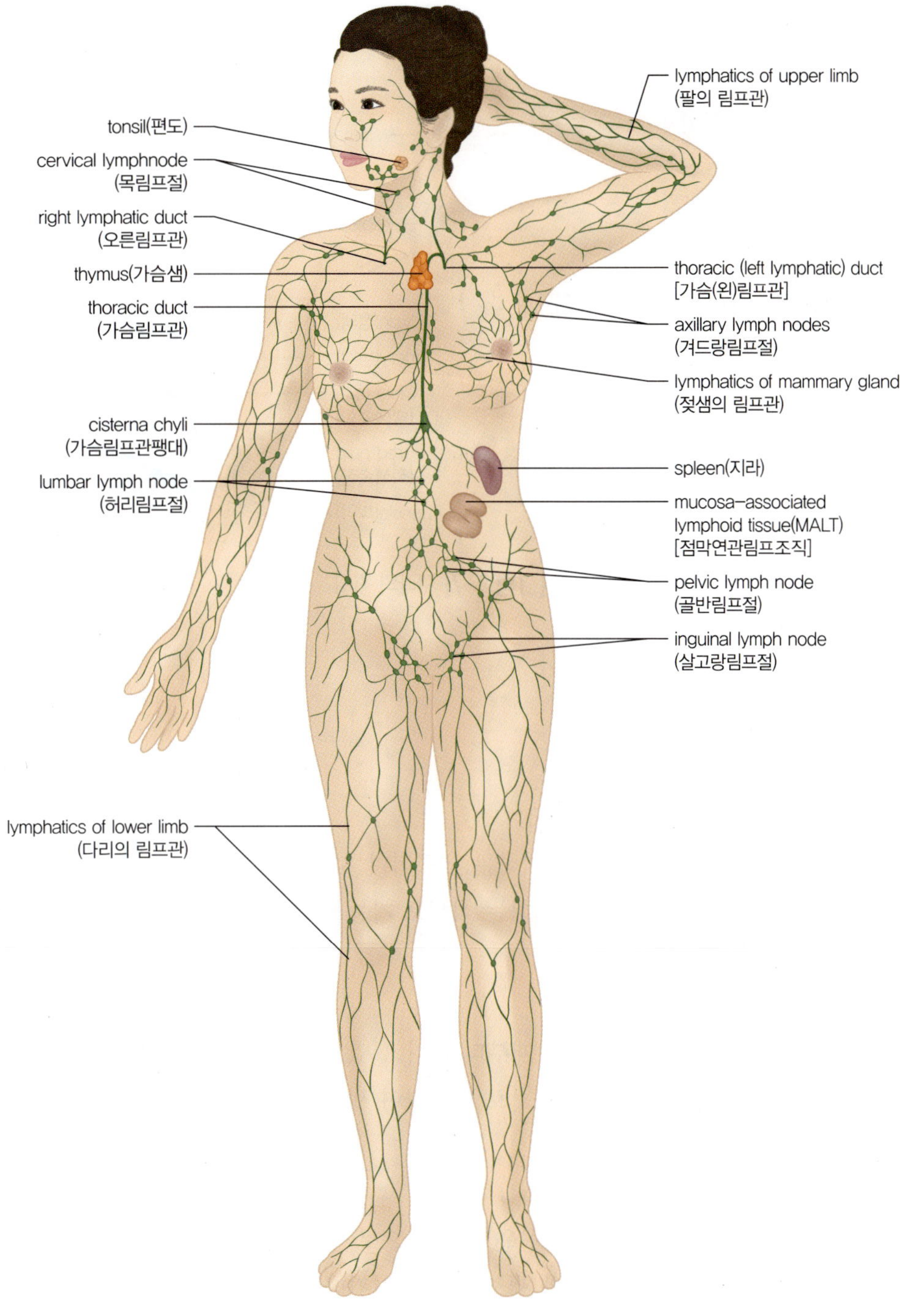

[그림 7-6] 림프계통

thymus 가슴샘(흉선)

가슴부위의 가슴세로칸(mediastinum) 앞쪽에 위치하는 면역기관으로 T림프구를 생성하는 가슴샘은 사춘기에 가장 커졌다가 성인이 되면서부터 점차 퇴화하며 대식세포, 형질세

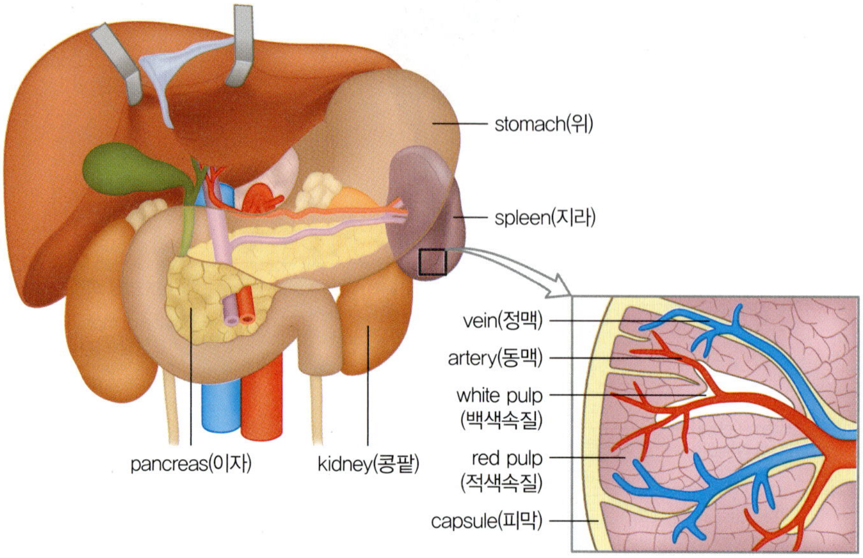

[그림 7-7] 지라의 위치

포, 림프구 생산 등의 기능이 있다.

macrophage　큰포식세포(대식세포)

체내 방어메카니즘에 관계하여 탐식하는 세포이며 지라, 간, 폐, 뇌 및 척수 같은 림프절에 있어 탐식한 이물질을 삼켜 파괴하는 식세포 기능을 할 수 있다.

natural immunity　자연면역

모체로부터 선천적으로 생체에 날 때부터 지니고 있는 방어능력을 말하며 세균이 신체에 침입시 식세포(중성구)가 감염된 곳으로 이동하여 세균을 소화함으로써 신체를 보호한다.

acquired immunity　후천면역

출생 후 인체 외부에서 온 이물질(항원)의 자극으로 신체가 후천적으로 침입 물질에 대항하여 강력하고 특수한 면역(항체와 세포)을 발달시킨다.

active immunity　능동면역

후천면역의 하나로 항원의 자극에 의해 생성된 항체에 의해서 신체를 보호하기 위해 후천적으로 이루어지는 면역이다.

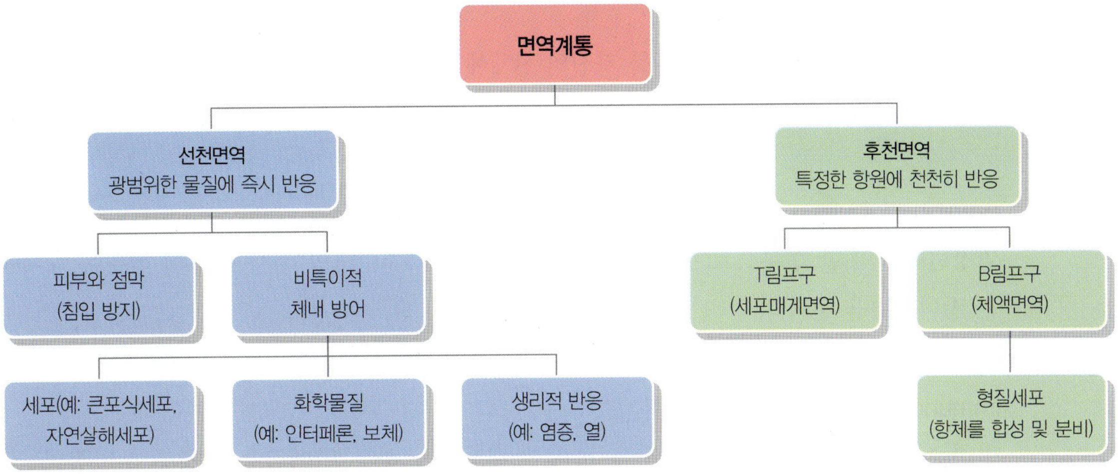

[그림 7-8] 면역(immunity)의 유형

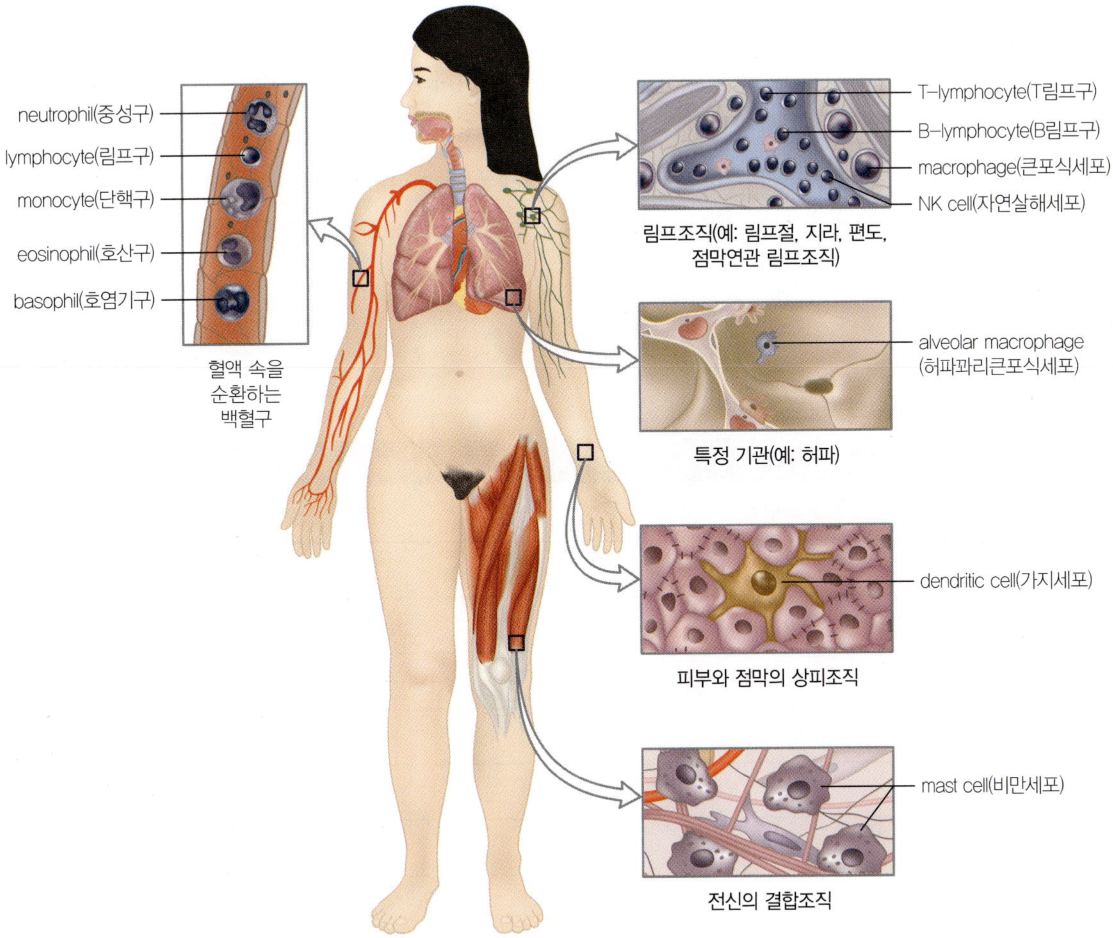

[그림 7-9] 면역세포의 주된 위치

passive immunity 수동면역

다른 생체 안에서 생성된 면역체를 자신의 신체에 받아들임으로 얻어지는 면역상태를 말하며 기성 면역체의 마련이나 즉각적인 보호가 필요할 때 후천성 수동면역 투여로 이루게 된다.

gamma globulin 감마글로불린

혈장단백질의 한 성분으로 항체를 포함한 gamma globulin의 주사를 통해 항원에 대항하는 방어능력을 준다.

immunoglobulin 면역글로불린

혈청성분 중 면역에 중요한 역할을 하며 항체작용을 하는 단백질을 총칭해서 말한다. 형질세포(plasma cell)에서 생산된 항체는 IgM, IgG, IgE, IgA이며 혈액에서 감염장소로 이동하여 항원과 반응하여 중성화시킨다.

B-cells lymphocytes, humoral immunity 체액성 면역

면역기능을 담당하는 세포로서 체액면역에 관여하여 항원 항체반응을 일으키는 항체를 생산하고 주로 세균성 질환에 대한 면역기능을 담당하며 항원에 대한 항체를 생산하여 항원을 비활성화시키는 반응을 하며 골수줄기세포(bone marrow stem cells)에서 기원하며 B세포가 특수한 유형의 항원과 대했을 때에 plasma cell(형질세포)이라고 부르는 항체를 생성하는 세포로 변형된다.

[표 7-3] B림프구와 T림프구 비교

특징	B림프구	T림프구
성숙장소	골수	가슴샘
항원수용체	항체는 표면수용체로 작용	면역글로불린과 관련
항원에 의한 변형	형질세포	활성화된 림프구
활성세포 종류	플라즈마 세포	세포독성 T세포, 헬퍼 T세포
분비생성물	항체	사이토카인
면역종류	체액성 면역(항체 매개성 면역)	세포매개 면역
생명	짧다	길다
기능	대부분의 박테리아와 일부 바이러스에 대한 면역반응을 제공	대부분의 바이러스와 진균, 일부 박테리아에 대한 면역반응을 제공

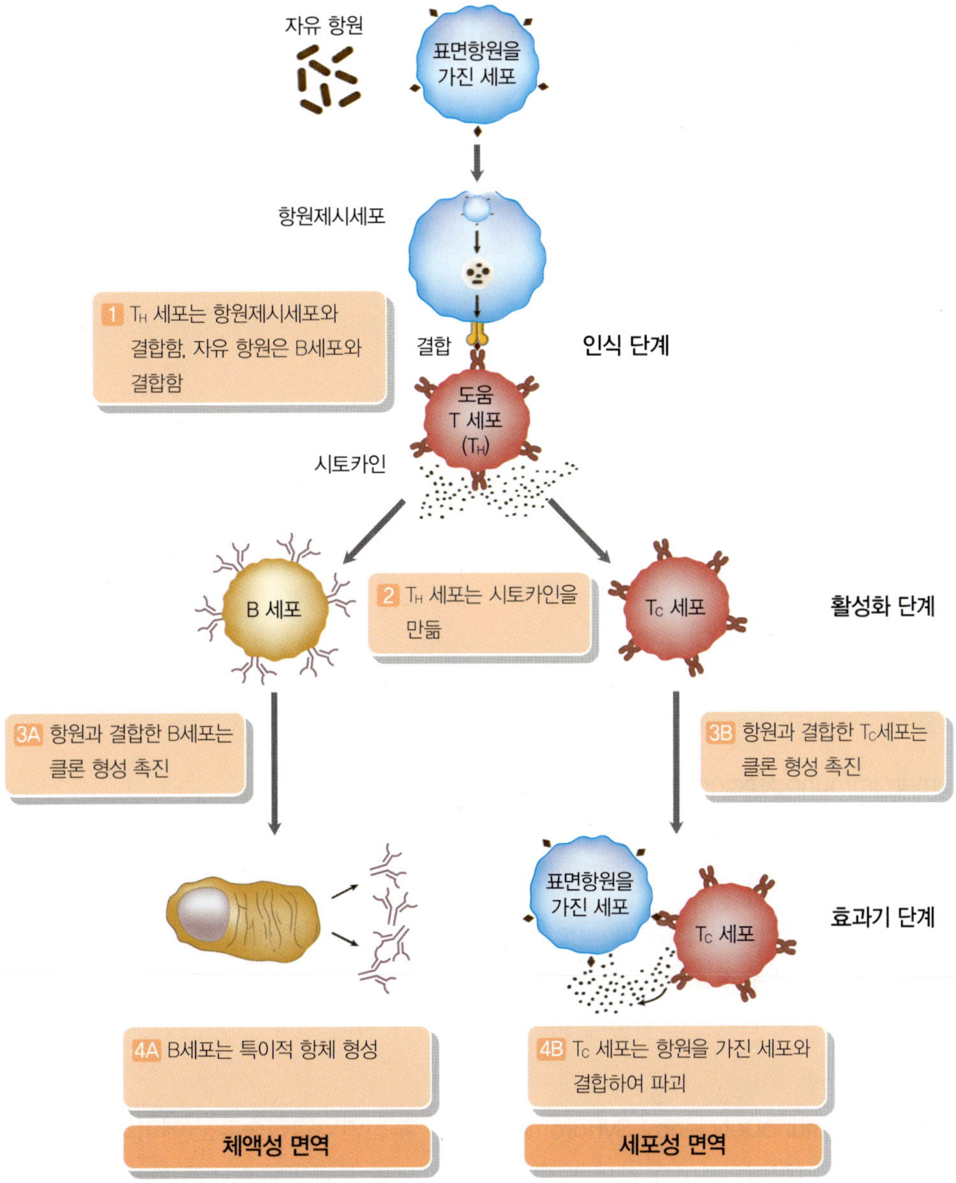

[그림 7-10] 체액성 면역과 세포성 면역

cell-mediated immunity　세포매개면역

면역기능을 담당하는 세포로서 세포매개면역에 관여하는데 주로 바이러스병에 대한 면역기능이나 알레르기증에 관여한다.

4 Symptomatic & Diagnostic Terms

lymphadenitis 림프염

림프선(lymph gland)의 염증을 말하며 임상적으로 비화농성, 화농성, 화농성 벌집염성 등으로 구별된다. 원인균은 보통 포도구균, 연쇄구균이며 서혜림프절은 외음부의 무른궤양, 임질 등인 경우에도 현저하게 종창하고 통증이 있다.

lymphangitis 림프관염

림프관(lymphatic vessels)의 염증을 말하며 연쇄구균, 포도구균 따위의 화농균이 원인이다. 가려움, 긴장, 열감 따위의 증상을 드러내는 표재성과 별다른 증상 없이 림프관 부근에 압통을 느끼는 심재성이 있다.

splenitis 지라염(비장염)

지라의 통증성 염증상태를 말한다.

human immunodeficiency virus 사람면역결핍바이러스

HIV는 T세포 보조림프구(T-cell helper lymphocyte, CD4+ T cells)를 파괴하여 인체세포매개면역반응(cell-mediated immune response)에 영향을 준다. 환자는 생명을 위협하는 감염(infection)이나 암(malignancy) 소인을 갖게 되며 HIV는 혈액, 정액, 자궁경부(목) 분비물, 침에서 소량 및 다른 신체액(젖, 소변, 뇌척수액)에서 발견되고 이것은 감염된 사람의 혈액과 성적 분비물에 의해 감염되지만 침에 의한 감염 증거는 없다.

Acquired ImmunoDeficiency Syndrome(AIDS) 후천면역결핍증후군(에이즈)

사람면역결핍바이러스(HIV) 감염에 의하여 면역세포가 파괴됨으로써 인체의 면역능력이 극도로 저하되어 병원체에 대하여 무방비 상태에 이르는 병을 말하며 CD4+T cell이 200개 이하로 나타나는 HIV에 감염된 모든 사람을 포함한다.

malignant lymphoma 악성림프종

림프조직에서 일어나는 악성종양을 말한다.

Hodgkin's disease 호지킨병

림프절(lymph nodes), 지라(spleen) 같은 림프조직(lymphatic tissue)에서 발생하는 악

성종양을 말하며 원인은 알 수 없으며 증상은 림프절이 커지고 열, 체중감소 등이 나타나며 림프절에서 악성세포인 Reed–sternberg cell이 발견된다.

non–Hodgkin's lymphoma 비호지킨림프종

호지킨스병(Hodgkin's disease)과 거의 유사한 림프절(lymph node)의 악성종양을 말하며 질병의 초기부터 사방에 침범하고 침윤된 림프절은 커지고 조직이 파괴된다. 급속히 진행하는 성질이 있어 과정이 어느 정도 느린 호지킨스병(Hodgkin's disease)과 그 생존기간이 아주 다르게 나타난다.

lymphangioma 림프관종

림프관(lymphatic vessel)의 종양을 말한다.

Kaposi's sarcoma 카포시육종

모세혈관의 내면에서 기원하여 보통 처음에 발과 다리에 푸른 붉은 빛의 피부 소결절(nodule)이 나타난다.

lymphedema 림프부종

세포 사이에 모인 세포간질액이 림프관과 림프절 폐쇄를 일으킨다.

lymphocytosis 림프구증가증

혈중 또는 삼출액 중의 정상 림프구가 증가하는 증상을 나타낸다.

splenomegaly 지라비대(비장비대)

지라가 확대(enlargement)되며 빈번한 빈혈, 백혈구결핍증 및 혈소판결핍증을 초래하는 혈액세포의 파괴와 관련이 있다.

5 Therapy & Operative Terms

lymphadenectomy 림프절절제술

수술적으로 림프절(lymph nodes)을 절제하는 것을 말한다. 국소 림프절절제술에서는 종양 제거와 함께 종양이 있는 부위의 몇 개 림프절을 제거하고 근치적 림프절절제술에서는 종양이 있는 부위의 림프절을 대부분 제거한다.

lymph node biopsy 림프절 생검
전이가 의심되는 림프절을 발견한 경우 조직의 일부분을 떼어내어 현미경으로 검사하는 방법을 말한다.

splenectomy 지라절제술(비장절제술)
지라(spleen)의 일부분 또는 전체를 제거하는 수술을 말한다.

splenorrhaphy 지라꿰맴술(비장봉합술)
지라(spleen)에 생긴 상처를 꿰매(suture)는 수술을 말한다.

lymphangiography 림프관조영술
림프관(lymph vessels)에 조영제(dye)를 넣어 림프의 흐름과 림프절의 양상을 검사하는 X선 촬영술을 말한다.

6 Abbreviation

AIDS	acquired immunodeficiency syndrome	후천면역결핍증후군
HIV	human immunodeficiency virus	사람면역결핍바이러스
Ig	immunoglobulin	면역글로불린
NHL	non-Hodgkin's lymphoma	비호지킨림프종
Ab	antibody	항체
Ag	antigen	항원

연습문제

1. 다음 중 혈장을 뜻하는 용어는?

① Erythrocyte ② Hemocytoblast ③ Plasma
④ Leukocyte ⑤ Platelet

2. 다음 중 일시적으로 혈액 내의 백혈구 수가 지속적으로 많은 '백혈구증가증'을 나타내는 용어로 옳은 것은?

① Erythrocytosis ② Erythropenia ③ Leukocytopenia
④ Leukocytosis ⑤ Neutrophilia

3. 다음 중 빈혈을 뜻하는 용어로 알맞은 것은?

① Hemolysis ② Anemia ③ Hemophilia
④ Leukemia ⑤ Granulocytosis

4. 다음 중 백혈구를 뜻하는 용어로 옳은 것은?

① Erythrocyte ② Antigen ③ Macrophages
④ Leukocyte ⑤ Platelet

5. 헤파린(heparin)과 히스타민(histamine)을 함유하여 혈액응고방지에 관여하는 것은?

① neutrophil ② lymphocyte ③ eosinophil
④ basophil ⑤ monocyte

정답 1. ③ 2. ④ 3. ② 4. ④ 5. ④

6. 다음 중 혈청을 뜻하는 용어는?

① Plasma ② Serum ③ Hemoglobin
④ Fibrin ⑤ Hemopoiesis

7. 다음 중 혈소판감소증을 나타내는 용어는?

① Thrombocytopenia ② Pancytopenia
③ Neutrophilia ④ Leukocytopenia
⑤ Reticulocytosis

8. 혈중 포도당의 농도를 감소시키며 단백질 합성을 증가시키고 지방산 합성과 지방 저장을 촉진시키는 호르몬으로 옳은 것은?

① insulin ② glucagon ③ somatostatin
④ melatonin ⑤ histamine

9. 적혈구(erythrocyte) 속에 들어있는 혈색소(hemoglobin)가 적혈구 밖으로 빠져 나오는 현상을 무엇이라 하는가?

① janundice ② anemia ③ O_2
④ hemolysis ⑤ hemophilia

10. 다음 중 용혈을 뜻하는 용어로 옳은 것은?

① Anemia ② Hemophilia ③ Purpura
④ Leukemia ⑤ Hemolysis

11. 다음 중 림프관을 나타내는 용어는?

① Lymphatic vessel ② Lymph node
③ Thymus ④ Lymphatic capillary
⑤ Histiocyte

정답	6. ② 7. ① 8. ① 9. ④ 10. ⑤ 11. ①

12. 다음 중 인두 뒤에 있는 림프조직의 덩어리인 '편도'를 나타내는 용어는?

① Histiocyte ② Spleen ③ Thymus
④ Tonsil ⑤ Lymph node

13. 급성염증 시에 급격하게 증가하여 작용하는 백혈구는?

① lymphocyte ② monocyte ③ basophil
④ neutrophil ⑤ eosinophil

14. 다음 중 림프염을 나타내는 용어로 옳은 것은?

① Lymphangitis ② Lymphadenitis
③ Splenitis ④ Neutrophils
⑤ Hodgkin's disease

15. 다음 중 림프부종을 뜻하는 용어는?

① Lymphocytosis ② Splenomegaly ③ Lymphangioma
④ Lymphadenitis ⑤ Lymphedema

16. 다음 중 백혈구에 속하지 않는 것은?

① eosinophil ② basophil ③ reticulocyte
④ neutrophil ⑤ monocyte

17. 혈장에서 섬유소원이 제거된 액체는?

① serum ② fiblin ③ thrombin
④ agglutin ⑤ heparin

18. 백혈구 중 무과립구에 속하는 것은?

① lymphocyte ② neutrophils ③ eosinophils
④ basophils ⑤ erythrocyte

정답	12. ④ 13. ④ 14. ② 15. ⑤ 16. ③ 17. ① 18. ①

19. 적혈구의 과도한 파괴에 의해 발생되는 빈혈은?

① aplastic anemia ② pernicious anemia
③ hemolytic anemia ④ aplastic anemia
⑤ megaloblastic anemia

20. 낡은 적혈구를 파괴하고 신체조직의 이물질을 삼켜버리는 세포는?

① macrophage ② leukocyte ③ eosinophils
④ neutrophils ⑤ erythrocyte

21. 혈액응고 인자가 없어 지혈이 안되는 질환은?

① leukemia ② hemostasis ③ hemopoiesis
④ hemolysis ⑤ hemophilia

22. 혈액에서 고형 성분을 제외한 액체 부분은?

① platelet ② plasma ③ serum
④ fibrin ⑤ thrombin

23. 혈액 중에 병원성 미생물 또는 그 독소가 존재하며 지속되는 전신성 질환은?

① hematoma ② myeloma ③ leukemia
④ septicemia ⑤ hemophilia

24. T 림프구를 생성하는 면역기관으로 사춘기에 가장 커졌다가 성인이 되면서 점차 퇴화되는 기관은?

① spleen ② tonsil ③ thymus ④ pelvic ⑤ lumbar

25. 항체 형성과 면역 기전에 관여하는 것은?

① fibrinogen ② albumin ③ heparin
④ thrombin ⑤ gamma-globulin

정답 19. ③ 20. ① 21. ⑤ 22. ② 23. ④ 24. ③ 25. ⑤

26. 흉선에서 만들어지는 특수 림프구는?

① monocyte ② leukocyte ③ granulocyte
④ T-lymphocyte ⑤ erythrocyte

27. 철분 대사 이상에 의해 철이 조직에 침착하는 질환은?

① polycythemia ② hemolysis
③ hemochromatosis ④ hemolysis
⑤ hemophilia

28. 골수 이상으로 혈구가 파괴되어 재생되기 어려운 빈혈은?

① pernicious anemia ② aplastic anemia
③ hemolytic anemia ④ folic acid anemia
⑤ iron deficiency anemia

29. 조혈작용, 적혈구 파괴, 혈소판 저장 등의 기능을 가진 장기는?

① tonsil ② histiocyte ③ adenoids
④ spleen ⑤ thymus

30. 혈액 응고인자의 유전적 결핍으로 인해 혈액이 응고되지 않는 질환은?

① purpura ② leukemia ③ septicemia
④ hematoma ⑤ hemophilia

정답	26. ④ 27. ③ 28. ② 29. ④ 30. ⑤

제 8 장

내분비계

Endocrinology

1. Introduction
2. Origin of Terms
3. Anatomic/Symptomatic/Disease Terms
4. Therapy & Operative Terms
5. Clinical Procedures & Laboratory Tests
6. Abbreviation

- 연습문제

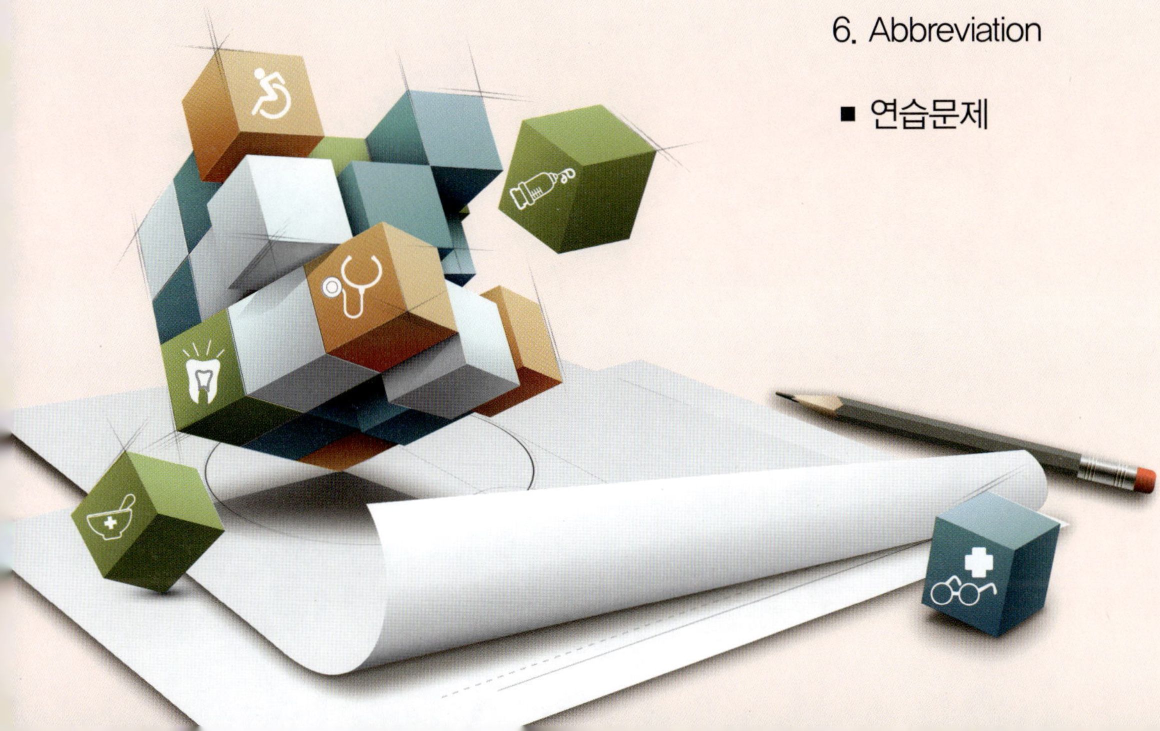

MEDICAL
TERMINOLOGY

1 Introduction

내분비계는 생체 내의 여러 생리적 조정을 하는 화학적 연락망이다.

1) 구성

내분비계는 샘(Gland), 호르몬(Hormone), 표적조직의 수용체(Receptor on target tissue)로 이루어져 있다. 샘에서 특수 호르몬을 혈액이나 세포외액으로 방출하면 정해진 조직의 수용체와 결합하여 표적세포의 생리적 상태를 변화시킴으로써 항상성을 유지하게 한다.

gland 샘(선)
보통의 대사와 연관되지 않는 물질을 방출하는 특수세포의 장기

hormone 호르몬
체내의 장기나 한 부분에서 생성되어 다른 장기나 다른 부위 세포들의 활동에 영향을 주는 복합 화학적 물질

target cell 표적세포
호르몬이 영향을 미치는 일정세포

receptor 수용체(수용기)
호르몬이 표적세포에 영향을 미치는 일정부위

2) Gland의 종류

샘은 크게 외분비샘과 내분비샘으로 나눈다. 외분비샘은 관을 통해 호르몬을 보내는 샘이고, 내분비샘은 관이 없이 혈류로 직접 호르몬을 분비하는 샘이다.

(1) 외분비샘(외분비선, exocrine gland)

① 땀샘(한선, sweat gland)
② 침샘(타액선, salivary gland)
③ 젖샘(유선, mammary gland)

④ 눈물샘(누선, lacrimal gland)

(2) 내분비샘(내분비선, endocrine gland)

① 뇌하수체(pituitary gland)
② 갑상샘(갑상선, 방패샘, thyroid gland)
③ 부갑상샘(부갑상선, parathyroid gland)
④ 부신(콩팥위샘, adrenal gland)
⑤ 이자(췌장, pancreas)
⑥ 난소(ovary)
⑦ 고환(정소, testis)
⑧ 솔방울샘(송과체, pineal gland)
⑨ 가슴샘(흉선, thymus gland)
⑩ 그 외의 내분비 조직의 위치 및 분비물

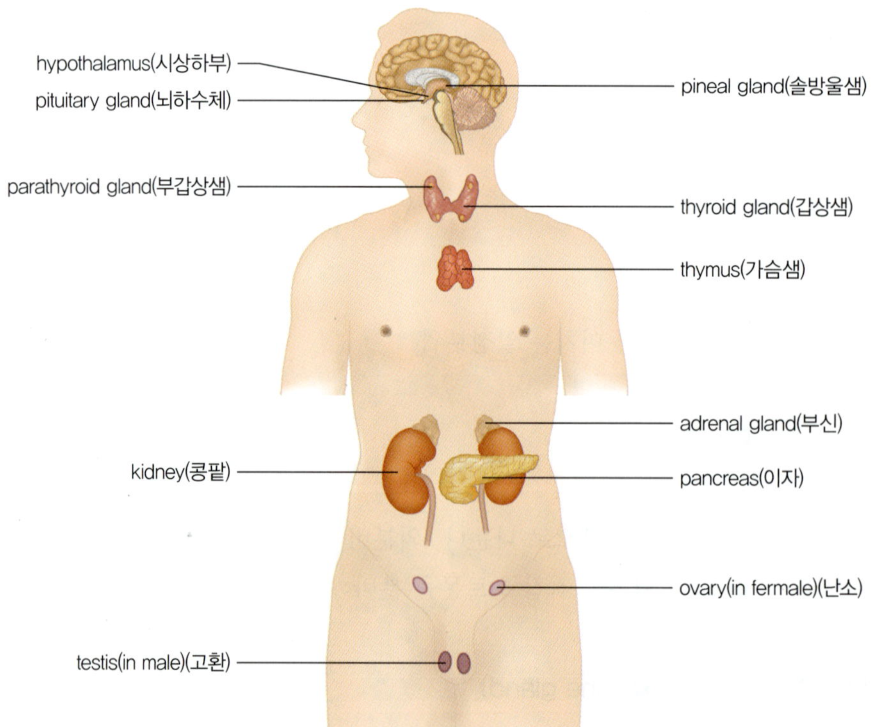

[그림 8-1] 내분비샘

[표 8-1] 내분비샘의 분비 호르몬과 작용

위치	분비물	작용
all cell(모든세포)	prostagrandins(프로스타그란딘)	자궁수축, 혈압저하, 혈소판응집, 위산분비 저하
G-I tract 위장의도 (위장의길)	cholecystokinin(콜레시스토키닌)	담낭수축
	gastrin(가스트린)	위산 분비
	secretin(세크레틴)	췌장효소 자극
kidney(콩팥)	erythropoietin(에스트로포이에틴)	적혈구 생성 자극(적혈구생성소, 적혈구생산인자)
	renin(레닌, 응유효소)	혈압상승(레닌, 응유효소, 유즙, 응집효소)
skin(피부)	vitamin D	칼슘흡수

2 Origin of Terms

어근 및 접미사	의미	영어
thyroido, thyro	갑상샘(선)	thyroid gland
toxico	독	poison
crino	분비	secrete
endo	내의	within
parathyroido	부갑상샘(선)	parathyroid gland
adreno, adrenalo	부신	adrenal gland
cortico	피질	cortex
kali	칼륨	potassium
natro	나트륨	sodium
gluco, glyco	당분	glucose
pinealo	솔방울샘	pineal gland
thymo	가슴샘	thymus gland
somato	몸	body
galacto	우유, 유즙	milk
gyneco	여자	female
andro	남자	male

pancreato	췌장	pancreas
acro	사지말단	extremity
testo	고환	testes
dipso	갈증	thirst
uro	소변	urine
–physis	성장	growth
–tocin	분만	labor, delivery
poly–	다수, 과잉	many

3 Anatomic / Symptomatic / Disease Terms

1) Pituitary Gland(Hypophysis)(뇌하수체)

다른 내분비기관의 기능조절 역할을 한다.

(1) 구조

뇌하수체는 나비뼈의 안장(터키안장, sella turcica) 내에 위치하며 시상하부(hypothalamus)의 지배를 받는다. 전엽과 후엽 두 부위로 나누어 있다.

전엽(앞의 엽, anterior lobe)(샘뇌하수체, adenohypophysis)은 시상하부의 호르몬인 방

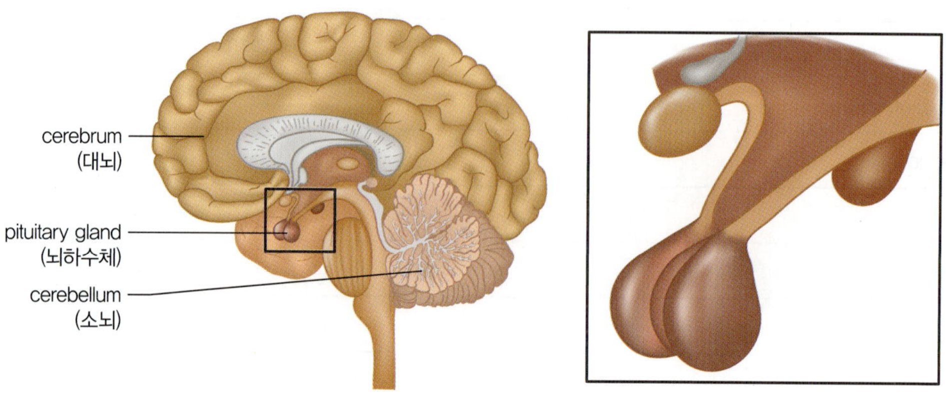

[그림 8-2] 뇌의 뇌하수체 위치

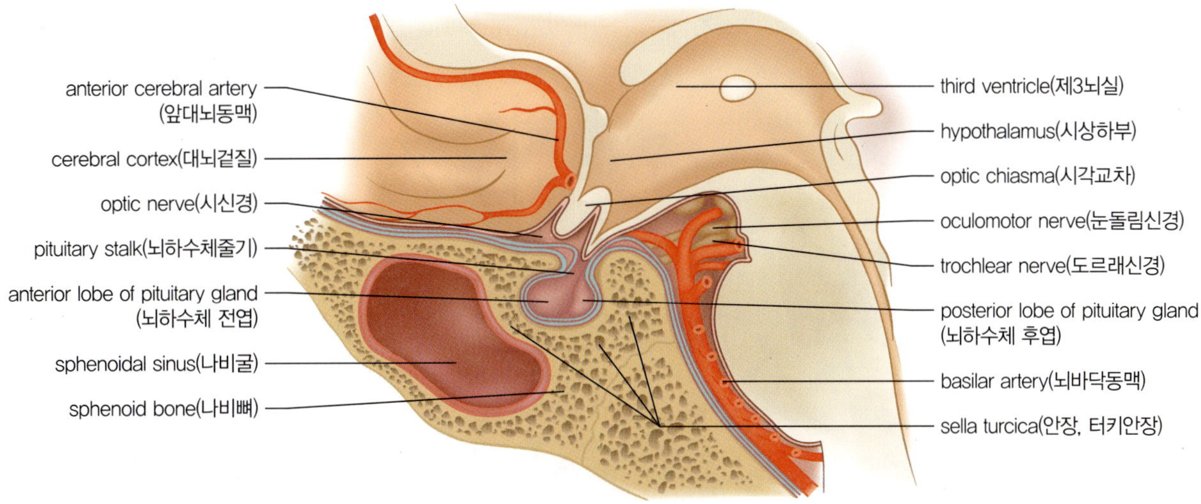

[그림 8-3] 뇌하수체와 주변기관

출인자(releasing factor)와 억제인자(inhibitory factor)에 의해 조절되고 후엽(뒤의 엽, posterior lobe)(신경뇌하수체, neurohypophysis)는 시상하부의 신경섬유에 의해 조절받는다.

(2) 기능

분비하는 호르몬은 다음과 같다.

anterior lobe 전엽

GH 성장호르몬

성장 가능한 모든 체조직의 성장 촉진

thyroid stimulating hormone(TSH) 갑상샘자극호르몬

갑상샘 성장과 티록신(thyroxine) 분비 촉진

ACTH 부신겉질자극호르몬(부신피질자극호르몬)

부신피질 성장과 스테로이드 호르몬의 분비 촉진

gonadotropic hormone 생식샘자극호르몬(생식선자극호르몬)

난소와 정소에 영향을 주는 호르몬

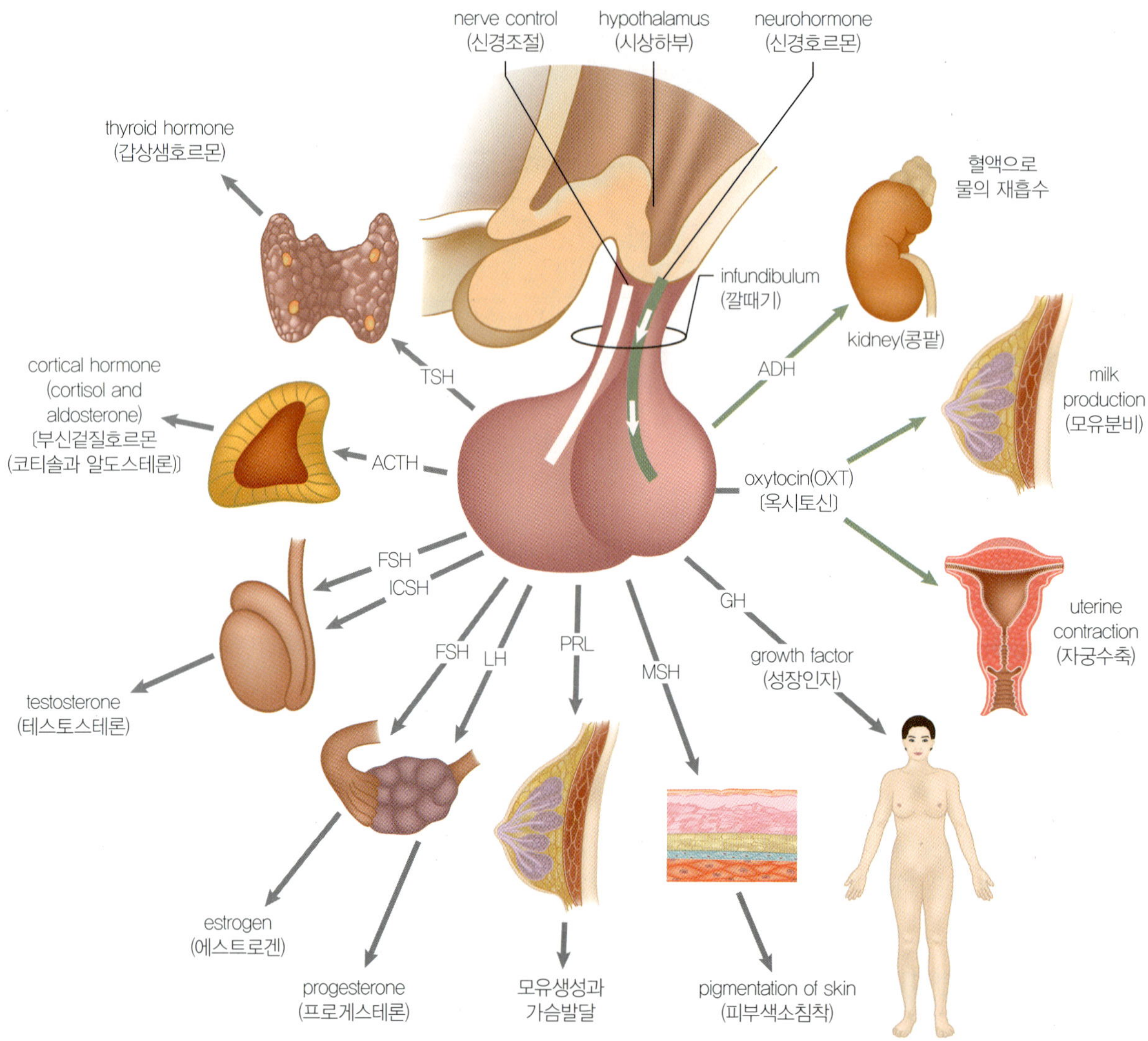

[그림 8-4] 뇌하수체 전엽, 후엽 호르몬과 target organ

FSH 난포자극호르몬

뇌하수체 전엽에서 분비되어 성호르몬을 조절하고 생식세포를 성숙시키는 단백질 호르몬

LH 황체형성호르몬

난포에 작용하여 배란 및 황체 형성을 촉진

PRL 프로락틴(젖분비호르몬)

유방조직의 성장과 모유생산을 자극

MSH 멜라닌세포자극호르몬
뇌하수체 중엽에서 분비되면서 체색변화에 관계하는 호르몬

posterior lobe 후엽

antidiuretic hormone(ADH) 항이뇨호르몬
신장에서 수분 재흡수의 촉진으로 체액량 증가와 소동맥의 수축으로 혈압상승

oxytocin 옥시토신
분만시 자궁수축과 유즙분비 촉진

(3) 질병

anterior lobe 전엽

acromegaly 말단비대증(선단거대증)
성인에서 성장호르몬의 과다분비로 생긴다.

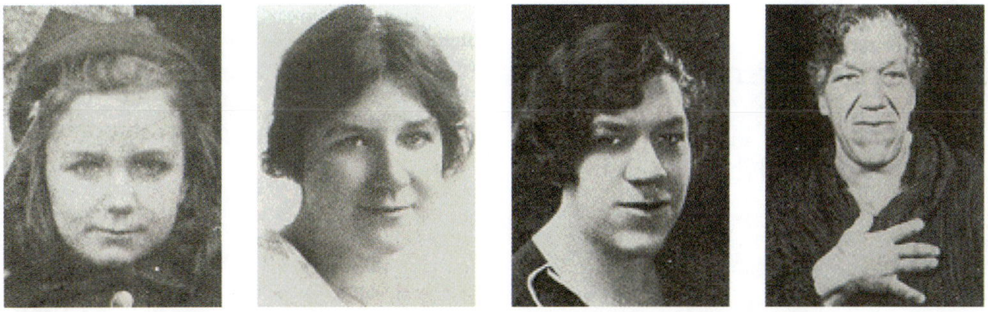
(a) (b) (c) (d)

[그림 8-5] 선단거대증

gigantism 거인증
소아에서 성장호르몬의 과다분비로 생긴다.

dwarfism 난쟁이증(왜소증)
성장호르몬의 저하로 인한 난쟁이

panhypopituitarism 범뇌하수체저하증
뇌하수체 호르몬 전부가 부족한 상태

Sheehan's syndrome 시한증후군
분만 후에 일어나는 뇌하수체의 괴사로서 종종 분만중의 쇼크 및 대량의 자궁출혈에 합병증으로 발생하며 뇌하수체기능저하증의 여러 가지 형태를 일으킨다.

posterior lobe 후엽

SIADH 항이뇨호르몬부적절분비증후군
항이뇨호르몬의 과다분비로 과도한 수분축적이 된다.

diabetes insipidus 요붕증
항이뇨호르몬의 과소분비로 다뇨(다뇨증, polyuria), 다음(다음증, polydipsia)이 나타난다.

pituitary tumor 뇌하수체종양
뇌하수체의 종양

2) Thyroid Gland(갑상샘)

목의 앞부분에 위치한다(그림 8-6).

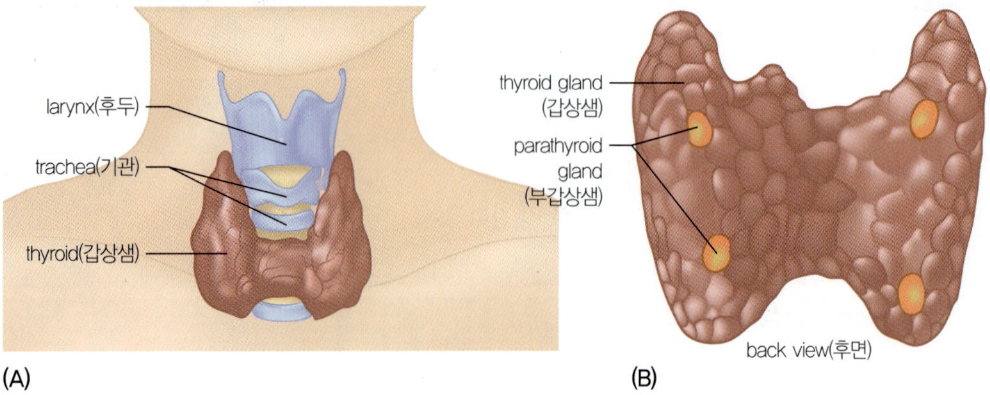

[그림 8-6] 갑상샘의 구조

(1) 구조

좌, 우엽(left, right lobe)으로 나누어져 있으며 양엽을 연결하는 부위를 잘룩(협부, isthmus)이라 한다.

(2) 기능

다음과 같은 호르몬을 분비한다.

① T3(triiodothyronine, 삼요오드티로닌), T4(tetraiodothyronine, 사요오드티로닌, thyroxine)는 iodine(요오드, 옥소)와 thyrosine으로부터 합성되어 거의 전 세포의 지질대사에 관여하여 에너지 생성조절을 한다.

② 칼시토닌(calcitonin)은 혈중 칼슘이 뼈로 들어가게 하는 호르몬이다.

(3) 질병

goiter　갑상샘종(갑상선종, 방패샘종)
갑상샘이 커진 상태

endemic goiter　풍토병갑상샘종
요오드 결핍식사로 생긴 비대

nodular(adenomatous) goiter　결절갑상샘종
(샘종성갑상샘종, 샘종성방패샘종)
소결절이 있는 상태

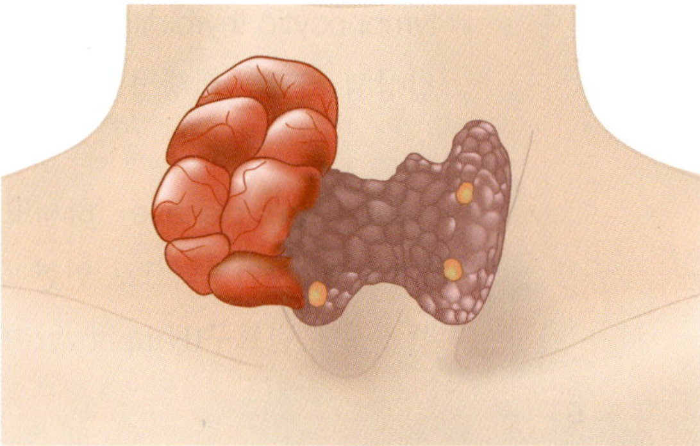

[그림 8-7] 갑상샘종

hyperthyroidism　갑상샘항진증(갑상선항진증)
갑상샘 호르몬의 과다분비로 갑상샘종과 눈알돌출증(안구돌출증, exophthalmos), 두근

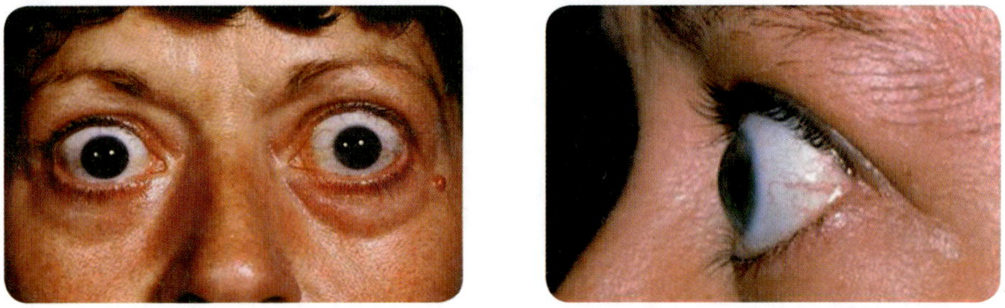

[그림 8-8] 갑상샘기능 이상시 보이는 소견(exophthalmos)

거림(심계항진, palpitation)을 볼 수 있다. 일반적 유형으로 thyrotoxicosis(Basedow's disease) 또는 그레이브스병(Grave's disease)이다.

hypothyroidism 갑상샘저하증(갑상선저하증)
갑상샘 호르몬의 저하

myxedema 점액부종
피부건조, 무월경, 부종이 생김

cretinism 크레틴병
소아기의 갑상샘 호르몬의 부족으로 신체적, 정신적 성장의 장애

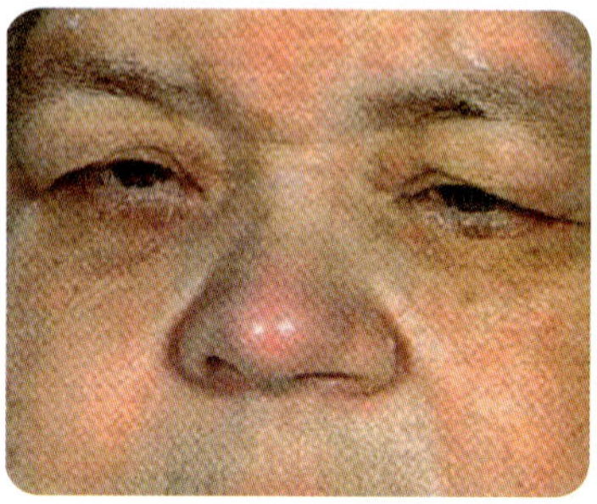
[그림 8-9] 점액부종

lymphocytic thyroiditis 림프구성갑상샘염
갑상샘 세포의 퇴행성 변화가 오는 갑상샘염

Hashimoto's disease 하시모토병
갑상샘의 자가면역으로 인한 상피세포의 파괴로 만성 갑상샘기능저하증을 유발하며 갑상샘조직에 림프구(lymphocyte)의 침윤과 섬유화(fibrosis)가 특징

thyroid cancer, thyroid carcinoma 갑상샘암, 갑상샘암종
갑상샘의 악성 종양물로 일반적으로 성장이 느리고 다른 암보다 지연된 임상 경과를 보인다. 갑상샘의 크기 증가, 촉진가능한 덩어리, 쉰 목소리, 삼킴곤란, 호흡곤란, 통증 등의 증상을 나타냄

3) Parathyroid Gland(부갑상샘)

(1) 구조
갑상샘 후면에 위치, 모두 4개가 있다.

(2) 기능
부갑상샘호르몬[부갑상선호르몬, parathyroid hormone(PTH)]을 분비하여 뼈로부터 칼슘(Ca)이 혈중에 나오게 하여 혈중 칼슘이 증가되며 혈중 칼슘의 양을 조절하는 역할을 한다.

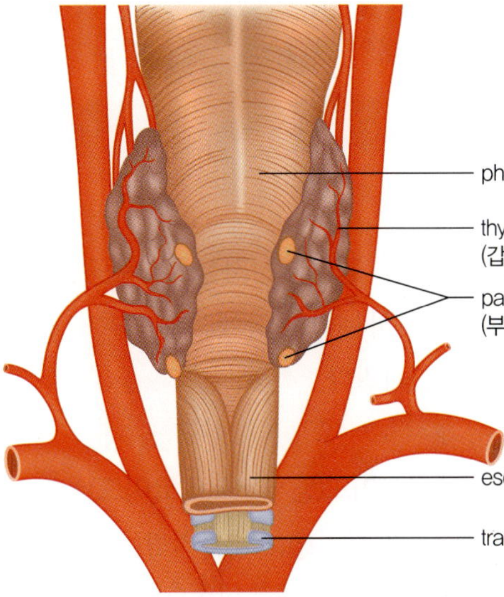

[그림 8-10] 부갑상샘(신체후면)

(3) 질병

hyperparathyroidism 부갑상샘항진증(부갑상선항진증)
혈중 칼슘의 증가와 탈회(decalcification)를 보인다.

hypoparathyroidism 부갑상샘저하증(부갑상선저하증)
혈중 칼슘의 저하로 근육 강직이 보인다.

hypercalcemia 고칼슘혈증
부갑상샘 기능항진으로 인한 검사소견 중 하나로 혈중 칼슘의 농도가 정상보다 증가된 상태

4) Adrenal Gland(Suprarenal Gland)(부신)

신장의 위에 있다.

(1) 구조

부신은 코르티코스테로이드(겉질스테로이드, corticosteroid)를 분비하는 부신겉질(부신피질, adrenal cortex)과 카테콜아민(catecholamine)을 분비하는 부신속질(부신수질, adrenal medulla) 두 부분으로 나누어져 있다.

(2) 기능

부신에서 분비하는 호르몬은 아래와 같다.

① 겉질(피질)

mineralocorticoids, aldosterone 광물부신겉질호르몬(광물코르티코이드)

전해질의 양을 조절하는 역할을 하는데 신장에서 나트륨(sodium)(Na)을 재흡수하고 칼륨(potassium)(K)의 분비를 촉진시킨다.

glucocorticoids 글루코코르티코이드(당류코르티코이드)

포도당(글루코스, glucose), 단백질(protein), 지방(fat)의 대사에 관여하며 혈압유지와 항염증작용을 가지고 있다. 대표적으로 코르티솔(cortisol)이 있다.

sex hormones 성호르몬

남성호르몬(androgen), 여성호르몬(estrogen)을 분비하며 2차 성징과 생식에 관여한다. 과잉시는 여성에게서는 남성화(virilism)와 남성에서는 여성화(feminization)가 된다.

② 속질(수질)

혈압상승과 기관지확장, 혈관수축의 역할을 하며 두 종류가 있다.

epinephrine(adrenaline) 에피네프린(아드레날린)

norepinephrine(noradrenaline) 노르에피네프린(노르아드레날린)

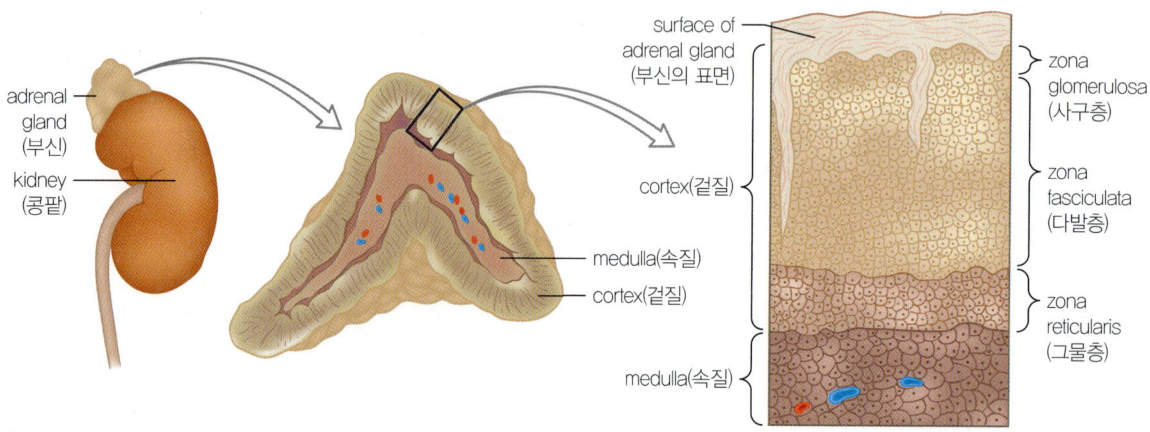

[그림 8-11] 부신의 위치와 구조

(3) 질병

① 겉질(피질)

adrenal virilism(adrenogenital syndrome) 부신성남성화, 부신생식기증후군(부신성기증후군)

androgen의 과다 분비로 여성에서 다모증(hirsuitism), 무월경(amenorrhea) 등이 주요 증상이다.

Cushing's syndrome 쿠싱증후군

cortisol의 과다로 비만(비만증, obesity), 달덩이얼굴(월상안, moon face) 등의 들소형육봉(들소형 비대, buffalo hump), 고혈당(고혈당증, 과혈당증, hyperglycemia), 뼈엉성증(골다공증, osteoporosis), 저칼륨혈증(저칼륨증, hypokalemia), 고나트륨혈증(hyper-natremia) 등이 나타난다.

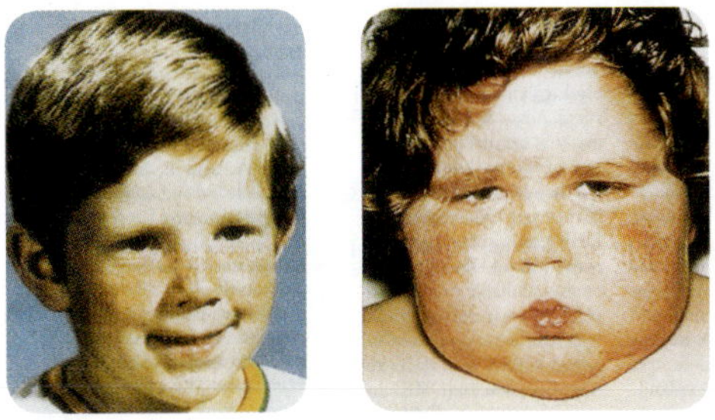

[그림 8-12] Moon face(달덩이얼굴)

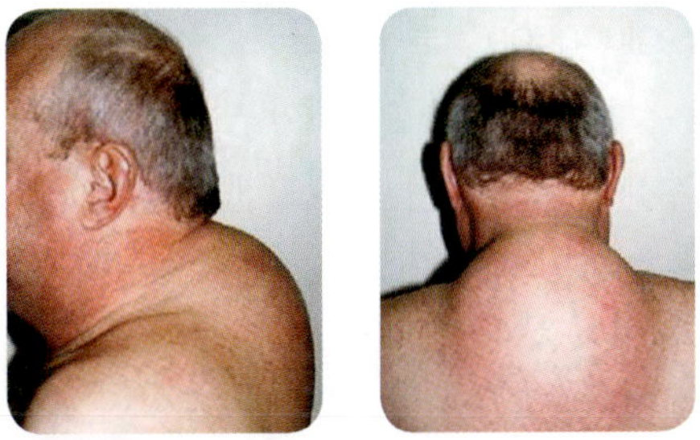

[그림 8-13] buffalo hump(들소형육봉)

Addison's disease 애디슨병

부신피질의 기능저하로 mineralocorticoid와 glucocorticoid의 결핍으로 색소침착(pigmentation), 쇠약, 저혈압(hypotension) 등이 나타난다.

② 속질(수질)

pheochromocytoma 크롬친화세포종(갈색세포종)

부신수질에서 발생한 종양으로 epinephrine과 norepinephrine의 과다분비로 발작성 고혈압(hypertension)이 특징이다.

neuroblastoma 신경모세포종

신경계에서 발생한 종양으로 소아에서 주로 발생한다.

5) Pancreas[이자(췌장)]

샘창자(십이지장, duodenum)와 지라(비장, spleen) 사이와 위(stomach)의 뒷면에 횡으로 놓여 있다.

(1) 구조

랑게르한스섬(islet of Langerhans)이라는 특수 세포(special cell) 중 알파세포(alpha cell)는 글루카곤(glucagon)을, 베타세포(beta cell)에서는 인슐린(insulin)을 분비한다.

(2) 기능

혈당을 조절하는 역할을 한다.

glucagon 글루카곤

낮은 혈당농도에 대한 반응으로 이자의 알파세포에서 분비되는 호르몬이다. 글루카곤은 간을 자극하여 글리코겐을 글루코스로 전환시켜 혈액의 글루코스양을 증가시킨다. 글리코겐은 간에서 과도한 글루코스를 저장하는 형태이다. 글루코스는 혈당으로 알려져 있고

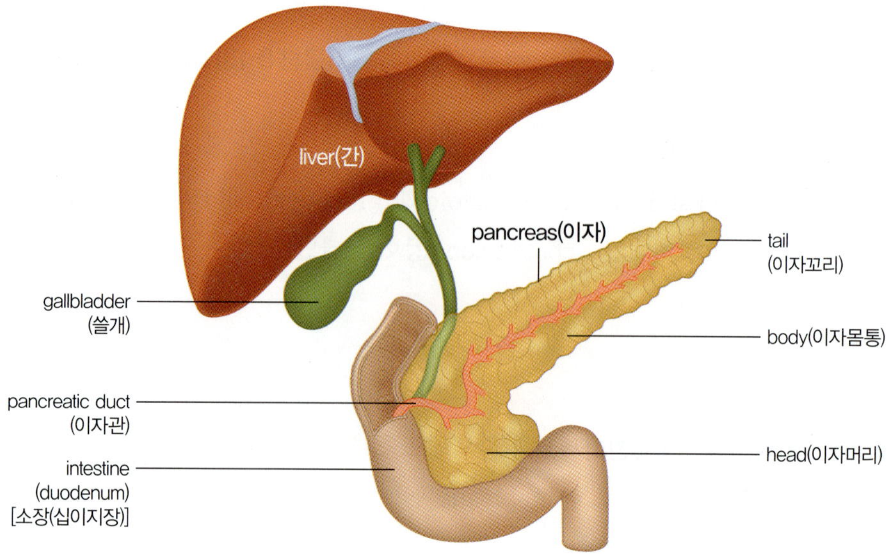

[그림 8-14] Pancreas의 위치

인체의 에너지원의 기본 형태이다.

insulin 인슐린
높은 혈당농도에 반응하는 이자섬의 베타세포에서 분비되는 것으로 에너지원으로 사용하기 위해 세포 안으로 글루코스를 허용한다. 필요하지 않은 글루코스가 가해지면 인슐린은 간을 자극하여 글루코스를 저장하기 위해 글리코겐으로 전환한다.

(3) 질병

hyperinsulinism 고인슐린증
원인은 insulin을 분비하는 췌장의 종양으로 insulin이 과잉 분비되어 의식소실(loss of consciousness), 경련(convulsion), 졸도(syncope) 등이 나타난다.

diabetes mellitus(DM) 당뇨병
insulin의 결핍이나 세포에서 저항으로 인해 고혈당(hyperglycemia)이 나타나는 대사질환(metabolic disease)이다. 특이 증상은 3다 현상이라 불리는 다음(polydipsia), 다식(polyphagia), 다뇨(polyuria)가 보인다.

insulin-dependent DM 인슐린 의존성 당뇨병
췌장의 B 세포(B-cell)의 파괴로 인한 인슐린의 결핍으로 소아에서 발생하며(juvenile onset) 인슐린 주사로 혈당을 조절한다.

insulin-independent DM 인슐린 비의존성 당뇨병
성인에서 발생하며(성인발병, adult onset) 인슐린의 조직저항으로 온다. 먹는 혈당약 경구혈당강하제(oral hypoglycemic agent)로 혈당을 조절한다.

primary complication 1차합병증〔원발성, 일차성(합병증)〕
혼수(coma), 케토산증(ketoacidosis)

secondary complication 2차합병증〔이차, 제이, 속발(합병증)〕
3대 합병증이 있다. 당뇨망막병증(diabetic retinopathy), 당뇨신경병증(당뇨병 신경병증, diabetic neuropathy), 당뇨콩팥병증(당뇨신장병증, diabetic nephropathy)

6) Ovaries(난소)

여성에서 난자(충란, ovum)를 생산하는 샘이다.

(1) 구조

하복부 양쪽에 하나씩 두 개가 있다.

(2) 기능

호르몬을 분비하며 여성의 2차 성징을 발달, 유지한다.

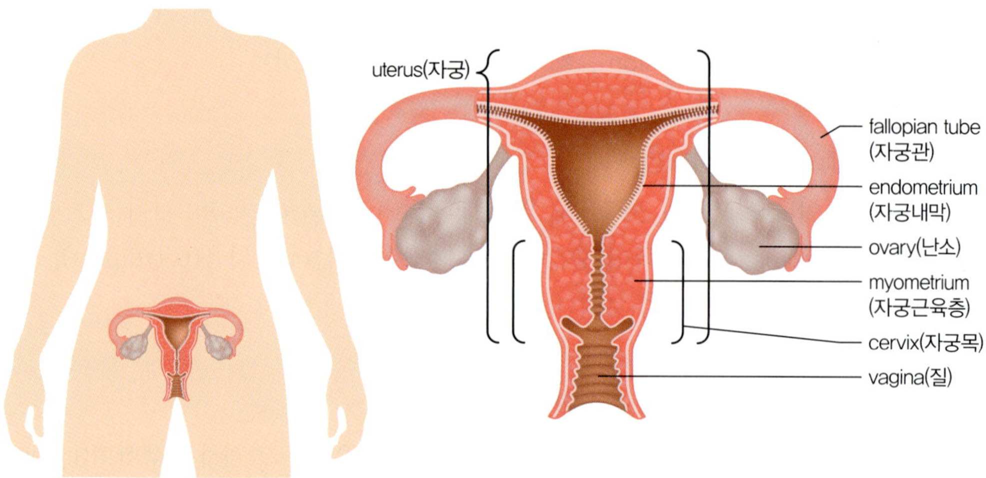

[그림 8-15] 난소의 위치

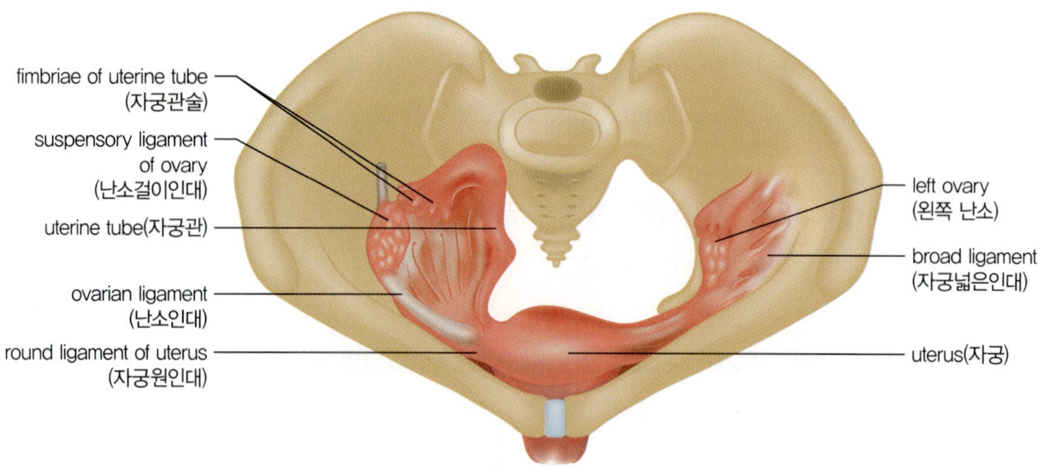

[그림 8-16] 난소와 그 주변기관

estrogen 에스트로겐(난포호르몬)

progesterone 프로게스테론(황체호르몬)

(3) 질병

ovarian cyst 난소낭(난소낭종)

7) Testis(고환)

남성의 음낭에 있으며 정자(spermatozoa)를 생산한다.

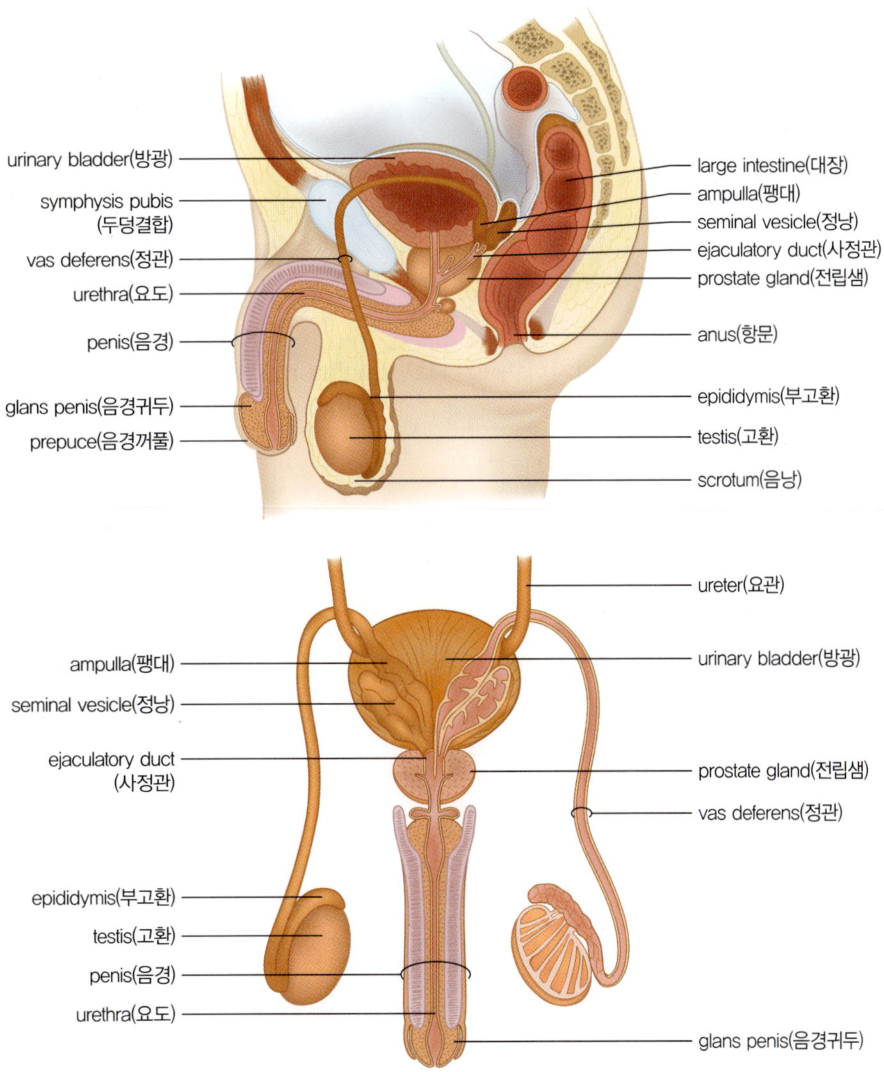

[그림 8-17] 고환, 남성 생식기의 구조

(1) 구조

음낭에 두 개가 있다.

(2) 기능

호르몬을 분비하며 남성의 2차 성징을 발달, 유지한다.

testosterone　테스토스테론(남성호르몬)

(3) 질병

orchitis　고환염

세균이나 바이러스 등 다양한 원인에 의해 고환에 생기는 염증

testicular tumor　고환종양

정자와 남성호르몬을 생산하는 고환에 생긴 악성종양

8) Pineal Gland〔솔방울샘(송과체)〕

뇌의 중심부인 제3내실 부에 위치하며 멜라토닌(melatonin)이라는 물질을 분비한다.

melatonin　멜라토닌(색깔을 변화시킨다)

다른 내분비샘의 작용을 억제하는 작용으로 피부색소 침착과 수면, 성적 성숙에 관여한다.

pinealoma　솔방울샘종(송과체종)

송과체에 생긴 종양

9) Thymus〔가슴샘(흉선)〕

흉곽의 앞에 위치하며 림프계의 주요 장기이다.

thymosin　티모신

가슴샘에서 분비하는 호르몬으로 성숙과 면역계에 작용한다.

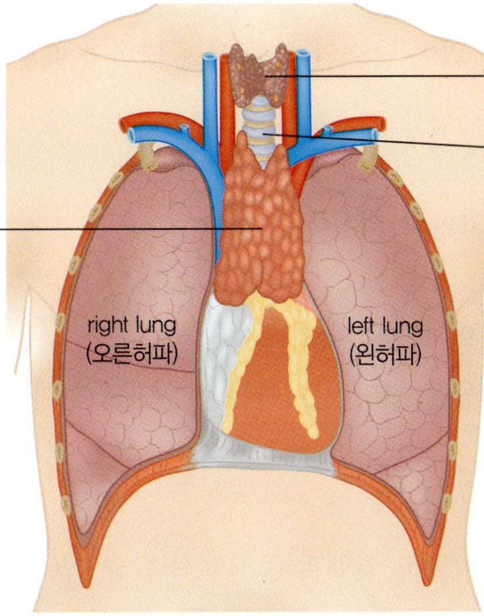

[그림 8-18] 가슴샘의 위치

thymoma 가슴샘종(흉선종)
가슴샘에 생긴 종양

4 Therapy & Operative Terms

dietary therapy 식이요법
당뇨병에서 영양섭취를 조절하는 것

adrenalectomy 부신절제술(부신적출술)
외과적 방법으로 부신을 절제

hypophysectomy 뇌하수체절제술
외과적 방법으로 뇌하수체 절제

thyroidectomy 갑상샘절제술
외과적 방법으로 갑상샘 절제

oophorectomy 난소절제술

종양이나 기타 질환을 가지고 있어 난소의 한쪽 또는 양쪽을 떼내는 수술

orchiectomy 고환절제술

한 측 또는 양측의 고환과 부고환을 제거하는 수술

endocrinologist 내분비전문의, 내분비학자

내분비샘의 질병과 기능부전 등을 진단 처치하는 전문인을 의미한다.

calcitonin 칼시토닌

thyrocalcitonin으로도 알려져 있고 혈액과 조직에서 칼슘농도 조절을 방패곁샘 호르몬과 협조한다. 칼시토닌은 뼈와 이에 저장된 칼슘방출을 억제하여 혈액의 칼슘 농도를 저하시킨다.

hemoglobin A1c 당화혈색소

HbA1c로도 알려져 있고 Hb로 발음하며 3~4개월 이전부터의 평균 혈당을 측정하는 혈액 시험법이다. 시험법은 이 기간 동안 혈당이 어떻게 잘 조절되었는지를 평가할 때 이용된다. 당뇨를 확인하기 위해 가려내는 시험법으로도 사용된다.

antithyroid drug 갑상샘약, 항갑상선제

갑상샘 호르몬(티록신)의 생성, 분비를 억제하여 갑상샘가능항진증의 치료에 사용되는 약물이다.

thyroid lobectomy 갑상샘엽절제술

갑상샘의 하나의 엽을 제거하는 외과적 요법이다.

parathyroidectomy 부갑상샘(선)절제술

외과적 방법으로 부갑상샘 절제

5 Clinical Procedures & Laboratory Tests

glucose tolerance test(GTT)　당부하검사

당을 섭취 후 혈당치를 측정하여 생체의 반응을 보는 검사

radioimmunoassay(RIA)　방사선면역측정법

호르몬 측정시 주로 사용하는 검사로 방사선 동위원소에 항원을 붙여 그에 맞는 항체를 찾는 검사로 정밀하게 측정할 수 있다.

thyroid function test(TFT)　갑상샘(선) 기능검사

혈액 내의 T3, T4, TSH를 검사하는 것

thyroid scan　갑상샘(선) 스캔

요오드와 결합한 방사선 동위원소를 혈액 내 투여 후 갑상선을 찍는 검사로서 종양을 발견할 수 있다. hot scan은 동위원소를 섭취한 결과로 기능을 하는 부위이며 cold scan은 기능을 안 하는 부위이다.

6 Abbreviation

ACTH	adrenocorticotropic hormone	부신겉질자극호르몬
ADH	antidiuretic hormone	항이뇨호르몬
BMR	basal metabolic rate	기초대사율
DI	diabetes insipidus	요붕증
DM	diabetes mellitus	당뇨병
FBS	fasting blood sugar	공복혈당(공복시혈당)
FSH	follicle stimulating hormone	난포자극호르몬
GH	growth hormone	성장호르몬
GTT	glucose tolerance test	당부하검사

HCG	human chorionic gonadotropin	사람융모성 성선자극호르몬
IDDM	insulin dependant DM	인슐린 의존성당뇨병
NIDDM	non insulin dependant DM	인슐린 비의존성당뇨병
LH	luteinizing hormone	황체형성호르몬
MSH	melanin stimulating hormone	멜라닌세포자극호르몬
PRL	prolactin	프로락틴
PTH	parathyroid hormone	부갑상샘호르몬
RIA	radioimmunoassay	방사선면역측정법
SIADH	syndrome of inappropriate ADH	항이뇨호르몬부적절분비증후군
T3	triiodothyronine	삼요오드티로닌
T4	tetraiodothyronine, thyroxine	사요오드티로닌, 티록신
TSH	thyroid stimulating hormone	갑상샘자극호르몬

연습문제

1. 내분비계의 기능으로 옳지 않은 것은?

① 항상성을 유지　② 특수 호르몬 분비
③ 소변의 생성과 노폐물 분비　④ 성장 촉진
⑤ 유방조직의 성장과 모유생산을 자극

2. 호르몬이 영향을 미치는 특정 세포를 무엇이라고 하는가?

① receptor　② gland
③ hypothalamus　④ growth hormone
⑤ target cell

3. 내분비계에서 분비하는 호르몬과 그 작용이 서로 맞지 않게 연결된 것은?

① GH – 성장 가능한 모든 체조직의 성장 촉진
② TSH – 갑상선 성장과 티록신 분비 촉진
③ ACTH – 부신피질 성장과 스테로이드 호르몬의 분비 촉진
④ PRL – 분만시 자궁수축과 유즙분비 촉진
⑤ insulin – 혈중 당농도 조절

4. 다음 중 pituitary gland(ant. lobe)에서 분비하는 호르몬으로 옳은 것은?

① TSH　② calcitonin
③ parathyroid hormone　④ mineralocorticoids
⑤ epinephrine

정답 1. ③ 2. ⑤ 3. ④ 4. ①

5. 부갑상샘호르몬(parathyroid hormone(PTH))의 기능과 반대되는 역할을 하며 혈중 칼슘이 뼈로 들어가게 하는 호르몬은 무엇인가?

① TSH ② thyroid hormone ③ calcitonin
④ mineralocorticoids ⑤ epinephrine

6. 부신수질에서 발생한 종양으로 epinephrine과 norepinephrine의 과다분비로 발작성 고혈압(hypertension)이 특징인 질환은 무엇인가?

① hypercalcemia ② cushing's syndrome ③ addison's disease
④ pheochromocytoma ⑤ hyperparathyroidism

7. Cushing's syndrome의 증상이 아닌 것은 무엇인가?

① obesity ② pigmentation ③ moon face
④ hyperglycemia ⑤ osteoporosis

8. 당뇨의 증상으로 옳지 않은 것은 무엇인가?

① polydipsia ② polyphagia ③ hypoglycemia
④ hypoinsulinemia ⑤ polyuria

9. 콩팥에서 수분 재흡수의 촉진으로 체액량 증가와 소동맥의 수축으로 혈압상승을 유발하는 호르몬으로 옳은 것은 무엇인가?

① insulin ② oxytocin ③ growth hormone
④ antidiuretic hormone ⑤ glucagon

10. 분만 후에 일어나는 뇌하수체의 괴사로서 종종 분만중의 쇼크 및 대량의 자궁출혈에 합병증으로 발생하며 뇌하수체기능저하증의 여러 가지 형태를 일으키는 질환으로 옳은 것은?

① Sheehan's syndrome ② gigantism
③ dwarfism ④ SIADH
⑤ diabetes insipidus

정답 5. ③ 6. ④ 7. ② 8. ④ 9. ④ 10. ①

11. 갑상샘이 커진 상태를 나타내는 용어로 옳은 것은?

① goiter ② hyperthyroidism
③ acromegaly ④ polyphagia
⑤ polyuria

12. 다음 중 다른 내분비샘의 작용을 억제하는 작용으로 피부색소 침착과 수면, 성적 성숙에 관여하는 호르몬으로 옳은 것은?

① gonadotropic hormone ② growth hormone
③ thyroid stimulating hormone ④ prolactin hormone
⑤ melatonin

13. 다음 중 종양이나 기타 질환을 가지고 있어 난소의 한쪽 또는 양쪽을 떼내는 수술을 뜻하는 용어로 옳은 것은 무엇인가?

① orchiectomy ② oophorectomy
③ thyroidectomy ④ Adrenalectomy
⑤ parathyroidectomy

14. 3~4개월 이전부터의 평균 혈당을 측정하는 혈액 시험법으로 옳은 것은 무엇인가?

① glucose tolerance test ② thyroid function test
③ Hemoglobin A1c ④ thyroid scan
⑤ radioimmunoassay

15. 노인에게 주로 발생하며 뼈의 밀도가 낮아짐으로 인해 뼈의 통합성과 강도가 약화되어 척추와 대퇴, 요골 등의 골절 위험도가 증가되는 대사성 질환을 뜻하는 것은 무엇인가?

① osteoarthritis ② osteoma
③ osteoporosis ④ fracture of the bone
⑤ Paget's disease of bone

정답 11. ① 12. ⑤ 13. ② 14. ③ 15. ③

16. 성인에서 발생하며 인슐린의 조직저항으로 경구혈당강하제(oral hypoglycemic agent)로 혈당을 조절하는 질환은 무엇인가?

① insulin-independent DM
② pinealoma
③ thymoma
④ insulin-dependent DM
⑤ pheochromocytoma

17. 부신피질에서 분비하며 전해질의 양을 조절하는 역할을 하는데 콩팥에서 sodium aldosterone을 재흡수하고 potassium(K)의 분비를 촉진시키는 호르몬으로 적절한 것은?

① sex hormones
② epinephrine
③ TSH
④ mineralocorticoids
⑤ glucocorticoids

18. 분만시 자궁수축과 유즙분비 촉진을 유발하는 호르몬이 분비되는 위치로 올바른 것은?

① ovay
② pancrease
③ pituitary anterior lobe
④ thyroid gland
⑤ pituitary posterior lobe

19. 한측 또는 양측의 고환과 부고환을 제거하는 수술을 뜻하는 용어는?

① adrenalectomy
② oophorectomy
③ orchiectomy
④ thyroidectomy
⑤ hypophysectomy

20. 다음 중 내분비샘으로 옳지 않은 것은?

① pituitary gland
② thyroid gland
③ parathyroid glands
④ adrenal gland
⑤ salivary gland

정답	16. ① 17. ④ 18. ⑤ 19. ③ 20. ⑤

21. 내분비샘에 속하는 것은?

① salivary gland ② sweat gland ③ lacrimal gland
④ mammary gland ⑤ pituitary gland

22. 뇌하수체 post lobe에서 분비하는 호르몬은?

① oxytocin ② ACTH ③ GH
④ FSH ⑤ PRL

23. 분만 후에 일어나는 뇌하수체의 괴사로서 종종 분만 중의 쇼크 및 대량의 자궁출혈의 합병증으로 발생하는 증상은?

① SIADH ② goiter
③ Sheehan's syndrome ④ cretinism
⑤ hypercalcemia

24. 갑상샘의 자가면역으로 인한 상피세포의 파괴로 갑상샘 조직에 림프구의 침윤과 섬유화가 특징인 병은?

① myxedema ② Hashimoto's disease
③ gigantism ④ Cushing syndrome
⑤ Addison's disease

25. 소아기의 갑상샘 호르몬의 부족으로 인한 신체적, 정신적 성장의 장애는?

① thyroid cancer ② goiter ③ dwarfism
④ thyroiditis ⑤ cretinism

26. 난소에서는 난포발육, 고환에서는 정자형성 작용을 하는 호르몬은?

① GH ② ACTH ③ LH
④ FSH ⑤ MSH

정답	21. ⑤ 22. ① 23. ③ 24. ② 25. ③ 26. ④

27. 낮은 혈당에 대한 반응으로 췌장의 알파세포에서 분비되는 호르몬은?

① glucagon ② catecholamin ③ insulin
④ corticosteroid ⑤ progesteron

28. juvenile onset diabetes를 의미하는 약어는?

① DI ② IDDM ③ NIDDM
④ FBS ⑤ GTT

29. calcitonin이 분비되는 내분비샘은?

① pituitary gland ② parathyroid gland ③ adrenal gland
④ pancreas ⑤ thyroid gland

30. 자궁 수축과 유즙 분비를 촉진하는 호르몬은?

① serotonin ② oxytocin ③ prolactin
④ melatonin ⑤ thymosin

정답	27. ① 28. ② 29. ⑤ 30. ②

제9장

소화기계

Digestive System

1. Introduction
2. Origin of Terms
3. Anatomical Terms
4. Symptomatic and Disease Terms
5. Therapy and Operative Terms
6. Clinical Procedures & Laboratory Tests
7. Abbreviation

- 연습문제

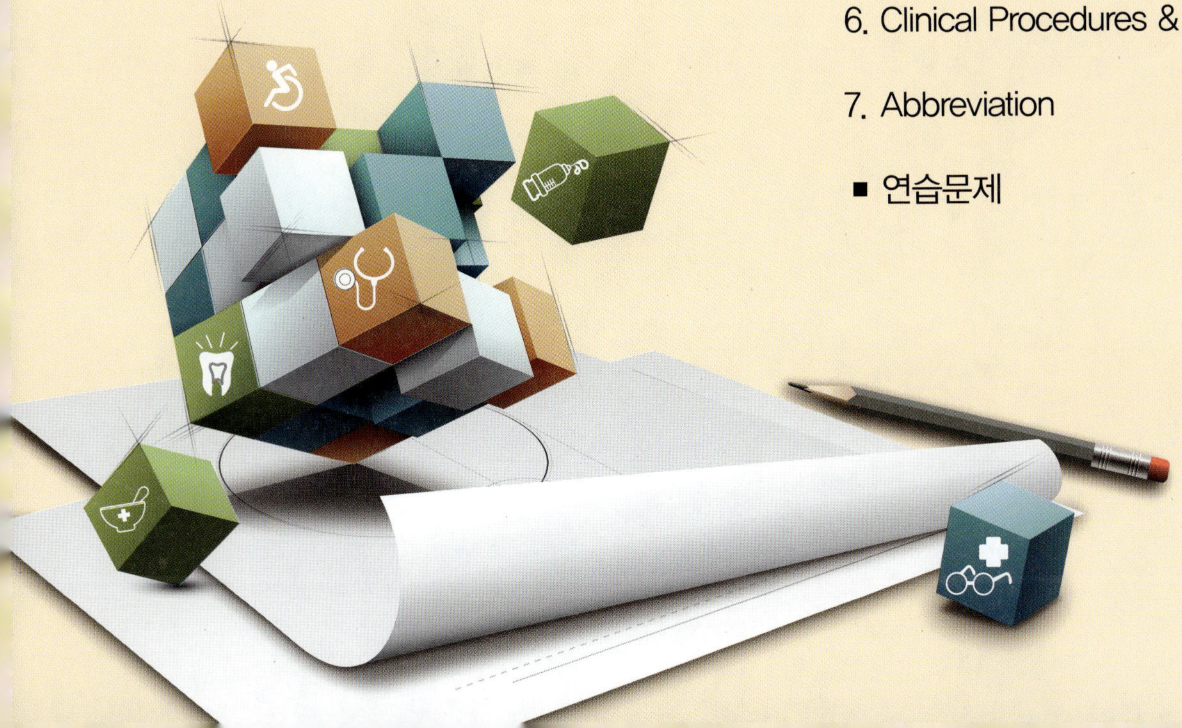

MEDICAL
TERMINOLOGY

1 Introduction

소화기계는 alimentary system 혹은 gastrointestinal system(위장계)이라 하며 음식물의 소화(digestion), 흡수(absorption), 배설(elimination) 작용을 통해 인체에 필요한 각종 영양분, 수분, 전해질을 공급하고 노폐물을 배설한다.

소화과정을 통해 단백질은 필수 아미노산(amino acids), 탄수화물은 포도당(glucose), 지방산(fatty acids)은 triglyceride로 분해된다. 소화된 음식물은 소장의 벽을 통해 혈류 속으로 흡수되어 세포에 도달하여 이화작용과 동화작용을 하게 된다. 혈류 속으로 흡수되지 않은 노폐 물질은 항문을 통해 인체 밖으로 배출된다.

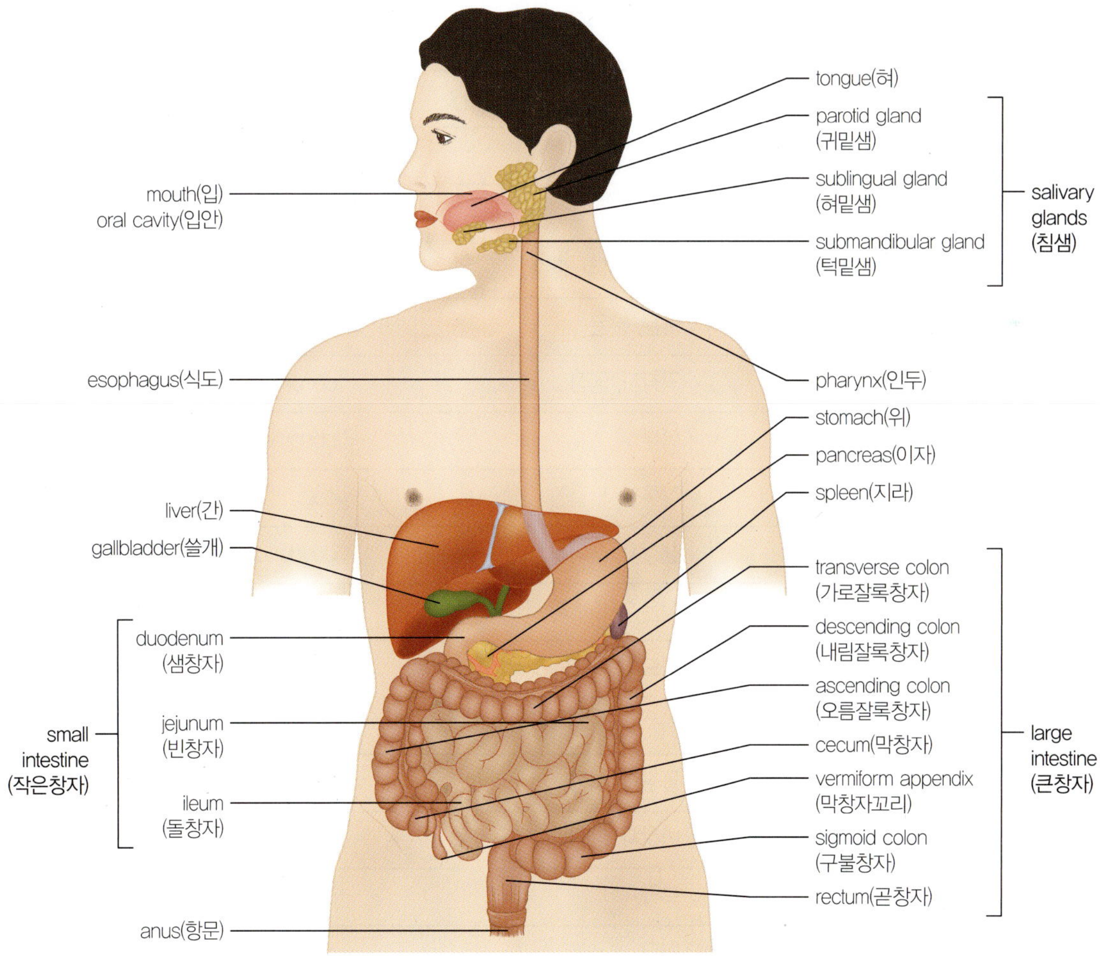

[그림 9-1] 소화관과 소화부속기관

2 Origin of Terms

어근 및 접미사	의미	영어
bucc/o	볼, 뺨	cheek
dent/o, odont/o	치아	tooth
gingiv/o	잇몸	gum
labi/o, cheil/o	입술	lip
lingu/o, gloss/o	혀	tongue
or/o, stomat/o	입	mouth
palat/o	구개, 입천장	palate
sial/o, ptyal/o	침	saliva
sialaden/o	침샘	salivary gland
uvul/o, staphylo	목젖	uvula
an/o	항문	anus
append/o, appendic/o	막창자꼬리, 충수	appendix
cardi/o	들문, 분문	cardia
cec/o	막창자, 맹장	cecum
celi/o, lapar/o	복부	abdomen
col/o, colon/o	잘록창자, 결장	colon
duoden/o	샘창자, 십이지장	duodenum
enter/o	작은창자, 소장	small intestine
esophag/o	식도	esophagus
gastr/o	위	stomach
ile/o	돌창자, 회장	ileum
jejun/o	빈창자, 공장	jejunum
peritone/o	복막	peritoneum
pharyng/o	인두	pharynx
proct/o	곧창자, 항문	rectum and anus

pylor/o	날문, 유문	pylorus
rect/o	곧창자, 직장	rectum
sigmoid/o	구불잘록창자, 구불결장	sigmoid colon
tonsill/o	편도	tonsil
umbilic/o, omphal/o	배꼽, 제	umbilicus
bilirubin/o	빌리루빈	bilirubin
cholangi/o	담관	bile duct
chol/e, bil/i	담즙	gall, bile
cholecyst/o	쓸개, 담낭	gallbladder
choledoch/o	온쓸개관	common bile duct
hepat/o	간	liver
pancreat/o	이자, 췌장	pancreas
dips/o	갈증	thirst
glyc/o	포도당	glucose
lip/o, steat/o	지방	fat, lipids
-emesis	구토	vomiting
-pepsia	소화	digestion
-phagia	먹다, 삼키다	eat, swallowing
-orexia	식욕	appetite
-prandial	식사	meal

3 Anatomical Terms

1) Oral Cavity(구강)

(1) 구강의 구성

buccal cavity　입안 안뜰
빰의 안쪽 공간으로 잇몸, 치아가 있음

lips　입술
얼굴 중 입의 가장자리 부위로 입을 다물었을 때 외부에서 보이는 입의 일부

alveolus　이틀(치조)
치아가 박혀있는 위턱뼈와 아래턱뼈에 있는 구멍

tongue　혀
입안바닥의 움직일 수 있는 근육성 기관. 미각을 느끼며 저작, 삼킴, 발성을 도움

frenulum linguae　혀주름띠(설소대)
혀 밑과 입 안을 연결하는 띠 모양의 힘살로 혀 유착증과 언어 장애를 유발

hard palate　단단 입천장(경구개)
입천장(구개)의 앞부분으로 입천장의 2/3를 차지

soft palate　물렁 입천장(연구개)
입천장(구개)의 뒷부분으로 입천장의 1/3을 차지

uvula　목젖(구개수)
구강 연구개의 중앙 아래에 늘어진 모양의 목젖

rugae　주름(추벽)
경구개의 앞부분을 덮고 있는 점막의 주름 부위

(2) 치아(Teeth)

① 치아의 개수 : 간니(영구치, permanent teeth) – 32개

치아의 명칭

1) 앞니
- central incisor 중심앞니(중절치)
- lateral incisor 가쪽앞니(측절치)

2) 송곳니
- canine, cuspid 송곳니

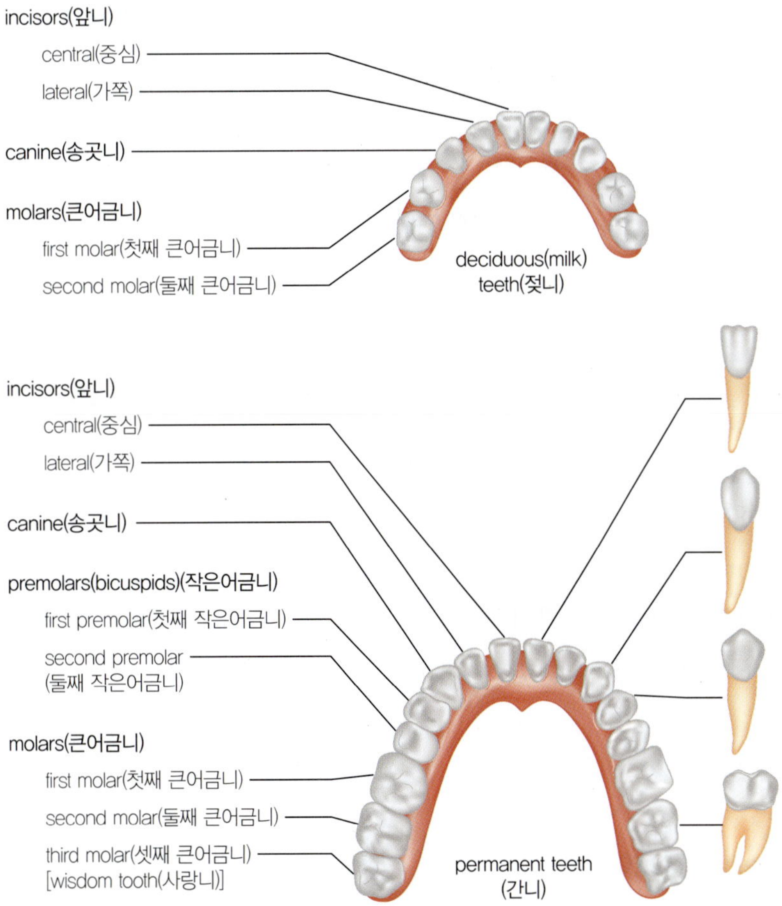

[그림 9-2] 사람 아래턱의 젖니와 간니

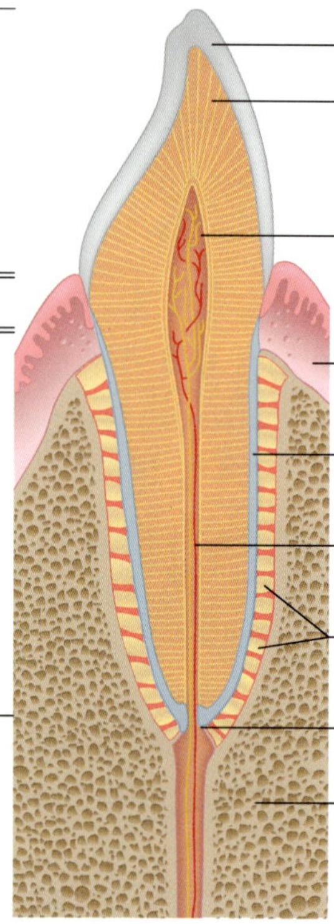

[그림 9-3] 치아의 구조

3) 작은어금니
- first premolar 첫째 작은어금니
- second premolar 둘째 작은어금니

4) 큰어금니
- first molar 첫째 큰어금니
- second molar 둘째 큰어금니
- third molar, wisdom teeth 셋째 큰어금니, 사랑니

② 치아의 구성

tooth(pl. teeth) 치아(이)

치아는 치아머리(관, crown), 뿌리(치근, root), 목(치경, neck)으로 나뉘어지며 치아의 딱딱한 부분은 상아질(dentin), 사기질(에나멜, enamel), 시멘트질(cementum)로 구성

③ 치아관련 용어

dentin 상아질
누르스름한 색을 띠며 사기질 아래에 있고 치아관 전체에 뻗쳐 있음

cementum 시멘트질
치아 뿌리를 덮고 있는 뼈의 형태의 조직 혈관이 없음

pulp 속질(치수)
치아의 내부에 있는 치수강을 채우고 있는 부드러운 결합조직으로 신경과 혈관이 풍부하게 분포해 있음

enamel 사기질(에나멜)
부서지기 쉬운 치아관 부분 가장 외부층. 흰 물질로 인체에서 가장 단단한 부위

gum, gingiva 잇몸(치은)
점막으로 구성, 치조돌기를 덮고 있음

salivary glands 침샘(타액선)
침샘은 입안으로 소화액(침)을 분비하는 샘(gland)으로 타액선
1. 귀밑샘(이하선) parotid gland : 귀 밑 가장 큰관
2. 턱밑샘(악하선) submandibular gland : 턱 밑 가장 작은관
3. 혀밑샘(설하선) sublingual gland : 혀 밑
4. 작은 침샘들 : 구강 및 구인두, 비강의 점막

2) Pharynx(인두), Esophagus(식도)

pharynx 인두
입안과 식도 사이에 있는 소화기관으로 공기와 음식물이 통과하는 통로

인두는 크게 3부분으로 구분

1. 코인두(비인강, nasopharynx)

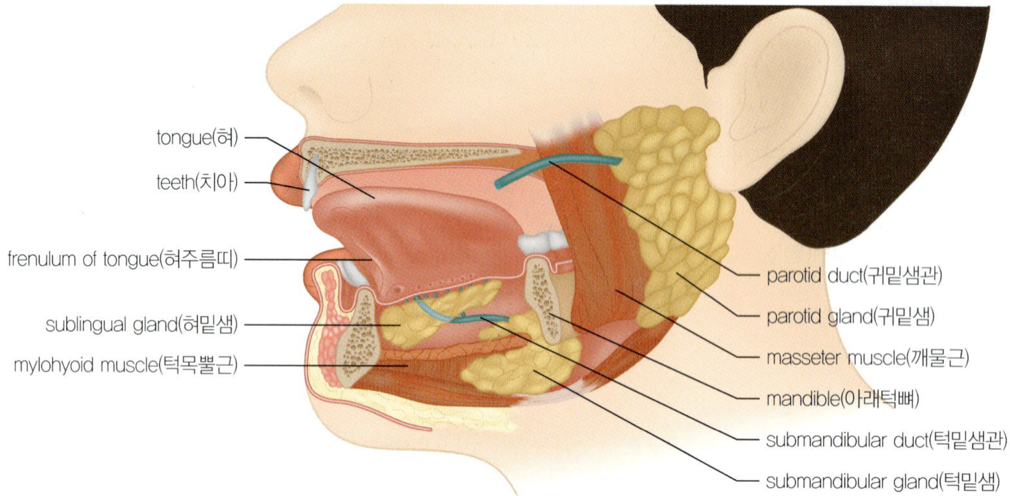

[그림 9-4] 외인성 침샘

2. 입인두(구인두, oropharynx)
3. 후두인두(laryngopharynx)

esophagus　식도

입으로 섭취한 음식물을 위로 보내는 통로

stomach　위

식도와 샘창자 사이에 위치한 위는 우리 몸의 왼쪽 위편의 복부에 위치. 위의 가장 윗부분은 가로막(횡격막) 아래에 위치하며 위의 뒤쪽으로는 췌장이 있음.
해부학적으로 들문(분문부), 위바닥(기저부), 위몸통(체부), 날문방(전정부), 날문부분(유문부)으로 구분

위(stomach)의 세부적 분류

- cardia　들문(분문)
  식도와 위가 연결되는 곳. 식도에서 위로 음식물이 통과할 때 이완 또는 수축작용
- cardiac sphincter　들문조임근(분문괄약근)
  식도와 위의 연결부위로 음식물을 받아들이는 곳
- fundus　바닥부(기저부)
  위의 윗부분

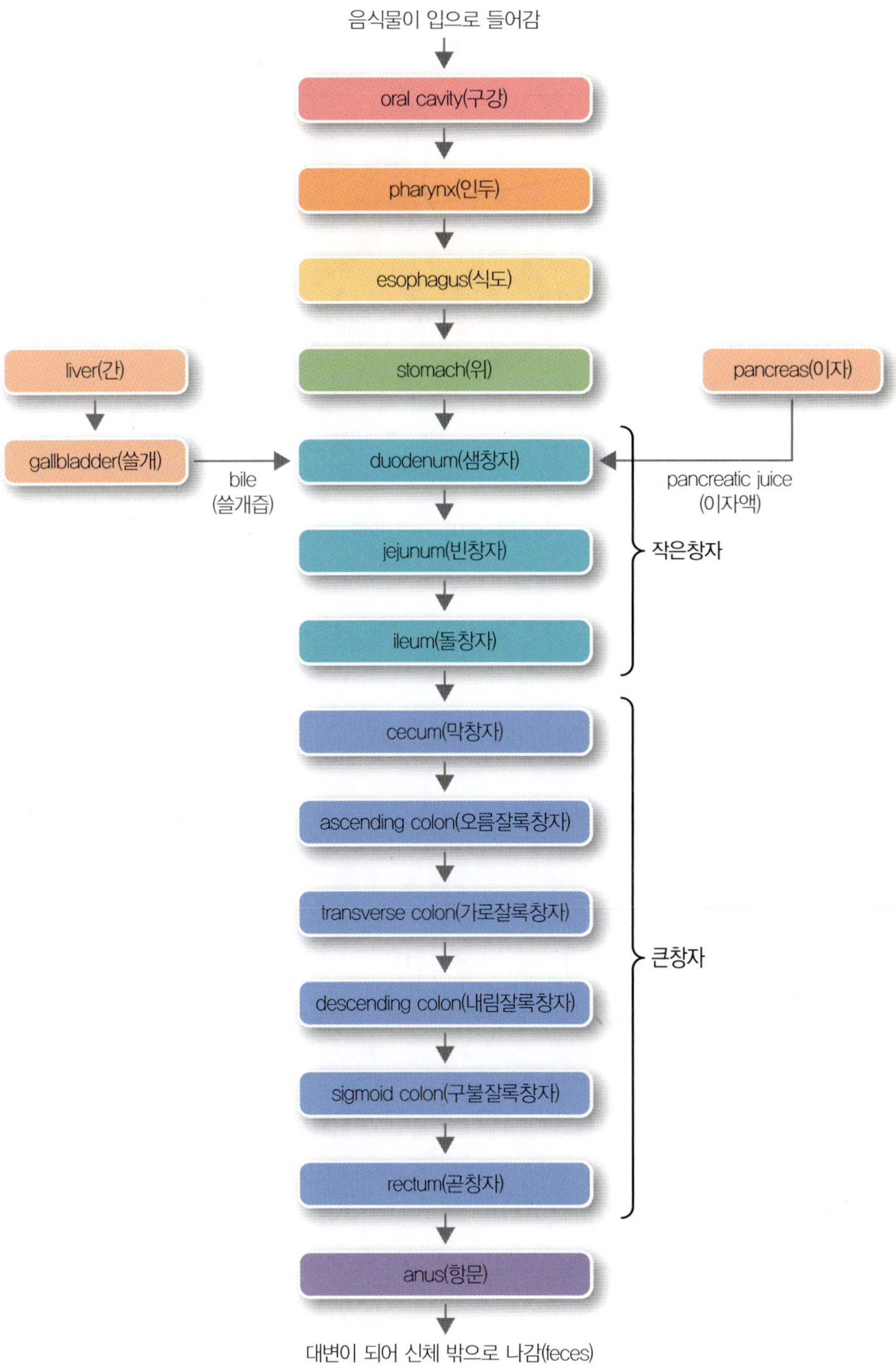

[그림 9-5] 소화관을 통하는 음식물의 통로

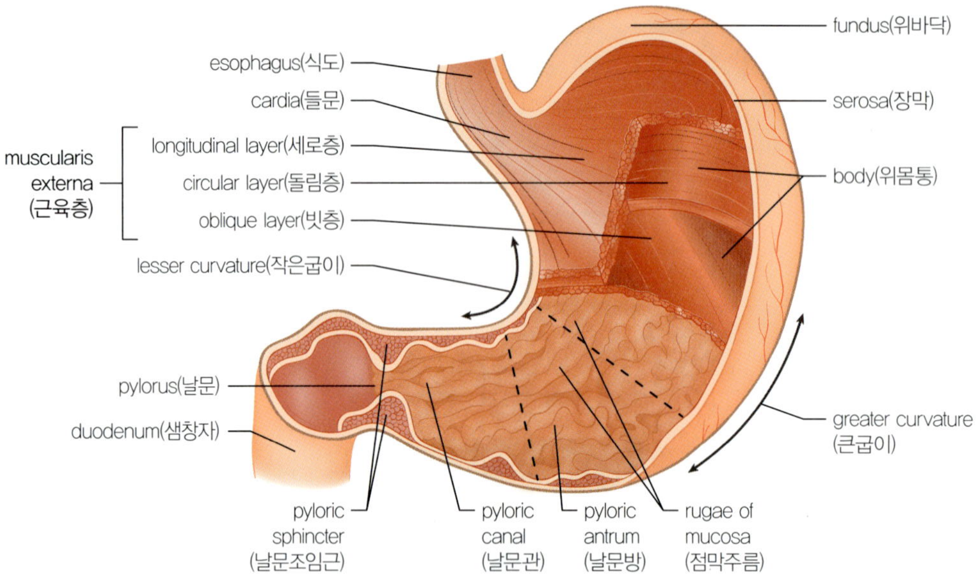

[그림 9-6] 위의 해부

- body 몸통부분(체)
  가운데 부분
- antrum 방(동)
  몸통(위체) 아래에서 날문(유문) 사이의 위
- pylorus 날문(유문)
  위와 십이지장이 연결되는 부위
- pyloric sphincter 날문조임근(유문괄약근)
  음식물이 위에서 십이지장으로 통과할 때 이완 또는 수축작용

3) Small and Large Intestine, Peritoneum(소장, 대장, 복막)

small intestine 작은창자(소장)

위와 큰창자 사이에 있는 길고 좁은 관으로 대부분의 음식을 소화, 흡수하는 부위

3부위로 구분

1. **샘창자(십이지장, duodenum)** : 위의 날문 부분과 연결된 작은창자 부위로 각종 소화효소 분비
2. **빈창자(공장, jejunum)** : 작은창자의 두 번째 부위로 샘창자와 돌창자를 연결
3. **돌창자(회장, ileum)** : 작은창자의 마지막 부위로 빈창자와 큰창자를 연결

large intestine 큰창자(대장)

작은창자에서 항문까지 이르는 관모양의 장기

네 부위로 나눔

1. **오름잘록창자, 오름창자(상행결장, ascending colon)**
   맹장에서 시작하여 간(liver)이 있는 위쪽으로 이어짐
2. **가로잘록창자(횡행결장, transverse colon)**
   오름잘록창자, 오름창자(상행결장) 다음에 이어지는 부분으로 복부 오른쪽에서 왼쪽으로 이어짐
3. **내림잘록창자(하행결장, descending colon)**
   가로잘록창자(횡행결장)에서 이어지는 부분으로 복부 왼쪽에서 아래쪽으로 이어짐
4. **구불잘록창자(구불결장, sigmoid colon)**
   S상결장 또는 내림잘록창자(하행결장)에서 이어지며 대장의 끝부분으로서 복부 왼쪽 아래에 위치, 직장으로 이어짐

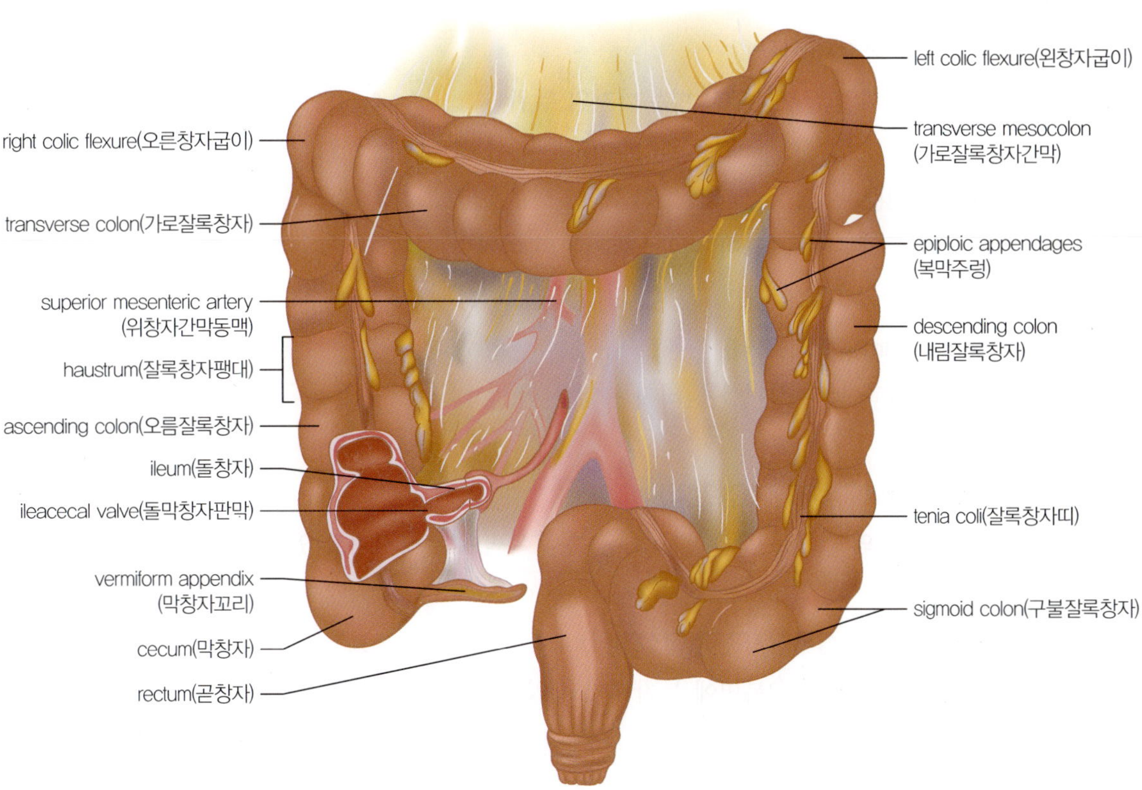

[그림 9-7] 큰창자의 맨눈 해부

cecum 막창자(맹장)

큰창자(대장)가 시작되는 지점에 주머니처럼 부풀어 있는 큰창자의 한 부위

appendix 막창자꼬리(충수)

작은창자(소장) 말단부에서 큰창자로 이어지는 부위인 막창자(맹장)의 한쪽 끝에 달려 있는 벌레 모양의 기관. 배꼽과 오른쪽 위앞엉덩뼈가시(장골돌기, 누웠을 때 충수 가장 높이 튀어나와 있는 우측 골반뼈 부위)를 연결하는 가상선을 3등분했을 때 바깥에서 1/3 지점이 맥버니점(McBurney point)

McBurney point 맥버니점

배꼽과 오른쪽 위앞엉덩뼈가시(장골돌기, 누웠을 때 충수 가장 높이 튀어나와 있는 우측 골반뼈 부위)를 연결하는 가상선을 3등분했을 때 바깥에서 1/3 지점

colon 잘록창자(결장)

큰창자(대장)의 일부

rectum 곧창자(직장)

큰창자의 제일 끝부분부터 항문까지의 부위

anus 항문

직장에서 외부 출구를 이루는 소화기관의 마지막 신체 부위

peritoneum 배막(복막)

복강 안쪽과 복부 장기를 둘러싸는 얇은 막

mesentery 창자간막(장간막)

배막(복막)의 일부로 작은창자(소장)를 후복벽에 부착시키고 있는 막

mesocolon 잘록창자간막(결장간막)

잘록창자(결장)를 후복벽에 부착시키고 있는 막

omentum 그물막(망)

위와 복강내 장기를 연결시키는 복막

greater omentum　대망(큰그물막)

lesser omentum　소망(작은그물막)

4) Liver, Biliary System, Pancreas[간, 담도계, 이자(췌장)]

liver　간

가로막 아래 우상복부에 위치한 장기로 탄수화물 · 아미노산 및 단백질 · 지방 · 담즙산 및 빌리루빈 · 비타민 및 무기질 · 호르몬 · 해독 및 살균 작용 등의 주요 기능

hepatic duct　간관

간에서 분비되는 쓸개즙을 쓸개로 보내는 관으로 담낭관과 합류하여 총담관이 되어 십이지장으로 통함

gallbladder　쓸개(담낭)

쓸개즙을 농축, 저장하는 가지 모양의 주머니

biliary tract　쓸개길(담도)

쓸개(담)즙을 간에서 십이지장으로 전달 운반하는 관

pancreas　이자(췌장)

위의 뒤쪽에 위치한 12~20cm 정도 길이의 장기

소화 효소와 호르몬을 분비

랑게르한스섬은 α세포와 β세포 두 종류의 세포가 있으며 각각 글루카곤과 인슐린이라는 호르몬을 분비하여 당 대사를 조절하는 역할

- β세포에서 분비되는 인슐린은 고혈당에 의해 분비가 촉진
  β세포는 포도당을 글리코겐이나 지방으로 변환시켜 식후 상승되는 혈당을 조절하는 작용을 하며 말초에서 포도당이 이용되는 것을 촉진
- α세포에서 분비되는 글루카곤은 저혈당에 의해 분비가 촉진되며 간에서 글리코겐을 분해시켜 혈당을 상승시키는 작용

pancreatic islets, islets of Langerhans　이자섬(췌장도), 랑게르한스섬

α세포는 glucagon을, β세포는 insulin을 분비

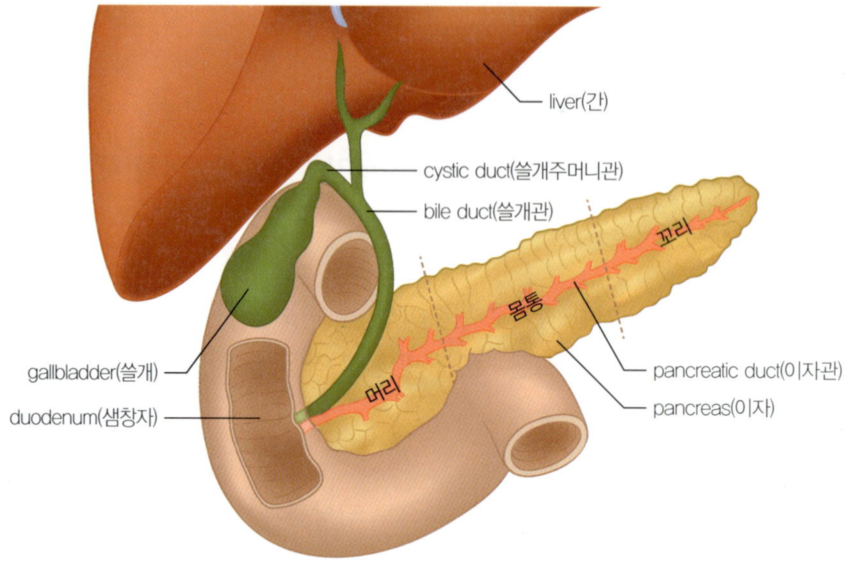

[그림 9-8] 샘창자와 이자의 관련기관

sphincter of Oddi　오디조임근(오디괄약근)

간 및 쓸개(담낭)로부터 담즙을 십이지장으로 분비하는 담관의 하위 평활근

ampulla of Vater　바터팽대부

이자(췌장)관과 온쓸개관(총담관)이 합쳐져서 십이지장으로 들어가는 부위로 길이가 1.5cm 정도 되는 약간 넓어져 있는 부분

4 Symptomatic and Disease Terms

1) Oral Cavity(구강)

(1) 증상용어(Symptomatic terms)

aphagia　못삼킴증(연하불능증)

삼키는 능력의 상실

dysphagia 삼킴곤란(연하곤란)
삼키기 어려움

deglutition 삼킴(연하)
삼키기

glossodynia 혀통증(설통)
부종, 감염, 개방성 궤양에 의한 혀의 통증

xerostomia 입안마름증(구강건조증)
타액분비의 감소에 의한 입안의 건조

halitosis 입 냄새(구취)
입에서 나는 불쾌한 냄새

leukoplakia 백색판증(백반)
혀 및 구강 점막의 백반, 흔히 악성세포암의 전조증상이 되기도 함

(2) 염증 및 감염(Inflammation and infection)

aphthous stomatitis 아프타입안염(아프타구내염)
구강 점막의 궤양과 함께 통증이 수반되는 재발성 질환

cheilitis, chilitis 입술염(구순염)
입술의 부기(종창)와 틈(균열)

gingivitis 잇몸염(치은염)
잇몸의 발적, 부기(종창), 출혈

stomatitis 입안염(구내염)
입안(구강)의 염증 상태

thrush, moniliasis, candidasis 아구창, 모닐리아증, 칸디다증
진균류로 인한 구강 점막의 감염, 아프타 형성, 또는 백색 반을 특징으로 하는 영아의 구강 점막의 칸디다증

herpetic gingivostomatitis 헤르페스 잇몸입안염(헤르페스 치은구내염)
헤르페스에 의한 입의 잇몸과 점막에 동반한 궤양

Vincents angina 궤양성 가막성 앙기나(뱅상앙기나)
불량한 구강 위생 상태에서 나타나는 잇몸과 인후의 감염으로 냄새, 발열, 림프절 부기(종창)를 유발 및 가막 동반하는 구내염

necrotizing gingivitis 괴사성 잇몸염(괴사성 치은염)
괴사를 동반한 잇몸염증

uvulitis 목젖염(구개수염)
목젖(구개수)의 염증

pulpitis 속질염(치수염)
속질(치수)의 염증

epidemic parotitis, mumps 볼거리, 유행귀밑샘염(유행성 이하선염)
바이러스(Mumps virus) 원인의 급성열성 질환으로 침샘 중 귀밑샘인 이하선을 침범

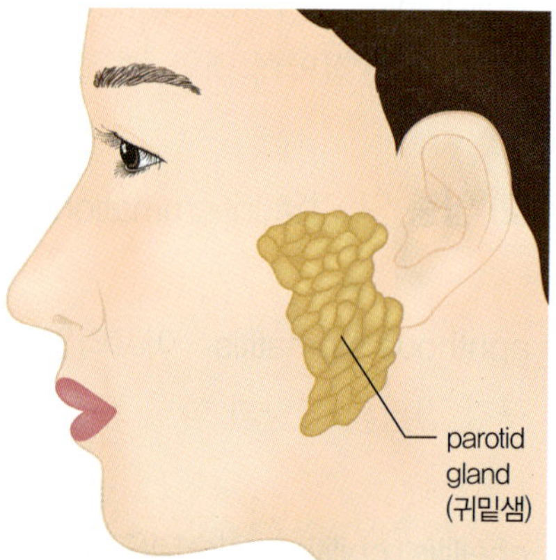

[그림 9-9] 유행귀밑샘염

(3) 선천적 기형(Congenital anomalies)

ankyloglossia, tongue tie 혀유착증(설소대단축증)
설소대가 선천적으로 짧고 발음이 부정확하고 설소대 절단술(절개술)(frenotomy)로 증상을 완화시킬 수 있음

cleft palate 입천장갈림증(구개열)
입천장의 중간부분이 파열되어 있는 선천적 결함. 구개수의 단순한 균열로부터 목젖(구개

수)과 단단입천장(경구개)까지를 침범하는 균열이 있음

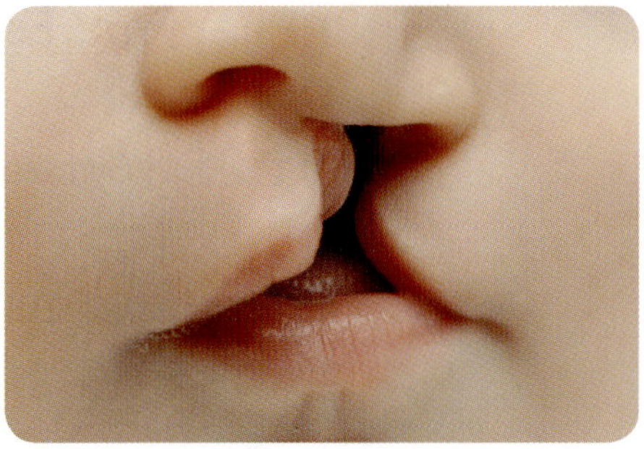
[그림 9-10] 편측성 완전 구순구개열

cleft lip, harelip 입술갈림증(구순열, 토순, 언청이)
윗입술의 선천적 파열 혹은 결손. 치료는 입술성형술(cheiloplasty)을 시행

macroglossia 큰혀증(대설증, 거설증)
선천적으로 입 속에 꽉 찰 정도로 혀가 커지는 증세로 다운증후군(down's syndrome)에서 볼 수 있음

macrolabia 큰입술증(대순증)
과도하게 큰 입술

Hutchinson teeth 허치슨 치아
선천적 매독의 징후로 앞니가 쐐기모양으로 좁아져 치아사이의 공간이 넓어지는 기형

edentia 무치아증(무치증)
치아가 없음

dental caries 치아우식증, 충치
치아 에나멜 조직의 파괴

epulis 잇몸종(치은종)
치조돌기에 발생하는 모든 종양

sialolithiasis 침돌증(타석증)
침샘(타액선)이나 침샘관(타액선관)에 석회물질이 생겨 침이 침샘 밖으로 나가지 못해 생기는 질환

periodontal disease 치주병, 치주질환
치아를 받치고 있는 치은과 치주인대 및 골조직의 염증

2) Pharynx, Esophagus, Stomach(인두, 식도, 위)

(1) 증상용어(Symptomatic terms)

adenoids 아데노이드(선양조직)
물렁입천장 위의 림프조직의 크기가 커짐

achlorhydria 위산없음증(무위산증)
위에서 분비되는 위액에 염산이 없음

anorexia 입맛없음(식욕부진)
불쾌한 음식, 질병, 환경 등으로 인한 식욕의 상실

dyspepsia 소화불량
소화가 안됨

regurgitation 역류
삼킨 음식이 입으로 돌아옴. 심장판막 결함으로 인한 혈액의 역류

nausea 욕지기, 메스꺼움(오심, 구역)
토할 것 같은 불쾌한 느낌

eructation, belching 트림
위 속의 가스가 식도를 지나 입안에서 반사적으로 소리를 내며 역류하는 현상

bulimia, polyphagia 폭식증(대식증)
식욕이 비정상적으로 항진되어 대량의 음식물을 섭취하는 병적 상태

hematemesis 혈액구토(토혈)
소화관 내에서 대량으로 출혈하여 토하는 일

hyperchlorhydria 위산과다증(과염산증)
위내의 염산이 과다 분비되어 발생되는 증상

hypochlorhydria 위산저하증(저염산증)
위내의 염산이 과소 분비되어 발생되는 증상

pyrosis, heartburn 가슴앓이, 가슴쓰림
위에서 식도 내 및 인두에 올라오는 작열성 또는 경련성 동통 감각

dumping syndrome 빠른비움증후군, 덤핑증후군
부분적 위절제술 또는 위빈창자연결술을 받은 환자에게서 음식을 먹은 후에 일어나는 증후군
- 복부증상–명치 부분의 팽만감과 압박감–구역–구토
- 순환장애증상–탈력감–현기증–발한–가슴띔 등

(2) 질병용어(Disease terms)

adenotonsillitis 아데노이드 편도선염
비정상적인 입인두(oropharynx) 또는 코인두(nasopharynx) 미생물총(microflora)에 의해 나타나는 세균 또는 바이러스에 의한 질환

pharyngitis 인두염
인두의 염증

tonsillitis 편도염
편도의 염증

esophagitis 식도염
식도의 염증

gastroesophageal reflux disease(GERD) 위식도역류병
위산이 식도 내로 역류되어 불편한 증상을 유발하거나 식도에 조직 손상을 일으켜 형태학적 변화가 초래

esophageal achalasia 식도이완불능증, 식도이완못함증
하부식도 괄약근의 압력이 비정상적으로 높아져 음식물이 위로 내려가지 못하고 식도에

머물러 있음

esophageal varix 식도정맥류

문맥압 증가에 의해 식도 정맥의 수가 증가하고 크기가 커져서 정맥이 혹처럼 부풀어 오르는 병

- 원인은 간 · 담도계 질환시 특히 간경변증(liver cirrhosis)인 경우 혈액응고 부전 또는 문맥압 증가로 식도정맥류 파열
- 그 외 십이지장 궤양, 급성 이자(췌장)염 등

esophagotracheal fistula 식도기관샛길(식도기관루)

식도와 기관사이의 비정상적인 통로

gastritis 위염

위점막(gastric mucosa)의 급성 또는 만성 염증

ulcer 궤양

염증, 감염, 악성의 과정으로 인한 피부 또는 점막의 결손
점막근육판을 넘어 조직이 결손되는 상태

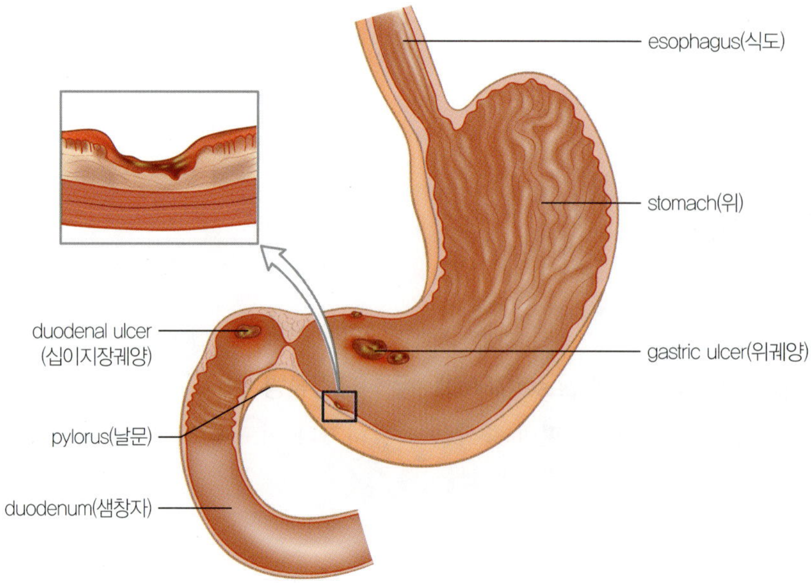

[그림 9-11] 궤양

gastric ulcer 위궤양
위장 점막이 염증에 의해 부분적으로 손상되어 움푹하게 패임

duodenal ulcer 십이지장궤양
십이지장 점막이 염증에 의해 부분적으로 손상되어 움푹하게 패임

peptic ulcer 소화성궤양
소화기관의 점막이 헐어서 점막 아래 부분까지 드러나는 질환
위산에 의해 식도, 위, 십이지장의 상피세포가 부식
호발부위는 위, 십이지장, 식사 후에 상복부 통증을 동반

Zollinger-Ellison syndrom 졸린거-엘리슨 증후군
이자(췌장, pancreas)의 비베타세포(non-ß cell)에서 발생하는 내분비 종양
- 랑게한스섬(Langerhans islet)에서 고도의 gastrin 분비
- 가스트린은 위산 분비를 조절하는 호르몬
- 위산이 과분비되어 심한 소화성 궤양이 발생하는 질환
- 30~50대 남성에서 호발

gastroduodenitis 위샘창자염(위십이지장염)
위와 십이지장의 염증

gastroenteritis 위창자염, 위소장염, 위장염
위와 장의 염증

gastroptosis 위처짐(위하수)
위가 정상보다 아래로 처진 것
X선 검사로 보면 섰을 때 위각부가 위의 운동과는 관계없이 배꼽 부위 아래로 처짐

pylorospasm 날문연축(유문연축)
날문(유문)의 경련

pyloric stenosis 날문협착증(유문협착증)
위의 날문(유문)의 협착

3) Small and Large Intestine, Peritoneum〔작은창자(소장), 큰창자(대장), 배막(복막)〕

(1) 증상용어(Symptomatic terms)

borborygmus 창자가스소리(복명)
장의 가스가 통과함으로써 생기는 소리

flatus 위창자가스(방귀)
장 내에 가스 또는 공기가 항문으로 배출

constipation 변비
대변을 볼 수 없거나 대변을 보기 힘든 것. 대변 보는 횟수가 적음

diarrhea 설사
대변에 포함된 수분의 양이 많아져서 대변이 죽모양으로 됨

fecalith 대변돌(분석)
대변을 중심으로 형성된 장관내에 생기는 결석

steatorrhea 지방변증
대변 중에 지방 함유량이 정상보다 많은 상태

incontinence of feces 배변실금
항문괄약근의 문제로 배변을 자신의 의지대로 조절할 수 없음

tympanites 가스팽만(고창증)
복강이나 장에 가스나 공기로 인해 복부가 팽창

ascites 뱃물(복수)
복강내 단백질과 세포를 함유한 액체의 비정상적인 축적

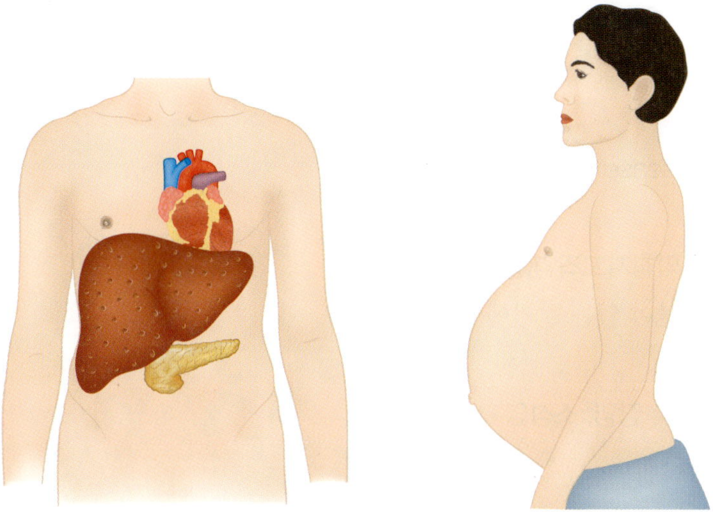

[그림 9-12] 복수

tenesmus 뒤무직, 후중기(이급후증)

배뇨, 배변시 시원하지 않고 뒤무직하여 계속 통증이 지속되는 상태로 긴장감이 계속되고 뇨의와 변의를 느낌

melena 흑색변(혈변)

혈액의 적혈구에 있는 헤모글로빈(hemoglobin)이 위에서 분비되는 위산과 반응하여 헤마틴(hematin)으로 변하면서 흑색 또는 타르처럼 검정색을 띠는 변

colic 급통증(산통)

평활근 경련으로 수분 수 시간의 간격을 두고 주기적으로 반복하는 복통으로 위 · 장 · 방광 · 자궁 등 심하게 당기는 듯하고 찌르는 것 같은 통증과 작열감

hemoperitoneum 혈액복막, 혈액복강

복강내 혈액의 삼출

anal pruritus 항문가려움(증)(항문소양증)

항문 주위의 피부의 가려움

hematochezia 혈변배설

피가 섞인 대변을 배출하는 것

(2) 질병용어(Disease terms)

appendicitis 막창자꼬리염(충수염)

맹장의 아래에 붙어 있는 돌기에 생기는 염증

enteritis 창자염, 장염, 소장염

작은창자의 염증

duodenitis 샘창자염(십이지장염)

십이지장의 염증

ileocolitis 돌잘록창자염(회장결장염)

회장과 결장의 염증

Crohn's disease, regional enteritis 크론병, 국소소장염

- 정의– 만성 염증성 장질환
- 호발부위– 대장과 소장의 연결 부위인 회맹부, 대장, 회장 말단부, 소장 등
- 주 증상– 발열, 복부경련, 설사 등

colitis 잘록창자염(결장염, 대장염)

큰창자(결장)의 염증

ulcerative colitis 궤양잘록창자염(궤양성대장염)

큰창자(대장)를 침범하는 원인 불명의 만성 염증성 질환

하루에 수회 혈액과 점액 고름을 함유한 묽은 변 또는 설사

dysentery 이질

창자 특히, 큰창자(결장), 작은창자(소장)의 염증

diverticulosis 곁주머니증(게실증)

- 정의 – 내강을 갖고 있는 장기의 일부가 국소적인 확장
- 호발부위 – 소화관에서는 식도, 위, 장의 어디에도 생기며 부위는 십이지장, 큰창자(결장)

diverticulitis 곁주머니염(게실염)

게실의 염증

proctitis, rectitis 곧창자염(직장염)

큰창자(대장)의 말단 부분에 생긴 염증

Hirschsprung's disease, congenital megacolon 히르슈슈프룽병, 선천거대결장증

대장의 말단부위에 부교감신경이 선천적으로 존재하지 않음으로 인해 장운동에 문제가 생김. 최종적인 치료 방법은 Duhamel's operation이다.

Meckel's diverticulum 메켈곁주머니(메켈게실)

회장(ileum)에 생긴 곁주머니

enterolith 창자돌(장결석)

장에 이물질이 응괴되어 돌같이 단단함

intestinal obstruction, ileus 창자막힘(장폐쇄), 창자막힘증(장폐색증)

장이 부분적으로 또는 완전히 막혀 장의 내용물이 통과하지 못함

intussusception 창자겹침증(장중첩증)

망원경을 접을 때처럼 장의 한부분이 다음 부분으로 끼어 들어감

호발부위는 회맹판

volvulus 창자꼬임(장염전)

장이 꼬이거나 혹은 염전에 의해 일어나는 장 폐색

rectocele, proctocele 곧창자탈출(증), 직장탈출, 직장헤르니아

직장의 일부가 질내 또는 질벽을 통해 체외로 튀어나옴

hernia 헤르니아, 탈장, 탈출
체내의 장기(내장)가 본래의 부위에서 탈출

ventral hernia, abdominal hernia 배벽탈장(복벽탈장)
복벽에서 내장의 일부가 돌출하는 것

esophageal hiatal hernia, hiatus hernia 식도틈새탈장, 식도틈새헤르니아(식도열공탈장, 식도열공헤르니아)
위의 일부가 횡격막의 식도열공을 지나 흉부에 튀어나옴

inguinal hernia 샅굴탈장(서혜탈장)
서혜부(사타구니) 주위를 통해 장이나 음낭이 빠져 나옴
• 직접 탈장은 후복벽의 약한 부분으로 튀어나옴
• 간접 탈장은 선천적으로 막혔어야 하는 서혜부 관이 열려 있어 장기가 빠져 나옴

femoral hernia 넙다리탈장(대퇴탈장)
대퇴쪽으로 탈장

umbilical hernia 배꼽탈장(제대탈장)
복부 내장의 일부가 아직 덜 아문 배꼽언저리로 밀려들어 배꼽으로 탈출

incisional hernia 절개창탈장, 절개헤르니아
오래된 복벽의 절개창구로부터의 탈장

incarcerated hernia 감금탈장, 감금헤르니아
탈장되어 있는 부분에 장이 강하게 고착되어 있어 정복이 불가능한 탈장

strangulated hernia 꼬인탈장(교액성헤르니아)
헤르니아가 협착되어 괴사가 되었거나 될 것 같은 상태

irritable bowel syndrome(IBS) 과민대장증후군
해부학적 이상 없이 대장 근육의 과민해진 수축 운동으로 인한 기능 장애로 발생
스트레스 후 복통, 복부 팽만감, 설사, 변비 등의 배변장애 같은 불쾌한 소화기 증상이 반복

polyp 폴립, 살버섯(용종)
점막표면에 발생하는 버섯 모양의 종양

multiple polyposis 다발성 살버섯(다발성 용종)
비정상적인 버섯 모양의 종양이 조직이나 기관에 여러 개가 발생

anal fistula 항문샛길(치루, 항문루)
항문선의 안쪽과 항문 바깥쪽 피부 사이에 터널이 생겨 구멍으로 분비물이 나오는 현상

anal fissure 항문틈새(항문열창)
항문이 찢어져 작열감과 통증이 심함

hemorrhoid 치질, 치핵
항문 주변의 혈관과 결합 조직이 덩어리를 이루어 돌출되거나 출혈이 되는 현상

- 내치질(internal hemorrhoids)
  항문 주위 정맥의 확장으로 항문괄약근을 중심으로 내부에 발생
- 외치질(external hemorrhoids)
  항문 주위 정맥의 확장으로 항문괄약근을 중심으로 외부에 발생

peritonitis 배막염(복막염)
복강 및 복강 내 장기를 덮고 있는 얇은 막인 복막에 발생한 염증

rectal cancer 곧창자(직장)암
직장에 발생한 악성종양

4) Livr, Biliary System and Pancreas(간, 담도계 및 이자(췌장))

(1) 증상용어(Symptomatic terms)

liver 간
위치는 가로막(횡격막, diaphragm) 아래 오른쪽 상복부에 위치
담즙(bile) 생성, 빌리루빈(bilirubin)은 간에서 헤모글로빈이 파괴되어 나오는 노폐물

hepatic duct 간관

간에서 만들어진 쓸개즙(담즙)이 담낭(쓸개주머니)으로 이동하는 관. 담즙(Bile)의 경로 간관(hepatic duct), 쓸개관(담낭관)(cystic duct), 온쓸개관(총담관)(common bile duct), 십이지장으로 분비

fatty liver 지방간

간에 지방이 축적된 상태

hepatic coma 간성혼수

급성 또는 만성 간질환으로 인한 다양한 증상으로 쇠약, 손떨림, 성격변화, 기억상실, 과호흡, 경련, 혼수에 이르면 사망까지 이를 수 있음

혈액과 뇌척수액 내에 단백질 분해산물인 암모니아의 상승이 원인

hepatomegaly 간비대, 간종대

간질환의 징후로 비정상적으로 간이 비대된 상태

hepatomalacia 간연화증

간의 비정상적인 연화

hyperbilirubinemia 고빌리루빈혈증(과빌리루빈혈증)

혈액 속에 있는 쓸개즙색소인 빌리루빈의 총 농도가 정상보다 많아진 상태

cachexia 악액질(종말증)

암, 결핵, 혈우병 등의 말기에서 볼 수 있는 고도의 전신쇠약증

jaundice, icterus 황달

혈액속의 과도한 빌리루빈에 의해 피부, 점막, 눈의 흰자위가 노랗게 착색되는 질환으로 오심, 구토, 위통과 짙은색의 소변을 동반

1. obstructive jaundice **폐쇄황달**
   담도계의 폐색에 의한 황달
   예) 쓸개돌증(담석증)(cholelithiasis)
2. hepatic jaundice **간성황달**
   간세포장애와 간내의 세담관 폐색으로 인해서 생기는 황달

예) 간경화, 간염, 간암(cirrhosis, hepatitis, hepatoma).

3. hemolytic jaundice **용혈성황달**

용혈(hemolysis)로 적혈구의 대량의 파괴로 혈중 빌리루빈이 상승

예) 태아적아구증(erythroblastosis), 빈혈(anemia)

acholia 담즙없음증(무담즙증)

십이지장으로 담즙의 배설이 감소된 상태에서 간외 폐색성, 황달, 간염 등의 고도의 간 장애에서 나타남

glycosuria 당뇨

소변에 많은 양의 포도당이 섞여 배출되는 현상

cholelithiasis 쓸개돌증(담석증)

쓸개(담낭)에 돌이 생김

choledocholithiasis 온쓸개관돌증(총담관결석증)

온쓸개관(총담관)에 담즙색소와 칼슘으로 구성된 결석이 생김

cholestasis, cholestasia 쓸개즙정체(담즙정체)

간장의 담즙 분비기능이 손상되었기 때문에 담즙형성의 간 조직내 침착과 혈중정체

hypoglycemia 저혈당(증)

혈액 내 정상 수치 이하로 감소

정상인의 경우 이른 아침 공복시 혈당치는 60~100mg/dL이며 식후에도 160mg/dL 이하

hyperglycemia 고혈당(증)

혈액 내 포도당이 정상보다 증가

hypocholesteremia 저콜레스테롤혈증

혈액 내 콜레스테롤이 정상보다 낮음

hypercholesterolemia 고콜레스테롤혈증

콜레스테롤의 과잉섭취나 콜레스테롤 대사장애로 인해 혈액 내 콜레스테롤이 정상보다

증가

(2) 질병용어(Disease terms)

liver cirrhosis 간경화증, 간경변증
만성적인 염증으로 인해 정상적인 간 조직이 재생결절(regenerative nodules; 작은 덩어리가 만들어지는 현상) 등의 섬유화 조직으로 바뀌어 간의 기능이 저하

viral hepatitis 바이러스 간염(바이러스성 간염)
바이러스에 의한 간의 염증(inflammation)
바이러스 간염은 A형, B형, 그리고 non-A non-B형으로 분류(보통 C형으로 부름)

hepatitis A A형간염
전염성 급성간염
병원체-직접접촉, 음식물, 물에 의해 전파. 젊은 연령층에서 많이 감염되며 완치됨

hepatitis B B형간염
혈청간염
증상과 징후가 빠른 속도로 나타나며 병원체는 혈액, 주사기 등을 통해 전파
만성간염이 될 수 있으며 간세포의 파괴, 간경화 등을 초래할 수 있음
완치된 후에도 계속적인 추구관리가 필요

hepatitis C, non-A non-B C형간염
A, B형 간염과는 다른 종류의 바이러스에 의한 간염, 또는 hepatitis C형
병원체-혈액, 혈액제제, 사람과의 접촉

hepatoma 간암, 간세포암
간의 종양(tumor)

cholangitis 쓸개관염(담관염)
세균의 침입이나 결석 또는 종양에 의한 쓸개(담)관의 폐색으로 인한 담관의 염증

cholecystitis 쓸개염(담낭염)
쓸개(담낭)(gallbladder)의 염증

cholangioma 쓸개관종(담관종)
쓸개관(담관)(bile duct)에 종양(tumor)

hydrops of gallbladder 담낭수종
담석 때문에 담낭관이 막혀 담낭에 담즙 고임

biliary stricture 담도협착
담도의 일부분이 좁아진 상태

pancreatitis 이자염(췌장염)
소화기관이면서 내분비기관인 이자(췌장)에 염증이 생김
복통(abdominal pain), 오심(nausea), 구토(vomiting) 등

carcinoma of pancreas 이자암(췌장암)
이자암(췌장암)이란 췌장에 생긴 암세포로 이루어진 종양덩어리(종괴)도 췌관세포에서 발생한 췌관 선암종이 90% 정도를 차지함. 일반적으로 이자암(췌장암)이라고 하면 췌관 선암종을 말함

diabete mellitus 당뇨병
인슐린의 분비량이 부족하거나 정상적인 기능이 이루어지지 않는 등의 대사질환으로 혈중 포도당 농도가 높은 질환. 다식(polyphagia), 다음(polydipsia), 다뇨(polyuria), 고혈당증(hyperglycemia), 당뇨(glycosuria) 등

empyema of gallbladder 담낭축농증
담낭 내의 담즙에 세균이 증식하여 농을 형성하는 질환

5 Therapy and Operative Terms

1) Oral Cavity(구강)

cheiloplasty 입술성형술(구순성형술)
입술 결함의 외과적 수술

stomatoplasty 입안성형술(구내성형술)
입안 결함의 외과적 수술

palatoplasty 입천장성형술(구개성형술)
입천장을 성형하는 수술로 구개열과 인두를 포함

glossoplasty 혀성형술(설성형술)
혀의 성형수술

frenotomy 설소대절단술, 설소대절개술
설소대유착증의 치료에 있어 혀인대를 절단, 연장하는 수술
ankyloglossia(혀유착증, 설소대단축증)의 수술방법

partial glossectomy 부분적 설절제술
혀의 일부를 절제

hemiglossectomy 반혀절제술
혀의 절반을 절제

total glossectomy 완전혀절제술
혀를 절제하는 수술(암으로 인해 혀의 완전 절제)

glossorrhaphy 혀꿰맴술(혀봉합술)
혀를 봉합하는 수술

sialoadenectomy 침샘절제술(타액선절제술)
침샘의 외과적 절제

sialolithotomy 침돌절개술, 타석절개술
결석의 제거를 위한 침샘이나 관의 절개

parotidectomy 귀밑샘절제술(이하선절제술)
귀밑샘(이하선)의 외과적 절제

2) Pharynx, Esophagus, Stomach(인두, 식도, 위)

adenotonsillectomy 아데노이드편도절제술
아데노이드 편도의 외과적 절제

esophagectomy 식도절제술
수술로 식도의 일부 또는 전체를 절제

esophagotomy 식도절개술
식도의 절개

esophagoplasty 식도성형술, 식도형성술
인공적으로 식도를 만들어 주는 수술

anastomosis 연결(문합)
내강이 있는 장기와 장기를 서로 연결

esophagogastrostomy 식도위연결술(식도위문합술)
외과적으로 위와 식도 문합(연결)

gastrogastrostomy 위들문날문연결술(분문유문문합술)
외과적으로 위의 들문(분문)과 날문연결(유문문합)

gastroduodenostomy 위샘창자연결술(위십이지장문합술)
외과적으로 위와 십이지장연결(문합)

gastroenterostomy 위창자연결술(위소장문합술)
외과적으로 위와 소장연결(문합)

gastrojejunostomy 위빈창자연결술(위공장문합술)
외과적으로 위와 공장연결(문합)

gastrocolostomy 위잘록창자연결술(위결장문합술)
외과적으로 위와 결장연결(문합)

gastrotomy 위절개술
외과적 위 절개

gastrostomy 위창냄술(위조루술)
복막을 통해서 영양을 공급하기 위해 위의 외과적 시술로 구멍을 만든 것

gastrectomy 위절제술
위의 일부 또는 전부를 절제함

Billroth I gastroduodenostomy 위샘창자연결술(위십이지장문합)
남은 위 + 샘창자(십이지장)에 연결하는 방법

Billroth II gastrojejunostomy 위빈창자연결술(위공장문합)
남은 위 + 빈창자(공장)에 연결하는 방법

total gastrectomy 전체위절제술
위의 전 절제

subtotal gastrectomy 대부분위절제술
위의 부분 절제

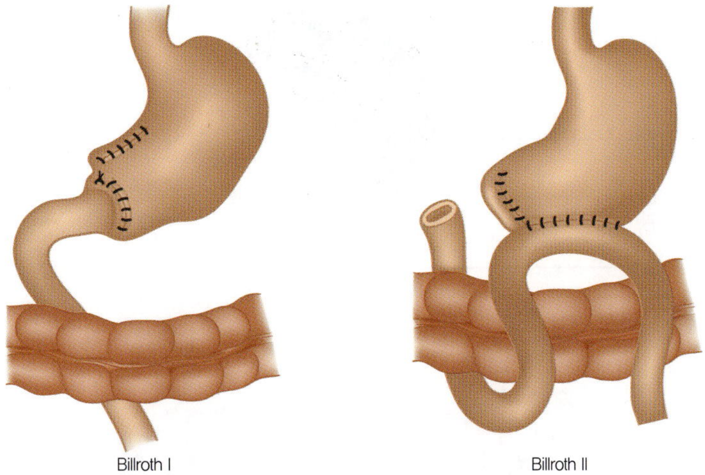

[그림 9-13] Billroth I operation, Billroth II operation

antrectomy 날문방절제술(유문방절제술)
위의 날문방절제술 절제

gastropexy 위고정술
위의 위치를 바로잡기 위한 수술

pyloroplasty 날문성형술(유문성형술)
날문(유문)협착증이 있을 때 시행하는 외과적 성형술

pyloromyotomy, Ramstedt-Weber operation 날문근육절개술(유문근층절개술)
신생아 또는 유아의 선천성 근비후성 날문(유문)협착증에 행하여지는 수술로 장막과 유문 괄약근을 절개하고 확대해서 점막을 자르지 않고 보존해서 날문(유문)내강을 확대하고 위의 내용을 통과하기 쉽게 하는 수술

gastric gavage 코위관 영양(위관영양, 비위관 영양)
코에서부터 위까지 이르는 비위관을 통해 영양을 공급하는 것

nasogastric intubation 코위삽관
코끝에서 인두, 식도를 거쳐 위까지의 길이를 측정 튜브의 삽입
- 위내용물 흡인, 세척
- 영양공급

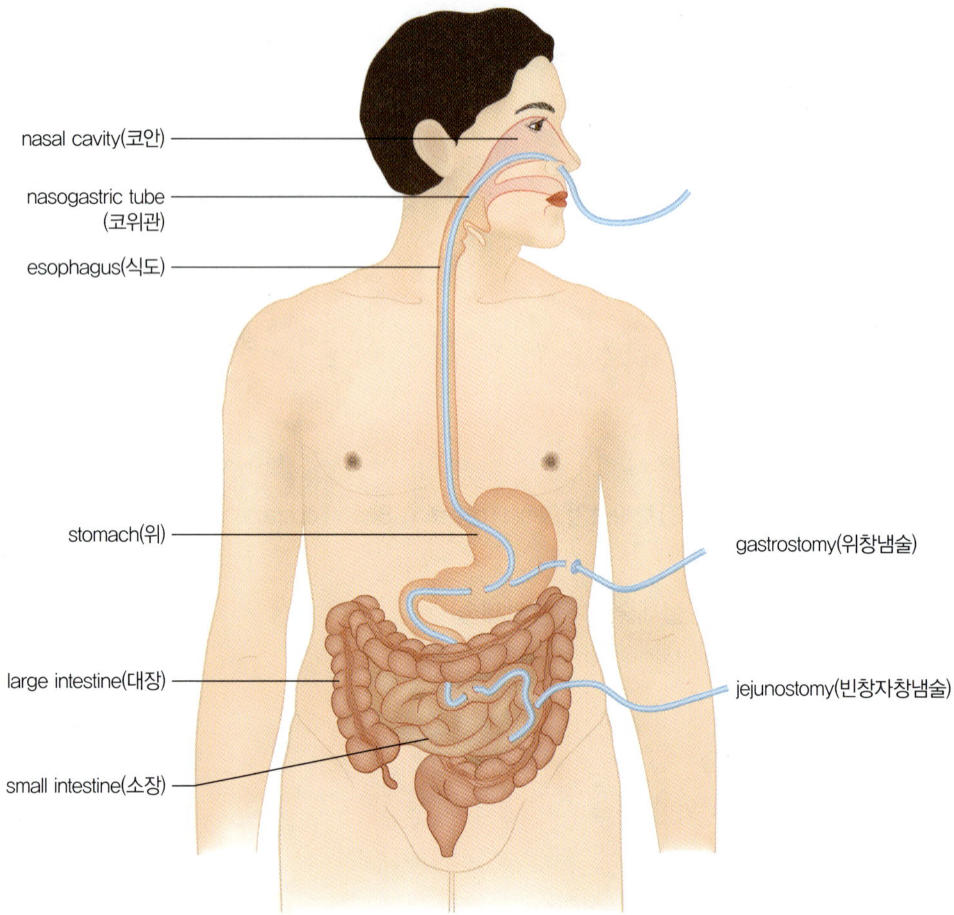

[그림 9-14] 코위삽관

gastric lavage 위세척

코끝에서 인두, 식도를 거쳐 위에 삽입된 관을 통해서 멸균 증류수나 생리식염수로 위 내용물을 세척

3) Small and Large Intestine, Peritoneum〔작은창자(소장), 큰창자(대장), 배(복)막〕

appendectomy 막창자꼬리절제술(충수절제술)

배의 우측하단 부분을 절제하여 충수를 제거하는 수술

cecectomy 막창자절제술(맹장절제술)
외과적 방법으로 맹장을 절제

colectomy 잘록창자절제술(결장절제술)
결장의 일부분 또는 전체를 절제함

diverticulectomy 곁주머니절제술(게실절제술)
곁주머니(게실) 절제함

hemorrhoidectomy 치질절제술, 치핵절제술
항문점막 아래 상하 직장 정맥총이 울혈된 것을 절제
장기간 동안 배변과 점막이 아래쪽으로 이동하는 것이 반복되면서 항문점막을 지지하는 조직이 탄력을 잃고 이완되어 발생

celiotomy, laparotomy 배벽술(개복술)
복강을 열어 그 병의 부위를 확인하고 진단을 내리고 질병의 정도를 판별
예) 충수절제술, 담낭절제술, 잘록창자창냄술 등

laparoscopic surgery 복강경수술
복강경을 이용한 복부수술
복부에 작은 절개창을 여러 개 내고 이 구멍을 통해 비디오 카메라 및 수술 기구들을 복강 내에 넣고 시행하는 수술

colostomy 잘록창자창냄술(결장창냄술), 대장창냄술
신체 내의 대변을 배출하기 위해 결장과 복벽사이에 결장창냄술(결장루)을 만드는 수술

ileostomy 돌창자창냄술(회장창냄술, 회장조루술)
궤양성 대장염, 국소성 회장염, 대장암 등의 경우 결장절제술을 한 후 대변배출을 위해 복벽에 돌창자(회장)의 개구부를 설치

cecopexy 막창자고정술(맹장고정술)
막창자(맹장)의 고정, 즉 맹장의 과다한 움직임을 고정시킴

colopexy 잘록창자고정술(결장고정술)
수술적 방법을 이용한 결장의 고정

enterorrhaphy 창자꿰맴술(장봉합술, 창자봉합술)
장의 봉합

enterolysis 창자박리술(장유착박리술)
장의 고리 사이 또는 장과 복벽 사이의 유착을 분리하는 수술

mesopexy 장간막고정술
찢어진 장간막을 고정시킴

herniorrhaphy 탈장꿰맴(술), 헤르니아꿰맴(술)(탈장봉합술, 헤르니아봉합술)
헤르니아의 봉합술

jejunorrhaphy 빈창자봉합술(공장봉합술)
빈창자(공장)의 봉합술

polypectomy 살버섯절제술, 폴립절제술(용종절제술)
살버섯(용종)의 외과적 절제술

proctoplasty 항문성형술(직장성형술)
항문(직장)의 성형 수술

proctectomy 곧창자절제술(직장절제술)
곧창자(직장)의 외과적 절제술

reduction of intussusception 창자겹침증정복술(장중첩증정복술)
바륨관장이나 외과적 수술을 통해 장의 정상적인 운동을 회복시킴

Duhamel's operation 듀하멜수술
선천적으로 신경이 결손되어 있는 부위를 제거하고 신경절이 존재하는 잘록창자(결장)와 곧창자(직장)를 연결(문합)해 주는 수술

히르슈슈프룽병(hirschsprung's disease), 거대결장수술방법

Mile's operation　마일즈수술
직장암 수술방법
배(복)회음식수술(A-P resection), 영구적 대장(결장)조루술(permanent colostomy)을 포함하여 골반부 잘록창자(결장), 잘록창자사이간막(결장간막), 주위 림프절(lymph node)을 제거하고 광범위한 곧창자(직장, rectum)와 항문(anus) 회음부위의 절제술을 시행함

4) Liver, Biliary System, Pancreas〔간, 담도계, 이자(췌장)〕

biopsy　생검
장기나 다른 신체부위의 조직을 약간 잘라내어 현미경으로 검사

hepatotomy　간절개술
외과적 간 절개술

hepatorrhaphy　간꿰맴술(간봉합술)
간의 꿰맴(봉합)술

cholecystectomy　쓸개절제술(담낭절제술)
쓸개(담낭)를 제거하는 수술로 염증이 있을 경우 염증 치료를 받는 동안 수술이 지연됨

cholecystotomy　쓸개절개술(담낭절개술)
결석 제거, 배액을 위한 담낭의 외과적 절개

cholecystostomy　쓸개창냄술(담낭조루술)
쓸개(담낭)의 담즙을 배액하기 위해서 외부 구멍을 뚫는 수술

cholecystogastrostomy　쓸개위연결술(담낭위연결술, 담낭위문합술)
쓸개(담낭)와 위 사이의 외과적 문합술(연결)

choledochoduodenostomy　온쓸개관샘창자연결술(총담관십이지장문합술)
온쓸개관(총담관)과 샘창자(십이지장) 사이의 외과적 연결술(문합)

choledochotomy 온쓸개관절개술(총담관절개술)
결석의 존재여부 확인 및 제거를 위한 온쓸개관(총담관) 절개

choledocholithotomy 온쓸개관돌제거술(총담관결석제거술)
결석 제거를 위한 온쓸개관(총담관) 절개

choledocholithotripsy 온쓸개관돌부숨술(총담관쇄석술)
온쓸개관(총담관) 내의 담석을 분쇄

sphincteroplasty(Oddi) 오디조임근성형술(오디괄약근형성술)
Oddi 괄약근의 협착 성형수술

Whipple's operation, radical pancreatoduodenectomy 휘플수술
이자(췌장)두부암의 발생 시 시행하는 수술
이자(췌장)두부, 샘창자(십이지장)와 위의 말단부위, 온쓸개관(총담관) 하단부위를 절제한 후 남아 있는 이자(췌장), 위, 온쓸개관(총담관)을 빈창자(공장)에 연결(문합), 빈창자(공장)연결(문합)

sphincteroplasty(Vater) 바터조임근(괄약근)성형술
Vater 조임근(괄약근)의 성형술

pancreatectomy 이자절제술(췌장절제술)
이자(췌장)의 일부 또는 전부를 절제함

pancreaticojejunostomy 이자빈창자연결술(췌공장연결술)
이자(췌장)관과 빈창자(공장) 연결(문합)수술

6 Clinical Procedures & Laboratory Tests

endoscopy 내시경검사, 내시경술
내시경은 끝에 광원과 렌즈를 부착한 가늘고 긴 관. 내시경을 검사하고자 하는 신체기관

및 장기에 밀어 넣은 후 직접 눈으로 관찰하는 검사

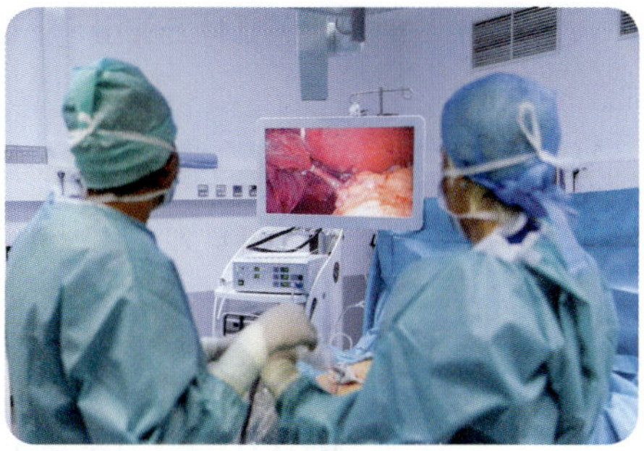

[그림 9-15] 내시경검사

esophagoscopy 식도보개검사(식도경검사)
내시경을 입을 통해 식도에 삽입하여 관찰하며 이상이 있는 경우 조직검사를 통해 진단하는 검사 방법

gastroscopy 위보개검사(위내시경검사)
내시경을 통한 위 내부 검사

duodenoscopy 샘창자보개검사(십이지장경검사)
내시경을 통한 샘창자(십이지장) 검사

upper gastrointestinal endoscope 상부위장관 내시경검사
내시경으로 식도, 위, 샘창자(십이지장관)의 내부를 검사

abdominocentesis 복강천자술, 복벽천자술
외과적으로 복강에 천자

peritoneocentesis 배막천자(복막천자)
복수를 배액시키기 위해 바늘로 배막(복막)을 천자하는 시술

laparoscopy 배안보개검사(복강경검사)
배안보개(복강경)를 이용한 복강 검사

colonoscopy 대장내시경검사, 잘룩창자보개검사(결장내시경술)
잘룩창자보개(결장경)를 항문을 통해 삽입하여 의심되는 부위를 검사

- 잘룩창자보개(결장경)로 항문, 곧창자(직장), S상결장뿐 아니라 항문에서 회맹판 큰창자(대장)내시경검사에 이르는 대장 전체를 검사함. 또한 진단뿐 아니라 내시경에 부착된 기계를 이용하여 조직 채취나 종양제거와 같은 치료도 시행함
- 검사를 위해 관장을 하며 검사 중에 복부 팽만감이 발생할 수 있음

sigmoidoscopy 구불창자내시경검사, 구불창자보개검사(S상결장경검사, 구불결장경검사)
구불창자보개(S상결장경)를 통해서 S상결장을 검사

항문에서 60cm 정도의 길이

proctoscopy 곧창자보개검사(직장경검사)

곧창자보개(직장경)를 통해서 직장을 검사

radiography 방사선촬영, 방사선촬영술

방사선을 조사하여 투과 촬영도를 필름에 기록하고 피검사체 내부의 밀도 불균일성, 투과도 차이로 내부구조나 결함부분을 검사하는 방법

simple abdominal radiography 방사선단순복부촬영

X-ray를 이용하여 촬영하는 검사

단순 복부 X-ray 촬영은 복부의 증상이 있는 경우 가장 먼저 시행하는 검사

가로막(횡격막), 위장 및 장, 신장, 요관, 방광을 간단히 시행할 수 있고 다양한 정보를 얻을 수 있음

upper GI series 상부위장관조영술

X-ray에 잘 보이는 바륨과 같은 조영제를 삼키면 시간이 경과되면서 식도, 위장, 샘창자(십이지장)로 내려가고 이때 X-ray를 이용하여 촬영

보통의 X-ray 검사법으로는 알아낼 수 없는 자세한 해부학적 이상을 알아내는 데 유용함. 검사 전 금식하여야 하며 검사 후 조영제로 인해 변비가 생길 수도 있음

lower GI series 하부위장관조영술

바륨 관장

X-ray가 투과되지 않는 부분을 조영제를 관장을 통해 직장으로 주입해서 하부위장관 부분의 비정상인 부분을 발견함

fluoroscopy 투시검사, 형광투시법

형광투시경 검사

형광염료를 주입하여 주입된 형광염료가 통과 투시검사하는 동안 신체의 원하는 부위를 관찰함으로써 병변을 찾아내기 위함

computed tomography(CT) 컴퓨터단층촬영술, 전산화단층촬영술

신체의 내부 구조를 컴퓨터를 이용하여 단층촬영하는 것

X선 장치로는 인체의 평면적인 투영사진만 찍을 수 있으나 CT는 컴퓨터로 측정신호를 처리하며 매우 정확한 사진 인체의 단면을 볼 수 있게 촬영이 가능

cholangiography 쓸개관조영술(담관조영술)
쓸개관(담관)에 조영제(특수염료)를 정맥으로 천천히 주입하고 쓸개관(담관)을 X선을 이용하여 촬영

cholecystography 쓸개조영술(담낭조영술)
정맥에 요오드를 주입하여 X선을 이용하여 쓸개(담낭)를 촬영

sonography, ultrasonography 초음파촬영술
태아 이상, 담석, 심장 결함 그리고 종양을 진단

abdominal sonogram 복부초음파검사
복부의 장기나 혈관의 이상을 발견하기 위한 초음파 검사

stool culture 대변배양검사
질병의 원인을 찾기 위하여 대변을 배지에 넣고 배양하여 비정상적으로 존재하는 미생물 및 이상 여부를 검사

occult blood test 잠혈검사
대변 내 혈액이 섞여 있는지의 여부를 알아보는 검사. 양성반응은 위장관계에 출혈이 있다는 것을 의미

liver function test 간기능검사
대사, 저장, 여과, 배설 등의 다양한 간 기능을 검사

GOT(serum glutamic oxalacetic transaminase or AST), GPT(serum glutamic pyruvic transaminase or ALT)

- GPT, GOT는 정상적인 간세포에 있는 효소로서 간세포가 파괴되면 이들 효소가 혈중으로 나옴
- 요소의 농도를 측정하여 간세포의 손상이나 파괴 정도를 암
- GPT와 GOT 사이에 약간의 차이는 있는데 GPT가 주로 간에만 존재하는 것과는 달

리 GOT는 간뿐 아니라 근육과 심장, 내장, 뇌에도 광범위하게 분포하고 있어 간기능을 알아내는 역할은 GPT보다는 낮음
- 정상범위는 두 효소 모두 정상수치는 35를 넘지 않으며 나이와 성별에 따른 변화는 크지 않음
- 음주로 인한 지방간이나 알코올성 간염, 간경변, 성인병으로 인해 간의 문제, 약물에 의한 간의 손상, 간암 등은 이들 수치가 증가됨

serum bilirubin 혈청빌리루빈

적혈구의 파괴에 의해 만들어진 빌리루빈은 간을 통해 배출되며 정상적인 상태에서는 적혈구의 파괴와 간에서의 배출 사이에 균형 상태를 이룬다. 그러나 어떤 원인에 의해 이 균형이 깨진 경우에는 혈중에 빌리루빈의 농도가 상승되며 황달 증상이 나타남

alkaline phosphatase(ALP) 알카라인 포스파타제

- 알카라인 포스파타제는 여러 장기에 분포
- 장기에서 만들어진 알카라인 포스파타제는 혈액 내에 존재하지 않음
- 장기에 질환이 있는 경우 알칼라인 포스파타제가 혈액내에서 증가, 특히 임상적으로 간과 담도의 이상, 뼈의 질환이 있는 경우 이 수치가 증가

total protein 총단백질(총단백량)

- 혈액에는 100여종의 단백질이 존재하고 있으며 이 중 약 60%는 알부민이, 나머지 40%는 글로블린 계통의 단백질
- 알부민은 하루에 약 10~15g 정도 합성되고 매 3주마다 그 양이 절반으로 감소하는데, 주로 간에서 합성되므로 간의 합성기능을 알아보는데 중요한 지표
- 알부민과 글로블린의 비율은 간의 기능뿐 아니라 다른 질환에서도 변화를 보여 유용한 참고 자료로 이용

liver scan 간 스캔

핵물질인 방사성 동위원소를 정맥 주사한 후 이 원소가 간세포에 의해 흡수되고 배출되는 과정을 감마카메라를 이용하여 알아보는 검사
- 간의 크기와 형태의 이상을 쉽게 알 수 있어 종양이나 농양, 간내 혈관의 질환을 알아보기 위해 시행
- 방사성 핵물질을 사용하므로 임산부의 경우에는 주의가 필요함

endoscopic retrograde cholangiopancreatography(ERCP) 내시경역행쓸개이자조영술(내시경역행담췌관조영술)

내시경을 샘창자(십이지장)까지 삽입한 후 샘창자(십이지장)에 연결되어 있는 쓸개관(담관)과 이자(췌장)관에 조영제를 주입하여 X-ray를 촬영

7 Abbreviation

ALP	alkaline phosphatase	간기능 효소검사(알카리인산분해효소)
ALT(SGPT)	alanine transaminase	알라닌아미노전달효소
AST(SGOT)	aspartic acid transaminase	아스파라긴산 전이효소
B Enema	barium enema	바륨 관장
CT scan	computer tomography scan	컴퓨터 단층촬영
ERCP	endoscopic retrograde cholangio-pancreatography	내시경역행쓸개이자(담췌관)조영술
GB	gallbladder	쓸개(담낭)
GI	gastrointestinal	위창자(장관)의
IBD	inflammatory bowel disease	염증성 장질환(염증, 창자병)
LFT	liver function tests	간기능검사
NG tube(L-tube)	nasogastric tube	코(비)위관
NPO	nothing by mouth	금식
PUD	peptic ulcer disease	소화성궤양
TPN	total parenteral nutrition	완전비경구영양법(전비경구적 영양)
UGI series	upper gastrointestinal series	상부위장관조영술

투약과 관련된 약어

a.c.	before meals	식전
p.c.	after meals	식후
q.h.	every hour	매시간

q.d.	once a day	하루 한 번
bid	twice a day	하루 두 번
tid	three times a day	하루 세 번
qid	four times a day	하루 네 번
h.s.	at bed time	취침시
q.m.	every morning	매일 아침
q.n.	every night	매일 밤
I.M.	intramuscular	근육으로
I.V.	intravenous	정맥으로
I.D.	intradermal	피내로
S.C.	subucutaneous	피부밑(피하로)
p.r.n.	at necessary	필요시
p.o.	by mouth(per os)	구강으로

연습문제

1. 위에서 샘창자(십이지장)로 연결되는 부위는?

① body ② fundus ③ cardia
④ lesser curvature ⑤ pylorus

2. 치아머리(치관, teeth crown)의 가장 바깥쪽의 단단한 부분은?

① enamel ② dentin
③ cementum ④ pulp
⑤ periodontal membrane

3. 'submandibular gland'에 있는 침관은?

① parotid gland ② Stensen's duct ③ sublingual duct
④ salivary duct ⑤ Wharton's duct

4. 공기와 음식물의 공동통로가 되는 곳은?

① larynx ② pharynx ③ palate
④ tonsils ⑤ uvula

5. 용어의 해석이 옳은 것은?

① dysphasia – 호흡곤란 ② dystocia – 소화불량
③ dyspnea – 언어장애 ④ dyspepsia – 난산
⑤ dysphagia – 삼킴곤란

정답	1. ⑤ 2. ① 3. ⑤ 4. ② 5. ⑤

6. 곧창자(직장)나 항문 주위의 혈관이 확장되고 출혈이 있는 질환은?

① anal fistula ② esophageal varices ③ hemorrhoids
④ hernia ⑤ rectocele

7. 위(stomach)에서 혈액을 토하는 증상은?

① hemorrhage ② hematochezia ③ hemoptysis
④ hematuria ⑤ hematemesis

8. 위액의 산도가 높아져서 위, 샘창자(십이지장)의 상피세포가 부식되는 질환은?

① intestinal ulcer ② esophageal ulcer ③ decubitus ulcer
④ perforating ulcer ⑤ peptic ulcer

9. 위장의 통증을 제거하기 위한 신경절단 처치는?

① vasostomy ② vagotomy ③ glossectomy
④ gastrectomy ⑤ neurolysis

10. 배변이 힘들거나 지연되는 상태는?

① constipation ② diarrhea ③ steatorrhea
④ melena ⑤ intussusception

11. 장의 한 부분이 다른 부분으로 끼워 넣어지는 상태로 어린이의 돌막창자(회맹부)에서 잘 발생하는 것은?

① diverticulum ② dysentery ③ ileus
④ intussusception ⑤ volvulus

12. 항문 가까이에 있는 피부표면에 샛길(누공)을 만들어 곧창자(직장)와 연결되기도 하는 것은?

① anal fistula ② colonic polyposis ③ hemorrhoid
④ hiatal hernia ⑤ rectal prolapse

정답 6. ③ 7. ⑤ 8. ⑤ 9. ② 10. ① 11. ④ 12. ①

13. 혈중 빌리루빈 수치가 높아서 피부나 다른 조직의 색이 노랗게 변하는 것은?

① ascites ② diarrhea
③ melena ④ jaundice
⑤ steatorrhea

14. 'intestinal twisting'과 같은 의미는?

① diverticulum ② hernia
③ fistula ④ intussusception
⑤ volvulus

15. 가로막에 식도가 통과하는 구멍을 통하여 위의 윗부분이 돌출된 것은?

① atresia of esophagus ② esophageal varices
③ gastroptosis ④ hiatal hernia
⑤ hemorrhoids

16. 복수를 빼내기 위해 복부에 시행하는 외과적 천자술은?

① amniocentesis ② lumbar puncture
③ paracentesis ④ pericardiocentesis
⑤ pleurocentesis

17. duodenojejunostomy에서 연결부위는?

① 돌창자와 곧창자 ② 빈창자와 돌창자
③ 샘창자와 빈창자 ④ 샘창자와 돌창자
⑤ 잘록창자와 곧창자

18. 입안이 건조해지는 상태는?

① gingivitis ② stomatitis ③ stomatosis
④ xerostomia ⑤ thrush

정답	13. ④ 14. ⑤ 15. ④ 16. ③ 17. ③ 18. ④

19. 간 기능검사로만 조합된 것은?

가. ALP　　나. Barium enema　　다. Serum bilirubin　　라. SGOT

① 가, 나　　② 가, 다　　③ 가, 나, 라
④ 가, 다, 라　　⑤ 가, 나, 다, 라

20. 이자(췌장)암을 치료하기 위한 수술은?

① Billroth operation Ⅱ　　② Duhamel's operation
③ hemorrhoidectomy　　④ Mile's operation
⑤ Whipple's operation

21. 쓸개즙을 생산하는 곳은?

① liver　　② stomach　　③ pancreas
④ gallbladder　　⑤ duodenum

22. 치아 내부의 치수강을 채우고 있는 결합조직으로 신경과 혈관이 풍부하게 분포해 있는 곳은?

① dentin　　② cementum　　③ pulp
④ enamel　　⑤ gum

23. 식도와 위가 연결되는 곳은?

① fundus　　② cardia　　③ antrum
④ pylorus　　⑤ serosa

24. 복강 안쪽과 복부 장기를 둘러싸고 있는 얇은 막은?

① colon　　② rectum　　③ peritonium
④ mesentery　　⑤ omentum

정답 19. ④ 20. ⑤ 21. ① 22. ③ 23. ② 24. ⑤

25. 췌장관과 총담관이 합쳐져서 십이지장으로 들어가는 부위는?

① ampulla of Vater ② sphincter of Oddi ③ common bile duct
④ hepatic duct ⑤ biliary duct

26. 배변, 배뇨시 시원하지 않고 통증이 계속되는 상태는?

① melena ② colic ③ ascites
④ tenesmus ⑤ flatus

27. 발열, 복부경련, 설사 등이 주 증상인 만성 염증성 장질환은?

① enteritis ② dysentery ③ Crohn's disease
④ enterolith ⑤ diverticulitis

28. 대장 근육의 과민한 수축 운동으로 인한 기능 장애로 설사, 변비 등의 배변장애 같은 불쾌한 소화기 증상이 반복되는 증상은?

① anal fistula
② hemorrhoid
③ polyp
④ volvulus
⑤ irritable bowel syndrome

29. 구강으로 음식물 섭취가 불가능한 경우에 시행하는 영양공급 방법은?

① gastric lavage ② intubation ③ laparotomy
④ gastric gavage ⑤ gastrectomy

30. 암, 결핵, 혈우병 등의 말기에서 볼 수 있는 고도의 전신쇠약증은?

① jaundice ② cachexia ③ hernia
④ coma ⑤ acholia

정답	25. ① 26. ④ 27. ③ 28. ⑤ 29. ④ 30. ②

제 10 장 정신의학

Psychiatry

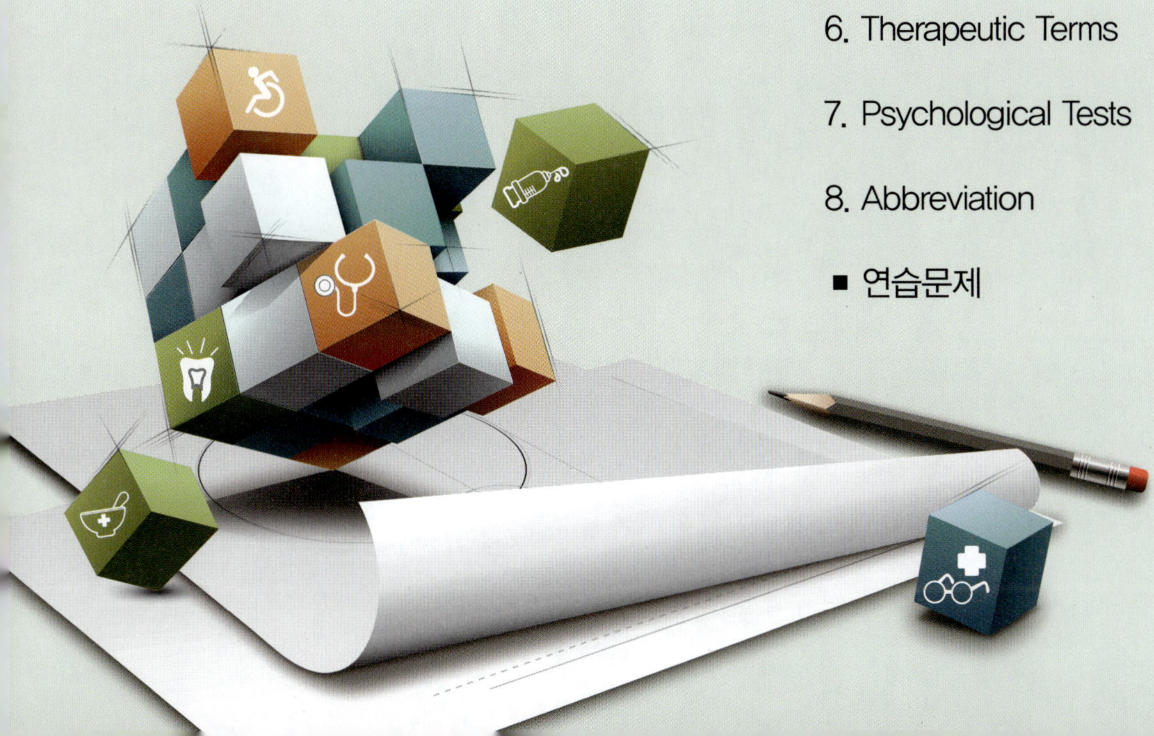

MEDICAL
TERMINOLOGY

1 Introduction

정신의학(psychiatry)은 정신질환(mental illness)과 건강상태 및 병적 상태에서의 개인 행동을 연구하고 치료하는 분야이다. 초기에는 단순히 정신병을 치료하는 임상의학 분야로 인식되어 왔으나 근대의학이 발전함에 따라 개인의 주관적 생활, 대인관계 및 사회적응 등에 영향을 주는 정상과 이상 사이의 다양한 인격장애들이 그 대상이 되고 있다.

정신의학은 다음과 같이 분화 발달되고 있다.

1) **임상정신의학(clinical psychiatry)** : 실제 정신질환을 진단하고 치료하는 분야로서 그 대상에 따라 소아청소년정신의학(child and adolescent psychiatry)과 노인정신의학(geriatric psychiatry)이 따로 구분되기도 한다.
2) **생물정신의학(biological psychiatry)** : 정신질환과 관련된 신경해부학, 신경생리학, 생화학, 신경내분비학, 신경약리학, 분자생물학, 유전학 등을 포괄하는 개념으로서 정신질환의 생물학적 원인을 밝히고 그에 따른 치료법을 연구한다.
3) **정신병리학(psychopathology)** : 환자의 병적 정신상태에 대한 원인과 증상에 대한 연구이다.
4) **사회정신의학(social psychiatry)** : 정신질환을 사회학적 · 문화인류학적 측면에서 연구한다.
5) **정신신체의학(psychosomatic medicine)** : 정신적 요인으로 나타난 신체증상과 신체질환과 관련된 정신질환적 요소 등 정신과 신체간의 상호작용에 관한 분야이다.
6) **행동과학(behavioral science)** : 정신의학에서의 지식과 기타 신경과학과 생물학, 그리고 심리학과 사회과학적 연구에서 나온 지식을 응용하여 인간의 정상적 행동에 대하여 통합적으로 연구하고자 하는 학문이다.

2 Classification of Mental Disorders

일반적으로 신체장애는 질병의 원인, 병리, 신체기관에 대한 관계를 근거로 분류하는 것이 가능하다. 그러나 정신장애에서는 그 원인이 다양하며 유전적 및 사회적 환경요인들이 복합되어 있거나 정확히 알려져 있지 않다. 그 결과 정신장애의 분류는 자연히 기술적이며 증상, 증후 및 질환의 자연적 경과에 대한 관찰에 의거한다. 따라서 아직 세계적으로 일치된 것이 없지만 일반적으로 다음과 같이 3차원으로 분류할 수 있다.

1) 정신질환(mental illness)과 정신지체(mental handicap, mental retardation)로 구분된다. 정신지체는 출생시부터 또는 어려서부터 나타난 지적 능력의 결손을 의미하는 반면 정신질환은 과거에는 건강하였는데 나중에 병세가 나타난 것을 의미한다.

2) 정신질환은 정신신경증(psychoneurosis)과 정신병(psychosis)으로 나눈다. 정신신경증은 불안이나 우울의 증세를 중심으로 기질적 병변없이 외적 원인 또는 심인적 원인에 의해 신경증적 정신기제들이 작용하여 발현되는 것이 특징이다. 정신병은 망상, 환각, 착란, 기억장애, 퇴행적 행동이 있고 사회적 · 개인적 기능장애로서 가정생활이나 직장의 일상생활을 수행하지 못하는 상태로 간주된다.

3) 정신병적 장애를 기질적 정신병(organic psychosis)과 기능적 정신병(functional psychosis)으로 구분한다. 기질성 정신병은 뇌암, 혈관성 질환, 감염증, 독성, 외상성, 선천성 요인과 같은 신체적 병리가 증명되는 경우이다. 기능적 정신병이란 기능의 손상이 있으나 현재의 방법으로는 아무런 기질성 병리를 증명해 낼 수 없는 경우이다. 신체검사상 이상소견이 없으나 심리적 증상에 의거하여 진단한다.

3 Origin of Terms

어근 및 접미사	의미	영어
psych/o	정신	mind
ment/o	정신	mind
schiz/o	갈라짐	split
phren/o	정신	mind
somat/o	신체	body
hypn/o	수면	sleep
–thymia	정신	mind
–phobia	공포, 두려움	fear
–phoria	감정	feeling
–kinesia	운동	movement

–pathy	감정 병적 상태	emotion diseased condition
–somnia	수면	sleep
–mania	강박적 몰두	obsessive preoccupation

4 Symptomatic Terms

defense mechanism 방어기전(방어기제)

스트레스에 대해 자신을 방어하고 갈등을 일으키는 충동들을 타협시키고 내적 긴장을 완화시킬 수 있는 다양한 심리적 방법. 무의식하에서 선택하여 자동적으로 작동되는 자아기능

repression 억압, 억제

고통스럽고 불쾌한 생각이나 기억을 의식에서 축출하여 무의식에 가두어 두는 과정

identification 동일시

자아와 초자아의 건강한 성장을 결정해 주는 가장 중요한 정신기제

compensation 보상

열등감을 극복하기 위해 사용되는 방어기전으로서 생리적인 보상이나 신체적 보상은 흔히 경험

reinforcement 강화

반응의 빈도 또는 가능성에 변화를 일으키는 방법을 말하기도 하고 조건화 또는 기타 학습과정의 강도를 증가시키는 방법 또는 자극

operant conditioning 조작적 조건화

바람직한 행동을 보강 또는 포상해주고 바람직하지 않은 행동이 나왔을 때에는 포상을 보류하거나 또는 적극적인 징벌을 가함으로써 학습 또는 행동변화를 일으키는 과정에 대해서 스키너가 적용한 용어

rationalization 합리화, 정당화

용납할 수 없는 충동이나 행동에 대해 의식적으로 사회적으로 용납되는 그럴듯한 설명이나 이유를 대는 것

substitution 대체, 치환

욕구불만으로 생긴 긴장을 감소시키기 위하여 원래 대상과 비슷한 용납되는 다른 대상으로 만족하는 기전

displacement 전치(전위)

정서적 감정이 원래 대상에서 다른 대상으로 향해 표현

projection 투사, 투영

용납할 수 없는 자기 내부의 문제나 결점이 자기 외부에 있는 것으로 생각하는 기제. 자신이 누군가를 미워할 때 그가 자신을 미워하기 때문에 자신도 그를 미워한다는 경우에서 볼 수 있음

reaction formation 반동형성, 반응형성

용납할 수 없는 감정이나 충동 또는 성향과는 정반대로 행동하게 하는 정신기제.

맞공포(counterphobia) 행위도 이것과 연관되는데 두려움을 피하기 위하여 두려움의 대상이 되는 행동에 열심히 몰두하거나 공포의 대상에 오히려 가까이 하거나 보통 이상으로 몰두하는 행동

transference 전이

어떤 사람에 대한 심상(image)이 무의식적으로 다른 사람에 대한 심상과 동일시 될 경우로 어릴 때 중요하였던 인물에 대한 감정을 현재 대상에 동일하게 느끼는 수가 있는데 그 때문에 까닭없이 누군가를 좋아하든지 싫어하는 감정의 전이가 생김

suppression 억제, 억압

억압은 갈등을 해결하기 위해 가장 흔히 사용되는 무의식적 정신기제. 억압을 통해 자아는 위협적인 충동, 감정, 소원, 환상, 기억 등이 의식되는 것을 막아줌. 바람직하지 못한 충동이 의식으로 나오려는 것을 막을 때 자아는 정신적 에너지를 사용

conversion 전환

정서적 갈등이 신체적 증상으로 나타나는 무의식적 방어기전

reassurance 안심시키기

정신요법에서 환자로 하여금 자신을 믿고 호전될 가능성을 믿게끔 부추기는 지지적 치료법

ventilation 환기

가정이나 직장생활을 통하여 발생한 여러 가지 갈등이나 불안, 의문, 충동성 및 죄악감을 치료자에게 속시원히 털어놓음으로써 불만이 해소되거나 긴장이 풀리게 하는 치료법

persuasion 설득

충동이나 욕구불만 및 잘못된 생각이나 습관을 환자의 이성과 의지 및 윤리 · 도덕관에 적극적으로 호소하여 시정하도록 하는 요법

suggestion 암시

겪고있는 증상이 완화되거나 곧 나을 것이라고 암시해 줌으로써 치료 효과를 얻는 요법

symbolization 상징화

어떤 사람이나 사물에 대한 감정적 가치를 어떤 상징적 표현으로 전치시키는 것

isolation 분리, 격리

고통스러운 생각이나 기억을 그에 수반된 감정상태와 분리시키는 것

phantom limb 헛팔다리(환상사지)

절단된 신체부분이 존재하는 것처럼 지각하는 것. 일시적이기는 하지만 사지가 절단된 환자가 아직 절단된 사지가 그대로 있는 것 같은 느낌을 가지는 경우

distraction 주의산만

주의력을 유지할 수 없음. 심한 주의산만증은 학습장애 아동에게서 흔히 볼 수 있으며 또한 하나의 주제에서 다른 주제로 빠르게 관심이 옮겨가는 조증환자에게서도 볼 수 있음

body dysmorphic disorder 신체추형장애

임상적 주 특징은 정상용모를 가진 사람이 용모에 대해 상상적으로 추형이나 이형 또는

결손 등 문제가 있다는 생각 또는 사소한 외모 문제를 과장되게 변형된 것으로 보는 생각에 집착해 있는 상태

anomic aphasia 명칭언어상실증, 명칭실어증
단어의 의미를 알아차리는 능력이 손상되고 물건들의 정확한 이름이 생각나지 않는 경우

puerperal mental disorder 산후기 정신병
분만과 관련되어 나타나는 정신장애로 산후기(puerperium)의 생리적 및 심리적 부담에 대한 반응. 병전 인격의 결함, 결혼생활의 불안정, 책임감의 부족, 아기에 대한 산모자신 또는 남편의 거부감 그리고 경제적 부담 등이 원인이 될 수도 있고 또 그 상태를 악화

denial 부정
엄연히 존재하는 위험이나 불쾌한 현실을 부정함으로써 그로 인한 불안을 회피해서 편안한 상태를 유지하는 방어기제

sublimation 승화
용납될 수 없는 충동을 억압으로 해결하지 못할 때 에너지를 변형시켜 사회적으로 용납되는 건설적이고 유익한 목적을 위해 표현되게 하는 기제

fixation 고정, 집착
어떤 스트레스에 부딪칠 때 인격발달 과정이 중단된 상태

regression 퇴행(회귀)
스트레스에 직면할 때 그 스트레스와 상관없는 이전의 어린 단계로 되돌아 가는 현상

fantasy 환상, 공상
현실에서 이룰 수 없는 소원, 욕구를 상상 속에서 만족시키는 것

mental retardation 정신지체
지능지수(intelligence quotient)로 나타내는 지수가 평균치보다 낮은 경우로서 대체로 IQ 70 이하를 말함

dementia 치매

생후 정상적으로 발달했던 지능이 후천적 뇌기능 장애 때문에 영구적이고 비가역적으로 저하된 상태를 의미

illusion 착각

감각자극을 잘못 해석하여 지각하는 것. 강한 감정, 욕구, 충동 때문에 투사에 의해 일어나게 됨

hallucination 환각

외부의 자극이 없는데 마치 외부에서 자극이 들어온 것처럼 지각하는 현상. 환청(auditory), 환미(미각의, gustatory), 환후(후각의, olfactory), 환촉(촉각의, tactile), 환시(시력의, visual) 등 환각의 정신분석학적 설명에 의하면 의식세계에서 용납될 수 없는 무의식의 욕구가 외부로 투사되어서 마치 자기의 욕구가 아닌 것처럼 위장되어 외계에서의 자극으로 지각되는 것

flight of idea 사고비약

한 생각에서 다른 생각으로 연상이 빨리 진행되며 목적에 도달하지 못하는 것. 가속된 내적 욕구와 주의 산만 때문이며 조증에서 흔히 보임

introjection 함입, 섭취

타인 또는 타집단의 규범과 가치관을 자기 자신의 인격 내부로 수용하는 과정

depersonalization 이인증

전반적인 소원감이 근본증상이며 비현실감과 자기 자신에 대한 주체성(identity)의 상실 및 자기 몸을 자기 마음대로 조절할 수 없다고 느끼는 것

deja-vu 기시감, 이미 본 느낌

처음으로 경험한 주변의 경치나 자신의 상태를 이미 과거에 체험한 것과 같다고 느끼는 체험

jamais-vu 미시감, 본 적 없는 느낌

기시감과 대조적인 체험으로 과거에 보거나 경험한 경우나 상태에 당면했을 때에 전혀 미지로 첫 경험으로 느끼게 하는 체험. 특수한 기억착오의 일종으로 간질의 몽환상태에 나

타나는 경우가 많음

chorea 무도병

급속하고 복잡한 불규칙 수축성 운동이 다양한 정도로 끊임없이 일어나는 경련성 정신병. 근육운동은 잘 조화된 협조운동 같이 보이지만 불수의적으로 일어나며 흥분 또는 우울과 더불어 정신장애를 수반

obsession 강박사고

의식적으로 원치 않음에도 불구하고 계속적으로 같은 생각이 의식에 떠오르는 것

compulsive behavior 강박행동

불합리한 줄 알면서도 특정행동을 하려는 반복적 욕구에 저항할 수 없을 때 나타나는 행동. 문을 잠그는 것을 몇 번이나 확인하는 간단한 행동에서부터 복잡한 의식 같은 행동에 이르기까지 다양함

phobia 공포(증)

어떤 대상이나 상황에 대해 불합리하게 무서워하며 피하려는 상태. 대인공포, 동물공포, 광장공포, 고소공포 등

circumstantiality 우원증

많은 불필요한 묘사를 거친 후 말하고자 하는 목적에 도달. 정신분열증, 기질성 정신장애, 정신지체 등에서 흔히 볼 수 있음

confabulation 작화증, 말짓기증

방어목적으로 기억이 안 되는 부분에 대해 이야기를 꾸며 메우려고 하는 현상

delusion 망상

불합리하며 잘못된 생각. 사람에게는 인격균형을 유지하기 위해 가공적 사고를 발달시키는 경향이 있는데 이러한 경향이 개인에게서 병적으로 나타날 때 망상이 되며 단순히 이성과 논리적 설명으로 바꾸지 못함

disorientation 지남력장애

현재의 때와 장소, 만나고 있는 사람에 대해 잘 알지 못함

anxiety 불안

두려움, 걱정 등 재난이 임박한 것 같은 지속적 느낌으로 심계항진, 호흡곤란, 식은땀 등 신체적 증상이 동반

ambivalence 양가감정, 양가성향

한 대상에 대해 사랑과 미움이 동시에 있는 것과 같이 두 가지의 상반된 감정이 모순없이 존재할 때이며 한쪽이 무의식내에 억압. 즉 동일한 대상에 대해서 사랑과 증오 또는 친근감과 적대감 등과 같은 상반된 심리적 경향, 감정 및 태도가 동시에 존재하는 정신상태

autism 자폐증

행동적 증후군으로 사회적 상호작용에 있어서 발달장애, 의사소통과 상상력에 의한 활동의 장애 및 현저하게 한정된 활동 및 관심이 특징

euphoria 이상행복감, 이상황홀감

정상이상의 신체적, 정서적 웰빙으로 현실에 기반하지 않는 부적절한 상황

narcissism 자기애, 나르시즘

자신의 외모, 능력과 같은 어떠한 이유를 들어 지나치게 자기자신이 뛰어나다고 믿거나 아니면 사랑하는 자기 중심성 성격 또는 행동

retrograde amnesia 사건전기억상실, 후향기억상실

기억상실을 유발시켰던 상황 이전의 사건이나 경험에 대한 기억력의 상실. 예를 들어 폭탄이 터져서 땅바닥에 곤두박질을 당했던 병사가 그 폭탄사건 이전의 기억을 상기해 내지 못한다든지 또는 출근길에 버스가 전복하여 뇌진탕을 당했던 사람이 버스사고 전의 경험이나 사건들에 대한 기억이 없어지는 것

adjustment disorder 적응장애

어떤 정신적인 충격을 받은 후 사회적으로나 직업적으로 기능적 장애를 나타내는 것이며 이혼, 사업의 위기, 가정불화 등과 같은 특수한 스트레스에 직면했을 때 나타나는 부정적인 반응. 특히 인격 구성면에서 취약점을 많이 갖고 있는 사람에게는 대단치 않은 충격에도 심한 반응을 나타냄

pyromania 방화광

충동조절 장애의 하나로서 불을 지르고 불타는 광경을 보고 싶은 충동을 억제하지 못하는 것이 되풀이 되고 불을 지르는 행동을 통해 강한 쾌감, 만족감 또는 해방감을 경험

mania 조증, 조급증

조울병의 조증상태로 지나치게 의기양양, 흥분, 과다행동, 다변, 운동성 증가가 특징

apathy 무감동

감정적으로 둔하며 방관자 같은 태도를 취하고 쾌감과 불쾌감에 대한 감수성이 감소된 상태

dissociation 해리(분리)

생각과 감정이 의식으로부터 분리되어 있는 무의식적 방어기전

dysphoria 불쾌감

슬픈 감정, 우울감 등이 나타나는 기분상태

mutism 무언증, 함구증

신체장애 없이 말이 없는 상태

echolalia 메아리증(반향언어증)

다른 사람의 여러 가지 행동, 표정, 몸짓, 동작 또는 외치는 소리들을 그대로 모방하는 반향 현상의 일종으로 상대방이 간단한 질문을 한다거나 짧은 단어나 문장을 말하면 그것을 앵무새같이 모방하는 것

enuresis 유뇨증

반복적으로 불수의적으로 또는 고의로 소변을 옷이나 방바닥에 보는 것. 최소한 3개월 동안 일주일에 2번 이상 소변을 못 가리는 경우에 진단이 고려

ecstasy 황홀경, 황홀감

가장 극단적 경우로 특이한 초월적 신비경, 전능감 등을 가질 때를 말함

정신의학에서는 간질이나 또는 경조증상태(hypomanic state)에서 때때로 경험하는 의기양양한 감정, 또는 극치의 행복감을 말한다. 종교의 경우에서는 우주와의 결합을 경험할 때 느끼는 열광적인 무아경지의 느낌

post traumatic stress disorder 외상후 스트레스장애

폭행, 강간, 홍수, 지진, 두부 외상 등과 같이 극히 부담스러운 사건에 의하여 야기되는 불안장애의 하나. 그 특징적 양상은 반복되는 꿈 또는 악몽의 형태로 그 외상적 사건을 반복적으로 경험하는 것

stereotypy 상동증(자동반복증)

동일한 단어, 구절 또는 몸의 움직임을 지속적이며 병적으로 되풀이하는 경우. 자폐증 아동, 강박장애 또는 긴장성 정신분열증에서 흔히 나타나는 증상으로 불안을 완화시키고 안정감을 얻기 위한 무의식적 시도로 해석

echopraxia 반향동작(동작모방증)

다른 사람의 여러 가지 행동, 표정, 몸짓, 동작 또는 외치는 소리들을 그대로 모방하는 현상으로 환자는 자기의 의사에 따라서 타인의 언동을 취사 선택할 수가 없으며 자동적으로 받아들이게 됨

kleptomania 병적 도벽

병적 도벽은 충동조절장애 중의 하나로 개인적으로 쓸모가 없거나 금전적으로 가치가 없는 물건을 훔치려는 충동을 저지하는 데 반복적으로 실패하며 훔치기 직전에 고조되는 긴장감과 훔쳤을 때의 기쁨, 충족감, 안도감을 주요한 특징으로 하는 질환

5 Psychiatric Disorders

1) Affective Disorders(정동장애)

major depression 주요 우울증

조증이나 경조증없이 우울기간만 나타나는 특징

manic-depressive illness 조울증

과도한 흥분, 의기양양 등의 조증과 슬픔, 식욕상실, 불면증 등의 우울증의 증상이 교대로 나타나는 정신장애

involutional melancholia 갱년기우울병

비관(pessimism), 흥분(irritability), 불면(insomnia), 식욕저하(loss of appetite), 불안(anxiety) 등이 40~50대 갱년기에 나타나며 여자들에게 더 많음

dysthymia 기분저하증(경우울증)

우울증상이 경한 상태에서 만성적으로 나타나며 환자들은 대개 내성적이고 자기비난적이며 신체적 질환, 사랑하는 사람과의 이별, 결혼생활의 문제점 등을 가지고 있는 경우가 많음

cyclothymia 순환기분장애

조증과 우울증이 교대로 나타나는 양극성 장애의 경한 상태로 양극성에 비해 주기가 짧고 사회적 · 가정적, 부부간 문제가 많이 동반되며 알콜남용 또는 약물남용이 많음

hypomania 경조증

가벼운 기분의 앙양, 다행증 및 의욕항진 등이 특징을 이루고 있는 상태

inappropriate affect 부적합정동

사고, 언어 등과 조화되지 않는 정동으로 상황에 어울리지 않게 울거나 웃거나 하는 것

2) Anxiety Disorders(불안장애)

panic disorder 공황장애

이유없이 갑자기 공포심이 극도로 심해져 숨이 막히거나 심장이 터져 버릴 것 같은 불안증세

phobic disorder 공포장애

어떤 대상이나 상황에 대해 불합리하게 무서워하며 피하려는 상태

agoraphobia 광장공포증

혼자 있는 것을 두려워하고 특정 장소나 상황을 회피하는 증상. 광장, 공공장소, 터널 등 급히 빠져나갈 수 없는 상황에 혼자 있게 되는 것에 대한 공포

social phobia 사회공포증(병)

사회공포증은 다른 사람들 앞에서 당황하거나 바보스러워 보일 것 같은 사회 불안을

경험한 후 다양한 사회적 상황을 회피하게 되고 이로 인해 사회적 기능이 저하되는 정신과적 질환. 사회공포증을 가진 사람들은 다양한 사회적 상황에서 창피를 당하거나 난처해지는 것에 대한 과도한 두려움을 가지는데 예를 들면 많은 사람 앞에서 이야기하고 대중 화장실, 대중교통을 이용할 때 심한 불안감을 경험

acrophobia　고소공포증
높은 곳을 병적으로 무서워하는 것. 높은 곳에 있으면 꼭 떨어질 것만 같은 생각이 들어 두려워하는 증세

claustrophobia　폐소공포증, 밀폐공포증
폐쇄된 공간에 대한 공포를 갖는 강박신경증으로 좁은 곳 또는 밀폐된 곳에서의 공포증을 의미

zoophobia　동물공포증
동물 특히 파충류, 벌레, 개 등을 무서워함

obsessive-compulsive disorder(OCD)　강박장애
불안, 걱정, 공포 등을 조절하는 방식으로 특정한 행동이나 생각을 반복

generalized anxiety disorder　범불안장애
근거가 없는 비현실적이고 과도한 불안이나 걱정이 6개월 이상 가는 만성적인 불안상태

separation anxiety disorder　분리불안장애
어머니로부터 분리될 것 같은 상황에서 느끼는 정상적인 불안 또는 두려움. 분리불안은 생후 6개월에서 10개월 사이에서 가장 현저히 나타나며 성장 후에 사랑하는 사람과의 분리가 일어나면 이와 유사한 불안이 일어남

3) Somatoform Disorders(신체형 장애)

somatization disorder, Briquet's syndrome　신체화장애
여자들에게 많이 발생하며 정신적 · 사회적 스트레스 또는 갈등이 다양한 만성적 신체증상으로 나타남. 증상은 환자마다 다양하나 가장 일반적인 증상은 위장장애, 마비, 일시적 시력상실, 폐와 심장의 질환, 불규칙한 생리, 성기능장애 등

conversion disorder, conversion hysteria, conversion reaction　전환장애

심리적 갈등욕구가 원인이 되어 감각기관이나 수의 운동기관에 갑자기 기능상실이 오는 것. 감각상실, 이상감각, 운동장애, 불수의적 근육운동, 마비, 실성증, 환각, 호흡곤란 등의 증상

hypochondriasis, hypochondriac neurosis　건강염려증

병에 대한 과도한 관심과 자신의 건강에 대한 생각에 사로잡혀 중병을 앓고 있다고 믿으며 이로 인한 공포심을 가지고 있어 사회생활이나 직업기능에 지장. 신체적 질환이 없다는 확진을 받아도 이를 믿지 않고 여러 의사를 찾아다니면서 적절한 치료를 받지 못하고 있다고 믿음

anorexia nervosa　신경성 식욕부진

젊은 여성에게 많이 나타나며 살찌는 것에 대한 심한 두려움, 걱정, 분노 등과 같은 정신적 스트레스와 갈등, 식욕부진, 식사 제한, 현저한 체중감소, 월경주기의 변화 등이 주증상

4) Dissociative Disorders(해리장애)

psychogenic amnesia　정신성 기억상실

어떤 특정한 사건과 관련되어 심적 자극을 준 부분을 선택적으로 혹은 사건 전체를 기억하지 못하는 것. 때로는 과거생활을 포함한 전생애나 그 중 일정기간에 대한 기억상실을 보이기도 하지만 새로운 정보를 학습하는 능력은 남아 있음

psychogenic fugue　정신성 둔주

자신의 과거나 신분, 주체성에 대한 기억을 상실하여 가정 및 직장을 떠나 방황하거나 예정 없는 여행을 하게 되는 장애. 환자는 다른 곳에서 새로운 신분이나 직업을 갖기도 함

multiple personality disorder　다중인격장애

한 사람이 둘 이상의 인격을 가지고 있으며 한 번에 한 인격이 그 사람의 행동을 지배. 변화된 인격에서 원래 인격으로 돌아갔을 때도 그 동안의 일을 망각하는 것이 보통

5) Personality Disorders(인격장애)

paranoid personality disorder 편집성 인격장애
일반적으로 지속적인 의심과 불신을 가지며 자기위주이고 남을 비방하며 책임을 전가시키는 것을 특징으로 하는 인격장애

schizoid personality disorder 분열성 인격장애
정서적으로 냉담하고 무관심하며 타인에 대해 따뜻함이나 부드러움이 없고 타인의 느낌, 칭찬 또는 비평에 무관심

histrionic personality disorder 히스테리성 인격장애
다른 사람들의 관심과 주의를 끌기 위해 과장된 표현을 하고 감정적이며 자기 과시적이며 허영심이 많음. 그러나 실제로는 의존적이고 무능하며 지속적으로 깊은 인간관계를 갖지 못함

schizotypal personality disorder 분열형 인격장애
사고와 대화에 장애가 있어 언어표현이 괴이하고 막연하며 우회적임. 가까운 친구가 없고 사회적으로 고립되어 있음. 텔레파시 같은 마술적 사고, 관계망상, 착각 등의 증상

narcissistic personality disorder 자기애적 인격장애
자신의 재능, 성취도, 중요성 또는 특출성에 대해 과대적으로 믿으며 자기가 몹시 중요한 존재라고 믿고 특별대우를 기대. 자존심이 불안정하며 남들이 자기를 얼마나 좋게 보고 있는지에 항상 집착되어 있고 타인으로부터 계속적인 관심과 칭찬을 요구

antisocial personality disorder 반사회적 인격장애
사회적응의 여러 면에 걸쳐서 지속적이고 만성적으로 반사회적 또는 범죄적 행동을 나타내는 이상성격. 즉 사회의 정상적 규범에 맞추지 못하는 성격

borderline personality disorder 경계성 인격장애
정서, 행동 및 대인관계의 불안정과 주체성의 혼란으로 모든 면에서 변동이 심한 이상적 성격. 신경증적 장애와 정신병 상태의 경계선상에 있음

obsessive compulsive personality disorder 강박성 인격장애
무엇인가를 하기 전에 반복적으로 어떤 말을 한다든가 계속 손을 씻는다든가 하는 행동을 통제할 수 없는 것. 이러한 환자들은 감정적 억제, 규칙성, 고집, 완고함, 완벽주의 등의 특징

passive-aggressive personality disorder 수동공격성 인격장애
겉으로 드러나지 않는 방해, 지연시킴, 다루기 힘든 완고성, 비능률성이 특징. 이는 내부의 공격성이 수동적으로 표현된 것

6) Sexual Disorders(성장애)

paraphilia, sexual deviation 성도착증
성행위에 있어 비정상적 상상, 대상, 행위 또는 방법을 사용하는 것을 말하며 남자가 많고 대개 18세 이전에 발병

fetishism 여성물건애, 물품음란증
성적 흥분을 위하여 무생물적 대상 즉, 여성의 물건, 신체의 일부분(머리카락, 눈썹, 손톱, 발톱 등)을 수집하고 이를 성적 공상이나 혼자서의 성행위에 사용

transvestism 의상도착증
남자에서만 볼 수 있는데 성적 흥분을 목적으로 여성의 복장을 사용하는 것으로 이성의 복장을 하는 것을 금지하면 심한 욕구불만이 일어남

pedophilia 어린이성애증(소아성애증)
사춘기 이전의 어린이와 성활동을 하는 행위 또는 그 환상이 성적 흥분에 사용

exhibitionism 노출증, 성기노출증
성적 흥분에 도달할 목적으로 낯선 사람에게 성기를 노출하고자 하는 반복적이고 강한 욕구나 공상을 갖고 실제로 노출하는 행위

voyeurism 관음증
타인의 나체, 옷을 벗는 행동 또는 성행위를 보고 성적 만족을 얻는 것

sexual masochism 성적 피학증

모욕, 구타, 채찍질, 묶임 등의 고통을 당하는 방법으로 성적 흥분을 야기시키거나 성적 흥분을 얻기 위해 신체적으로 상처를 입거나 생명의 위협을 받는 행동에 의도적으로 몸을 내맡기는 것

sexual sadism 성적 가학증

상대방을 학대하거나 신체적 고통을 줌으로써 만족을 얻는 성도착증

gender identity disorder 성정체성장애

주어진 생물학적 성과 정신성적 주체성 사이의 부조화. 심리학적 갈등과 관련되어 나타나기도 하고 단순히 생물학적 요인에 의해 나타나기도 함

transsexualism 성전환증

해부학적으로는 정상이나 환자 자신은 그의 성에 부적함과 불편을 느끼고 다른 성의 사람이 되기를 원하는 것. 주요 원인은 어려서부터 부모의 태도, 양육방법, 부모와의 부정적 관계 때문으로 보고 있음

homosexuality 동성애

같은 성의 사람과의 관계에서 성적 만족을 얻는 것. 동성애에서는 자신의 해부학적 성에 불만이 없고 성전환증의 증상들은 없음. 이성애의 사람이 일시적으로 동성애적 경험을 할 수도 있고 동성애와 이성애를 겸하기도 함

7) Schizophrenia(정신분열병)

뇌의 기질적 이상이 없는 상태에서 사고(thought), 정동(affect), 지각(perception), 행동(behavior) 등 인격의 여러 측면에 와해를 초래하는 뇌기능장애

simple type 단순형

분열형 인격장애(schizotypal personality disorder)로 분류. 증상은 장기간에 걸쳐 성격이 변하며 외부에 대해 관심이 없고 게을러지며 대인관계를 기피. 병이 진행되면서 인격의 황폐화가 심해지며 가정이나 사회로부터 버림을 받게 됨

disorganized type 붕괴형

25세 이전 특히 사춘기 전후에 서서히 발병. 사고와 감정의 혼란, 인격의 황폐화와 퇴행이 가장 심한 유형. 원시적이고 충동적인 행동을 하며 의미 없는 웃음이나 얼굴 찡그림, 지리멸렬한 사고, 신어증 등이 나타남

catatonic type 긴장형

극심한 운동장애를 특징으로 혼미와 흥분상태가 나타나는 것. 혼미상태에서는 일시적인 운동중단에서부터 장시간 부동상태에 이르는 다양한 긴장증상. 흥분상태에서는 강한 긴장을 보이며 잠시도 쉬지 않고 안절부절하며 난폭한 행동을 하기도 함

paranoid type 편집형

다른 유형들보다 30대 전후에 발병. 망상이 가장 특징적인 증상으로 관계망상, 피해망상, 과대망상이 많으며 건강염려증, 우울망상, 애정망상 등도 나타나고 망상으로 인하여 사람을 기피하고 의심하며 적대적, 방어적 혹은 공격적인 태도를 취함

8) Delusional Disorders(망상장애)

단순하지만 정교하게 체계화된 지속적인 망상으로 특히 피해망상이나 질투망상이 있음

delusion of reference 관계망상

자기와는 아무런 관계가 없는 다른 사람들의 행동이나 말을 마치 자기와 중요한 관계가 있는 것으로 더욱이 자기를 비난하고 업신여기는 것같이 잘못 해석 또는 생각하는 경우. 즉 주변의 일이 자기 자신과 관련되며 누군가가 또는 신문, 라디오가 내 말을 하고 있다는 망상

grandiose delusion 과대망상

자신이 남들이 모르는 어떤 위대한 재능이나 통찰력을 가졌다거나 중요한 발견을 했거나 정부의 중요직책을 맡았다는 망상

delusional jealousy 망상질투

정당한 이유 없이 배우자나 애인을 믿을 수 없다는 망상. 배우자가 외출을 못하게 하거나 추적하고 조사하며 폭력을 행사

persecutory delusion　피해망상
가장 흔한 형태로 어떤 사람 또는 다수가 의도적으로 교묘하게 자기에게 피해를 주거나 악의적으로 다루고 있다는 망상

somatic delusion　신체망상
자신의 몸, 피부, 입, 항문, 성기 등에서 나쁜 냄새가 난다는 것. 또는 피부에 벌레가 기어다닌다는 망상, 몸속에 기생충이 있다는 망상, 신체의 일부 기능이 잘못되었다는 망상

9) Alcoholic Mental Disorders(알코올성 정신질환)

일반적으로 허용되는 양 이상의 주류를 마심으로써 신체적, 심리적, 사회적 기능을 해치는 만성적 행동장애

alcohol withdrawal delirium　알코올금단섬망
장기적인 알코올 중독자가 갑자기 음주를 중단하거나 감량했을 때 나타나는 섬망상태. 전구증상으로 불안, 초조, 식욕부진, 진전, 공포에 의한 수면장애가 나타나며 주증상은 섬망

Korsakoff's psychosis　코르사코프정신병
장기간의 알코올 음주 후 오는 기질성외인성 정신병으로 기억력 감퇴, 지남력장애, 작화증 등을 일으킴

10) Organic Brain Syndrome(기질성 뇌증후군)

뇌조직의 영구적 손상이나 일시적 기능장애의 일종

delirium　섬망
광범위한 뇌조직 기능의 저하에 의해 일어나는 인지기능의 손상. 급성 뇌증후군의 일반적 증상으로서 의식장애, 착란, 주의산만, 당황, 지남력 장애, 지리멸렬한 사고, 착각, 환각, 불안, 의심, 공포, 악몽 등의 증상과 경과의 변동이 심함. 회복 후 그동안의 일을 잘 기억하지 못하나 꿈같다고 회상

dementia　치매
뇌조직의 퇴행, 변성 또는 노화. 중추신경계 감염, 뇌손상 등에서 볼 수 있음. 현저한 지

적 능력, 특히 기억력 장애, 사회 및 직업적 기능에 지장. 판단력 및 충동조절에 장애가 오고 개인위생 및 외모단정, 사회규범 등을 무시

pseudodementia 거짓치매(가성치매)
히스테리 정신증상의 하나. 의식이 흐린데다가 일부러 하는 것과 같은 느낌을 주는 어린애와 같은 행동. 기질치매도 없는데 그것이 있는 것처럼 간단한 계산도 못하거나 간단한 질문에도 바보 같은 대답을 하는 것

amnestic syndrome 기억상실증후군(건망증후군)
기질성 기억상실(기질성 건망증, organic amnesia)은 알코올 중독, 두부외상과 같이 뇌에 등록이 안 될 때이며 기억장애가 전반적이고 발병이 점진적이며 회복한다 해도 불완전. 정신성 기억상실(심인성 건망증, psychogenic amnesia)은 등록과 저장은 정상적이나 회상이 안되는 것으로서 방어와 회피 등의 역동적 목적이 있는 능동적 과정의 결과. 심인성 기억장애는 선택적이고 일정기간에 국한되며 어떤 사건 후 돌발적으로 발생하고 갑자기 회복하며 회복시에는 완전 회복되는 것이 특징

withdrawal symptoms 금단증상
불안, 안절부절, 불안정, 불면, 주의력 손상 등의 증상이 나타남. 다른 특수한 기질성 뇌증후가 합병되지 않으면 수일 내지 수주 안에 소멸

11) Psychoactive-Substance Use Disorders(정신활성물질 사용장애)

중추신경계에 영향을 주는 물질의 지속적이고 규칙적인 복용으로 인해 발생되는 증상과 행태적 변화를 가져오는 질환

amphetamine 암페타민
중추신경흥분제로 amphetamine(Benzedrine), dextroamphetamine(Dexedrine), methamphetamine(Desoxyn) 등. 다이어트 약(식욕억제제)도 암페타민 종류의 약물. 암페타민 의존성은 긴장, 불안, 판단력 부진, 사회적 격리 등 심리적 또는 행동적 변화를 가져옴

cannabis(marijuana) 대마초(마리화나)
대마로부터 추출된 정신활성 성질을 가진 모든 물질과 화학적으로 비슷한 합성물질을 포

함. marijuana, hashish, purified delta-9-tetrahydrocannabinol (THC) 등이 있으며 대마초 흡연후의 심리적 신체적 증상으로는 황홀감, 감정둔마, 기면상태 등이 있음

cocaine 코카인

혈관수축, 빈맥, 고혈압 및 황홀감을 유발시키는 흥분제. 가장 흔히 사용되는 코카인의 형태는 코카인 염산염 분말로 코로 들여 마셔 점막을 통해 혈류로 흡수. 정맥주사나 헤로인과 섞어 사용하기도 함. 코카인 사용자는 코카인 중독의 후유증(불안, 우울, 피로감)을 완화시키기 위해 알코올과 진정제에 의존

hallucinogens 환각제

환각제는 lysergic acid diethylamide (LSD), phencyclidine (PCP), mescaline (peyote) 등이 있으며 중추신경의 흥분상태, 과잉활동, 환각, 환상, 고혈압, 기분변화를 일으킴

opioids 아편양제제

헤로인(heroin), 몰핀(morpine)이 있으며 몰핀과 같은 작용을 하는 합성약품으로 코데인(codeine)과 메타돈(methadone)이 있는데 이 화합물은 진통제나 마취제, 기침억제제로 사용. 아편양제제 중독의 전형적인 증상으로는 동공수축, 황홀감, 느린 동작, 졸음, 어눌한 말 등이 있고 약물의 과량투입은 경련, 혼수상태, 죽음에 이를 수도 있고 금단증상으로는 콧물, 동공이완, 복부경련과 설사, 근육과 관절통 등이 있음

6 Therapeutic Terms

1) Therapeutic Terminology(치료용어)

psychoanalysis 정신분석

환자의 어린 시절에 경험한 정신적 상처가 억압되어 생긴 무의식적 갈등으로 정신질환이 발생하므로서 이를 역동적으로 추구하여 무의식적 체험을 의식화하여 억압된 성욕이나 공격성의 본질과 자기문제의 핵심을 통찰하도록 고안된 치료기법

reality therapy 현실요법

현실을 부정하며 근본적인 욕구를 충족시킬 수 없다는 데 근본적인 가정을 하고 있는 환

자를 치료하는 것으로 사랑과 훈육 및 특수교육을 통하여 치료효과를 얻는 기법

hypnotherapy 최면요법

암시요법으로서 암시를 활용하여 환자를 일시적으로 치료자의 시술대로 따르도록 특수한 의식상태에 빠지게 함. 억압되었던 갈등이나 잊었던 기억이 회복되고 치료자가 암시한 바를 최면에서 깬 후에도 따르게 됨. 신뢰에 문제가 있는 편집장애 환자, 강박장애, 자기 지배력 상실에 공포가 있는 환자는 이 치료가 곤란함

behavioral therapy 행동요법

행동주의적 측면에서 인간의 행동을 볼 때 정신질환 또는 정신의학적 문제점은 정상행동을 벗어난 비정상적인 행동으로 신체의 기능변화를 동반한 사고, 감정 및 언행의 장애가 학습된 결과라고 보고 이런 장애된 행동을 학습이론에 따라 체계적으로 교정하여 증상의 해소 및 건설적인 행동으로 바꾸고자 하는 것

group psychotherapy 집단정신요법

환자의 정신적 고통을 덜어 주고 내재한 갈등을 집단 속에서 표현되게 함으로써 새로운 자신감을 갖고 사회생활이나 대인관계를 개선. 집단치료의 특성은 분석보다는 지지적이거나 재교육적 경향이 강함. 집단구성원은 집단의 역동적 이해를 통해 자기문제를 노출시키고 새로운 대인관계 형성을 시도하여 다른 구성원을 이해하거나 도와줄 기회도 가짐으로써 동료의식과 긍지를 갖게 됨

psychodrama 심리극, 정신극

환자의 인격문제, 대인관계, 갈등, 감정문제 및 정신적 증상과 관련된 문제를 몇 명의 환자와 치료자가 함께 준비된 각본없이 무대에서 연극적 표현방법으로 연출하여 치료효과를 얻는 방법

family therapy 가족요법

가족을 한 단위로 하여 함께 치료하는 집단치료 형태. 병적인 가족환경을 개선함으로 가족 중 확인된 환자가 희생적 입장에서 벗어나게 해주는 치료기법. 모든 정신질환자에 해당되지만 특히 소아나 청소년의 공격적인 과격행위, 부모 · 자녀간의 갈등, 부부간의 불화로 일어나는 정신적 문제 등이 그 치료대상

milieu therapy 환경요법

개인의 자아가 갈등을 일으키는 환경에 대해 병적 적응행동으로 나타나는 것을 증상으로 보고 그 환자가 소속되어 있는 치료집단의 사회 · 심리적 현상을 과학적으로 분석하여 치료적인 방향을 인위적 재구성을 시도하여 환자를 치료하는 방법

art therapy 예술요법

창작활동(음악, 미술, 조각, 무용, 시작, 붓글씨 등)을 통하여 내적 갈등을 통찰 표현하거나 해소함으로써 치료 효과를 얻는 기법

occupational therapy 작업치료

작업을 통하여 흥미를 갖게 해 주고 일을 해 낸 성취감으로 새로운 용기를 갖게 해 주어 치료효과를 얻는 기법

electroconvulsive therapy 전기경련요법

뇌에 전극을 연결시킨 후 경련이나 무의식을 이끌어내는 방법. 우울증 환자에게 가장 효과적이고 자살의 위험성이 강하여 신속한 조치를 필요로 할 때 항우울제보다 더 효과적

placebo 속임약(위약)

약리작용은 없는 물질이라도 임상효과가 있음. 위약의 효과를 높이는 요소는 좋은 의사-환자관계, 낮은 연령, 낮은 지적 수준, 높은 사회성, 높은 불안수준, 히스테리경향 등. 반복 투여시 효과가 감소

drug therapy 약물요법

항정신병약(antipsychotic drugs), 항우울제(antidepressants), 항불안제(antianxiety drugs), 정신자극제(psychostimulants)로 분류

crisis intervention 위기중재

위기에 직면하여 스스로 헤어나지 못하는 개인이나 집단에 신속하고 효과적인 조치를 해 줌으로써 혼란 속에서 빠져나올 수 있게끔 하는 치료방법

antipsychotic drug 항정신병약

정신분열증을 위시한 정신병적 행동을 치료하는 약물로서 감정반응을 진정시킴. 대체로 병명에 관계없이 긴장, 정신운동 증가, 흥분, 충동성, 공격성 내지 파괴적 행동, 여러 망상과

환각 등의 증상에 사용되며 급성인 경우에 효과가 좋음. phenothiazine계, thioxanthene계, butyrophenone계, dibenzoxazepine계, dihydroindoline계, diphenylbutylpiperidine계 등과 같은 종류가 알려져 있음

antidepressant 항우울제
우울증을 예방하거나 증상을 경감시키기 위한 약물이다. imipramine, amitriptyline, clomipramine, doxeoine, desipramine, nortriptyline, protriptyline 등

neuroleptics 신경이완제
일반적으로 정신분열병을 위시한 정신병적 행동을 치료하는 약물로서 인지작용의 변화를 초래하지 않은 채 정신병적 증상들(환각, 망상, 괴이한 행동, 와해된 사고, 격정 등)을 진정

antianxiety drug 항불안제
불안 치료에 사용되는 약은 진정제이거나 진정제와 많은 공통점을 가지고 있는 약물로 대표적 항불안제는 벤조디아제핀(benzodiazepine) 그외에 다이아제팜(diazepam), 옥사제팜(oxazepam), 프라제팜(prazepam), 로라제팜(lorazepam), 알프라졸람(alprazolam), 헬라제팜(helazepam), 클로나제팜(clonazepam) 등
진정 및 수면유도의 목적으로도 사용

psychostimulant 정신자극제
기분을 고조시키며 중추신경계를 자극하는 약물로 amphetamine, methyl-phenidate, pemoline, caffeine 등이 있고 비만환자의 식욕을 억제시켜 체중감소를 목적으로 사용

antimanic drug 항조증약물
조증 또는 경조증을 치료하는 약물로서 lithium이 대표적이며 최근 carbamazepine, sodium valproate가 사용

2) Drug Therapies(약물요법)

antianxiety agents 항불안제
불안을 감소시키기 위한 약물

lithium agents 리듐

조울증의 조증상태를 조절하기 위한 약물

antidepressant 항우울제

우울증을 조절하기 위한 약물

7 Psychological Tests

Wechsler Adult Intelligence Scale(WAIS) 웩슬러 성인용 지능검사

현재 가장 일반적으로 사용되고 있는 지능검사로서 1939년 D. Wechsler에 의해 고안되어 16세 이상의 성인에게 적용 가능하며 언어성 검사와 동작성 검사로 이루어져 있고 한국판 웩슬러지능검사(Korean Wechsler intelligence scale)는 KWIS라 함

소아용으로는 웩슬러 소아용 지능검사 WISC가 있음

Bender-Gestalt test 기질성 뇌장애 검사

Lauretta Bender가 심리학에 근거하여 고안한 일정한 기하학적 도형을 묘사하도록 하는 것

Rorschach test 로사하 검사법

일련의 막연하고 무의미한 잉크얼룩에 의해 한 사람에게서 일어나는 지각반응을 분석하여 그 개인의 인격성향을 추론하는 검사. 10장의 카드로 구성되어 있으며 카드를 순서대로 보여 주고 각각의 카드에 대한 반응내용, 반응의 총수 등에 의해 해석

Thematic Apperception Test(TAT) 주제통각검사

여러 가지 인물 또는 상황을 그린 20장의 그림으로 되어 있으며 카드에 그려져 있는 대상이 어떤 상황에 있나 또는 무엇을 하고 있는가를 느끼는 대로 설명. 환자는 그 인물과 자기자신을 동일시하여 자신의 원망, 갈등, 공포 등을 투사

sentence completion test 문장완성검사

검사자가 관심 있는 분야에 따라 관련된 어떤 문장의 일부를 주고 나머지를 작문하여 문장을 완성하게 하는 것으로서 의식적 연상을 시키는 것. 이를 통하여 투사된 내용의 내면적 상태를 알 수 있음

word association test 단어연상검사

어떤 자극단어를 주고 그에 따라 환자의 마음에 가장 먼저 떠오르는 단어를 말하게 함. 그 반응내용, 반응시의 행동적 양상 등을 분석하여 환자의 내면을 알고자 하는 것

Draw-A-Person test(DAP) 인물화검사

남녀를 그리게 하거나 집-나무-사람을 그리도록 하거나 가족과 동물을 그리도록 하여 환자의 내면 및 환자의 주변환경과의 관계를 알아보려는 검사법. 소아에서 지능 측정용으로도 가능

Minnesota Multiphasic Personality Inventory(MMPI) 미네소타 다면성 인성검사

가장 널리 이용되는 심리검사로서 550항목의 문항이 있고 각 문항의 질문에 대해 '예', '아니오' 또는 '모르겠다'로 응답. 결과로써 평가하는 항목에 hypochondriasis, depression, hysteria, paranoia, psychasthenia, scizophrenia, mania, social introversion 등이 있음

8 Abbreviation

AD	Alzheimer's disease(dementia)	알쯔하이머병(치매)
ADHD	attention-deficit hyperactivity disorder	주의력결핍과다활동장애
DSM	diagnostic and statistical manual of mental disorders	정신장애의 진단통계적지침서
DT	delirium tremens	떨림섬망(진전섬망)
ECT	electro convulsive therapy	전기경련요법
EST	electro shock therapy	전기충격요법
I.Q.	intelligence quotient	지능지수
LSD	lysergic acid diethylamide(hallucinogen)	리세르그산 다이에틸아마이드(환각제)
MDI	manic-depressive illness	조울증(조울정신증)
MMPI	Minnesota multiphasic personality inventory	미네소타 다면적 인성검사
OBS	organic brain syndrome	기질성 뇌증후군
OCD	obsessive-compulsive disorder	강박장애(강박병)

OMS	organic mental syndrome	기질성 정신증후군
SAD	seasonal affective disorder	계절성 감정장애
TAT	thematic apperception test	주제통각검사
WAIS	Wechsler adult intelligence scale	웩슬러 성인용 지능검사
WISC	Wechsler intelligence scale for children	웩슬러 아동용 지능검사

연습문제

1. 알코올 중독으로 인한 정신질환은?

① senile dementia ② hypochondriasis
③ narcolepsy ④ Korsakoff's psychosis
⑤ cyclothymia

2. 용어의 뜻이 옳지 않은 것은?

① illusion – 착각 ② conversion – 편집증
③ compulsion – 강박행위 ④ hallucination – 환각
⑤ aura – 조짐

3. 새로운 장소나 넓은 광장 등에 대한 공포장애는?

① social phobia ② agoraphobia ③ acrophobia
④ claustrophobia ⑤ zoophobia

4. 자폐증을 뜻하는 용어는?

① dementia ② autism ③ delusion ④ phobia ⑤ amnesia

5. 강박성 인격장애로 지나치게 완벽한 행동을 보이는 것은?

① compulsive personality disorder ② dependent personality disorder
③ antisocial personality disorder ④ schizoid personality disorder
⑤ paranoid personality disorder

정답 1. ④ 2. ② 3. ② 4. ② 5. ①

6. 정신의학은?

① psychology ② psychics ③ psychiatry
④ psychoanalyst ⑤ psychotherapy

7. 지속적인 의심과 불신으로 남을 비방하고 책임을 전가시키는 인격장애(Personality Disorder)의 형태는 무엇인가?

① schizoid ② histrionic ③ paranoid
④ antisocial ⑤ narcissistic

8. 사랑하는 사람을 상징하는 물건에 성애를 느끼는 것은?

① fetishism ② sadism
③ exhibitionism ④ transsexualism
⑤ conversion disorder

9. organic brain syndrome에 해당하는 것은?

① schizophrenia ② hysteria
③ depression ④ senile dementia
⑤ hypochondriasis

10. '원인불명'의 의미는?

① iatrogenic ② therapeutic ③ palliative
④ cataplexy ⑤ ipsilateral

11. 우울증의 증상이 교대로 나타나는 정신장애를 뜻하는 용어는?

① major depression ② dysthymia
③ manic-depressive illness ④ involutional melancholia
⑤ hypomania

정답 6. ③ 7. ③ 8. ① 9. ④ 10. ① 11. ③

12. 신경성 식욕부진을 뜻하는 용어는?

① conversion disorder ② hypochondriasis ③ behavior therapy
④ anorexia nervosa ⑤ occupational therapy

13. 환자가 속한 치료집단의 환경을 분석하여 치료적인 방향으로 재구성하여 환자를 치료하는 방법은?

① reality therapy ② milieu therapy ③ behavior therapy
④ family therapy ⑤ occupational therapy

14. schizoid personality disorder에 대한 알맞은 설명은?

① 한 사람이 둘 이상의 인격을 가지고 있는 장애
② 지속적인 의심과 불신을 가지는 인격장애
③ 다른 사람들의 관심과 주의를 끌기 원하는 인격장애
④ 사회의 정상적 규범에 맞추지 못하는 성격장애
⑤ 정서적으로 냉담하고 무관심한 인격장애

15. 용어의 뜻이 옳지 않은 것은?

① fetishism – 물품음란증 ② exhibitionism – 노출증
③ sexual masochism – 피학성애 ④ sexual sadism – 가학성애
⑤ pedophilia – 관음증

16. 중추신경의 흥분상태, 과잉활동, 환각, 환상, 고혈압, 기분변화를 일으키는 약물은?

① opioids ② hallucinogens ③ amphetamine
④ cocaine ⑤ cannabis

17. 정서적 감정이 원래 대상에서 다른 대상으로 향해 표현되는 것은?

① substitution ② rationalization ③ transference
④ displacement ⑤ reinforcement

정답 12. ④ 13. ② 14. ⑤ 15. ⑤ 16. ② 17. ④

18. 다음 용어의 뜻이 옳은 것은?

① suggestion – 분리
② conversion – 환기
③ suppression – 억제
④ persuasion – 전환
⑤ projection – 대치

19. 어근 및 접미사 중 의미가 올바른 것은?

① psych/o – 감정
② –somnia – 수면
③ –pathy – 공포
④ –kinesia – 정신
⑤ schiz/o – 병적 상태

20. Psychological tests에 포함되지 않는 것은?

① WAIS
② DAP
③ MMPI
④ TAT
⑤ LSD

21. 고통스럽고 불쾌한 생각이나 기억을 무의식에 가두어 두는 과정을 의미하는 용어는?

① compensation
② reinforcement
③ repression
④ substitution
⑤ displacement

22. 받아들일 수 없는 충동이나 생각을 외부 세계로 옮겨놓는 정신과정을 의미하는 용어는?

① projection
② transference
③ suggestion
④ conversion
⑤ suppression

23. 용납될 수 없는 욕구들을 수용 가능한 형태로 대리 만족하는 방어기제는?

① denial
② fixation
③ sublimation
④ illusion
⑤ isolation

정답 18. ③ 19. ② 20. ⑤ 21. ③ 22. ① 23. ③

24. 처음으로 경험한 상황이나 장면이 이미 경험한 것처럼 친숙하게 느껴지는 체험을 무엇이라고 하는가?

① flight of idea ② introjection
③ hallucination ④ deja-ve
⑤ jamais-ve

25. 시간, 장소, 사람을 알아보는 능력을 상실한 경우를 의미하는 용어는?

① disorientation ② phobia
③ obsession ④ anxiety
⑤ autism

26. 높은 곳을 병적으로 무서워하는 증세를 의미하는 용어는?

① agoraphobia ② acrophobia
③ social phobia ④ zoophobia
⑤ claustrophobia

27. 지속적이고 만성적으로 반사회적 또는 범죄적 행동을 나타내는 이상성격을 의미하는 용어는 무엇인가?

① paranoid personality disorder
② schizoid personality disorder
③ histrionic personality disorder
④ borderline personality disorder
⑤ antisocial personality disorder

28. 남성이 성적 흥분을 목적으로 여성의 복장을 사용하는 성장애를 의미하는 용어는?

① fetishism ② tranvestism
③ pedophilia ④ exhibitionism
⑤ voyeurism

정답	24. ④ 25. ① 26. ② 27. ⑤ 28. ②

29. 약물요법에 대한 환자의 심리적 욕구를 충족시키기 위하여 투여하는 약리작용이 없는 약물을 의미하는 용어는?

① antisychotic drug
② antidepressant
③ antianxiety drug
④ placebo
⑤ psychostimulant

30. 아무런 근거없이 주위의 모든 것이 자기와 관계가 있는 것처럼 잘못 생각하고 있는 망상 장애를 의미하는 용어는?

① somatic delusion
② persecutory delusion
③ grandiose delusion
④ delusional jealousy
⑤ delusion of reference

정답	29. ④ 30. ⑤

제 11 장 감각기계

Sense Organs System

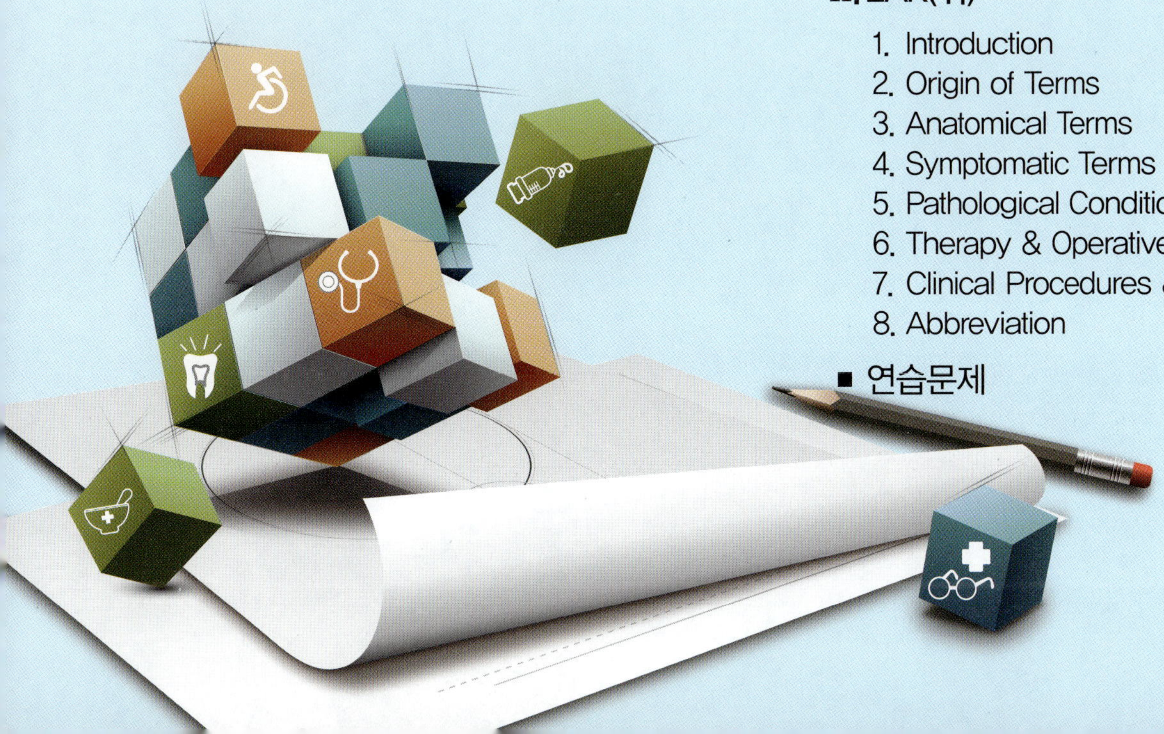

MEDICAL
TERMINOLOGY

I. EYE(눈)

1 Introduction

눈은 시각을 담당하는 기관이다. 시각의 수용기들은 망막의 신경층에 있다. 이 신경층은 태생기에 diencephalon 사이뇌(간뇌)로부터 자라나온 것으로서 시신경에 의해 사이뇌(간뇌)와 연결된다.

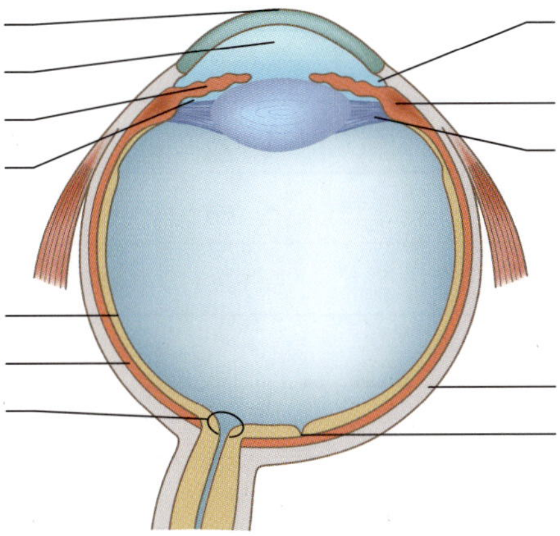

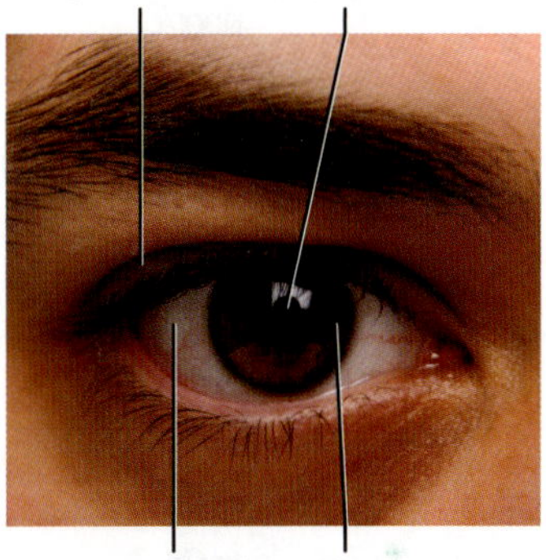

[그림 11-1] 눈의 구조

2 Origin of Terms

어근 및 접미사	의미	영어
ambly/o	희미한	dull, dim
blephar/o, palpebr/o	눈꺼풀	eyelid
choroid/o	맥락막	choroid
conjunctiv/o	결막	conjunctiva
cor/o, pupill/o	동공	pupil

cycl/o	섬모체/모양체	ciliary body
dacryocyst/o	눈물주머니	lacrimal sac, tear sac
ir/o, irid/o	홍채	iris
is/o	동일한	equal
kerat/o, corne/o	각막	cornea
lacrim/o, dacry/o	눈물	tears
mydr/o	넓은	wide
ophthalm/o, ocul/o	눈	eye
opt/o	눈, 시야	eye, vision
phac/o, phak/o	수정체	crystalline lens
phot/o	빛	light
presby/o	노년	old age
retin/o	망막	retina
scler/o	공막	sclera
uve/o	포도막	iris, ciliary body and choroid
vitre/o	유리체	glassy
xer/o	건조한	dry
–opia	시력	vision
–tropia	회전, –을 향한	to turn

3 Anatomical Terms

1) Outer Walls of Eye(눈의 외벽)

눈(안구)의 층은 섬유층, 혈관층, 신경층 등 3개의 층으로 이루어져 있다.

(1) Outer Tunic, Fibrous Tunic 외막층, 안구섬유층

cornea 각막

안구의 투명한 부분으로서 빛을 안구 안으로 들어오게 하며 각막에 손상을 입거나 염증이 생기면 각막의 혼탁이 오고 실명에 이를 수도 있으며 혈액공급이 이루어지지 않아 이물질에 대한 거부반응을 나타내는 항체가 도달할 수 없어 이식이 가능하다.

sclera 공막, 흰자위막

안구의 5/6를 싸고 있는 가장 바깥쪽의 희고 강인한 결합조직막으로 앞쪽에서 투명한 각막과 접하며 방어적 보호기능과 눈에 있는 외래근의 부착점이다.

(2) Middle Tunic, Vascular Tunic 중막층, 안구혈관층

혈관막 또는 포도막(uvea)은 거미막(지주막, arachnoid mater)과 연질막(연막, pia mater)에 상응하여 이들과 연결되어 있다.

choroid 맥락막, 얼킴막

공막 밑에 있는 암흑갈색의 막으로서 망막에 영양분을 공급하므로 망막과 박리되면 영양공급 장애가 일어나 시력이 상실된다. 다량의 melanin 색소가 함유되어 있어 암실처럼 빛을 차단하면서 망막내면을 덮고 있다.

iris 홍채

각막과 수정체 사이에 위치하고 평활근이 있어 동공의 크기로 빛의 양을 조절하는 조리개 역할을 하며 어두운 곳에서 이완되고 밝은 곳에서는 빛의 양을 줄이기 위해 수축된다. 눈의 색깔을 결정짓는 홍채의 색은 인종별 개인적으로 차이가 있으며 동양인은 색소가 많아 다갈색이다.

pupil 동공

눈에 들어오는 빛의 양을 조절하며 홍채 중앙부의 구멍으로 빛이 통과한다.

ciliary body 섬모체, 모양체

맥락막 전방에 위치하며 수정체의 만곡을 조절하고 안방수를 분비하며 눈의 원근에 있는 물체를 정확히 보도록 조절한다.

(3) Inner Tunic, Nervous Tunic 내막층, 신경층

retina 망막

가장 안쪽에 신경이 분포하는 막. 안구 뒤쪽 2/3를 덮고 있는 투명한 신경조직으로서 카메라의 필름에 해당하는 부위이며 눈으로 들어온 빛이 최종적으로 도달하는 곳으로 망막의 시세포들이 시신경을 통해 뇌로 신호를 보내는 기능을 한다. 망막에는 원뿔세포(원추세포, cones cell)와 막대세포(간상세포, rods)가 있으며 원뿔세포의 이상은 색맹을 야기하고, 막대세포의 이상은 야맹증을 유발한다. 사진을 찍을 때 가끔 눈이 붉게 나오는 것은 망막의 바깥쪽을 싸고 있는 혈관이 풍부한 맥락막의 붉은색이 비쳐 보이기 때문이다.

optic disc 시(각)신경원반, 시(각)신경유두

시신경이 모여 뇌로 가는 곳

optic nerve 시신경(시각신경)

시각 자극을 망막에서 뇌로 옮기는 신경으로서 약 120만 개의 망막신경섬유가 있다.

macula lutea 황반

망막 가운데 자리잡고 있는 황반은 0.5mm 정도 크기로 작지만 수만 개의 시세포가 밀집되어 있어 시야 중앙에 있는 물체를 가장 선명하게 볼 수 있다.

fovea centralis 중심오목(중심와)

망막의 작은 함몰점으로서 원뿔세포가 집결되어 있어 물체의 상이 매우 선명(clearest vision)하다.

2) Contents Organs of Eye(눈의 내용물)

lens 수정체, 렌즈

양면이 돌출된 돋보기 모양이며 직경 9mm, 두께 4mm 정도의 무색투명한 구조로서 홍채 뒤에 있으며 각막과 함께 눈의 주된 굴절기관

vitreous body 유리체(초자체)

수정체와 망막 사이의 공간에 들어 있고 눈의 내부 대부분을 채우고 있는 무색투명한 젤리같은 물질이 들어 있어 안구의 형태를 둥근형으로 유지하고 빛 통과, 안구 내압(IOP) 유

지 등의 역할

aqueous humor 방수, 눈방수
투명한 림프액이고 주위혈관(모양체, 홍채)에서 생성되어 순환후 공막정맥동(venous sinus of sclera)에서 흡수되며 수정체와 각막에 영양을 공급한다. 앞방(전방, anterior chamber)은 각막과 홍채 사이에, 뒷방(후방, posterior chamber)은 홍채와 수정체 사이에 위치(aqua = water humor = fluid)

3) Accessory Organs of Eye(눈의 부속기관)

eyelid, palpebra 눈꺼풀(안검)
안구와 안와를 덮고 있는 위 아래 2개의 보호막으로서 가장자리에 속눈썹(첩모, cilia)이 있다. 외부의 자극에서 눈을 보호하며 외부의 빛을 99% 정도 차단

tarsal plate 눈꺼풀판(안검판)
안검의 중간층에 있으며 안검의 모양을 유지

Meibomian gland 눈꺼풀판샘, 마이봄선
눈꺼풀을 집었을 때 잡히는 피지선

canthus 눈구석(안각)
안검열의 양단부분, 내안각과 외안각 두 개로 구분

orbit 눈확(안와)
머리뼈내의 단단한 뼈로 구성된 공동을 말하며 눈알－눈확지방－눈밖근－시간신경과 여러 가지 혈관－신경－섬유조직 등이 들어 있다.

eyeball, bulb of the eye 눈알(안구)
눈확(안와) 안에 있는 공모양의 구조물

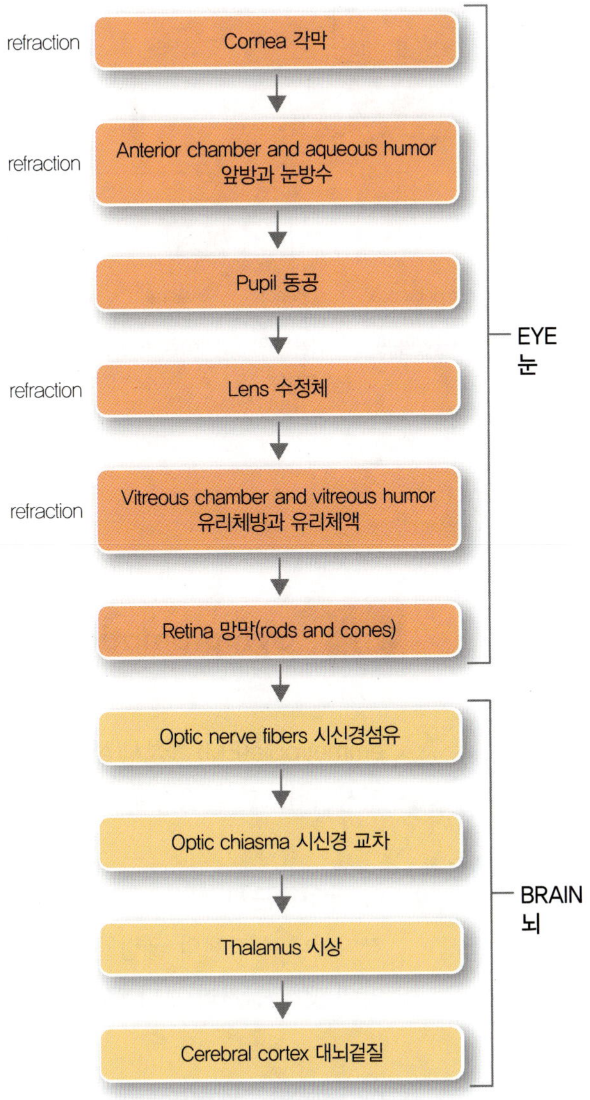

[그림 11-2] 빛의 경로

conjunctiva 결막(이음막)

눈꺼풀의 안쪽 내면과 안구의 외면을 연결하는 섬세한 막

muscles of eyeball 안구근육

안구의 운동에 관여하는 6개의 작은 근육

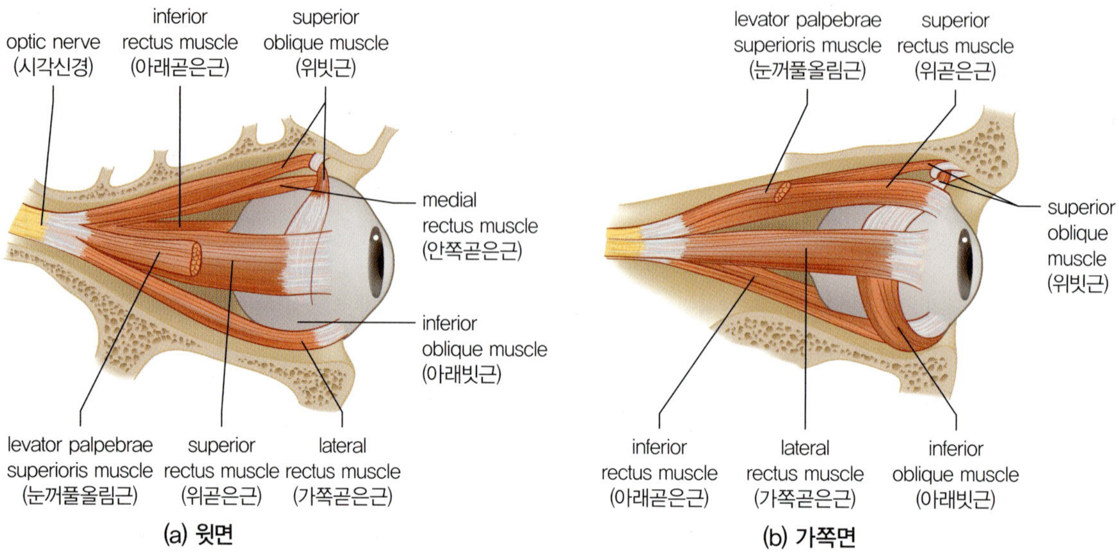

[그림 11-3] 눈의 근육

4 Symptomatic Terms

emmetropia(EM) 정시(정시안)

정상시력으로 굴절장애가 없는 것

myopia 근시

각막이나 수정체의 굴절률이 정상인보다 크거나 혹은 안구의 길이가 너무 길어 상이 망막 앞에 맺혀 원거리 보다 근거리 물체가 잘 보이며 오목렌즈로 교정

hyperopia, hypermetropia 원시

상이 망막 뒤에 초점이 맺혀 근거리보다 원거리 물체가 잘 보인다. 볼록렌즈로 교정하나

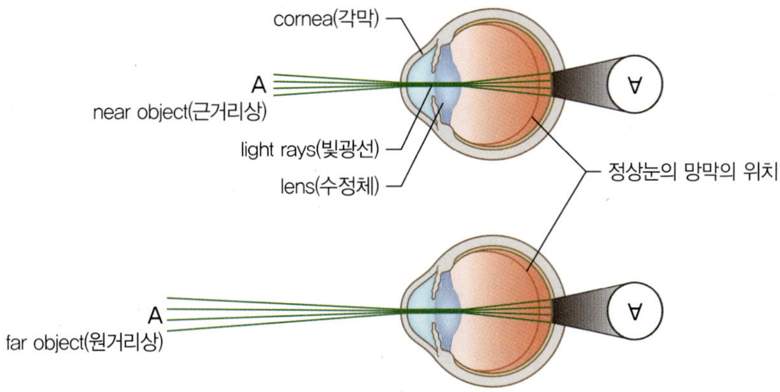

[그림 11-4] 근시

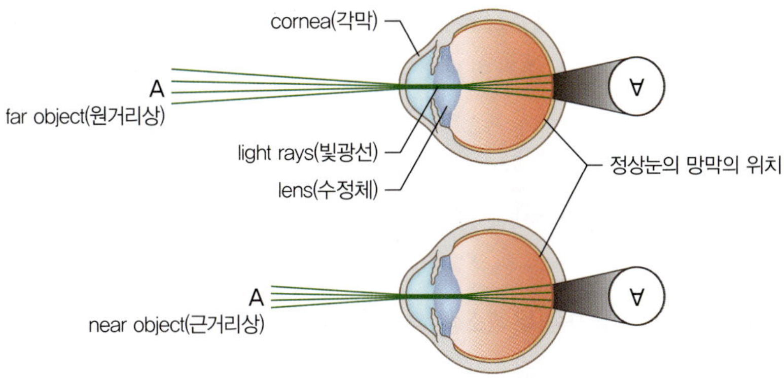

[그림 11-5] 원시

증상이나 시력, 모양체 근육균형 등에 따라 개별적으로 결정해야 한다. 즉 시력이 좋고 모양체 근육균형이 정상이면서 증상이 없으면 원시교정은 필요치 않으나 반대로 시력이 감소되어 있거나 폭주과다로 인한 내사시가 있거나 안정피로의 증상이 있는 경우에는 교정해야 한다.

astigmatism　난시
각막이나 수정체의 굴절면이 고르지 않아 망막에 정확히 상이 안 맺힘

presbyopia　노안, 노시, 노시안
40대 이후 주로 나타나며 수정체의 굴절기능 이상으로 보통 신문이나 책을 읽을 경우 돋보기에 의존하거나 근시일 경우 안경을 벗고 글씨를 읽어야 하는 불편이 있다.

diplopia, ambiopia 겹보임(복시)
단일물체가 2개의 상으로 보여지는 상태

nyctalopia 밤소경증(야맹증)
밤이나 어두운 곳에서 시력이 결여되는 상태. 비타민 A 결핍, 출생시 결손 등이 원인이다.

amblyopia 약시
눈은 정상이며 굴절장애 없이 시력이 약화되어 있는 상태

achromatopsia 완전색맹
색조를 구별하지 못하고 분광된 모든 색이 명암의 여러 가지 음영을 가진 중간회색으로 나타남

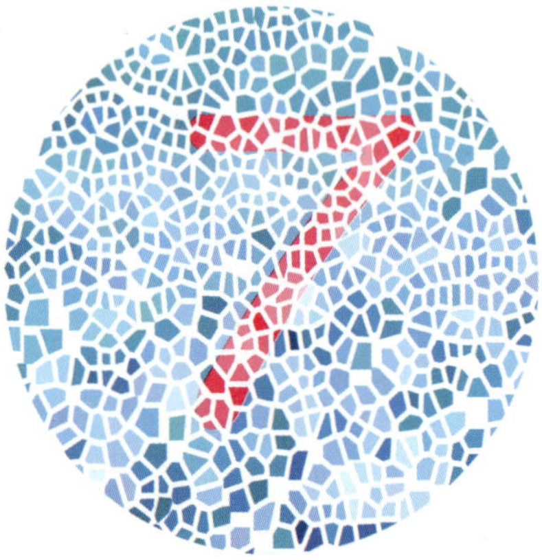
[그림 11-6] 색맹검사표

achromatism 무색성, 완전색맹

achromatosis 색소결핍증(무색소증)
세포 또는 조직의 염색성 결핍

amaurosis 흑암시(흑내장)
뚜렷한 안질환 없이 시신경, 뇌질환, 당뇨 및 신질환 등의 원인으로 시력이 상실된 상태

nystagmus 눈떨림(안구진탕)
안구의 불수의적 운동으로 신경학적 질환이나 광부같이 어두운 곳에서 일할 경우의 직업적 위해(危害), 속귀의 장애로 인한 평형장애, 선천적 장애 등으로 인해 발생될 수 있다.

exophthalmos, exophthalmos 눈알돌출증(안구돌출증)
갑상선 기능 항진증이 있을 때 안구를 둘러싸는 외안근 및 안와결체조직의 진행성 염증이 있어 안구가 돌출되고 눈꺼풀이 당겨지는 현상으로서 대부분 양측으로 생기며 돌출의 정도는 다양하게 나타나며 안압(IOP)의 증가로 인해 시신경이 손상될 수 있다.

VDT syndrome, visual display terminals syndrome　컴퓨터 단말기 증후군

컴퓨터를 사용하는 작업이 일정 기간 지속되면서 인체에 유발되는 각종 증상을 일컫는 말로, 눈의 피로와 이물감 · 두통 · 손목과 어깨 등의 결림, 정신신경계 증상 등이 있다. 장시간 비슷한 자세로 앉아 일하는 컴퓨터 사용자들은 거북목 현상(turtle neck syndrome)이 나타날 수 있으며 이는 목 뒷부분의 근육과 인대를 늘리고 오랜 기간 동안 지속된다면 주위조직으로 채워져 그 손상을 회복시킬 수 없게 되는 경우가 발생할 수 있다.

xerophthalmia　눈마름증(안구건조증)

눈물 생성이 부족한 경우와 눈물층의 이상으로 눈물이 과다 건조된 상태. 치료는 인공 눈물을 안구 건조증상이 생긴 후 점안하기 보다는 증상에 따라 미리 점안하는 것이 더 효과적이며 누도 폐쇄요법을 통해 눈물이 누도를 통해 빠져나가는 것을 줄여 증상을 완화시킬 수 있다.

injection, hyperemia　충혈

신체의 일부에 혈액의 양이 과도하게 축적되어 있는 상태

papilledema, choked disc　유두부종, 울혈유두

뇌압(두개내압, 머릿속 압력, ICP) 상승 등이 원인이 되어 시신경 원판의 부종과 충혈이 오는 상태

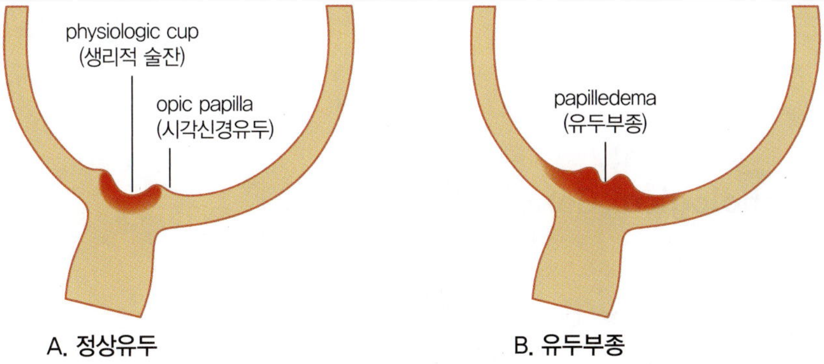

[그림 11-7] 유두부종

blepharedema　눈꺼풀부종(안검부종)

마이봄선의 염증이나 울어서 눈두덩이가 부음

scotoma　암점
시야 내 이상맹점

epiphora　눈물흘림(유루)
비정상적으로 다량의 눈물이 흐르는 것으로 주로 누관의 협착 및 폐색 때문이다.

hypopyon　앞방축농, 앞방고름
각막과 홍채 사이의 전방에 고름이 차 있는 상태

hyphema　앞방출혈(전방출혈)
각막과 홍채 사이의 전방에 출혈이 있는 상태

mydriasis　동공확대, 산동
동공의 비정상적인 팽창

synechia　홍채유착증(유착)
홍채가 각막 또는 모양체에 유착되는 것

arcus senilis, gerontoxon　노년고리(노년환)
각막 가장자리를 둘러싸는 회백색륜. 주로 50세 이후에 나타나는 각막의 퇴행성 변화

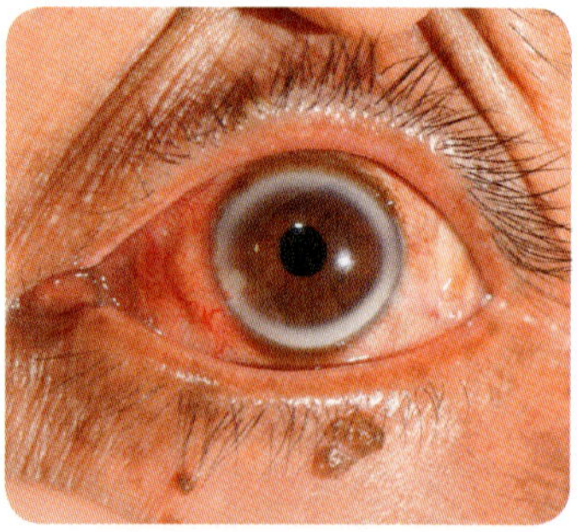
[그림 11-8] 노년고리

5 Pathological Condition

obstruction of nasolacrimal duct　코눈물관막힘(비루관폐쇄)
트라코마 · 결막염 · 콧병 등이 원인으로 비루관이 막혀 계속 눈물을 흘리게 된다.

keratitis, corneitis　각막염
눈동자를 덮고 있는 투명한 막인 각막의 염증으로 동통(疼痛), 눈부심(수명, photophobia), 이물감, 눈곱이 끼이고 눈물이 흐르는 증상이 있다. 세균성, 바이러스성, 진균(곰팡이)성 등으로 나눌 수 있으며 드물게는 자가 면역성 질환과 동반되어 나타나기도 하고 비타민

결핍증으로 인한 각막염, 수술이나 외상 후의 마비성, 노출성 각막염 등이 있다.

scleritis 공막염

눈의 흰자 위에 해당하는 공막의 염증

choroiditis 맥락막염

맥락막에 생긴 염증

iritis 홍채염

홍채에 생긴 염증

ophthalmitis 눈염증(안염)

눈에 생기는 염증

sympathetic ophthalmitis 교감성 눈염증(안염)

한쪽 눈에 상처를 받고 수주일 후 상처받지 않은 다른 쪽 눈에 심한 염증을 일으켜 시력을 상실한다.

retinopathy 망막병증

망막의 질환

diabetic retinopathy 당뇨망막병증

당뇨병으로 인해 망막의 말초혈관에 순환장애가 일어나 발생되는 합병증. 망막증이 진행되면 레이저 광응고술(LASER photocoagulation)과 수술 등으로 치료를 한다. 당뇨병을 오래 앓고 있던지 당뇨조절이 잘 안되는 경우에는 반드시 눈보개검사(안저검사, funduscopy)를 받아 조기에 망막증을 발견하여 적절한 조치를 취해 질병이 되는 것을 막아야 한다.

non-vegetative diabetic retinopathy 비증식성 당뇨망막병증

초기의 망막변화로서 당뇨성 망막증 환자의 약 90% 차지. 여러 가지 망막혈관의 이상 소견과 출혈, 망막부종 등이 나타나는데 그대로 방치할 경우 대부분 증식성 당뇨성 망막증으로 진행하게 되므로 정기적으로 진찰을 계속하여 적절한 시기에 레이저 광응고술(LASER photocoagulation)을 시행한다.

vegetative diabetic retinopathy　증식성 당뇨망막병증

망막에 비정상적인 신생혈관들이 나타나 증식하여 쉽게 출혈을 일으키고 또 그 주위로 막들이 자라 망막을 잡아당겨서 망막박리가 생기기도 한다. 신생혈관의 출혈로 유리체 출혈이 생기면 눈앞에 떠다니는 그림자가 생기거나 전혀 보이지 않는 등의 증상이 나타나고 출혈된 피는 자연히 흡수되기도 하지만 흡수되지 않고 오래 가면 망막박리 등 더 큰 이상을 일으켜 심각한 시력장애를 일으킨다. 증식성 당뇨망막병증으로 인한 합병증이 생길 경우 유리체절제술(vitrectomy)을 시행한다.

retinitis pigmentosa　망막색소변성, 색소망막염

유전성 망막기능의 진행성 소실, 망막위축, 망막혈관약화, 색소침착, 시야축소 등을 볼 수 있는 질환

retinal detachment　망막박리

안구의 안쪽을 덮고 있는 망막층이 찢어지면서 맥락막으로부터 분리되어 눈 속의 수분이 새어들어가 망막이 안구벽으로부터 들뜨는 병적 상태를 말한다. 들뜬 망막을 재유착시키려면 대부분 망막수술이 필수적이며 심한 경우 유리체 수술도 하게 되고 필요시에는 박리된 망막을 누르고 있는 공막(sclera) 일부를 제거하는 공막 해리술(scleral buckling operation)을 실시하기도 한다. 시야에 검은 점이나 거미줄 등이 보이는 날파리증과 눈 주변부에서 번쩍거리는 광시증 등이 생길 수 있다. 이런 증상이 있으면 망막에 구멍이나 기타 병변이 있는지 알기 위해 검안경검사(funduscopy)를 실시한다.

retinopathy of prematurity(ROP), retrolental fibroplasia　미숙아망막병증, 수정체뒤섬유증식

만삭이 되어서야 태아의 망막혈관이 완성되는데 미숙아에서 비정상적인 신생혈관이 자라나 나타난 시력 장애, 임신 주수가 적을 수록(27주 이하), 출생시 체중이 적을수록(1250gm 이하) 빈도가 높고 정도도 더 심하다. 이외에 산소투여, 뇌실내 출혈, 호흡곤란증후군, 기관지폐 이형성증, 패혈증, 수혈, 빈혈 등이 원인이 되기도 한다.

uveitis　포도막염

홍채 · 모양체 · 맥락막의 염증, 여러 안구 구조와 접해 있어서 망막 · 유리체염증 등 다양한 합병증이 생길 수 있다.

iridocyclitis　홍채섬모체염(홍채모양체염)

홍채와 섬모체(모양체)는 인근 조직으로 같은 혈관의 지배를 받고 있기 때문에 염증을 동반하는 경우가 많아 홍채염과 홍채섬모체염을 일괄적으로 홍채섬모체염이라고 부른다.

blepharitis　눈꺼풀염(안검염)

눈꺼풀의 염증

dacryoadenitis　눈물샘염(누선염)

눈물샘에 생기는 염증

dacryocystitis　눈물주머니염(누낭염)

눈의 눈물주머니에 발생한 감염

optic neuritis　시신경염(시각신경염)

시신경의 염증

conjunctivitis　결막염

안구나 눈꺼풀(안검)의 내면을 둘러싸는 막의 염증. 세균성(bacterial), 알레르기성(allergic) 등이 있다. 가려움, 충혈, 눈부심, 안검 부종, 분비물 등의 증상이 있으며 유병기간은 며칠에서 2주 정도까지 다양하고 알러지에 의한 경우는 알러지를 유발시키는 물질이 있는 한 계속되며 해마다 재발한다.

hordeolum, sty(e)　다래끼, 맥립종

포도상구균에 의한 안검이나 속눈썹 모근의 피지선이나 마이봄선(Meibomian gland)의

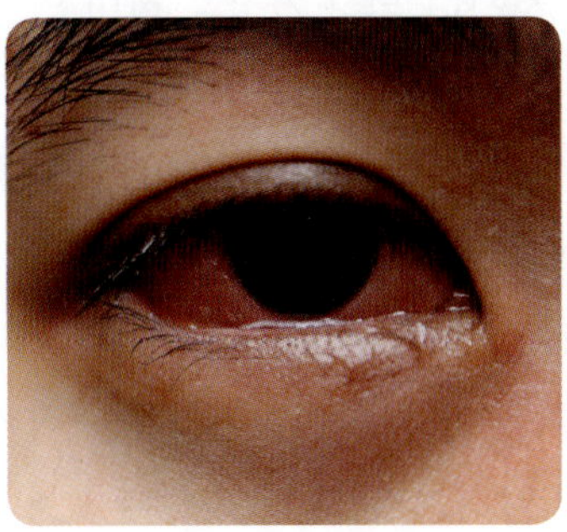

[그림 11-9] 결막염

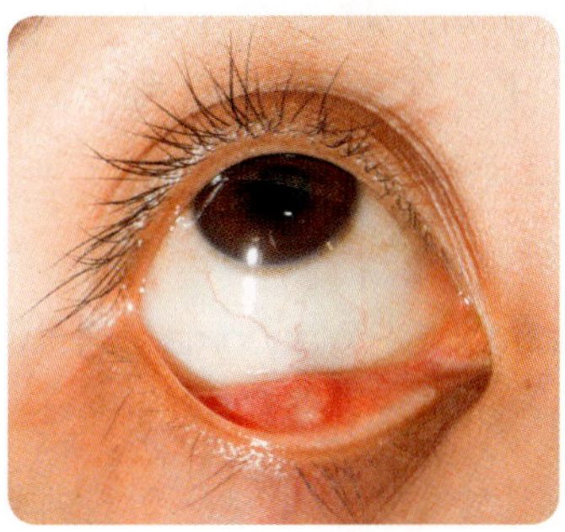

[그림 11-10] 다래끼

화농성 염증

aniridia 홍채없음증(무홍채증)
눈의 홍채가 선천적으로 결여된 것

aphakia 수정체없음증(무수정체증)
수정체가 선천적으로 없거나 혹은 백내장 치료를 위해 외과적으로 제거되어 없는 상태

coloboma 결손, 콜로보마
홍채, 섬모체(모양체), 맥락막 등의 안구조직이 선천적으로 결여되어 있는 상태

glaucoma 녹내장
안방수가 정상적으로 배출되지 못하거나 정상보다 많이 생기는 경우에 나타나며 안구내압이 과다하게 상승하는 것으로 마치 바람을 많이 넣은 축구공처럼 눈알이 딴딴하여지고 눈의 신경이 일단 파괴되면 회복이 불가능하다.
진단에는 안압측정(정상안압 10~21mmHg)과 검안경으로 눈 안을 들여다보아 시신경유두 함몰의 정도 및 경과를 관찰, 주기적으로 시야검사를 하여 시야의 축소 혹은 녹내장성 시야변화가 있는지를 확인하여야 하며 우각경검사로 방수유출로가 있는 전방각을 직접 관찰한다.

acute(closed-angle) glaucoma 급성(폐쇄각) 녹내장
대부분 급성으로 발병. 눈의 방수배출구가 막혀 안압(IOP)이 급속도로 증가하고 밝은 빛을 보면 주위에 무지개 같은 것이 보이면서 시력도 급작스럽게 떨어지게 된다.

chronic(open-angle) glaucoma 만성(개방각) 녹내장
눈의 방수배출구가 점진적으로 망가지면서 진행이 서서히 되고 가장 흔하며 안압이 높으나 자각증세가 초기에는 없고 눈도 겉으로 보기에는 정상으로 보이므로 환자가 전혀 모르는 사이에 진행된다.

normal IOP glaucoma 정상안압 녹내장
안압이 높지 않고 정상인데도 시신경이 망가져 시력을 상실하는 질환으로 아직까지 왜 시신경이 비교적 낮은 안압에서 망가지는지 확실히 알려져 있지 않고 있다.

congenital glaucoma 선천녹내장(선천성 녹내장)

태아 시기에 눈의 방수배출로 구조가 제대로 만들어지지 않아 발생한다.

cataract 백내장

사진기의 렌즈에 해당하는 수정체의 혼탁. 눈 속으로 빛이 잘 통과하지 못하므로 물체가 흐려 보이게 되어 시력이 떨어진다.

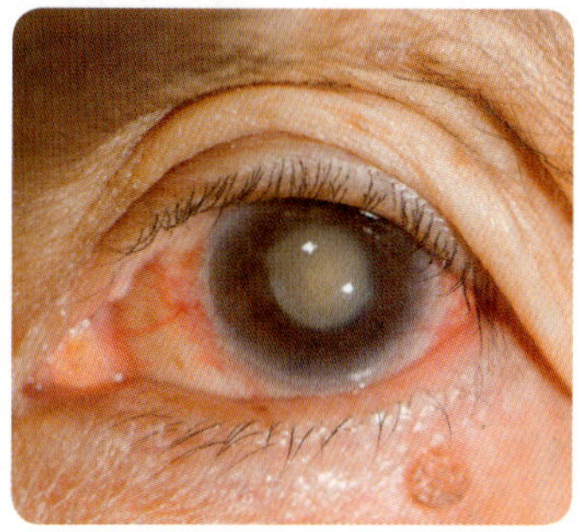

[그림 11-11] 백내장

senile cataract 노년백내장(노인성 백내장)

연령증가에 따른 자연스러운 노화 과정에 의한 것이다.

congenital cataract 선천백내장(선천성 백내장)

선천적으로 타고 날 때부터 발생하며 임신 첫 3개월 동안의 바이러스 감염이 원인이다.

traumatic cataract 외상백내장(외상성 백내장)

외상으로 수정체가 파열되거나 파열되지 않아도 타박으로 인하여 발생. 망막 등에도 손상이 있는 경우가 있어 수술 후 시력회복이 썩 좋지는 않다.

complicated cataract 합병백내장(합병성 백내장)

심한 만성 각막염, 홍채섬모체염, 녹내장, 망막박리, 유리체의 변성 및 출혈에 합병되어 발생. 백내장 수술이 잘 되었다 하더라도 합병된 질환에 따라 시력회복의 여부가 결정되며 안내감염 등 수술 후 문제 발생빈도가 다른 경우보다 높다.

secondary cataract 이차백내장, 후발백내장

대부분 백내장 수술 후 발생하는데 이는 백내장이 다시 발생하는 것이 아니고 수정체의 남겨진 껍질에 생기는 혼탁이 원인이다. 최근의 백내장 수술은 수정체의 껍질을 남기고 그 속에 인공수정체를 삽입하는데 그 남겨진 껍질에서 혼탁이 오는 경우이다.

strabismus, squint 사팔눈(사시)

6개의 안근이 눈의 바깥쪽에 붙어 눈의 운동을 조절하나 동안근이 서로 협동하지 못할 때 발생하며 협동하지 못하는 이유는 눈을 움직이는 근육의 이상, 뇌손상, 신경마비, 심한 원시, 한쪽 시력이 매우 안 좋은 경우 등이 있다.

chalazion, meibomian cyst 콩다래끼, 산립종

눈꺼풀(안검)의 눈꺼풀판샘(meibomian gland)에 생기는 만성 염증으로 통증없이 결절이 생기며 심하면 안구가 눌려 난시가 되기도 한다.

entropion 눈꺼풀 속말림(안검내반, 안검내번)

눈꺼풀이 안으로 들어가 속눈썹 때문에 염증이 발생하며 눈썹이 말려서 까만 동자를 찌르기도 한다.

ectropion 눈꺼풀 겉말림(안검외반, 안검외번)

눈꺼풀이 겉으로 말린다.

blepharoptosis 눈꺼풀처짐(안검하수)

선천성, 신경마비, 근무력증, 외상 등에 의해 눈꺼풀을 올리는 근육이 작용을 못해 눈꺼풀이 내려오는 현상. 교정을 원할 경우 눈이 작아 보인다고 쌍꺼풀 수술만을 시행하면 시간이 경과된 후 다시 원상태로 돌아가기 쉽다. 수술은 절개법에다 눈꺼풀을 올리는 근육을 잘라 짧게 하거나 이마를 올리는 근육을 눈꺼풀을 올리는 근육에 연결하여 기능을 할 수 있도록 한다.

trichiasis, phalangosis 속눈썹증(첩모난생증)

눈꺼풀 이상은 없으나 속눈썹 자체가 안쪽으로 나 있어 눈동자를 자극하며 자극이 계속되면 눈물이 많이 날 뿐만 아니라 결막염이 잘 생기고 오래 반복되면 시력 저하의 원인이 되므로 교정하여야 한다.

pterygium 군날개(익상편)

검은 동자 옆의 흰동자에서 조직이 자라서 검은 동자를 덮어 올라오는 것 즉, 결막에 삼각형의 섬유혈관성 조직이 증식되면서 각막까지 침범하며 눈의 흰자위가 자라서 눈동자를 덮어 내려 시력 손상이 오기도 한다.

자신의 정상 결막을 자가이식시켜 줌으로써 높은 재발의 가능성을 훨씬 줄일 수 있다.

trachoma, granular conjunctivitis 트라코마, 과립성 결막염

클라미디아 트라코마티스 병원체에 의한 것으로 환자의 눈곱으로 감염되므로 환자가 사용한 수건 · 세면기 · 침구 등은 다른 가족들의 것과 엄격하게 구별하여 사용한다.

트라코마 증세는 급성기의 1~2개월의 경과를 취하는 사이에 차츰 만성기로 이행하여 눈꺼풀의 안쪽이 발적 · 비후 · 혼탁하여 혈관을 투시할 수 없게 되고 또 과립이 많이 생기며

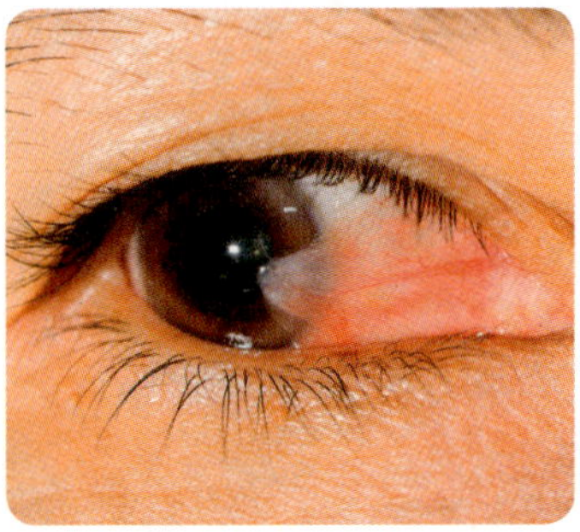

[그림 11-12] 군날개

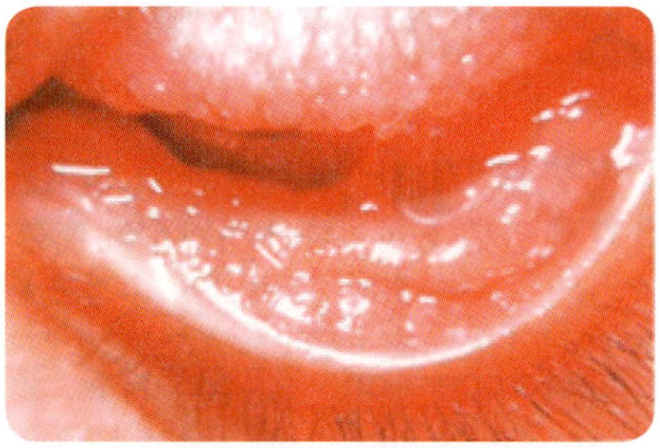

[그림 11-13] 트라코마

눈곱도 많이 나온다.

6 Therapy & Operative Terms

blepharoplasty 눈꺼풀성형술(안검성형술)

상 · 하안검의 동시 수술에서는 상안검 시술 후 하안검을 시술하게 된다. 상안검은 눈의 자연적인 주름을 따라 절개하고 하안검의 경우에는 아래 눈썹을 따라서 절개한다.

cataract operation 백내장수술

시력이 0.3~0.5 정도로 떨어졌을 때가 수술 적기이며 일반적인 백내장수술은 낭내 적출술(ICCE, intracapsular cataract extration)(수정체낭을 포함하여 렌즈 전체 제거)과 낭외 적출술(ECCE, extracapsular cataract extration)(수정체 내용물만 적출)의 방법이 있다.

phacoemulsification 수정체유화

공막을 작게 절개(3~5mm)한 후 초음파 유화흡입술로 혼탁된 수정체를 제거하고 인공수정체를 삽입하여 봉합(suture)하지 않으므로 난시를 최대한 줄여 수술 그 다음날 일상생활이 가능할 정도로 시력회복이 된다.

glaucoma operation 녹내장수술

cyclodialysis 섬모체해리술(모양체해리술)

안방수의 순환 회복을 시켜 안압하강을 위해 전안방과 맥락막위공간(suprachoroidal

space) 사이에 안방수의 배출로를 만든다.

iridectomy 홍채절제술

홍채 일부를 절제하여 안방수의 배출로를 만든다.

Elliot's operation 엘리오트 수술, 공 · 각막 원거법

안압하강을 위해 공막과 각막에 구멍을 뚫는 수술

enucleation of bulb 안구적출술

암, 심한 감염, 손상 혹은 녹내장으로 인한 통증조절을 위해 안구적출

evisceration of eye 안구내용물 적출술

안구의 내용물을 제거하는 것

scleral buckling 공막좀밀착술(공막돌융술)

실리콘 밴드로 띠를 만들어 공막을 망막박리 부분 위로 붙여줌. 띠(band)는 망막의 두 부분을 밀어준다.

vitrectomy 유리체절제술

당뇨성 망막병이나 유리체 출혈이 오래 계속되거나 망막박리가 있을 경우 초자체가 혼탁하게 되어 시력장애가 올 경우 초자체를 제거하고 맑은 용액으로 대치(replacement)하는 수술

LASIK for Myopia 라식근시교정술(교환, 대치, 치환)

각막절삭기로 각막상피를 벗겨낸 다음 레이저로 각막을 근시 정도에 따라 25~60 마이크론 깍아냄으로써 각막의 굴절력을 감소시켜 근시를 교정

LASER photocoagulation 레이저 광응고술

고에너지 빛(beam)을 이용하여 눈 내부 혈관조직을 응고, 당뇨망막병증(diabetic retinopathy), 연령과 관련된 황반퇴행(age-ralated macular degeneration) 치료에 이용. 레이저 광응고술을 시행하더라도 당뇨망막병증의 진행이 완전히 예방되는 것은 아니므로 계속적인 경과관찰이 필요하고 경과관찰 중 추가적으로 레이저 광응고술을 시행해야 하는 경우도 있다.

7 Clinical Procedures & Laboratory Tests

visual acuity test 시력검사

나안시력과 교정시력의 비교 및 수술 후 얻을 수 있는 시력을 예측할 수 있다. 수술 후 환자들이 얻을 수 있는 목표시력은 개개인의 굴절 이상 상태에 따라 차이가 있다.

slit-lamp biomicroscopy 세극등 현미경검사

각막, 결막, 수정체 등 눈의 외안부 질병유무를 확인

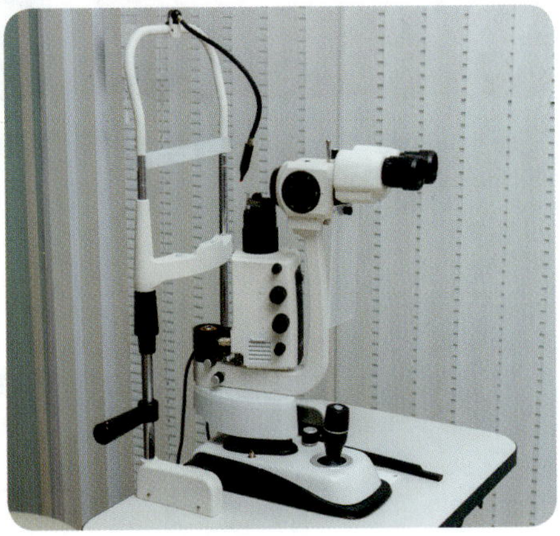

[그림 11-14] 세극등 현미경

funduscopy 검안경검사, 눈보개검사

시신경, 황반부, 망막혈관의 이상유무를 검안경으로 확인

visual field test 시야검사

시신경 손상 후 나타나는 시야장애를 측정하기 위해 한 눈씩 가리고 눈 앞의 어떤 점을 주시하고 있을 때 얼마나 넓은 범위를 볼 수 있는지 물체를 볼 수 있는 범위가 어느 정도인지를 검사하는 것으로서 녹내장에 의한 시신경의 장애는 초기에 시력에는 영향이 별로 없고 시야에 변화를 나타내므로 녹내장에 의한 시신경의 장애 정도를 알 수 있다.

diopter 디옵터

굴절력의 측정단위

Schirmer test 쉬르머 검사

눈물(분비) 양 측정검사

fluorescein angiography 플루오레신 혈관조영술

염료를 정맥내로 주입하여 검안경으로 망막황반부의 병소를 찾음

tonometry 안압측정(법)

정상치는 10~21mmHg로 간주되나 안압이 21mmHg보다 미만인 경우에도 시신경 손상이 오는 경우가 있고 21mmHg보다 높아도 시신경이 정상인 경우도 있으므로 안압의 높

고 낮음만으로 녹내장을 확진할 수는 없다.

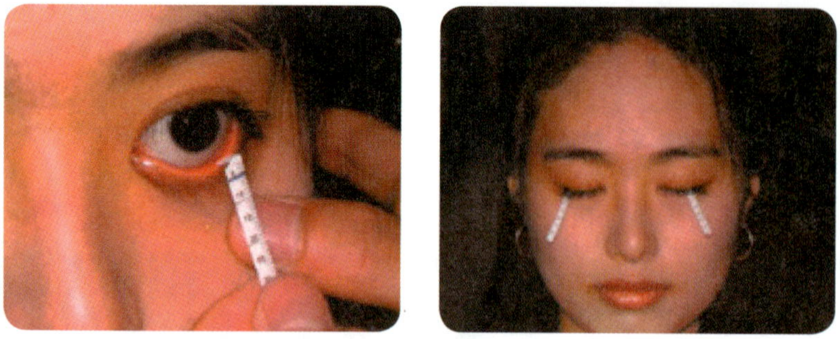

[그림 11-15] 쉬르머 검사

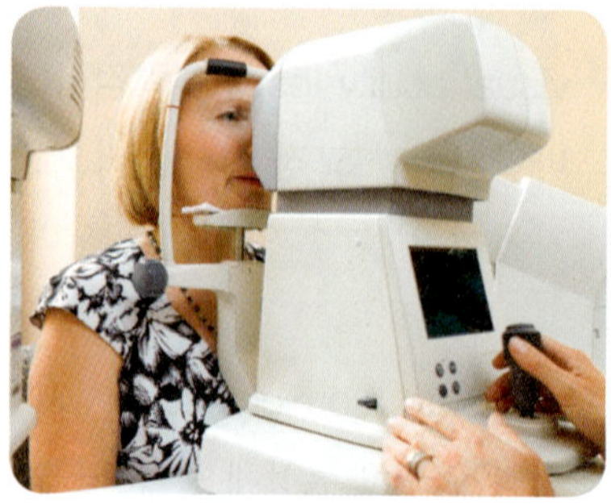

[그림 11-16] 안압측정

8 Abbreviation

NV	naked vision	나안시력
ECCE	extracapsular cataract extraction	백내장 낭외 적출술
ICCE	intracapsular cataract extraction	백내장 낭내 적출술
IOL	intraocular lens	내안 렌즈
IOP	intraocular pressure	안압
LASER	light amplification by stimulated emission of radiation	레이저
LASIK	laser assisted in situ keratomileusis	라식(각막절삭 시력교정 수술)
OD	oculus dexter	우안
OS	oculus sinister	좌안
OU	ocula unitas	양안
PERRLA	pupils equal round reactive to light and accommodation	양쪽 동공이 같고 둥글며 빛에 반응하고 조절됨
VA	visual acuity	시력
VDT syndrome	visual display terminals syndrome	VDT(단말기)증후군

Ⅱ. EAR(귀)

1 Introduction

귀는 구조적으로 바깥귀(외이, external ear) · 가운데귀(중이, middle ear) · 속귀(내이, internal ear)로 나뉘어지고 가운데귀는 고막부터 달팽이관(와우관, cochlear duct)의 직전까지의 공간을 말하며 가운데귀의 내부에는 귓속뼈(이소골, auditory ossicle)라는 작은 뼈가 3개 있고 서로 관절로 연결되어 있어 고막에서 받은 진동이 귓속뼈를 거쳐 달팽이관으로 전달된다. 달팽이관에서는 이 진동을 신경신호로 바꾸는 작용이 일어나고 이 신경신호가 속귀신경을 통하여 뇌로 전달되면 소리를 느낄 수 있다.

2 Origin of Terms

어근 및 접미사	의미	영어
acous/o, audi/o, audit/o	청각, 청력	hearing
aur/o, auricul/o, ot/o	귀	ear
mastoid/o	꼭지돌기, 유돌기	mastoid process
myring/o, tympan/o	고막	eardrum
salping/o	귀인두관	auditory tube, eustachian tube
son/o, phon/o	소리	sound
-cusis	청각, 청력	hearing
-otia	귀의 상태	ear condition

3 Anatomical Terms

external ear 바깥귀(외이)

바깥귀는 귓바퀴(이개)와 바깥귀길(외이도)로 이루어지며 이들은 소리를 모아 고막으로 전달한다.

pinna, auricle 귓바퀴(이개)

바깥귀(외이) 중 귓바퀴 외부의 소리를 모아 소리의 전달을 원활하게 만드는 작용

external acoustic meatus, external auditory canal 바깥귀길(외이도)

바깥귀길은 귓바퀴 중앙부에 위치하는 구조로 가운데귀(중이)와 고막에 이르기까지의 S자 터널모양으로 구부러져 있으며 소리를 전달한다.

cerumen, earwax 귀지(이구)

바깥귀길(외이도)에 부착되어 있는 귀지분비물

middle ear 가운데 귀(중이)

공기, 점막, 귓속뼈(이소골, auditory ossicle)로 이루어진 뼛속의 작은 공간으로서 고막과 가운데귀 사이에 있으며 망치뼈(추골, malleus), 모루뼈(침골, incus), 등자뼈(등골, stapes)인 세 개의 귓속뼈가 있다. 소리가 들어오면 고막이 떨리고 이 움직임이 이들 작은 귓속뼈에 전달되며 다시 이들 귓속뼈의 움직임이 속귀의 림프액에 전달

tympanic membrane, eardrum 고막

바깥귀와 가운데귀 사이에 위치하며 음파를 진동시켜 귓속뼈로 전달한다.

oval window 안뜰창(난원창)

가운데귀(중이)와 속귀(내이) 사이의 막

eustachian tube, auditory tube 귀인두관(이관)

인두와 가운데귀를 연결하는 통로, 꼭지돌기와 이관은 고막 내·외의 압력이 대기의 압력과 동일하도록 유지하는 역할을 한다.

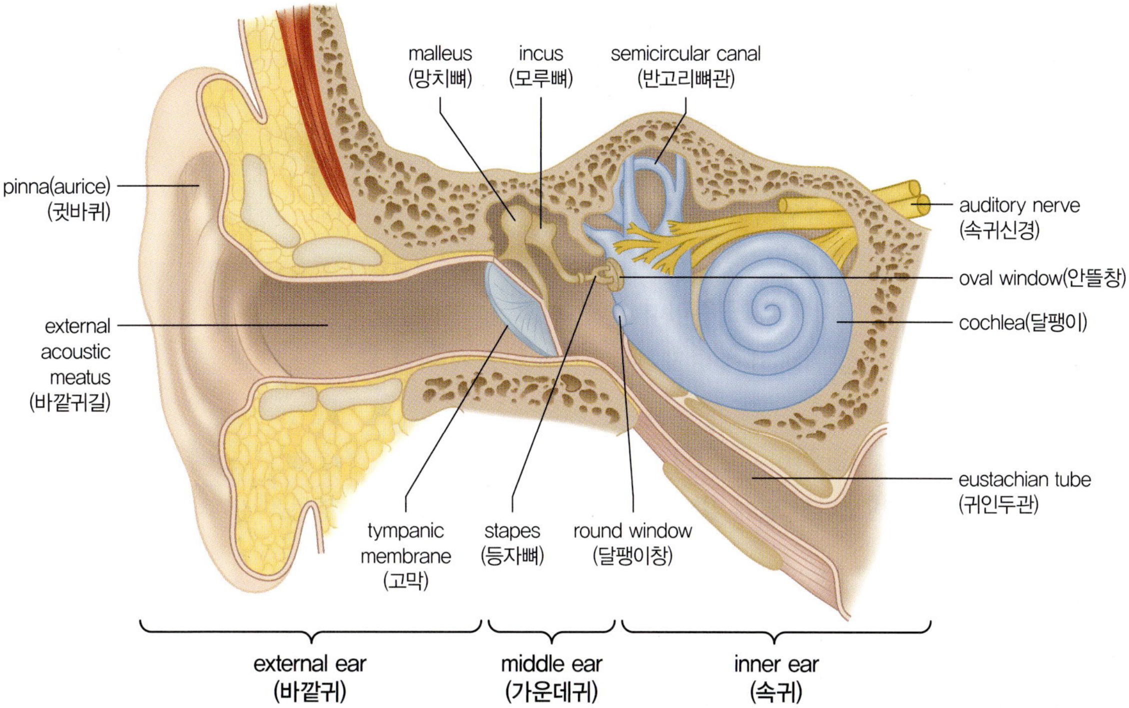

[그림 11-17] 귀의 구조

inneral ear, labyrinth　속귀(내이), 미로

속귀(내이)는 아주 단단한 뼈로 싸여 있으며 그 안에는 림프액과 아주 작은 청신경 세포가 있다. 가운데귀 내의 귓속뼈 움직임으로 유발된 속귀 내의 림프액의 움직임이 다시 전기 자극으로 바뀌게 된다. 움직임의 방향을 감지하는 역할을 담당한다.

cochlea　달팽이(와우)

귀의 가장 안쪽인 속귀에 위치하며 코르티 나선기관이 있어 듣기를 담당하는 청각기관. 그 안은 림프액으로 채워져 있고 소리를 받아들이는데 중심적 역할을 하는 유모세포들이 있다.

auditory nerve, acoustic nerve　속귀신경(청신경)

속귀 안에서 만들어진 전기자극은 청신경을 통해서 뇌로 전달되며 이 청신경은 평형감각을 전달하고 얼굴 근육을 움직이게 하는 안면신경과 함께 뼈로 둘러싸여진 작은 관을 지나 뇌로 연결된다.

organ of equilibrium　속귀의 평형감각기관

semicircular canal　반고리뼈관(반규관)
평형감각기가 위치하는 곳으로 신체 운동시 신경 충격을 생성하는 특수 수용세포를 소유하고 있는 속귀의 3개의 관

saccule　주머니, 둥근주머니
전정의 막성 미로 내에 존재하는 2개의 작은 주머니

utricle　타원주머니(타원낭)
속귀의 반고리관 밑에 있는 주머니 모양의 기관으로 몸의 평형을 지각하는 역할을 한다.

4 Symptomatic Terms

tinnitus　귀울림(이명)
밖에서 들리는 소리가 아닌 귀 안에서 또는 머리속에서 나는 것 같은 소리를 느끼는 것으로서 속귀, 청신경, 뇌 등의 소리를 감지하는 신경 경로와 이와 연결된 신경계통에 여러 가지 원인에 의한 비정상적인 과민성이 생기는 현상. 노인성 난청, 발작적인 심한 어지러움, 청력 감퇴 등이 이명과 함께 나타날 수 있다.

otalgia, earache　귀통증, 귀아픔(이통)
귀에 생기는 통증

otorrhea　귓물(이루)
외이도나 중이강(고실) 또는 그 주변의 병변에 의해 외이도를 통해 흘러나오는 분비물

vertigo　현기증(현훈)
자신 또는 주위가 빙빙 돌면서 어지럽다고 하는 경우로서 속귀에 문제가 있을 가능성이 높다.

dizziness 어지럼증(현기증)
공간과 관계한 감각장애, 머리 속에 운동의 감각을 수반하는 불안정한 감각

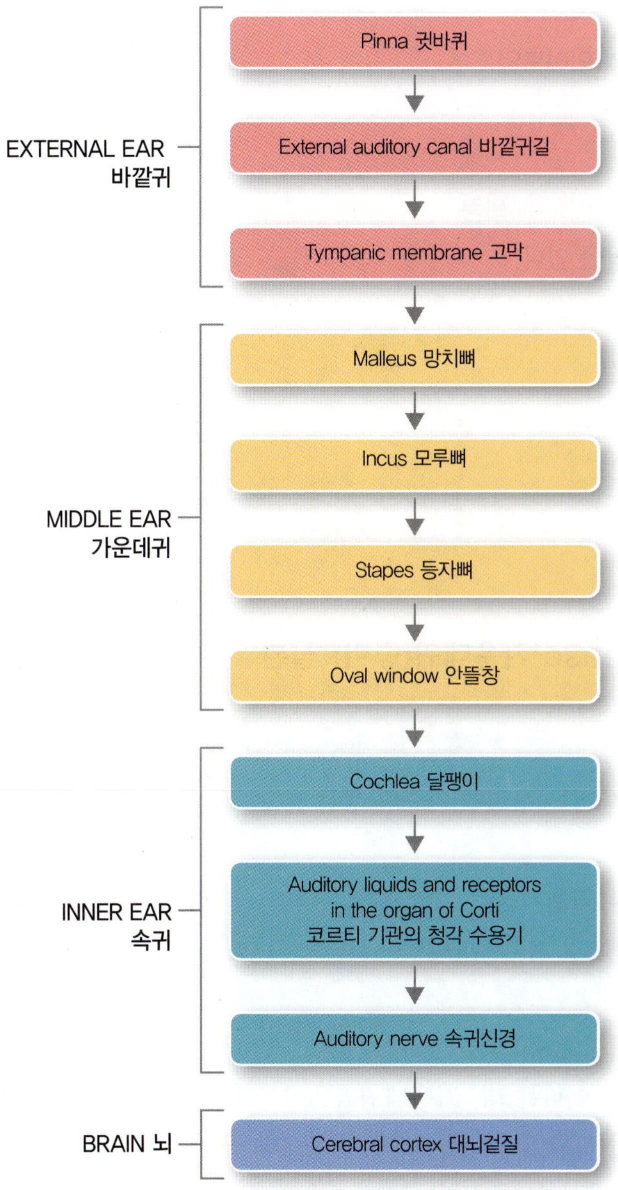

[그림 11-18] 음진동의 경로

5 Pathological Condition

1) External Ear Disease 바깥귀(외이) 질환

otitis externa 바깥귀길염(외이도염)
귓구멍의 염증

atresia of external ear 외이도 폐쇄증
귀모양이 기형이고 귓구멍이 없다.

macrotia 큰귀증(대이증)
귀가 기형적으로 큰 병

microtia 작은귀증(소이증)
귀가 기형적으로 작은 병

2) Middle Ear Disease 가운데귀(중이) 질환

salpingitis 귀관염(이관염)
귀와 코를 연결하는 이관이라는 부위에 염증이 생긴 것

mastoiditis 꼭지돌기염(유양돌기염)
꼭지돌기(유양돌기)의 점막 및 뼈의 염증

otitis media(OM) 가운데귀염(중이염)
가운데귀에 염증이 생겨 일어나는 병. 가운데귀염은 3세가 될 때까지 3명 중 2명은 누구나 한 번씩 경험하는 흔한 질환이기도 하지만 3명 중 1명 꼴로 3회 이상의 반복적 가운데귀염을 앓게 되어 흔하게 만성화되는 질환이다.

suppurative otitis media 화농성 가운데귀염(중이염)
세균에 의한 가운데귀염

serous otitis media 장액성 가운데귀염(중이염)
발열이나 통증 등 염증의 증상 없이 고막 안에 물만 차 있는 경우로서 감기, 알레르기성 비염, 아데노이드 증식증, 만성 부비동염, 구개열(언청이), 종양, 급격한 기압의 변화(비행기 이 · 착륙시 등) 등이 요인

cholesteatoma 진주종
피부조직이 비정상적으로 고막 안쪽에 존재하는 것으로 점점 커지면서 주위 조직을 파괴하며 심한 경우에는 청력이 떨어지고 어지러움증이 생길 수도 있고 때로는 안면신경 마비 등 심각한 합병증을 초래할 수 있다.
뼈를 포함한 주위 조직을 파괴하며 진행하기 때문에 점차로 귀 안쪽으로나 뇌부위로 퍼져갈 수 있다. 치료하지 않고 방치해 두면 청력을 완전히 잃을 수도 있고 뇌 안에 고름이 잡히거나 뇌막염 등의 위험한 상황에 이를 수 있다.

3) Inner Ear Disease(속귀(내이) 질환)

labyrinthitis, otitis interna 미로염, 내이염
속귀(내이)에 염증이 생기는 질환으로 어지럼증 등이 나타난다.

otosclerosis 귀경화증(이경화증)
속귀에 해면성 골조직(spongy bone)이 증식하여 등자뼈(등골, stapes)에 골성강직(bone ankylosis)과 난청을 초래한다. 여성에게 많으며 치료는 외과적으로 등자뼈절제술(stapedectomy)을 하고 이를 위해 창냄술(fenestration)을 시행한다.

Meniere's disease 메니에르병
귀의 구조적 이상, 염증, 호르몬 이상, 전신질환(고혈압, 당뇨 등), 유전과 일부 관련되어 있는 것으로 알려져 있으나 아직 확실히 밝혀진 것은 없다. 과로와 스트레스를 받는 경우 발작적인 어지러움이 잘 동반되며 수면부족이나 과식, 음주 및 흡연과 관련이 있다고 본다.

4) Others(기타)

acoustic neuroma 속귀신경집종, 청신경집종
청신경(제8뇌신경)의 양성종양

presbycusis 노년난청, 노인성 난청
노인성 진행성 청력 감퇴

deafness 귀먹음(난청)
청각결여 또는 상실로서 선천성 · 후천성 · 중추신경질환 · 전음성 장애 등이 있다.

6 Therapy & Operative Terms

myringotomy, tympanotomy 고막절개술
가운데귀에 있는 고름과 압력을 제거하기 위하여 고막에 절개를 실시하는 수술로 일반적으로 후에 청력의 손실 없이 약간의 흉터만 남기고 아문다.

ventilating tube(poly-ethylene PE) insertion 환기관(튜브)삽입술
고막절개 후 지속적인 고막 안의 환기를 위해 작은 환기관을 삽입한다.

myringoplasty 고막성형술
파열된 고막을 조직이식으로 수복하는 것으로서 귀 뒤의 뼈나 고막 안의 작은 소리 전달뼈에 병변이 없고 단지 고막만이 뚫려 있을 때 시행하는 수술로서 국소마취 하에서 측두근막의 일부를 떼어 천공된 고막부위에 이식시켜주는 방법으로 만성가운데귀염의 진행을 막고 청력을 회복시킬 수 있다.

otoplasty 귀성형술
귀(이)의 성형술

stapedectomy 등자뼈절제술(등골절제술)
등자뼈 절제 후 청력회복을 위해 인공 삽입물을 삽입하여 모루뼈와 안뜰창 사이를 연결한다.

fenestration 창냄술, 천공술
귀경화증시 청력회복을 위해 미로(외측반규관)에 외과적으로 창을 만든다.

radical mastoidectomy 근치꼭지돌기절제술, 근치유돌절제술

심한 만성가운데 귀염에서 중증의 합병증까지 진행된 경우 청력을 고려하지 않고 병소를 완전 제거하기 위해 시행. 수술현미경 및 수술기법이 발달하기 전에 대부분 시행했던 수술이나 현재에도 정도가 아주 심한 경우에는 시행하고 있다.

7 Clinical Procedures & Laboratory Tests

audiometry 청력검사(청력측정검사, 듣기측정검사)

특수주파수를 주어 각 주파수에 대한 환자의 청력을 측정. 일반 대화시에 26dB 이하의 청력은 정상

otoscopy 귀보개검사(이경검사)

이경으로 귀의 내부를 조사

Romberg test 롬베르그 검사

신체균형을 검사하는 방법으로서 근육, 소뇌, 속귀의 이상 유무를 알기 위해 실시

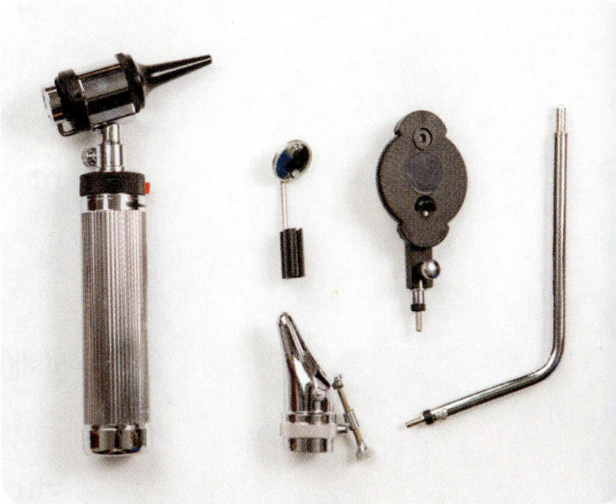

[그림 11-19] 귀보개

8 Abbreviation

AD	auris dexter	우이
AS	auris sinister	좌이
AU	auris unitas	양쪽 귀
HEENT	head eye ear nose throat	머리, 눈, 귀, 코, 목
ENT	ear nose and throat	이비인후과
OM	otitis media	가운데귀염(중이염)
PE tube	polyethylene ventilating tube	(고막에 넣는) 환기 튜브
PTA	pure tone audiometry	순음청력검사

연습문제

1. 다음 중 빛이 안구를 통과하는 경로가 맞게 연결된 것은?

① vitreous body – cornea – lens – aqueous humor – retina
② aqueous humor – lens – retina – vitreous body – cornea
③ cornea – aqueous humor – lens – vitreous body – retina
④ retina – cornea – aqueous humor – vitreous body – lens
⑤ cornea – aqueous humor – vitreous body – lens – retina

2. 수정체(lens)의 만곡을 조절하며 안방수를 분비하는 것은?

① retina ② ciliary body
③ vitreous body ④ eyelid
⑤ iris

3. 안구의 길이가 너무 길어 상이 망막 앞에 맺히는 눈을 무엇이라고 하는가?

① emmetropia ② myopia
③ hyperopia ④ astigmatism
⑤ diplopia

4. 가장 안쪽에 신경이 분포하는 막으로 원뿔세포와 막대세포로 구성된 것은?

① conjunctiva ② retina
③ choroid ④ cornea
⑤ iris

정답	1. ③ 2. ② 3. ② 4. ②

5. 다음 중 동공의 크기로 빛의 양을 조절하는 조리개 역할을 하는 것으로 눈의 색깔을 결정짓는 것은?

① lens ② cornea ③ iris
④ choroid ⑤ vitreous body

6. 뇌압상승 등이 원인이 되어 시신경 원판의 부종과 충혈이 되는 상태는?

① amaurosis ② blepharedema ③ papilledema
④ cataract ⑤ glaucoma

7. 안방수나 유리체의 이상으로 안구 내압이 과다하게 상승하여 나타나는 증상은?

① astigmatism ② amaurosis ③ glaucoma
④ cataract ⑤ diplopia

8. 수만 개의 시세포가 밀집되어 있고 물체를 가장 선명하게 볼 수 있는 부위는?

① choroid ② iris ③ ciliary body
④ macula lutea ⑤ lens

9. 사진기의 렌즈에 해당하는 수정체의 혼탁으로 눈 속으로 빛이 잘 통과하지 못하여 물체가 흐려 보이게 되는 것은?

① astigmatism ② amaurosis
③ glaucoma ④ cataract
⑤ myopia

10. 다음 중 눈의 압력을 측정하는 방법으로 옳은 것은?

① funduscopy ② visual field test
③ Schirmer test ④ tonometry
⑤ visual acuity

정답	5. ③ 6. ③ 7. ③ 8. ④ 9. ④ 10. ④

11. 인두와 가운데귀를 연결하는 관으로 가운데귀 내 압력을 유지하는 기관은?

① oval window ② semicircular canal
③ cochlea ④ eustachian tube
⑤ tympanic membrane

12. 다음 중 소리의 전달과정으로 옳은 것은?

① 바깥귀길 – 고막 – 등자뼈(stapes) – 모루뼈(incus) – 안뜰창
② 고막 – 망치뼈(malleus) – 모루뼈(incus) – 등자뼈(stapes) – 안뜰창
③ 고막 – 모루뼈(incus) – 등자뼈(stapes) – 망치뼈(malleus) – 안뜰창
④ 고막 – 바깥귀길 – 모루뼈(incus) – 안뜰창 – 등자뼈(stapes)
⑤ 망치뼈(malleus) – 모루뼈(incus) – 등자뼈(stapes) – 고막 – 안뜰창

13. 바깥귀와 가운데귀 사이에 위치하며 음파를 진동시켜 귓속뼈로 전달하는 것은 무엇인가?

① oval window ② semicircular canal
③ cochlea ④ tympanic membrane
⑤ auricle

14. 귀의 가장 안쪽인 속귀에 위치하며 코르티 나선기관에서 청각을 담당하는 부위는?

① oval window ② semicircular canal
③ cochlea ④ tympanic membrane
⑤ auricle

15. 다음 중 귀에 대한 설명이다. 맞지 않는 것은?

① 귓바퀴는 외부의 소리를 모아 전달하는 작용을 한다.
② 바깥귀, 가운데귀, 속귀로 나뉘어진다.
③ 가운데 귀의 구조물로 반고리뼈관이 있다.
④ 유스타키오관은 가운데귀 내의 압력을 조절하는 역할을 한다.
⑤ 안뜰창은 가운데귀와 속귀 사이에 있는 막이다.

정답	11. ④ 12. ② 13. ④ 14. ③ 15. ③

16. 속귀에 해면골 골조직의 증식으로 난청이 생길 수 있는 귀경화증(otosclerosis)으로 청력 회복을 위해 외과적으로 수술하는 것은?

① otoplasty ② stapedectomy
③ fenestration ④ mastoidectomy
⑤ myringotomy

17. 가운데귀에 있는 고름과 압력을 제거하기 위하여 실시하는 수술은 무엇인가?

① otoplasty ② stapedectomy
③ fenestration ④ myringotomy
⑤ mastoidectomy

18. 신체균형을 알아보는 방법으로서 근육, 소뇌, 속귀의 이상 유무를 알아보는 것은?

① Romberg test ② audiometry
③ otoscopy ④ visual acuity test
⑤ cochlea

19. 다음 중 가운데귀(중이)에 속하지 않는 것은?

① ossicles ② eustachian tube
③ oval window ④ tympanic membrane
⑤ cochlea

20. 다음 중 평형감각을 감지하는 부위는?

① oval window ② semicircular canal
③ cochlea ④ tympanic membrane
⑤ auricle

21. 망막과 박리되면 영양공급 장애가 일어나 시력이 상실되는 곳은?

① iris ② cornea ③ ciliary body ④ choroid ⑤ sclera

정답	16. ③ 17. ④ 18. ① 19. ⑤ 20. ② 21. ④

22. 선천적 또는 외상으로 수정체가 없는 상태는?

① coloboma ② aphakia ③ glaucoma
④ cataract ⑤ aniridia

23. 각막이나 수정체의 굴절면이 고르지 않아 정확한 상이 맺히지 않는 것은?

① myopia ② hyperopia ③ astigmatism
④ presbyopia ⑤ amblyopia

24. 결막에 조직이 증식하면서 각막까지 침범하여 시력 손상을 가져오는 상태는?

① pterygium ② trachoma ③ strabismus
④ trichiasis ⑤ ectropion

25. 유리체가 혼탁하여 시력 장애가 올 경우 유리체를 제거하고 맑은 용액으로 대치하는 수술은?

① enucleation ② cyclodialysis ③ tonometry
④ keratocentesis ⑤ vitrectomy

26. 안압 하강을 위해 공막과 각막에 구멍을 뚫는 수술은?

① Elliot's operation ② iridectomy
③ blepharoplasty ④ phacoemusification
⑤ cyclodialysis

27. 외부에서 소리 자극없이 귓속 또는 머릿속에서 들리는 이상 음감 현상은?

① myringitis ② salpingitis ③ tinnitus
④ mastoiditis ⑤ vertigo

28. 노인성 진행성 청력 감퇴 증상은?

① macrotia ② presbycusis ③ deafness
④ otosclerosis ⑤ otorrhea

정답 22. ② 23. ③ 24. ① 25. ⑤ 26. ① 27. ③ 28. ②

29. 속귀에 염증이 생기는 질환으로 어지럼증 등이 나타나는 질환은?

① otosclerosis
② Meniere's disease
③ labyrinthitis
④ tinnitus
⑤ dizziness

30. 중이에 있는 고름과 압력을 제거하기 위하여 고막에 절개를 실시하는 수술은?

① fenestration
② iridectomy
③ audiometry
④ otoplasty
⑤ myringotomy

정답	29. ② 30. ⑤

제 12장

피부계

Integumentary System

1. Introduction
2. Origin of Terms
3. Anatomical Terms
4. Symptomatic & Disease Terms
5. Therapy & Operative Terms
6. Clinical Procedures & Laboratory Tests
7. Abbreviation

- 연습문제

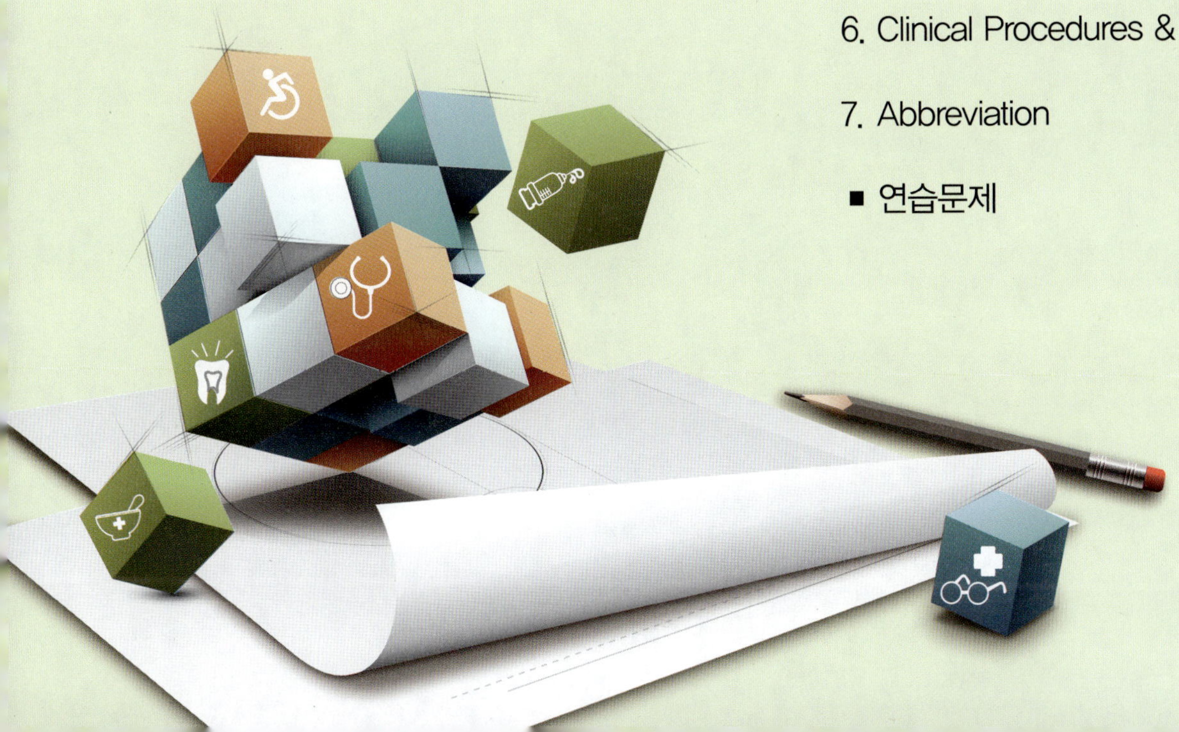

MEDICAL
TERMINOLOGY

1 Introduction

피부는 우리 몸을 덮고 있으며 체중의 16%를 차지하는 신체에서 가장 큰 기관이라 할 수 있다. 피부를 구성하는 상피는 중층편평상피이며 피부의 기능은 몸의 건조 · 미생물 침입으로부터 보호하고 감각신경(sensory nerve)의 말초 말단(peripheral ending)을 갖고 있으며 비타민 D 저장과 체온 조절을 하고 수분 및 기타 분비물질의 배설기능과 흡수의 기능을 한다.

그리고 피부의 부속기관으로 털, 손 · 발톱, 땀샘(한선, sweat gland)과 피부기름샘(피지선, sebaceous gland), 털주머니(모낭, hair follicle)를 가지고 있다.

2 Origin of Terms

어근 및 접미사	의미	영어
derm/o, dermat/o, cutane/o	피부	skin
melan/o	검은	black
leuk/o, albin/o, alb/o	하얀	white
kerat/o, corn/i	각질	horny, hard
hidr/o	땀	sweat
trich/o, pil/o	털	hair
onych/o, ungu/o	손톱, 발톱	nail
adip/o, lip/o, steat/o	지방	fat
xanth/o	노란	yellow

3 Anatomical Terms

1) Skin(피부)

피부(skin)는 epidermis(표피), dermis(진피), subcutaneous tissue〔피부밑조직(피하조

직)〕의 세 층으로 이루어져 있다.

(1) Epidermis(표피)

표피의 주요 역할은 보호에 있으며 혈관이 분포하지 않고 여러 층의 상피세포로 되어 있다. 피부의 외부층부터 다음 네 층으로 이루어져 있다.

① Stratum corneum(각질층)
② Stratum lucidum(투명층)
③ Stratum granulosum(과립층)
④ Stratum germinativum(종자층)
  i) Spinous layer(가시층)
  ii) Basal layer〔바닥층(기저층)〕

외배엽에서 유래하며 각질층의 핵이 없는 세포는 점차 케라틴(keratin)이라는 단백질로 변한다. 인종에 따라 피부색이 다른 이유는 바닥층의 멜라닌세포(melanocyte)의 멜라닌(melanin)의 색소 차이로 온다.

(2) Dermis(진피)

진피는 표피의 안쪽에 위치하며 탄력성 섬유와 혈관, 림프관, 신경을 포함하는 connective tissue(결합조직)로 되어 있다. 경계가 명확하지는 않지만 papillary layer(유두층)와 reticular layer(그물층)로 나누어져 있다.

papillary layer(유두층)는 피부표면의 일정한 배열로 작은 유두가 돌출되어 사람마다 특수한 무늬를 나타내는데 손가락에서는 finger print(지문)가 있다. reticular layer(그물층)는 신체 각 부위의 기능에 따라 피부표면에 평행한 선으로 각기 다르게 주름이 생겨 그 선을 Langer's line(랑거선)이라고 하며 외과적 수술시에 이용된다.

(3) Subcutaneous Tissue 피부밑조직(피하조직)

Lipocyte(지방세포)가 잘 발달되어 있으며 쿠션의 역할과 피부와 근육을 연결해 준다.

2) Appendages of Skin(피부 부속기관)

(1) Nail(손발톱)

단단한 단백질 성분의 Keratin(케라틴)으로 구성되어 있으며 피부에 박힌 부위를 root(뿌리)라 하고 노출부위를 body(몸체)라 한다. 손톱의 밑 부분을 matrix(바탕질)라 하며 여기서 손톱이 자라나는데 손상시 재생이 되지 않는다. 손톱 밑의 반달모양의 흰 부분을 lunula

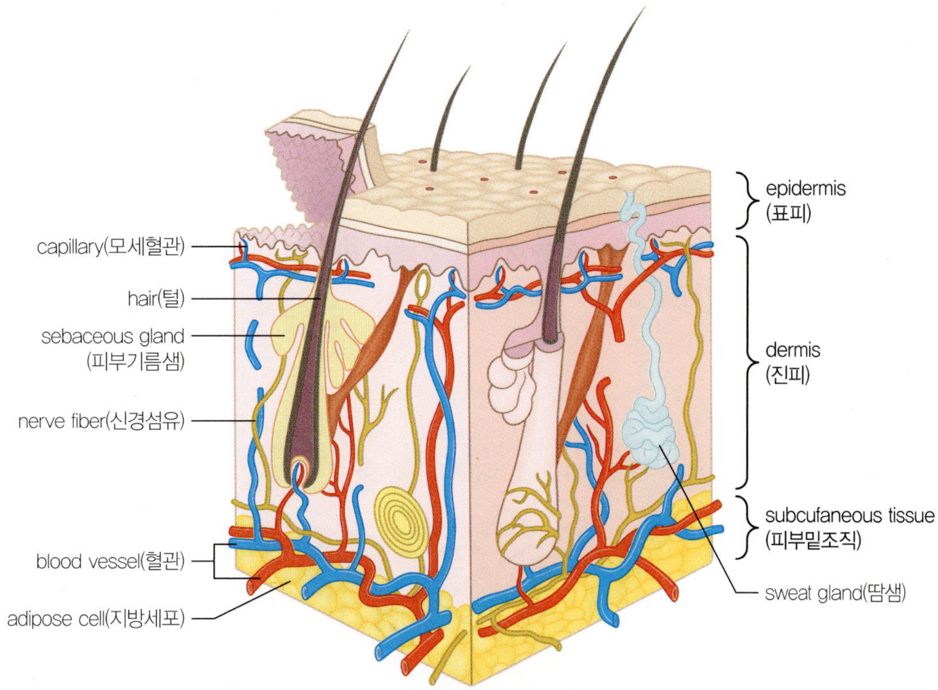

(a) 표피, 진피 및 피부밑조직

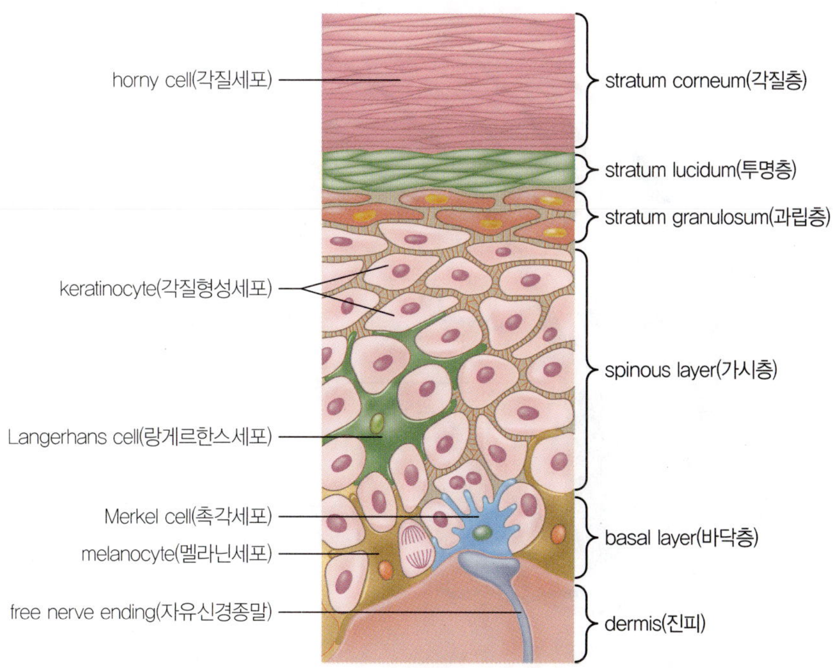

(b) 표피

[그림 12-1] 피부의 구조와 피부밑조직

[반달(반월)]이라고 하고 그 바로 밑의 엷은 피부를 cuticle(껍질)(손톱이나 발톱에 있는 피부와 연결된 투명한 실 같은 부위)이라고 한다.

(2) Hair(털)

단백질 성분인 Keratin(케라틴)으로 구성되어 있으며 hair follicle〔털주머니(모낭)〕에서부터 자라난다. 털의 끝은 hair bulb(hair root)(털망울), 털뿌리(모근)라고 하고 그 외의 부위는 hair shaft〔털줄기(모간)〕라 한다.

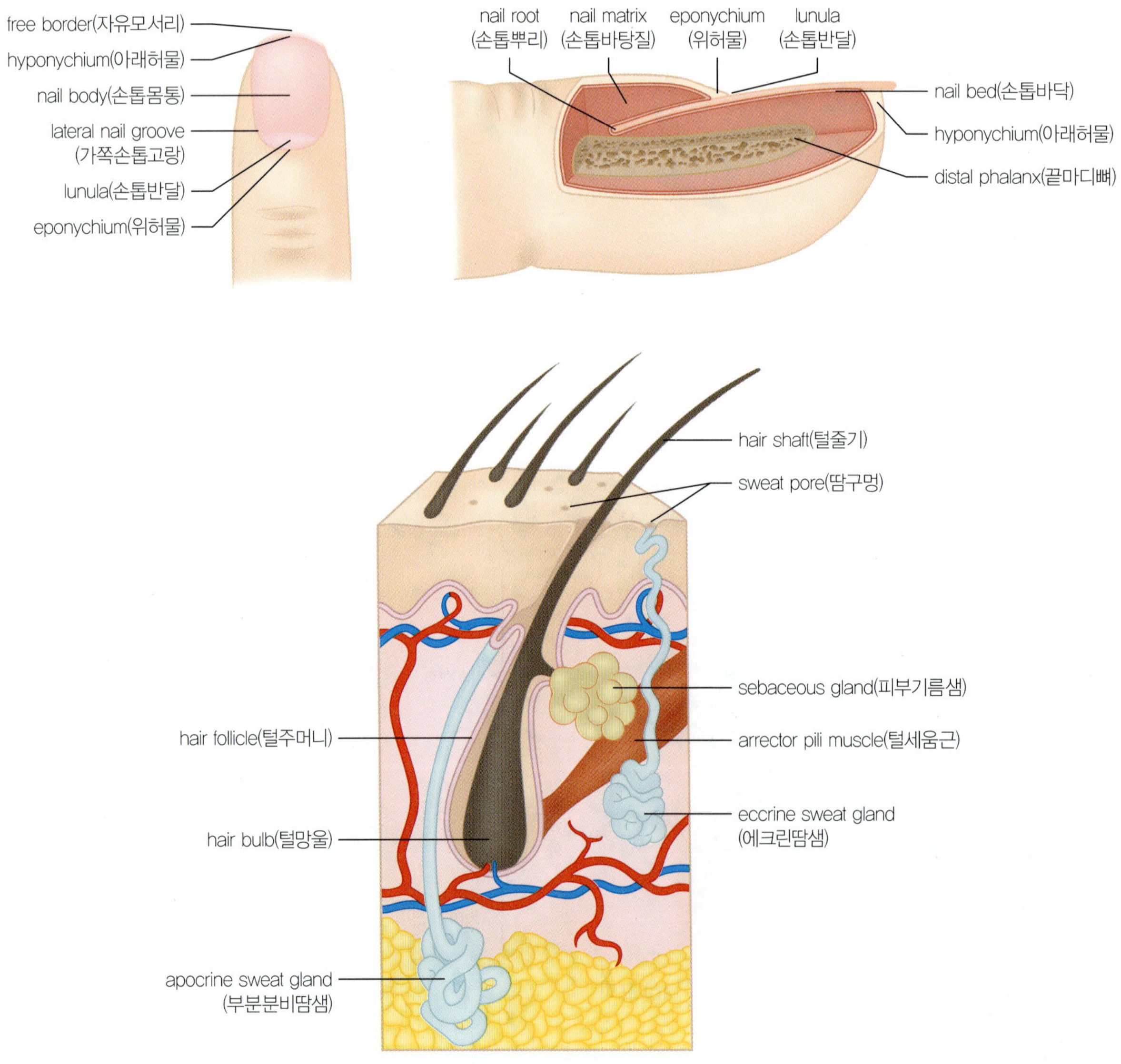

[그림 12-2] 손톱, 털, 피부샘

(3) Gland 샘(선) : 진피층에 위치

① sebaceous gland **피부기름샘(피지선)** : 유성물질(oil substance)을 분비한다.

② sweat gland **땀샘(한선)** : 땀을 배출하는 선이다.

4 Symptomatic & Disease Terms

1) Symptoms(증상)

itching, pruritus 가려움(소양증)
가려움

causalgia 작열통
타는 듯한 심한 통증으로 종종 국소발적과 동반될 수 있으며 감각신경의 손상으로 초래됨

tingling 저림(자통)
피부나 신체 일부의 얼얼하거나 저린 듯한 통증

rash 발진
피부의 팽창

eruption 발진(맹출)
피부발진이 빠르게 퍼짐. 발적이나 융기가 특징인 피부 병터

edema 부종
조직에 비정상적으로 액이 고임

erythema 홍반
피부나 점막의 발적이나 팽윤

ecchymosis 얼룩출혈(반상출혈)
피하조직 내 출혈로 피부나 점막에 나타나는 검푸른 반점

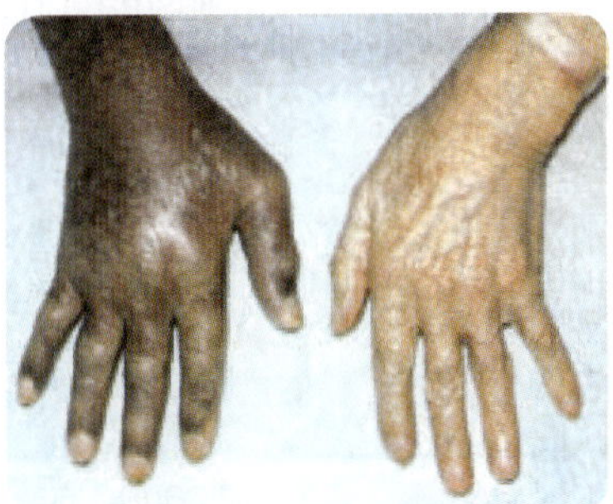

[그림 12-3] 얼룩출혈

petechia　점출혈(점상출혈)
피부 밑의 출혈에 의해 피부에 나타나는 자색 혹은 붉은 색의 작은 점

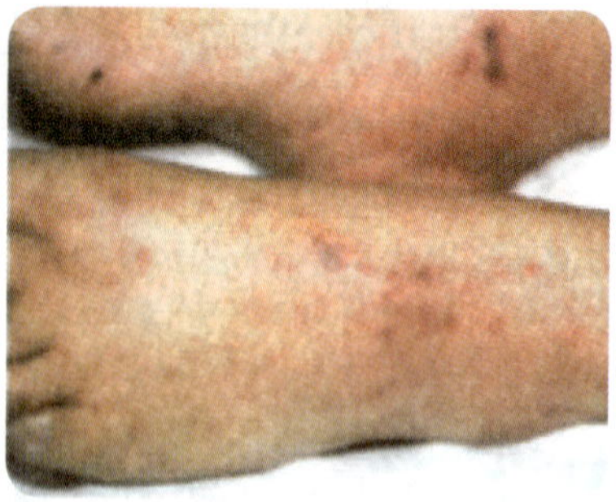
[그림 12-4] 점출혈

purpura　자색반, 자색반병
피하 및 점막의 출혈과 동반되는 이상(검푸름). 미세한 외상에 의해 약해진 혈관이 터진다. 노인에게 주로 발생

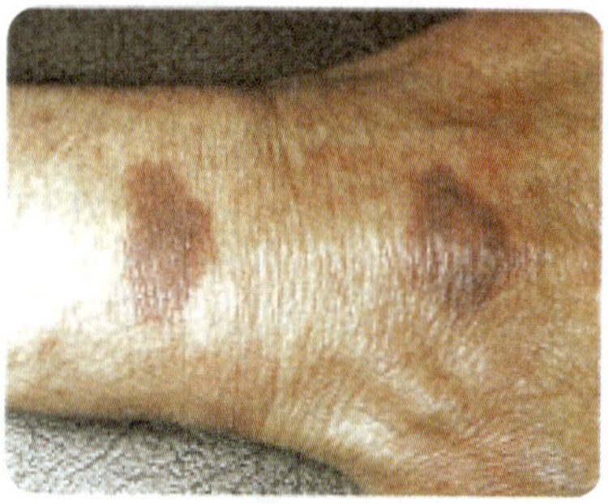
[그림 12-5] 자색반

anhidrosis　땀없음증(무한증)
비정상적으로 땀이 극히 적은 상태

hyperhidrosis　땀과다증(다한증)
과도하게 땀을 흘리는 상태

hypertrichosis　털과다증(다모증)
과도하게 털이 많이 남

alopecia(baldness)　털빠짐증(탈모증)
부분적 혹은 완전한 털의 손실

alopecia areata　원형탈모증
털이 없는 부분의 윤곽이 뚜렷하게 나타나는 질병으로 머리나 털이 있는 신체부위에 둥글거나 타원형으로 나타남. 원인은 알려지지 않음

melasma, chloasma　기미(간반)
뺨, 코, 이마의 갈색 색소 침착

xeroderma　피부건조증, 피부마름증
오랫동안 건조하고 거친 피부상태

urticaria　두드러기, 담마진
모세혈관의 이완에 의해 피부에 붉고 둥근 두드러기가 생기는 급성 알레르기 반응

pyoderma 고름피부증, 화농피부증
농을 형성하는 피부질환

excoriation 긁은상처, 줄까짐
표피나 다른 신체부위의 긁힌 상처

hyperpigmentation 과다색소침착(과색소침착)
피부의 과도한 색소 침착

hypopigmentation 색소침착저하
피부의 비정상적인 색소 부족(멜라닌)

leukoderma, vitiligo 백색피부증(백반증)
피부의 부분적인 멜라닌색소의 소실

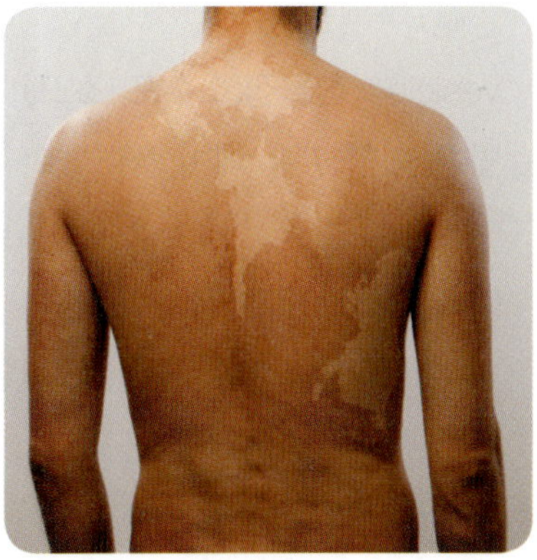

[그림 12-6] 백반증

telangiectasis 모세혈관확장증
모세혈관의 확장

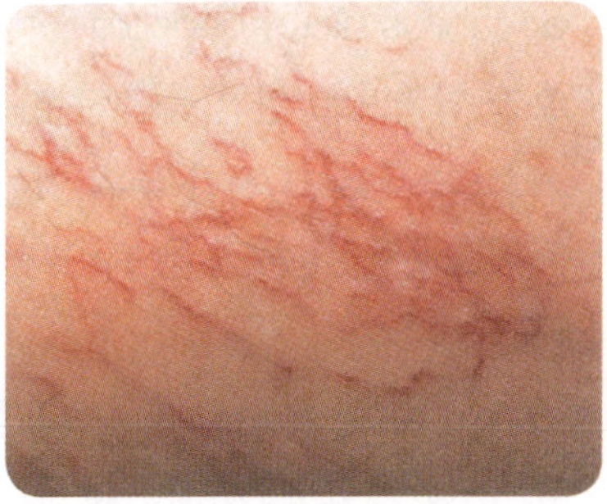

[그림 12-7] 모세혈관확장증

keratosis 각화증
피부 바깥층이 과다성장하여 두꺼워지는 증상

solar keratosis 일광각화증
햇빛에 의한 피부 표피의 최상층에 있는 각질층이 증식-변화하여 까칠까칠 해지거나 굳어짐

2) 피부의 병변 분류

macule 반점(반)
1cm 미만의 평평하며 색이 변한 상태 예 주근깨(freckle)

papule 솟음(구진)
1cm 미만의 작고, 딱딱한 융기

nodule 결절, 작은결절(소절)
1cm 이상의 단단한 융기, 작은 결절 혹은 결절과 같은 구조

cyst 주머니(낭), 물혹, 낭종
벽을 가진 주머니로 액체나 반 고형물질이 들어 있음

vesicle 잔물집(소수포, 소포)
얇은 벽의 맑은 액이 들어있는 작은 물집

bulla, blister 물집(수포)
피부나 점막의 맑은 액이 들어있는 얇은 막의 수포

ulcer 궤양
염증, 감염으로 인한 분화구 모양의 피부 혹은 점막의 상처

decubitus ulcer, bedsore 욕창궤양, 욕창
오랜 압력으로 인한 돌출된 뼈 부위의 피부궤양. 환자가 한 자세로 긴 시간 누워 있는 경우에 발생

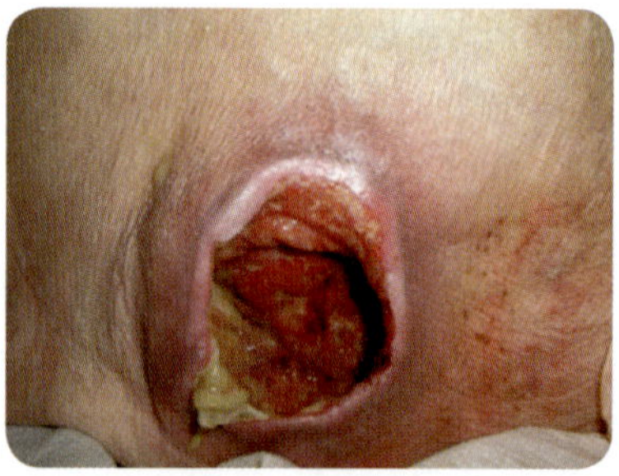
[그림 12-8] 욕창

peptic ulcer 소화궤양(소화성궤양)
위 점막의 궤양으로 산성 위액의 작용에 의해서 식도, 위 또는 샘창자 점막이 파괴되어 결손부가 생김. 즉 위벽이 허는 것인데 그 원인이 산성위액에 의하였을 때 한하여 소화성궤양이라 함

erosion 미란, 까짐, 짓무름
조직이 점점 헐거나 손상되는 것

scar, cicatrix 흉터(반흔)
손상되었던 피부가 치유된 흔적

crust, scab 딱지(가피)
체액이 말라서 형성된 고체의 딱딱한 껍질층

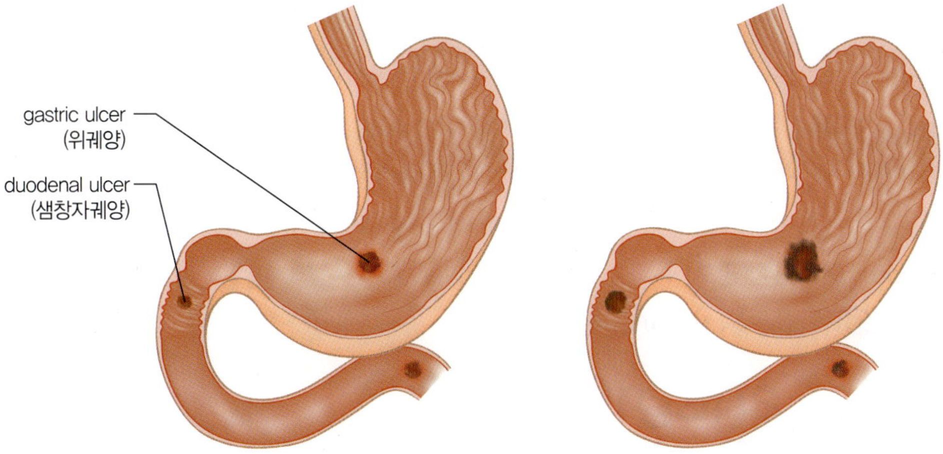

(a) 급성소화성궤양

(b) 만성소화성궤양

[그림 12-9] 소화성궤양

가피는 정상적인 피부 상태

wheal 두드러기(팽진)

가려움증이 있는 피부에 나타나는 약간 융기된 부분
〔이 상태를 담마진(urticaria)이라 함〕

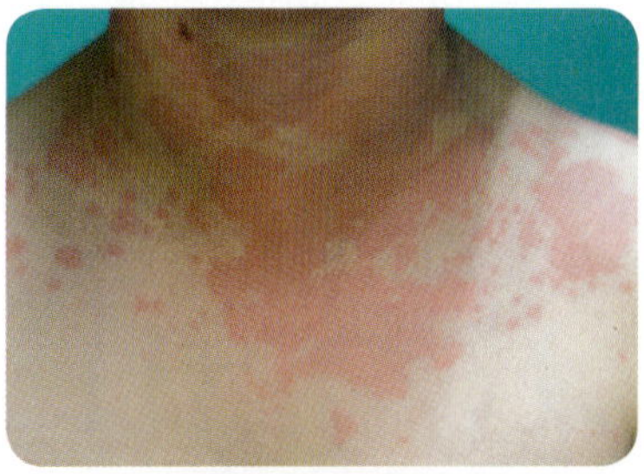

[그림 12-10] 두드러기

polyp 폴립, 용종

점막 표면에 돌출되어 있는 작은 종양

fissure 틈새(열)

조직의 표면이 나누어지거나 깊이 갈라진 기다란 틈
예 추위로 피부가 트는 것

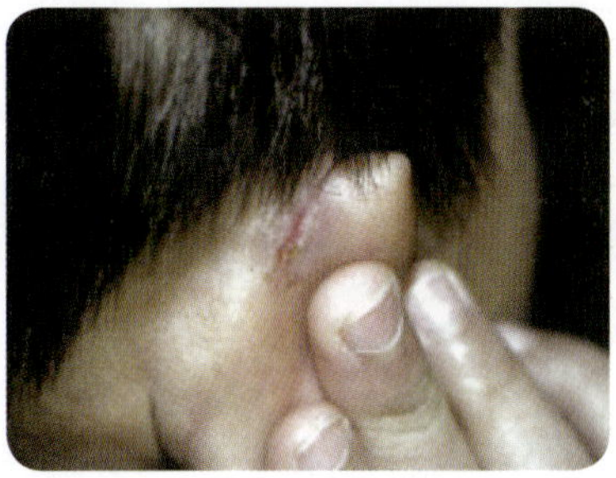

[그림 12-11] 틈새

pustule 고름물집(농포)

고름이 들어있는 작은 수포(물집)

scale 비늘(인설)

죽은 표피 세포가 비늘처럼 탈락

3) 질병

acne 여드름

주로 얼굴, 목, 어깨, 등의 상부의 지방분비선 주위에서 발생

comedo 여드름집(면포)

여드름 중간에 검은 딱지(crust)가 생긴 상태

burn 화상

열, 전기, 화학약품, 방사선, 가스 등에 의한 화상

화상의 정도

1도 화상 : 표피만 손상을 받은 상태로 부종, 홍반이 특징

2도 화상 : 진피층까지 손상을 받은 생태로 물집이 있음

3도 화상 : 피하지방까지 손상을 받음

4도 화상 : 피하조직의 전층과 피하지방층 아래에 존재하는 부분의 손상을 받음

화상의 범위

- 화상의 범위를 결정하는 것은 화상의 치료법과 예후를 결정하는 데에 아주 중요함
- 화상의 범위를 정하는 방법은 여러 가지가 있으나 9의 규칙(rule of nine)이 간단하고 보편적으로 많이 사용
- 머리부위-9%, 팔한쪽-9%, 몸통의 앞면-18%, 몸통의 뒷면-18%, 다리가 각각-18% 해당함
- 즉 머리전체와 한쪽 다리가 화상을 입을 경우의 화상의 범위는 몸 전체의 27%가 화상을 입은 것임

eczema 습진

원인을 알 수 없는 표피의 팽윤. 초기단계에서는 가려움증, 발적, 작은 수포, 약간의 팽윤과 삼출물이 동반됨

impetigo 고름딱지증(농가진)

발적으로 시작되어 소수포, 황색의 딱지로 진행되는 염증성 피부질환

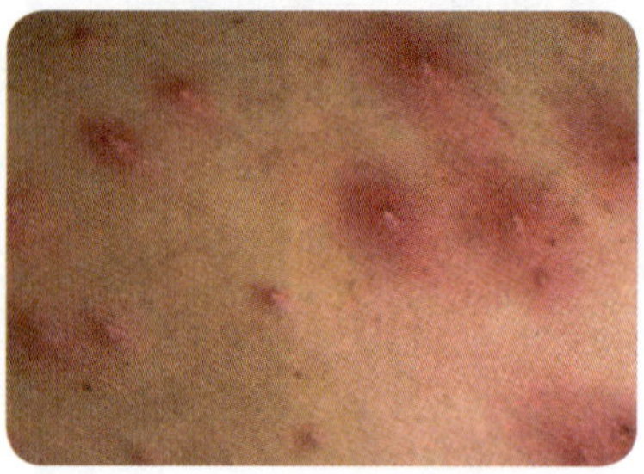

[그림 12-12] 고름딱지증

exanthem, exanthem subitum, sixth disease 피진, 돌발피진, 돌발발진
소아에 고열, 인후두염, 림프종대를 보이는 바이러스성 질환

gangrene 괴저
말초혈관순환이 불량하여 혈액공급의 손실과 세균의 침입으로 인한 조직의 괴사

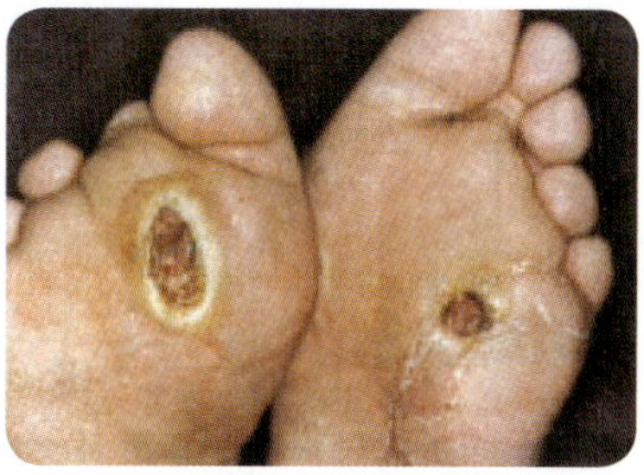

[그림 12-13] 괴저

psoriasis 마른비늘증(건선)
비늘과 붉은 반점이 동반되는 선천적 피부질환

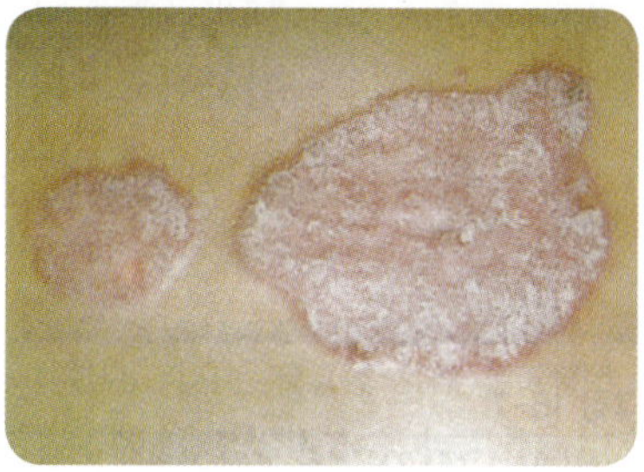

[그림 12-14] 건선

scleroderma 피부굳음증(피부경화증)
결합조직(connective tissue)의 경화로 인한 만성 피부질환

systemic lupus erythematosus(SLE) 전신홍반루푸스
자가면역질환으로 전신적인 증세가 나며 피부에 발진도 생김

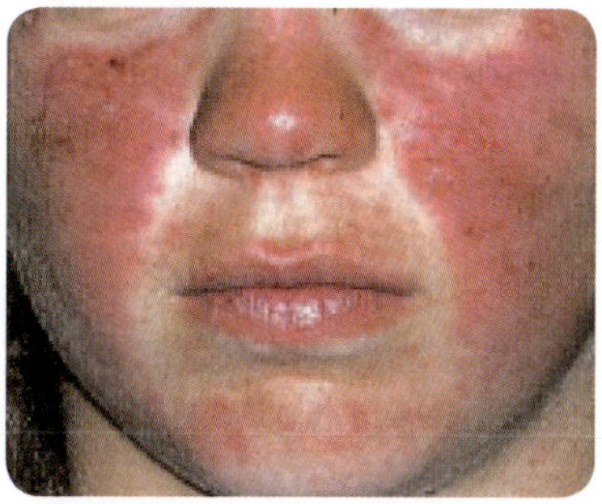

[그림 12-15] 전신홍반루푸스

callus 굳은살
압력이나 마찰로 인하여 표피 각화층의 세포성장이 증가되어 나타난 피부 비후로 주로 손가락, 발가락에 잘 나타남

clavus, corn 티눈
발바닥에 주로 생기는 단단한 원뿔형의 핵

dermatophytosis 백선증, 피부진균증
가벼운 피부의 진균(곰팡이) 감염

leukoplakia 백판증(백반)
점막의 정상조직이 서서히 두꺼운 백색의 조직으로 변하는 변화

albinism 백색증(백피증)
선천적 멜라닌 결핍으로 인하여 피부 색소(피부, 머리털, 홍채)가 소실되어 희게 보이는 병

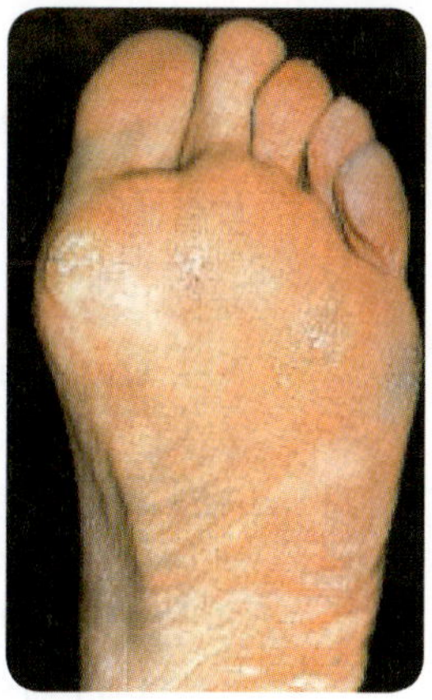

[그림 12-16] 굳은살

nevus 점(모반)
피부의 색소성 병변
일반적으로 무해하나 암으로 발전할 수 있음

wart, verruca 사마귀
바이러스에 의한 표피의 융기

ichthyosis 비늘증(어린선)
건조하고 거친 물고기 비늘과 같은 비늘이 많은 것이 특징이며 피부가 건조함

cellulitis 연조직염, 봉소염(봉와직염)
피부의 급성 감염으로 국소적 발열, 홍조, 통증 및 부종

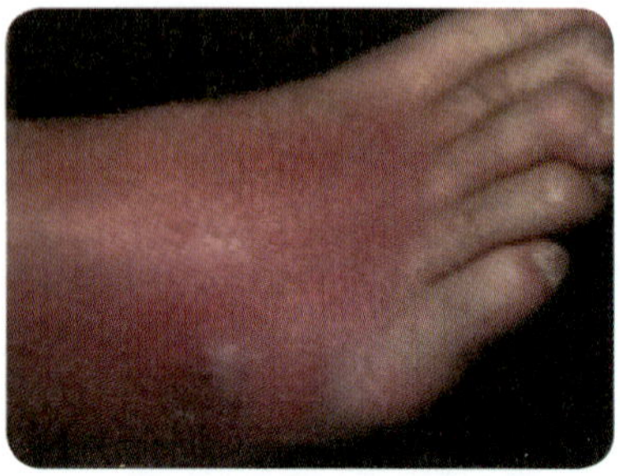
[그림 12-17] 연조직염

keloid 켈로이드(흉터종)
피부손상 이후 외과적 처치에 의해 생긴 흉터의 과다 성장

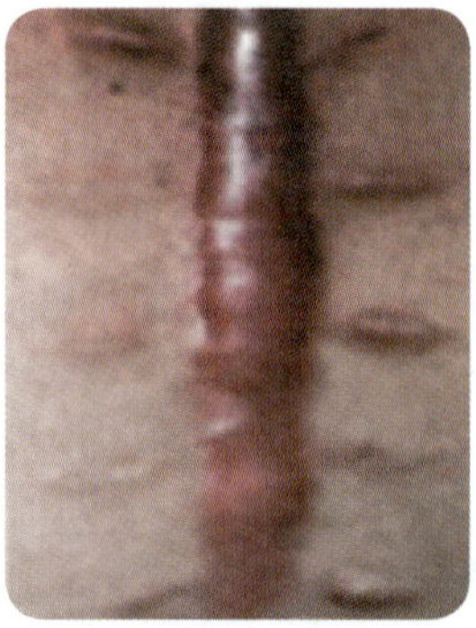
[그림 12-18] 켈로이드

dermatomycosis 피부진균증(피부사상균병)
진균(곰팡이)에 의해 생기는 전염성 피부질환

onychomycosis 손발톱진균증, 손발톱곰팡이증(병)
손, (발)톱에 발생하는 진균(곰팡이) 감염

tinea 백선(버짐, 윤선)
진균류 fungus(곰팡이)에 의한 피부 질환

tinea pedis 무좀(발백선증, 발피부곰팡이증, 족부백선)
무좀(athlete's foot), 발가락의 감염

tinea capitis 머리백선증(두부백선)
머리 감염

tinea barbae　수염백선증(수발백선)

수염 밑의 감염

tinea unguium　손발톱백선증(손발톱피부곰팡이증, 조갑백선)

손(발)톱 무좀

dermatitis　피부염

발적, 통증, 가려움증이 동반하는 피부의 염증

contact dermatitis　접촉피부염

알레르기성 물질에 노출 및 자극에 의한 피부발진

seborrheic dermatitis　지루피부염, 기름흐름피부염

심한 가려움증을 동반하는 피부의 팽윤으로 알레르기성 환자의 얼굴, 무릎, 팔꿈치에 발생하고 특히 유아에게 흔함

atopic dermatitis　아토피피부염

피부가 가려움에 대한 역치가 낮아서 아주 심한 가려움을 느끼고 2차적으로 생기는 습진으로 유전적인 경향이 아주 강함. 아주 심한 가려움증과 특정한 발병부위로 대개 진단이 되고 2세 이하의 유아에게 생겼을 경우에는 주로 뺨, 이마, 두피 등의 얼굴에 많이 생기고 소아기의 경우에는 주로 무릎이나 팔꿈치의 살이 접히는 부위에 많이 생김. 1세 미만의 유아에서 많이 발생하며 나이가 들수록 호전되는 경과를 보임

folliculitis　털집염(모낭염)

털집(모낭)의 팽윤

panniculitis　지방층염

지방층의 염증

herpes simplex　단순포진(단순헤르페스)

피부와 점막에 생기는 홍반과 수포를 특징으로 하는 HSV 바이러스에 의한 피부질환

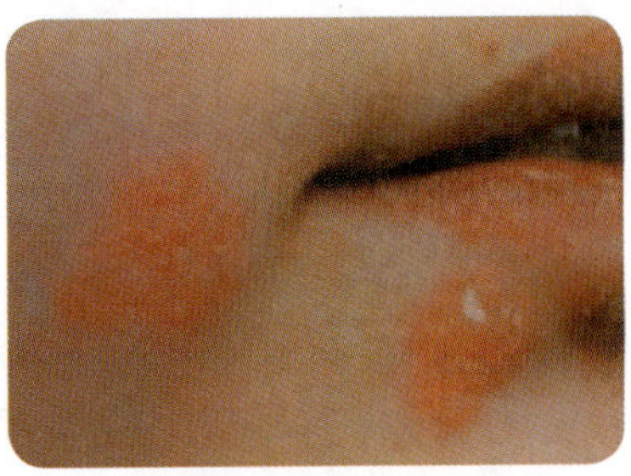

[그림 12-19] 단순포진

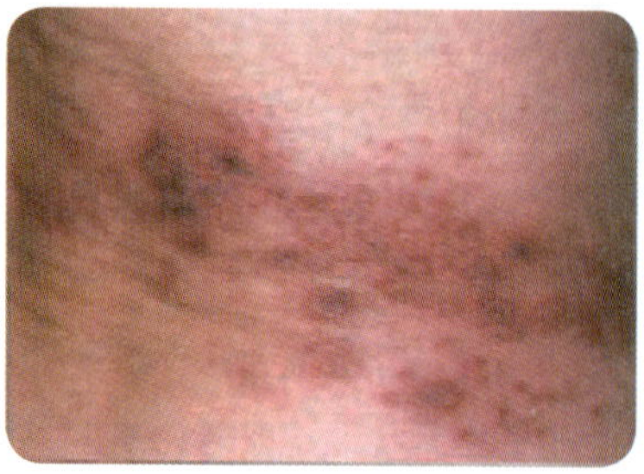

[그림 12-20] 대상포진

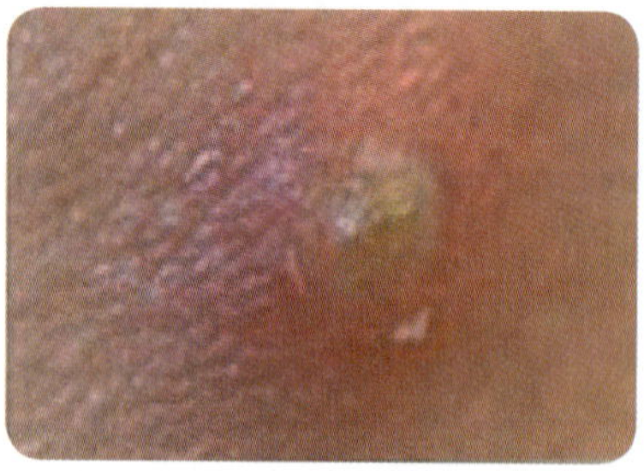

[그림 12-21] 종기

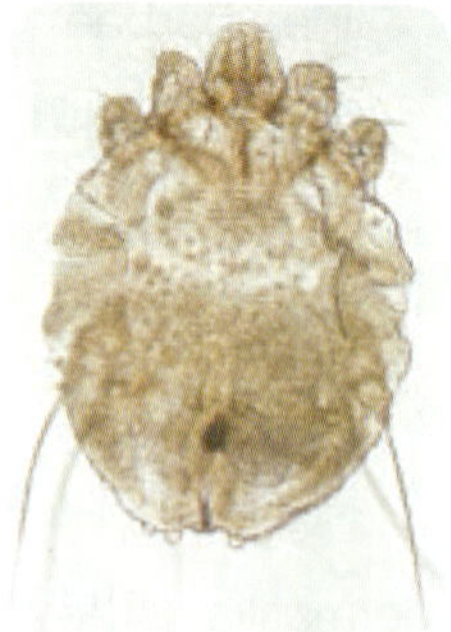

[그림 12-22] 옴진드기

herpes zoster 대상포진(띠헤르페스)

주로 성인에게 발생하는 VZV(varicella-zoster virus)에 의해 감염된 뇌나 척수의 근본적인 경로를 따라 유발되는 수포

furuncle 종기(부스럼, 뾰로지)

선이나 모낭에 고름이 있는 피부감염

scabies 옴(개선)

피부에 강한 가려움증을 동반하는 옴진드기에 의한 접촉전염병

syphilis 매독

매독균(treponema pallidum)에 의한 전염성 성병

paronychia 손발톱주위염(조갑주위염)

손(발)톱 주위의 접힌 부분에 생기는 염증

miliaria 땀띠(한진)

열과 높은 습도로 인한 땀샘(한선)의 입구가 막혀서 생긴 붉은색의 작은 수포

erysipelas 얕은 연조직염(단독)

발적, 팽윤, 수포, 열, 통증과 림프절 종창이 나타나는 피부 감염

화농성 연쇄상구균(사슬알균)

steatoma, sebaceous cyst 지방종, 피지낭종, 피지낭

피지선 안에 들어 있는 지방덩어리

hemangioma 혈관종

혈관덩어리로 구성된 무해한 종양

xanthoma 황색종

무해한, 지방질, 섬유질의 노란색의 결절

basal cell carcinoma 바닥세포암종(기저세포암종)

표피의 바닥세포(기저세포)에 생긴 악성 암

피부암 중에서 가장 발병률이 높은 편이고 특히 코 주위에 발생

Kaposi sarcoma 카포시육종

면역결핍시 주로 생기는 암

피부의 검푸른 자주빛 반점으로 시작하여 림프절과 복부의 장기까지 서서히 전이되는 종양으로 AIDS 환자에게 발생률이 높다.

malignant melanoma 악성흑색종

멜라닌 세포에서 생기는 암

squamous cell carcinoma 편평세포암종

상피 편평상피에서 발생한 암

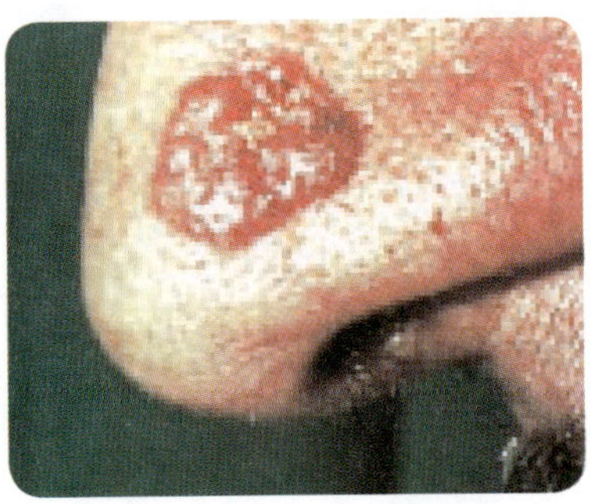

[그림 12-23] 바닥세포암종

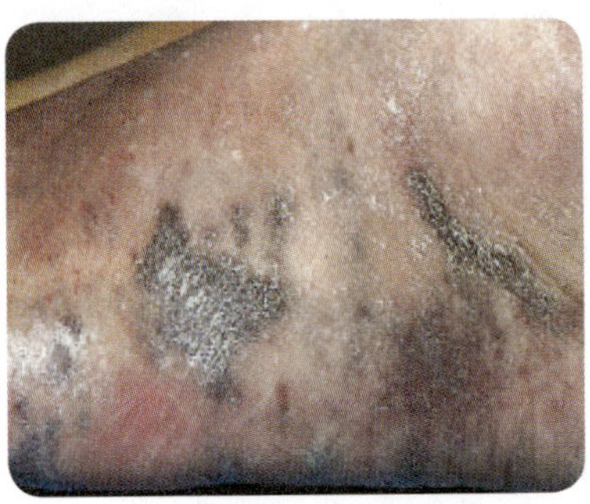

[그림 12-24] 카포시육종

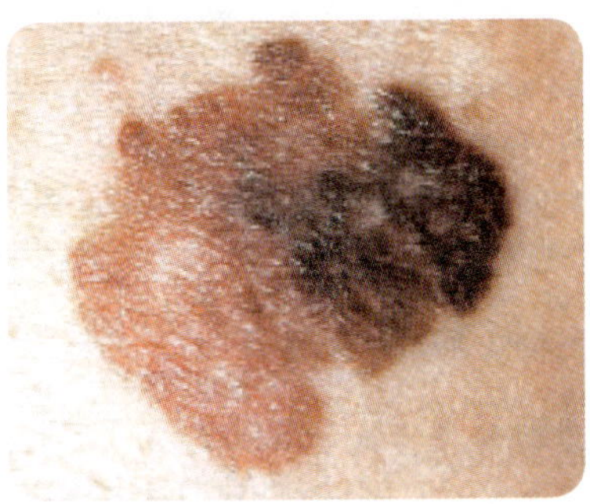

[그림 12-25] 악성흑색종

5 Therapy & Operative Terms

cryosurgery 냉동수술

냉동질소로 얼려서 병변을 파괴하는 수술

curettage 긁어냄술(소파술)

긁어서 조직을 제거하는 시술

debridement 죽은조직제거술

괴사조직을 제거하는 것

dermabrasion 박피술

피부의 흉터, 주름과 문신 등을 제거하기 위해 약간의 표피를 제거하는 수술

dermatoplasty 피부성형술

질병 또는 손상에 의해 결손된 신체부위에 피부를 이식하는 수술

escharotomy 괴사딱지절개술, 가피절개술

화상으로 생긴 딱지(가피)를 제거하는 수술

electrodesiccation 전기건조(법)

고주파전류를 이용해 조직을 제거하는 기술

laser surgery 레이저 수술

조직을 자르거나 태우기 위해 레이저를 사용하여 병변, 흉터, 문신을 제거하는 것

skin graft 피부 이식

손상된 피부 부위에 정상 피부를 옮겨 이식하는 것

Moh's surgery 현미경 수술

종양을 얇은 층으로 깎아냄. 각 층에 암세포가 있는지 보기 위해 현미경으로 검사함

6 Clinical Procedures & Laboratory Tests

skin biopsy 피부생검

검사하기 위해 피부 조직을 떼어내는 것

excisional biopsy 절제생검

병든 부위를 모두 절제하여 조직검사를 하는 것

incisional biopsy 절개생검

병든 부위를 절개하고 일부분의 조직만 떼어내어 조직검사를 하는 것

direct smear 직접펴바른표본, 직접도말표본

피부를 긁어서 현미경으로 검사하는 것으로 진균 감염시 이용

skin test for allergy

알레르기를 위한 피부 검사

patch test 피부접촉검사, 첩포검사

피부에 원인 물질을 붙여 반응을 보는 검사

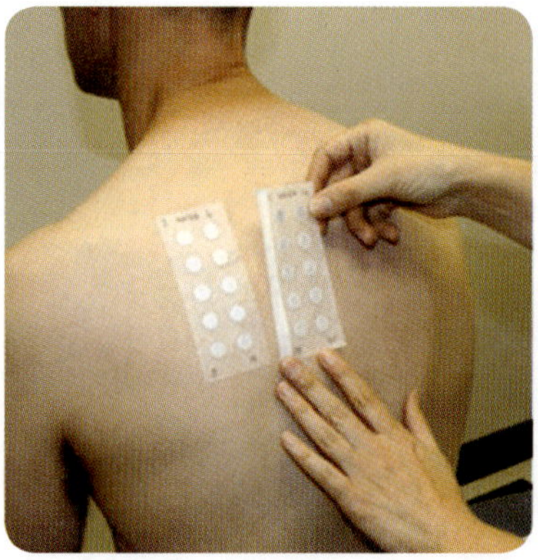

[그림 12-26] 첩포검사

scratch test 긁은자극검사

피부를 긁은 다음 검사물질을 발라서 반응을 보는 검사

intradermal test 진피내검사

피하로 주사를 하여 반응을 보는 검사로 정맥용 항생제의 부작용을 알아보는데 사용

예 tuberculin test, PPD test : 결핵반응검사

dermatome 피부분절, 피부절편기

피부이식을 위해 피부를 얇게 저미는 수술용 칼

diascopy 압시법

피부를 눌러서 색깔의 변화를 보는 검사

7 Abbreviation

Bx	biopsy	생검
Derm	dermatology	피부과학
DLE	discoid lupus erythematosus	원반모양홍반루푸스
SLE	systemic lupus erythematosus	전신홍반루푸스
PPD	purified protein derivatives	정제단백질유도체
UV	ultraviolet	자외선
UVA	ultraviolet A	자외선 A
UVB	ultraviolet B	자외선 B
PUVA	psoralen ultraviolet A light therapy	소랄렌 자외선 A 요법

연습문제

1. 피부의 기능으로 옳지 않은 것은?

① 감각기능(sensory function) ② 배설(excretion) 흡수(absorption)
③ 산화작용(oxidative action) ④ 체온조절(body temperature control)
⑤ 보호기능(protective function)

2. 피부는 3개의 층으로 이루어져 있다. 순서대로 나열한 것이 옳은 것은?

① dermis − epidermis − stratum lucidum
② epidermis − dermis − stratum lucidum
③ epidermis − dermis − subcutaneous tissue
④ epidermis − basal layer − subcutaneous tissue
⑤ stratum lucidum − dermis − subcutaneous tissue

3. 표피(epidermis)는 4개의 층으로 이루어져 있다. 순서의 연결이 맞게 되어진 것은?

① stratum corneum−stratum granulosum−stratum lucidum−stratum germinativum
② stratum lucidum−stratum corneum−stratum germinativum−stratum granulosum
③ stratum corneum−stratum germinativum−stratum lucidum−stratum granulosum
④ stratum corneum−stratum lucidum−stratum granulosum−stratum germinativum
⑤ stratum lucidum−stratum germinativum−stratum granulosum−stratum corneum

4. 다음 중 표피에서 피부색을 결정짓는 멜라닌 세포가 있는 곳은?

① stratum corneum ② stratum lucidum ③ stratum granulosum
④ basal layer ⑤ papillary layer

정답 1. ③ 2. ③ 3. ④ 4. ④

5. 다음 중 피부의 부속기관이 아닌 것은?

① hair ② nails ③ sebaceous gland
④ sweat gland ⑤ thymus gland

6. 다음 중 지문(finger print)이 있는 피부층은 어느 곳인가?

① stratum corneum ② stratum lucidum
③ stratum granulosum ④ papillary layer
⑤ reticular layer

7. 피부의 주름으로 외과적 수술시에 이용되며 랑거선(Langer's line)이 있는 피부층은?

① stratum corneum ② stratum lucidum
③ stratum granulosum ④ papillary layer
⑤ reticular layer

8. 다음 중 피부(skin)를 구성하는 상피는 무엇인가?

① simple cuboial epithelium
② stratified cuboial epithelium
③ simple squamous epithelium
④ stratified squamous epithelium
⑤ simple ciliated epithelium

9. 다음 중 손톱에서 손상을 입으면 재생이 되지 않는 곳은?

① nail body ② nail bed ③ nail matrix
④ nail root ⑤ lunula

10. 털(hair)이나 손 · 발톱(nail)에서 발견되는 단단한 단백질 성분은?

① collagen ② sebum ③ keratin
④ connetive tissue ⑤ melanin

정답	5. ⑤ 6. ④ 7. ⑤ 8. ④ 9. ③ 10. ③

11. 피부가 가려움에 대한 역치가 낮아서 아주 심한 가려움을 느끼고 2차적으로 생기는 습진으로 유전적인 경향이 아주 강하며 영유아에서 많이 발생하며 나이가 들수록 호전되는 피부질환은?

① seborrheic dermatitis
② allergic dermatitis
③ contact dermatitis
④ atopic dermatitis
⑤ actinic dermatitis

12. 알레르기피부염의 알레르기를 알아보기 위해 시행하는 검사법은?

① patch test
② scratch test
③ intradermal test
④ Mantoux test
⑤ diascopy

13. 화상(burn)에서 홍반(erythema)을 보이는 화상의 정도는?

① 1st burn
② 2nd burn
③ 3rd burn
④ 4th burn
⑤ 1st–2nd burn

14. 장기간 침대 생활로 인해 돌출된 뼈 부위의 압박으로 생긴 피부궤양은?

① keratosis
② urticaria
③ rash
④ edema
⑤ bedsore

15. 선천적 피부의 부분적, 전체적 멜라닌 색소 소실로 피부가 희게 되는 것은?

① leukoplakia
② albinism
③ herpes zoster
④ psoriasis
⑤ dermatophytosis

정답	11. ④ 12. ① 13. ① 14. ⑤ 15. ②

16. **다음 중 대상포진(herpes zoster)에 대한 설명으로 맞지 않은 것은?**

① 만성 세균성 염증질환이다.

② varicella zoster virus에 의한 심한 감염이다.

③ 뇌나 척수의 말초신경 경로를 따라 유발된다.

④ 주로 성인에게 발생한다.

⑤ 수포성 발진으로 신경의 통증이 매우 심하다.

17. **압력이나 마찰로 인하여 표피 각질층의 세포성장이 증가되어 나타난 피부 비후로 손·발가락에 잘 나타나는 굳은살은 무엇입니까?**

① clavus ② wart

③ scar ④ fissure

⑤ callus

18. **냉동 질소로 얼려서 조직을 파괴하는 수술은?**

① curettage ② dermabrasion

③ cryosurgery ④ electrodesiccation

⑤ escharotomy

19. **화상으로 생긴 딱지를 제거하는 수술은?**

① curettage ② dermabrasion

③ escharotomy ④ cryosurgery

⑤ electrodesiccation

20. **피부의 흉터나 주름과 잡티, 문신을 제거하기 위해 약간의 표피를 제거하는 수술은?**

① curettage ② dermabrasion

③ cryosurgery ④ electrodesiccation

⑤ escharotomy

정답 16. ① 17. ⑤ 18. ③ 19. ③ 20. ②

21. 다량의 지방세포를 갖고 있는 엉성한 결합조직층은?

① epidermis ② dermis ③ basal layer
④ reticular layer ⑤ subcutaneous

22. 후천적 원인으로 피부의 색소가 소실되어 하얗게 되는 증상은?

① leukoderma ② alopecia ③ albinism
④ leukoplakia ⑤ psoriasis

23. 피부와 점막에 수포가 형성된 후 냄새가 고약한 삼출물이 나오는 증상은?

① eczema ② varicella ③ impetigo
④ rubella ⑤ erosion

24. 말초 혈관의 순환이 불량하여 혈액 공급의 손실과 세균의 침입으로 인한 조직의 괴사가 생기는 증상은?

① callus ② clavus ③ keloid
④ gangrene ⑤ tinea

25. 자가면역 질환으로 전신적인 증세가 나타나며 피부에 발진이 생기는 질환은?

① callus
② leukoplakia
③ paronykia
④ systemic lupus erythematosus
⑤ gangrene

26. 병든 부위를 모두 절제하여 조직 검사를 하는 것은?

① intradermal test ② excisional biopsy
③ direct smear ④ patch test
⑤ scratch test

정답	21. ⑤ 22. ① 23. ③ 24. ④ 25. ④ 26. ②

27. 면역결핍시 주로 생기는 암으로 AIDS 환자에게서 발생률이 높은 것은?

① xanthoma ② hemangioma ③ Kaposi sarcoma
④ steatoma ⑤ malignant melanoma

28. 감각신경의 손상으로 초래되는 타는 듯한 심한 통증은?

① iching ② tingling ③ eruption
④ causalgia ⑤ rash

29. 모세혈관의 이완에 의해 피부에 생기는 급성 알레르기 반응은?

① purpura ② alopecia ③ melasma
④ xeroderma ⑤ urticaria

30. 오랜 압력으로 인한 돌출된 뼈 부위의 피부궤양은?

① nodule ② vesicle ③ decubitus ulcer
④ erosion ⑤ pustule

정답	27. ③ 28. ④ 29. ⑤ 30. ③

제13장

비뇨기계

Urology System

1. Introduction
2. Origin of Terms
3. Anatomical Terms
4. Symptomatic Terms
5. Pathological Conditions
6. Therapy & Operative Terms
7. Clinical Procedures & Laboratory Tests
8. Abbreviation

- 연습문제

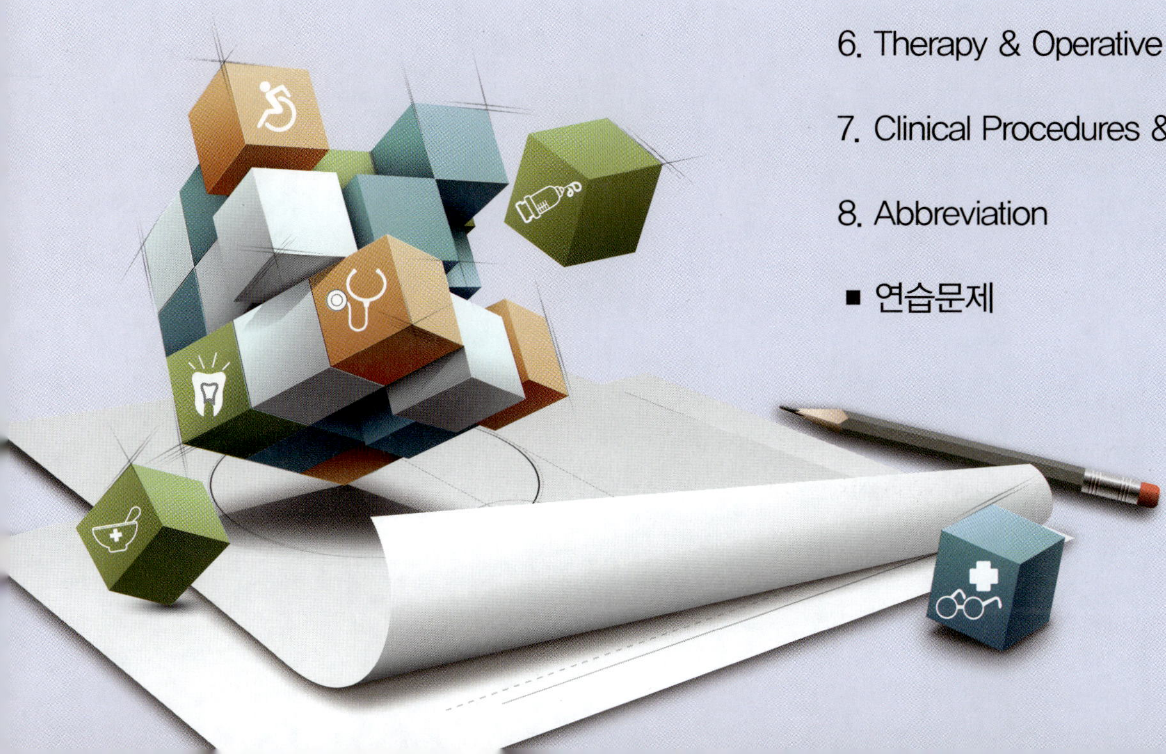

MEDICAL
TERMINOLOGY

1 Introduction

비뇨기계(urology system)는 소변(urine)을 만들고 이를 운반하여 체외로 배설하기까지의 기관들을 총칭하며 콩팥(신장, kidney), 요관(ureter), 방광(urinary bladder), 요도(urethra)로 구성된다.

콩팥(신장, kidney)은 인체의 항상성(homeostasis)을 유지하기 위하여 Na^{+}, K^{+}, Ca^{++}과 같은 무기질 이온과 수분, 산, 염기의 농도를 조절하고 단백질의 대사산물인 요소(urea) 등과 같은 여러 노폐물을 배출한다.

비뇨기계의 기능은 크게 다섯 가지로 분류된다.

첫째, 혈액의 노폐물을 걸러주고 체액량과 체액의 pH조성을 조절한다.

둘째, 요소, 암모니아, 크레아티닌과 같은 질소 노폐물을 배설한다.

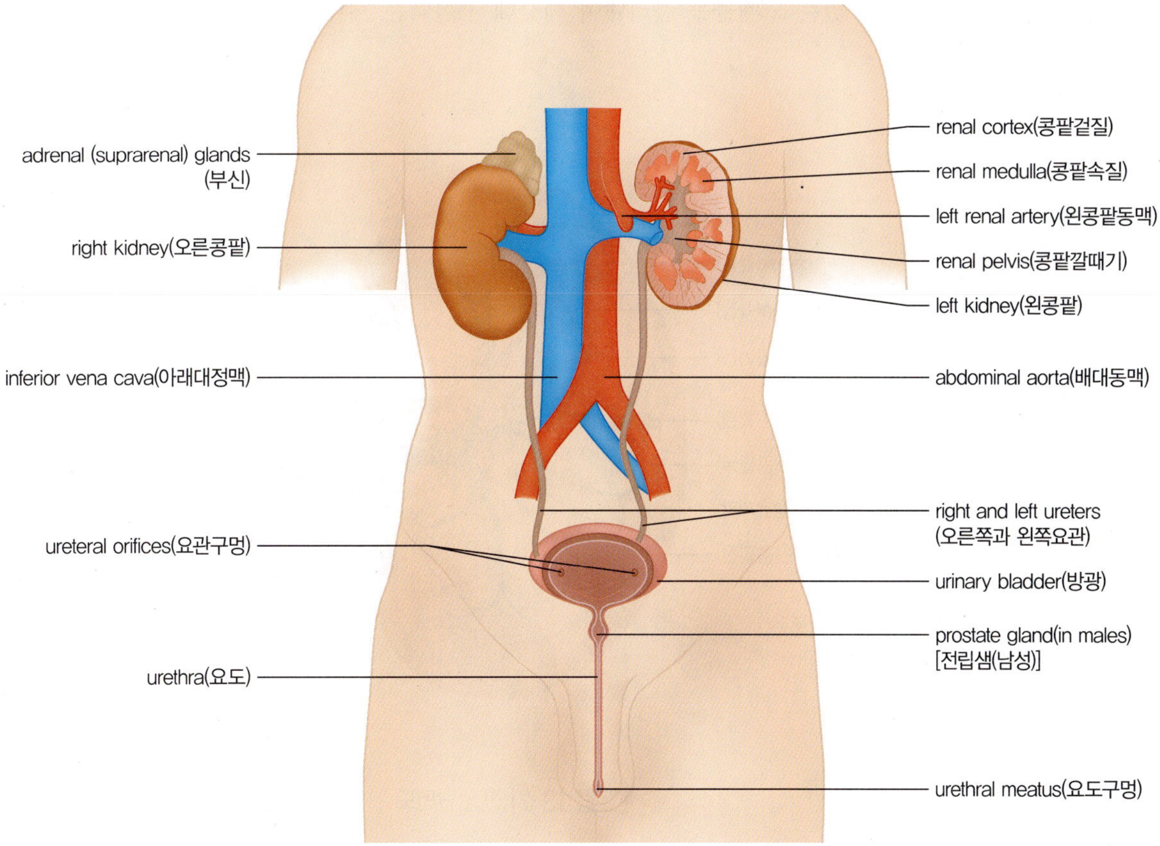

[그림 13-1] 비뇨기계

셋째, 전해질, 수분, 산 등을 적절히 조절하여 근육과 신경세포의 기능을 원활히 할 수 있도록 도와준다.

넷째, 레닌(renin) 효소를 분비하여 인체의 혈압을 조절한다.

다섯째, 조혈인자(erythropoietin)를 분비하여 적혈구 형성을 조절한다.

신장의 소변생성 과정

콩팥(신장, kidney)은 신체 내의 후복막강(retroperitoneum)의 척추를 중심으로 양쪽에 위치하는 장기로서 실제로 콩 혹은 팥의 모양을 닮은 약 10cm 정도의 크기와 150g의 무게를 가진다. 이를 좀 더 자세히 살펴보면 한쪽 콩팥에 약 1백만개 정도의 콩팥단위(신장단위, nephron)라는 구조가 있으며 콩팥단위(신장단위, nephron)는 콩팥소체(신소체, renal corpuscle)와 콩팥요세관(신세뇨관, renal tubule)으로 구성된다.

콩팥소체(신소체, renal corpuscle)는 모세혈관의 뭉치로 된 토리(사구체, glomerulus)와 이를 둘러싼 보우만 주머니(보우만낭, Bowman's capsule)로 구성되며 말 그대로 체와 같아서 혈액 내에 있는 노폐물을 걸러내며 깨끗해진 혈액은 체내로 다시 들어가게 된다. 걸러

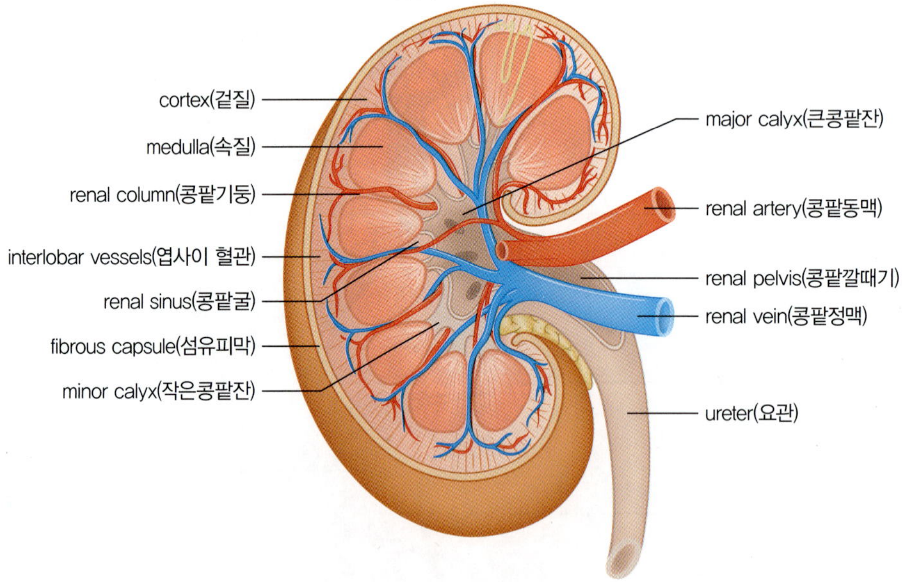

[그림 13-2] 신장 단면도

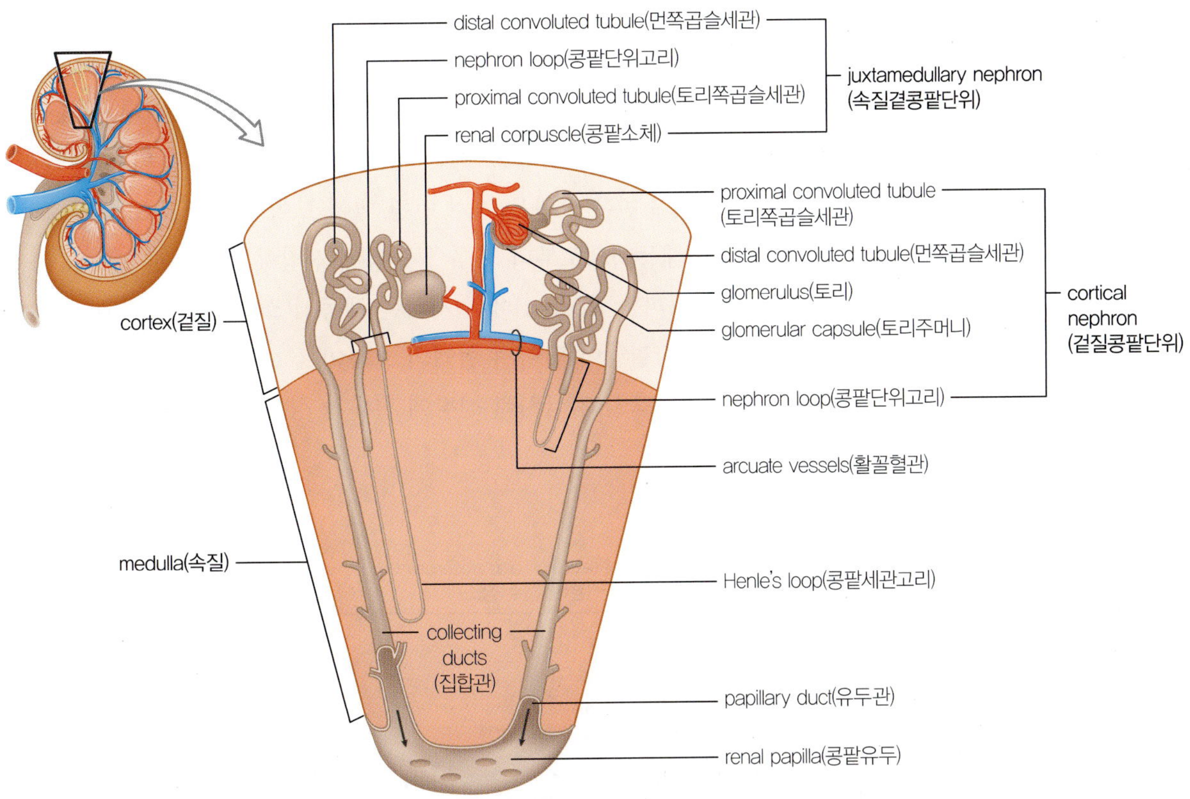

[그림 13-3] A. 네프론 사구체구조

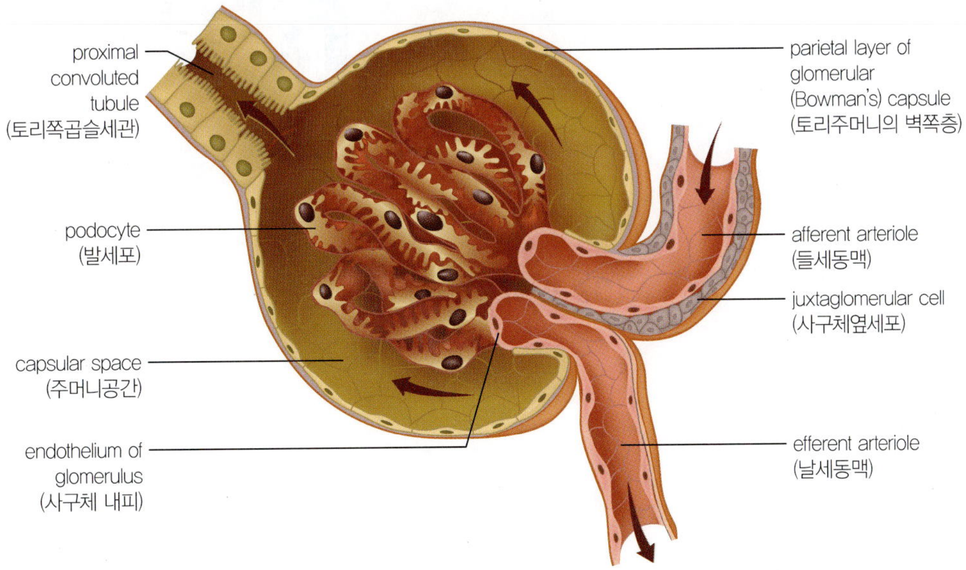

[그림 13-3] B. 사구체구조

진 노폐물은 수분과 합해져 세뇨관 속을 흐르며 재흡수와 분비가 일어나는데 세뇨관은 토리쪽곱슬세관(근위곡세관, proximal convoluted tubule), 콩팥세관고리(헨레고리, Henle's loop), 먼쪽곱슬세관(원위곡세관, distal convoluted tubule)과 집합관(collecting duct)으로 구성되어 근위곡세관이 재흡수의 역할을 주로 하는 데에 비해 상대적으로 원위곡세관은 분비기능을 주로 한다. 만들어진 소변은 요관을 거쳐 방광 내에 모여 있다가 요도를 통해 체외로 배출된다. 신장의 혈액은 대동맥으로부터 좌우 콩팥동맥(신장동맥, renal arteries)을 통하여 신장으로 들어간 후 겉질(피질, cortex)에 위치하는 세동맥(소동맥, arterioles)을 통해 천천히 계속 흐른다. 만일 신장혈압이 떨어져 혈액의 흐름이 감소될 경우 레닌(renin)이라는 물질을 생산하여 소동맥의 수축을 자극시켜 신장에 혈류가 정상적으로 유지되게 한다.

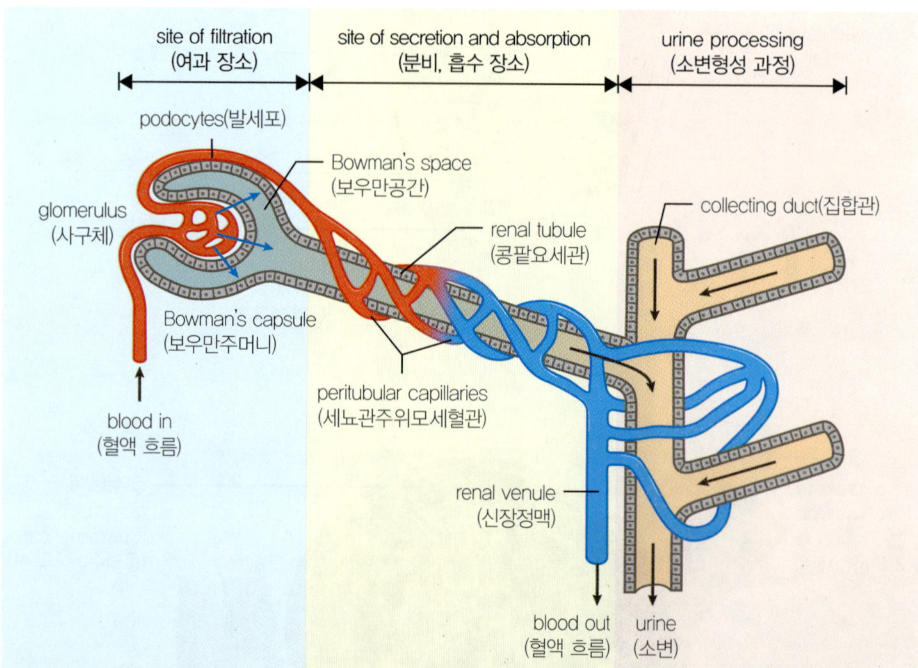

[그림 13-4] 사구체 여과모식도

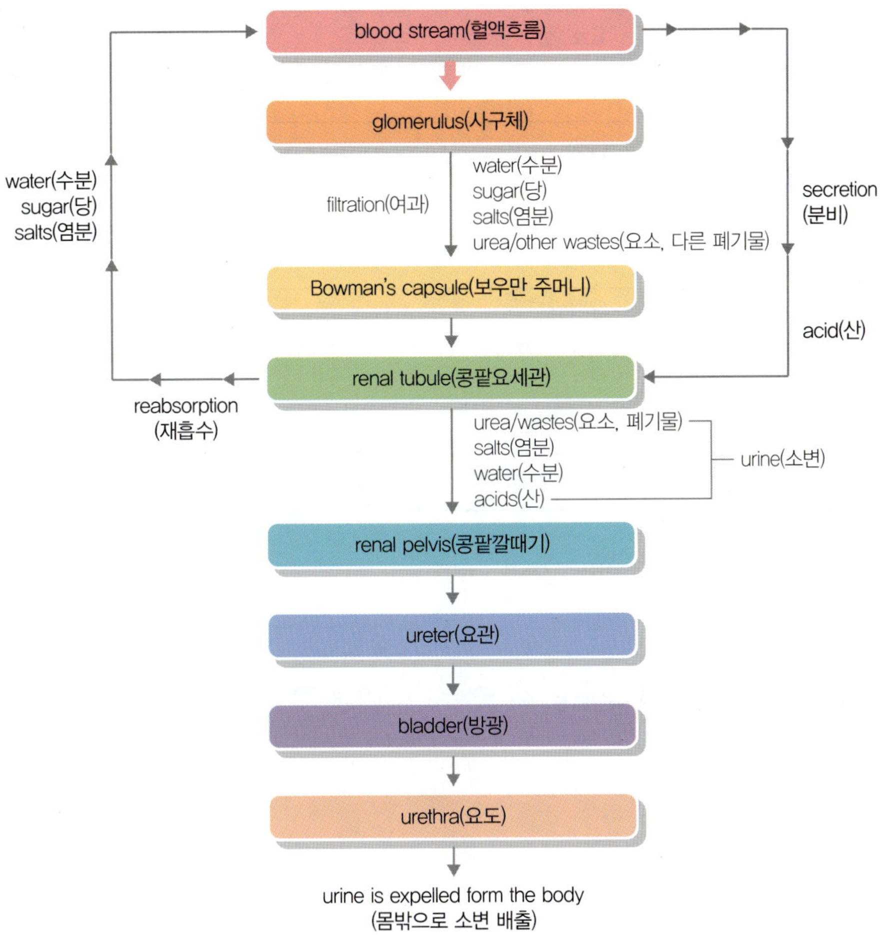

[그림 13-5] 소변의 생성과 배출과정 모식도

2 Origin of Terms

어근 및 접미사	의미	영어
cortico	바깥층, 피질	cortex, outer region
glomerulo	토리, 사구체	glomerulus
medullo	속질, 수질	medullary, inner region
nephro	콩팥, 신장	kidney
pyelo	콩팥깔때기, 신우	renal pelvis
uro	소변, 비뇨기계	urine, urinary tract

azot(e)	요소, 질산	urea, nitrogen
ureter(o)	요관	ureter
cysto	방광	urinary bladder
vesico	방광	urinary bladder
–uria	소변, 뇨	urination, urine
pyo	농, 고름	pus
noct–	밤	night
oligo	부족, 과소	scanty
bacterio	세균, 박테리아	bacteria

3 Anatomical Terms

arteriole 세동맥(소동맥)

작은 동맥

bladder 방광, 오줌보

요관으로부터 받은 소변을 일정 용량 저장했다가 배출시키는 장기

calyx, calyces 콩팥잔(신배)

신우의 오줌을 모으는 곳으로 수질 내의 삼각형 모양인 콩팥피라미드(신장피라미드, renal pyramid)가 모여 신배를 이루며 작은콩팥잔(소신배, minor calyx)이 여러 개 합해지면 큰콩팥잔(대신배, major calyx)이 되어 신우로 이어진다.

collecting tubule 집합세관

세뇨관의 분비와 오줌을 모으는 역할을 담당하는 부분, 원위세뇨관으로부터 콩팥속질을 통해 내려가서 각 곡요세관이 집합하여 콩팥유두 끝에 열리는 집합세관이 된다.

cortex 겉질(피질)

신장의 바깥 부위(outer region)를 말하며 신소체가 밀집되어 있는 부분이다.

distal tubule 먼쪽세관(원위세관)

헨레고리에서 집합관까지의 곱슬요세관(곡세뇨관)

glomerulus 토리(사구체)

수입 세동맥(수입관, vas afferens)이 수출 세동맥(수출관, vas efferens)으로 이행되는 부분의 모세혈관 덩어리로서 사구체 모세혈관이라 한다.

glomerular capsule, Bowman's capsule 토리주머니, 사구체주머니, 보우만주머니

사구체를 싸고 있는 주머니

hilum 문

신장 안쪽의 혈관과 신경이 지나는 오목한 부위로서 요관, 신동맥, 신정맥, 신경, 림프 등이 출입하는 곳

Henle's loop 콩팥세관고리, 헨레고리

콩팥세뇨관의 수질부에 있는 U자형의 굴곡

kidney 콩팥(신장)

제11흉추에서 제3요추 사이에 위치하고 있으며 일반적으로 오른쪽 신장이 간의 우엽에 눌려 왼쪽 신장보다 약간 아래에 위치한다. 신장은 섬유성 피막(신피막, renal capsule)으로 덮여 있고 안쪽으로는 콩팥동맥(신장동맥, renal artery)과 콩팥정맥(신장정맥, renal vein), 그리고 요관(ureter)이 지나는 문(hilum)이 있으며 크게 피질, 수질, 신우의 3부분으로 구분한다.

meatus 길(도)

입구 또는 관

medulla 속질(수질)

신장의 안쪽 부위로 신세뇨관의 집합부위이다.

nephron 콩팥단위(신장단위)

소변의 생성과 배설의 기본단위로서 신소체와 세뇨관을 합친 것을 말하며 한쪽 신장에 약 100만 개 이상의 네프론이 존재한다.

proximal tubule 토리쪽세관, 근위요세관

세뇨관 중에서 헨레고리 앞, 즉 사구체에서 헨레고리까지의 부분이다.

renal corpuscle, malpighian corpuscle 콩팥소체(신소체), 말피기소체

신실질에 존재하여 신단위를 형성하는 지름 약 200λm 정도의 소체를 말하며 모세혈관의 다발인 사구체와 그것을 싸고 있는 보우만 주머니로 이루어져 있다.

renal papilla 콩팥유두(신장유두)

콩팥피라미드의 둥근 끝으로서 깔때기내로 돌출되어 있다.

renal pelvis 콩팥깔때기(신우)

신실질(renal parenchyma)에서 만들어진 소변은 집합관(collecting duct)을 통해 콩팥유두(신장유두, renal papilla)에서 신배로 배출되며 신배가 여러 개 합쳐져 요관으로 소변을 보내기까지 일정시간 저류시키는 곳을 말한다.

renal tubules 콩팥요세관(신세뇨관)

신장의 미세관으로 재흡수되는 곳으로서 신소체를 나와서 신유두에 이어지기까지의 부분으로 근위요세관(proximal tubule), 헨레고리(Henle's loop), 원위세관(distal tubule), 집합관(collecting duct), 유두관(papillary duct) 등으로 구성된다.

sphincter 조임근(괄약근)

몸 안의 노폐물이 밖으로 나가는 개폐 기능을 하는 근육

trigon(e) 삼각

요관이 들어오고 나가는 방광의 삼각형 지역

ureter 요관

신장과 방광을 연결하는 관으로서 신우에서 방광까지 소변을 이동시키는 평활근성 관이며 복부의 후복막강 아래로 내려가 방광으로 들어가며 요관깔때기이음부(요관신우접합부, ureteropelvic junction), 요관이 총장골 동맥을 지나는 부위, 요관방광이음부(요관방광접합부, ureterovesical junction) 등의 생리적 협착 부위가 있다.

urethra 요도, 오줌길

방광으로부터 오줌을 밖으로 나르는 관

4 Symptomatic Terms

albuminuria 알부민뇨, 단백뇨

요 속에 정상수치 이상의 단백질 성분이 배출되는 증상

anuria 무뇨(증)

소변이 생성되지 않는 증상으로 하루 총 배뇨량이 250cc 미만인 경우

renal colic 신장 산통

콩팥피막, 콩팥깔때기 또는 요관 등이 긴장하면 콩팥부위에 심한 통증을 일으킨다.

ureteral spasm 요관연축

요관내에 결석 등 자극물이 있을 때 요관이 경련을 일으켜 좁아지는 현상

azotemia 질소혈증

콩팥의 기능이 떨어져서 소변으로 분비되어야 할 질소 함유 화합물이 혈액속에 지나치게 많이 포함되어 있는 상태

urinary frequency 빈뇨

방광용량의 감소나 병적인 원인으로 인해 1일간의 배뇨총량은 증가하지 않는 상태에서 자주 배뇨하는 것

continence 자제(절제)

배뇨 또는 장운동 시간을 통제하는 능력

cystinuria 시스틴뇨

시스틴과 다른 세 개의 아미노산의 지속적인 과잉 요중 배출을 특징으로 하는 유전적 상태로서 아미노산의 세뇨관 재흡수와 신장 운반기능의 장애에 의한 것으로 신장의 시스틴

결석을 형성한다.

oliguria　소변감소, 요감소
수분섭취량에 비해 분비량이 적은 증상으로서 체내에 있는 노폐물 배출을 위한 하루 최소의 소변량은 약 500cc인데 그 이하의 소변량

polyuria　다뇨
소변량이 많은 증상으로 하루 3L 이상의 소변을 보는 경우

hematuria　혈뇨
요 속에 혈액이 배출

hypercalcinuria　고칼슘뇨(증)
요중 칼슘이 과량으로 배출

hyperoxaluria　고옥살산뇨(증)
요중 수산염이 과량으로 배출

overactive bladder　과운동성 방광(과활동성 방광)
야간뇨, 요실금, 빈뇨의 세 가지 증상이 나타나는 상태

pyuria　고름뇨, 농뇨
요에 고름(농)이 배출

proteinuria　단백뇨
요 속에 혈청단백이 배출되는 증상으로 하루 150mg 이상의 단백질이 소변으로 배출

ketonuria　케톤뇨
요 속에 케톤성분이 배출

glycosuria　당뇨
소변에 당성분이 배출

nocturia 야간뇨, 야뇨증
밤중이나 새벽에 소변을 보는 것으로서 대개 다뇨와 함께 동반된다.

enuresis 유뇨증, 야뇨증
수면 중에 소변을 배설

diuresis 이뇨
소변의 총 배설량이 과잉 증가로 당뇨병(DM)과 요붕증(DI)에서 나타난다.

incontinence 실금
평상시 불수의적으로 소변이 배설되는 상태

urinary urgency 소변못참음, 요절박
뇨의를 참지 못하는 증상

vesical tenesmus 배뇨뒤무직
소변배설이 시원스럽지 않고 묵직한 증상

uremia 요독증
혈액내 요소, 질소 노폐물, 단백질 대사산물이 다량 존재

urinary disturbance 배뇨곤란, 배뇨장애
동통성 배뇨 또는 방뇨 곤란

vesicoureteral reflux 방광요관역류
방광에 저장되어 있는 오줌이 요관을 통하여 신장으로 역류하는 증상으로 이를 제대로 치료하지 않으면 신장기능의 저하 및 신우신염 등을 유발한다.

urination, voiding 배뇨
오줌을 배출하는 행위

5 Pathological Conditions

acute renal failure(ARF) 급성콩팥기능상실(급성신부전)
신장염 등에 의한 사구체 기능의 급속한 저하

chronic renal failure(CRF) 만성콩팥기능상실(만성신부전)
신장이 노폐물을 배설하지 못해 생기는 질환으로서 혈액투석을 통해 혈액정화를 시켜주나 신장이식만으로 완치될 수 있다.

acute tubular necrosis(ATN) 급성요세관괴사, 급성세뇨관괴사
급성 신부전이 악화된 질환

benign prostatic hyperplasia(BPH) 양성전립샘비대
전립선이 비대해진 상태로 배뇨곤란 증상이 나타난다.

cystitis 방광염
방광 점막 및 벽의 급성 감염

cystocele, cystoptosis 방광탈출증, 방광류
방광이 질벽을 통해 탈출되는 현상

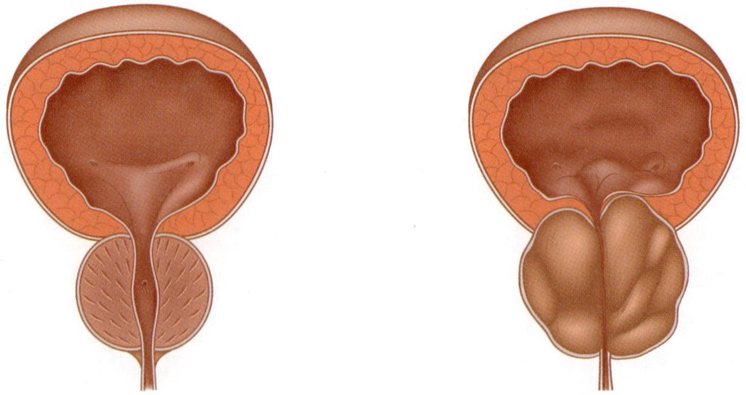

[그림 13-6] 정상 전립선과 전립선 비대증

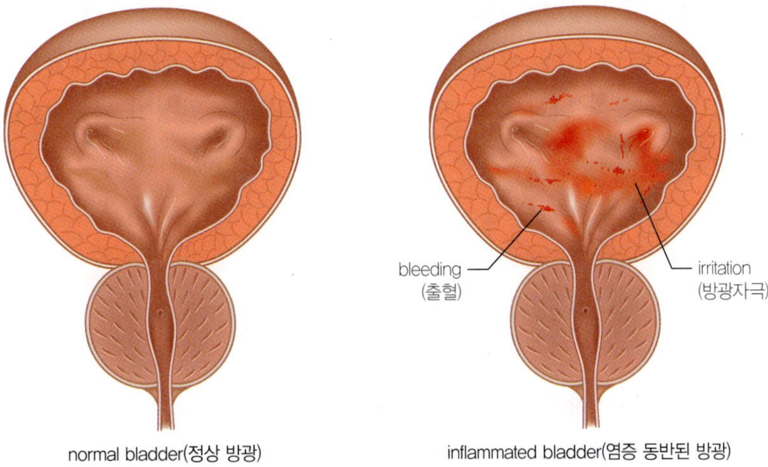

[그림 13-7] 방광염

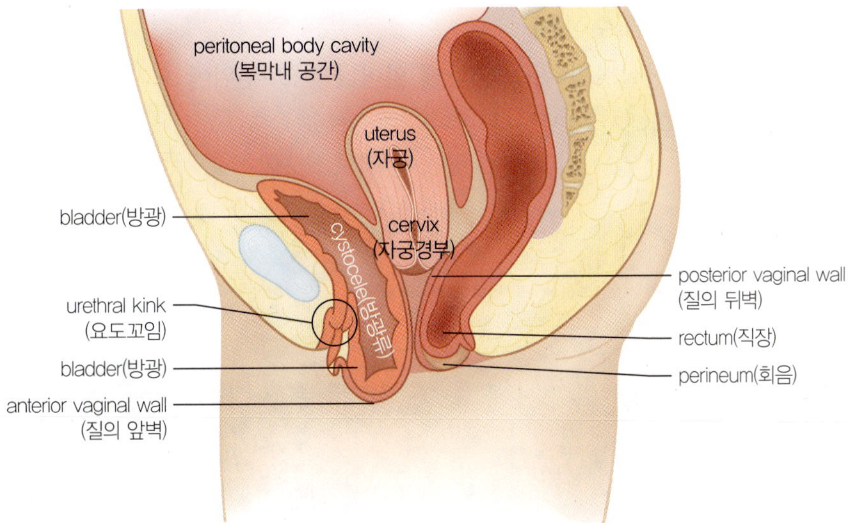

[그림 13-8] 방광류

diabetes insipidus(DI)　요붕증

항이뇨호르몬(ADH antidiuretic hormone, vasopressin)의 부적절한 분비 또는 ADH의 결핍으로 신세뇨관에서 물의 재흡수를 방해하여 체내의 수분이 자꾸 소변으로 배설된다.

end-stage renal disease(ESRD)　말기 콩팥병(말기 신질환, 말기 신장병)

정상적인 신장기능의 회복이 불가능한 상태로서 신장이식에 의해서만 치료될 수 있다.

glomerulonephritis　토리콩팥염(사구체신염)

사구체 염증으로 연쇄구균 감염 후 10~14일에 나타나 실제로 신장에 세균은 없지만 사구체의 면역반응으로 염증이 나타난다. 대부분 자연치유되나 만성이 되는 경우 고혈압, 신부전의 원인이 될 수 있다.

glomerulosclerosis　토리굳음증(사구체경화증)

사구체 신염이 악화되어 조직경화가 진행된 상태

hemolytic uremic syndrome(HUS)　용혈요독증후군

요중 적혈구 수치가 높아져 적색 배뇨가 나타나며 요중에 배설되는 노폐물이 나오기 어렵게 되고 혈액 중에 증가되어 요독증상이 나타난 상태

hydronephrosis　물콩팥증(수신증)

신우와 신배의 확장이 신실질의 위축과 함께 일어나며 그 부위에 요가 채워진 상태로 대부분은 요로의 폐쇄에 의해서 발생한다.

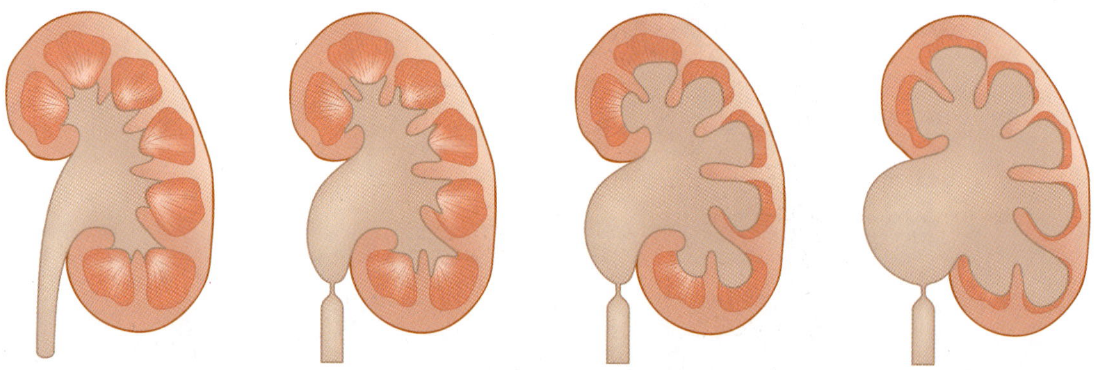

[그림 13-9] 물콩팥증(hydronephrosis)

hypospadias　요도밑열림(증), 요도하열(증)

음경 및 요도의 불완전 발육에 의해 외요도구가 정상 위치인 귀두 말단부보다 음경의 복측, 음경 음낭부 또는 회음부에 개구하는 기형질환

IgA nephropathy　IgA 콩팥병증(IgA 신장병증)

급성 사구체신염의 가장 흔한 형태이고 원인은 아직 밝혀져 있지 않으며 육안적인 혈뇨의 출현으로 나타나는 경향이 있다.

interstitial nephritis 사이질콩팥염(간질신장염)
신장의 간질(신세뇨관 사이에 놓인 결합조직)에 생기는 염증으로 급·만성 신부전을 일으킬 수 있다.

lupus nephritis 루푸스콩팥염(루푸스신장염)
전신홍반루푸스(SLE)의 합병증으로 나타나는 신장의 염증으로 무증상이나 가벼운 단백뇨 등의 경증으로부터 급성 진행성 사구체신염의 형태까지 매우 다양하다.

membranoproliferative glomerulonephritis 막증식토리콩팥염(막증식사구체신염)
원인이 밝혀지지 않은 질환이며 면역복합체가 사구체 모세혈관 내 피하에 침착하는 경우로서 만성 신부전으로 이행되기 쉽다.

nephrolithiasis 콩팥돌증(신(결)석증)
신장에 돌이 생기는 병으로 요산과 칼슘염으로 구성되어 있으며 체외충격파쇄석술(몸밖충격파돌깸술, ESWL, extracorporeal shock wave lithotripsy)에 의해 돌을 잘게 부숴 소변으로 배설되게 하거나 수술로 제거한다.

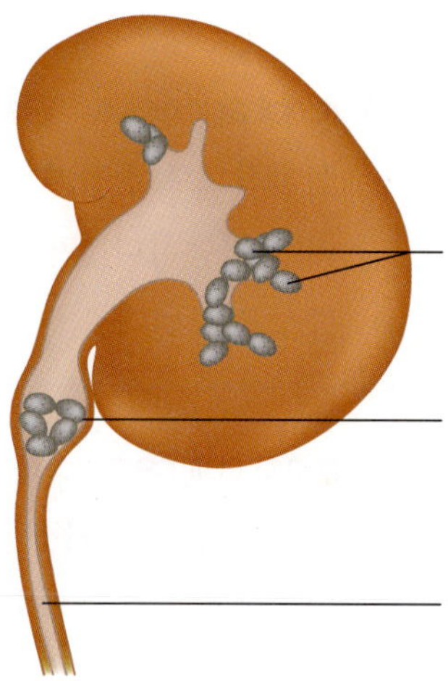

[그림 13-10] 콩팥돌증

nephrotic syndrome 콩팥증후군(신증후군)
병변의 주체는 사구체이며 2차성으로 세뇨관에 병변이 일어난 신증후군은 심한 단백뇨, 저단백혈증, 고지방혈증, 부종(edema)의 4대 주요 증상을 나타낸다. 신증후군은 단백질의 투과성을 증가시키는 사구체의 원발성 질병, 당뇨병, 아밀로이드종(유전분증, amyloidosis) 등에서 생기는 하나의 증상으로서 단일한 독립질병이 아니다.

polycystic kidney disease(PKD) 다낭신장병, 뭇주머니콩팥병
신장 내 또는 표면에 여러 개의 물이 찬 낭이 생기는 유전성 질환

pyelonephritis 신우신염, 깔때기콩팥염
세균 감염에 의한 신장질환으로 농양(고름집, abscess) 형성

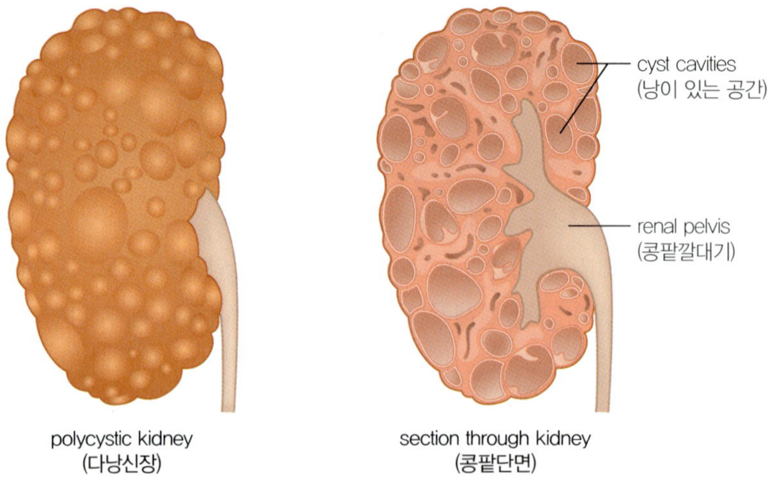

[그림 13-11] 다낭신장병(polycystic kidney disease)

renal agenesis 콩팥무발생(신장무발생)

선천적으로 신장이 형성되지 않은 것으로 양측성과 편측성이 있으며 양측성인 경우 생존이 불가능하다. 편측성 무신증은 좌측 신장에 많고 신장염이나 신우염, 결석, 핍뇨, 무뇨 증상을 보인다.

renal cell carcinoma 콩팥세포암종(신장세포암종)

신장에 생기는 악성종양으로서 60~70세에 주로 호발하며 남녀 발생비는 신세포암 3:1로 남자에게 흔하다. 치료는 콩팥절제(신장절제, nephrectomy)로 치료한다.

horseshoe kidney 말굽콩팥, 마제신

콩팥의 위극 또는 아래극이 융합하여 대동맥 앞쪽으로 말굽의 형태를 이룬 선천기형

glomerulitis 토리염, 사구체염

콩팥토리의 염증. 내피 혹은 상피세포의 증식이나 괴사 또는 바닥막의 비후를 수반함

Alport syndrome 알포트증후군

진행성 감각신경성 난청, 진행성 토리콩팥염, 때로는 눈장애를 동반하는 유전병으로 보통 염색체성 우성형질로 유전된다.

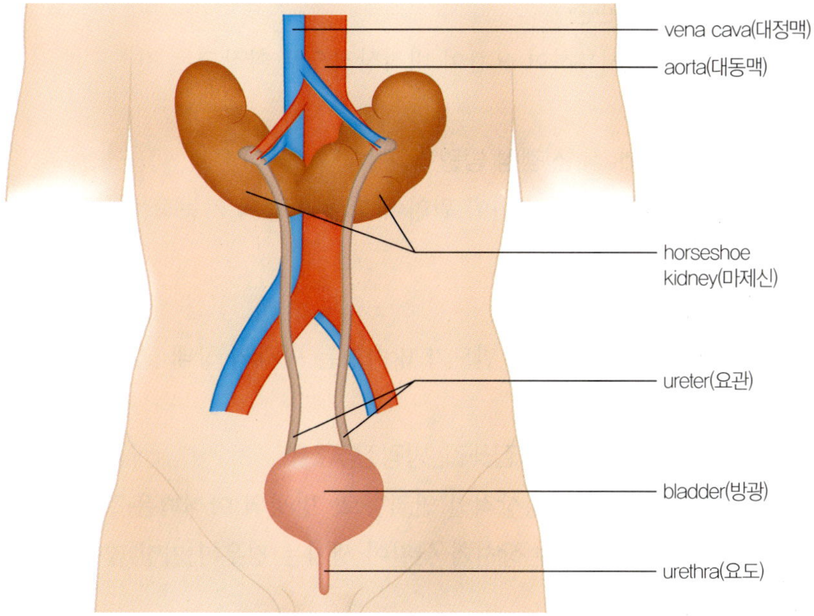

[그림 13-12] 마제신(horseshoe kidney)

perinephric abscess 콩팥주위고름집(신장주위농양)

신장주위의 지방조직에 생기는 농양, 흔히 신우의 감염이 원인이 되지만 혈행성 기원인 경우도 있다. 옆구리 통증, 발열 그리고 만져지는 종괴가 특징이다.

renal calculus 콩팥돌(신장결석)

콩팥에 돌이 생기는 증상

nephrosclerosis 콩팥굳음증(신장경화증)

콩팥이 혈관질환에 의하여 굳어진 상태. 콩팥동맥경화증에 의한 염증으로 콩팥기능의 저하를 유발함

nephromegaly 신장비대증, 콩팥비대증

여러 가지 원인에 의해 콩팥이 커지는 것. 실질이 커지는 경우도 있고 신우가 팽창되어 커지는 경우도 있다.

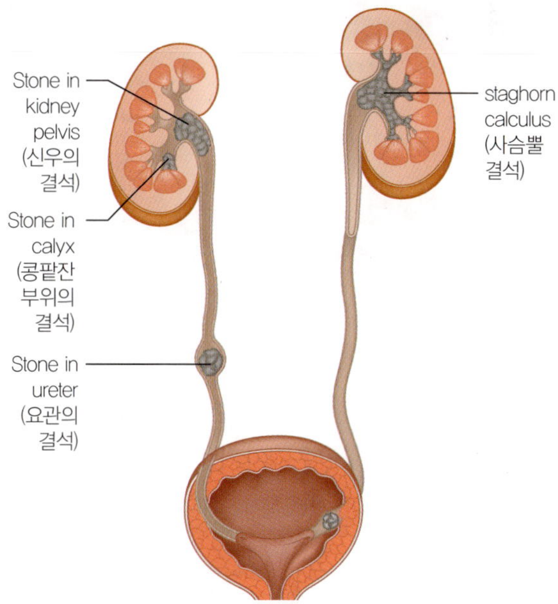

[그림 13-13] 신장결석

hydroureter 물요관증
오줌 또는 액체가 저류하여 요관이 비정상적으로 확장되는 것

neurogenic bladder 신경성 방광
중추 또는 말초 신경계의 병변이 원인이 되어 방광의 기능장애를 일으키는 상태

irritable bladder 과민방광
요의를 동반하는 방광수축의 빈도가 많아지는 방광의 상태

vesicovaginal fistula 방광질샛길, 방광질루
방광에서 질로 통하는 비정상적인 연결통로. 방광의 아래벽은 질벽과 인접해 있기 때문에 자궁 적출시에 방광벽을 손상시켜 샛길이 생기는 경우가 가장 많다.

vesicorectal fistula 방광직장루, 방광곧창자샛길
방광과 곧창자가 샛길에 의해 연결되어 있는 상태를 말한다.

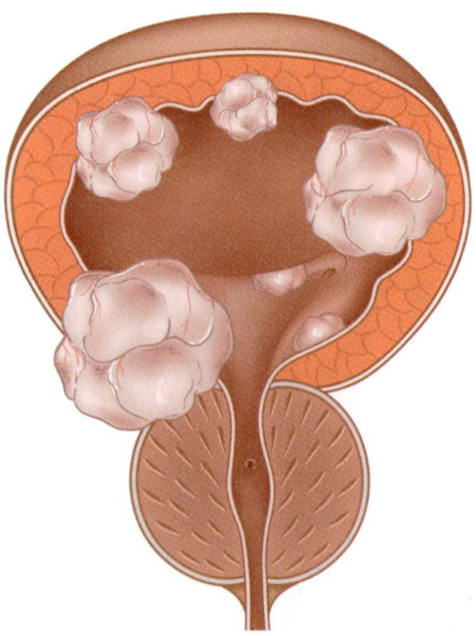
[그림 13-14] 방광암

bladder cancer 방광암
방광에 생긴 암으로 남자에게 흔하며 혈뇨, 빈뇨, 배뇨곤란의 증상을 동반하며 조직학적으로 이행세포암종(transitional cell carcinoma)이 주를 이루며 적은 비율로 편평세포인 경우도 있다.

urethral stricture 요도협착
요도벽에 반흔이 생겨 요도의 내강이 좁아진 상태. 선천적으로 좁아진 경우도 있으나 대개는 후천성으로 염증이나 외상후에 생기게 된다.

renal hypertension 콩팥고혈압(신장성고혈압)
2차성 고혈압(secondary hypertension)으로 신장질환이 원인이 되어 혈압이 상승하는 질환이다. 신장의 이상으로 인한 고혈압의 발생 원인은 2가지로 신장염에 의한 수분과 염분의 저류로 인한 경우와 신동맥의 협착으로 인한 호르몬의 과잉생산에 기인된다.

renal osteodystrophy 신장성골형성장애, 콩팥뼈형성장애
보통 소아기에 발병하는 만성 신질환으로서 신기능 장애, 혈청인의 상승, 혈청칼슘의 저

하 또는 정상, 부갑상선기능의 자극 등을 특징으로 한다.

urethritis 요도염
요도의 감염

urinary tract infection(UTI) 요로감염
대장균이나 변형균, 녹농균 등의 그람음성균 및 포도상구균, 그람양성균 등이 요로에 감염증을 일으킨 것으로서 소변 속에서 세균이나 농뇨를 볼 수 있다.

Wilms' tumor, embryonal carcinosarcoma of kidney, nephroblastoma 윌름즈종양, 신장의 배아성 암육종, 콩팥모세포종(신장모세포종)
주로 6세 이하의 어린이에게 발생하는 신장의 악성종양으로 옆구리 통증(flank pain), 혈뇨, 체중감소, 빈혈, 식욕부진 등의 증세가 나타난다.

6 Therapy & Operative Terms

arteriovenous (AV) shunt 동정맥션트(동정맥지름길)
혈액 투석(hemodialysis, HD)을 하기 위해서는 일정한 혈류 속도를 유지할 수 있는 큰 혈관이 필요한데 보통의 말초 혈관으로는 시행할 수 없으므로 간단한 수술을 통해 환자의

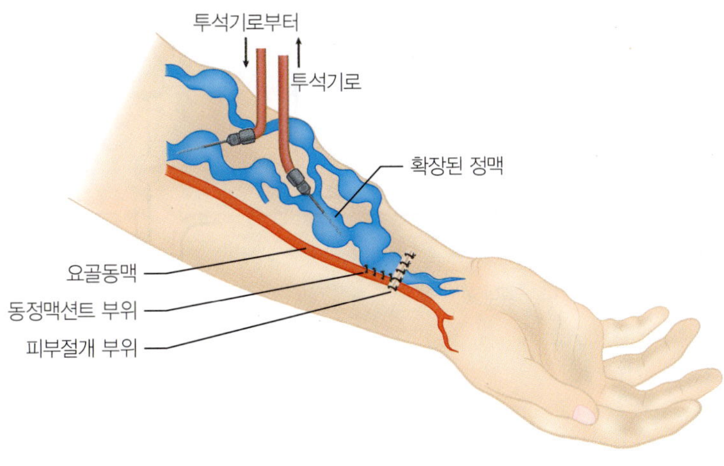

[그림 13-15] 혈액투석을 위한 동정맥션트

팔과 다리 등에서 동맥과 정맥을 연결하여 혈관을 굵게 만드는 것으로 당뇨병 등으로 인하여 환자의 혈관이 좋지 않은 경우 인조 혈관을 삽입하게 된다.

balloon dilatation 풍선확장술

전립선비대의 치료법으로서 풍선을 요도를 통해 삽입하여 확장시킴으로써 방광에서 배뇨가 원활히 되도록 한다.

collagen injection 아교질주사, 콜라겐주사

조직, 연골, 뼈에서 발견되는 주요 지지단백 요소인 콜라겐을 요실금 환자의 치료에 사용한다.

hemodialysis 혈액투석

인공신장(artificial kidney)을 이용해 혈류의 노폐물을 여과하여 투석된 피를 환자의 몸으로 돌려주는 것이다. 혈액투석은 반투막을 경계로 한쪽에는 노폐물이 축적된 환자의 혈액과 다른 한편에는 정상인의 세포외액과 조성이 비슷한 투석액을 서로 반대 방향으로 흐르도록 하여 혈액 내에 축적된 요소와 다른 노폐물을 포함한 용질을 농도 차이에 의한 확산에 의해 제거하고 정수압의 차이를 만들어 혈장을 여과시켜 혈장내의 과다한 수분을 제거하는 원리를 이용하고 있다.

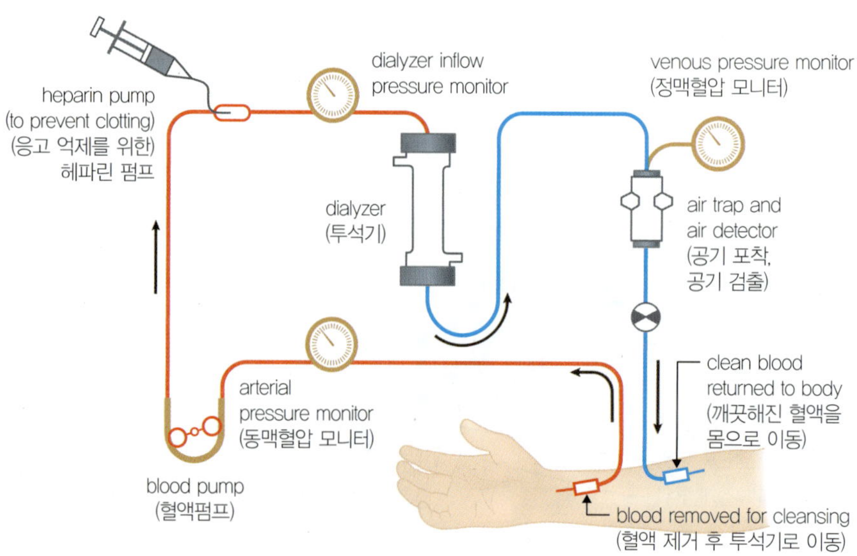

[그림 13-16] 혈액투석

peritoneal dialysis(PD)　복막투석

복막도관(peritoneal catheter)를 이용하여 수액을 복강 속으로 넣어 복강의 모세혈관에 있는 노폐물이 혈류에서 액으로 빠져 나오도록 한다.

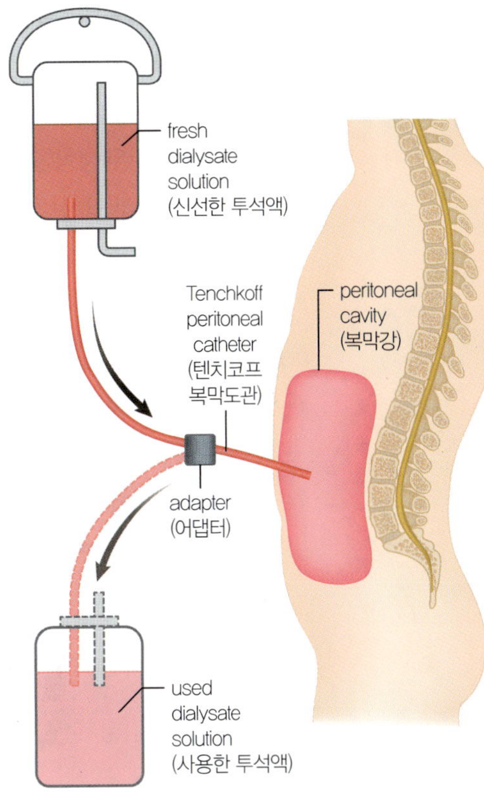

[그림 13-17] 복막투석

continuous ambulatory peritoneal dialysis(CAPD)　지속외래복막투석

직장이나 학교 같은 곳에서 일상생활을 하는 동안 기계에 의존하지 않고 환자 자신이 직접 투석을 시행하는 방법이다. Bag 안에 들어 있는 투석액은 도관을 통해 복강 내로 중력에 의해 들어가서 4~5시간 정도 머문 후 다시 주머니로 투석액을 내보낸 후 버린다. 이것은 24시간 동안 3~4번 시행된다. 한번 교환시에 약 30~40분이 소요되고 투석액이 복강 내에 있는 동안 환자는 직장이나 집에서 일을 할 수 있다.

continuous cyclic peritoneal dialysis(CCPD)　지속주기복막투석

투석원리는 지속외래복막투석과 비슷하지만 투석이 기계를 사용하여 자동적으로 이루어지는 점이 다르다. 주로 집에서 밤사이에 1시간 30분 간격으로 계속 투석이 이루어지며 낮 동안에는 투석액이 복강 내에 있어서 투석액을 교환하지 않는다. 그러나 장비가 비싸 경제적 부담이 있다.

nocturnal intermittent peritoneal dialysis(NIPD)　야간간헐 복막투석

밤에만 기계를 사용하여 투석을 하고 낮 동안에는 정상생활을 하는 복막투석법이다.

lithotripsy　쇄석술, 돌깸술

비수술적 치료법으로서 충격파 또는 다른 방법으로 신장 내 결석을 잘게 부수어 배뇨를 통해 몸 밖으로 제거한다.

nephrectomy　콩팥절제(술), 신장절제(술)

좌우 어느 한쪽의 콩팥기능이 떨어져 회복가능성이 없을 경우 수술적으로 콩팥을 떼어버리는 수술

nephrolysis 콩팥박리(술)

콩팥에서 염증성 유착물을 떼어내는 것으로 피막은 유지시킨다.

pyeloplasty 신우성형(술), 깔때기성형(술)

깔때기뇨관이행부의 선천성 또는 후천성 협착이나 이상혈관, 신생물의 압박에 의한 수신증(hydronephrosis)에 대한 성형술

nephrostomy 콩팥창냄(술)

신우에 직접적으로 통하는 영구적인 창을 만드는 수술

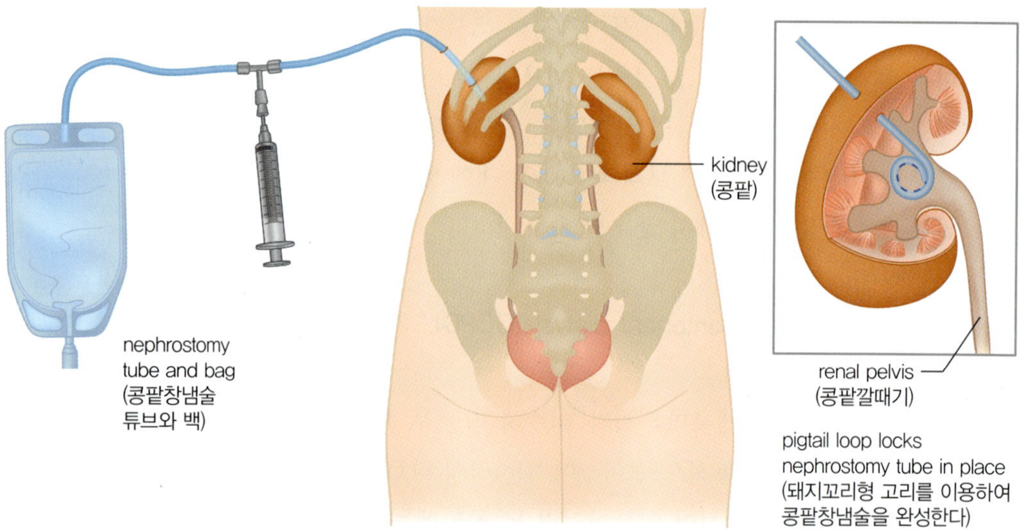

[그림 13-18] 콩팥창냄술(nephrostomy)

ureterolithotomy 요관결석제거(술), 요관돌제거(술)

요관을 절개하여 돌을 제거하는 수술

ureterostomy 요관창냄(술), 요관조루(술)

요관의 오줌을 배설하는 샛길을 영구적으로 만드는 외과적 수술

cystectomy 방광절제(술), 낭종절제(술)

방광의 수술적 제거. 방광암 치료시 방광의 일부 또는 모두를 제거하는 외과적 수술

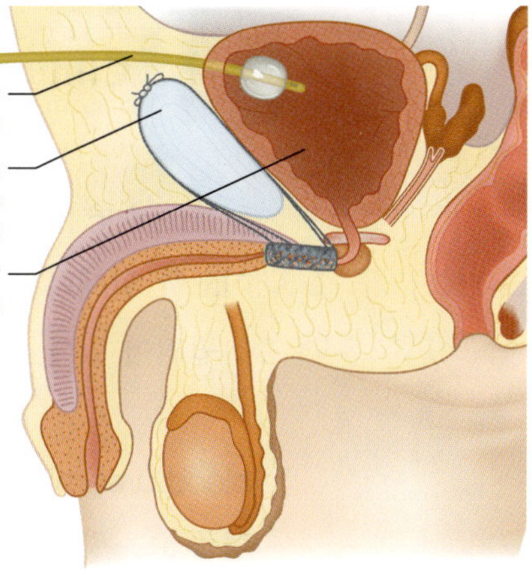

[그림 13-19] 방광창냄술(cystostomy)

meatotomy　요도구절개(술)
요도구를 확대하기 위한 요도구 절개

urethrotomy　요도절개(술)
요도협착을 치료하기 위한 절개수술

cystostomy　방광창냄(술)
방광 유출의 폐쇄로 인한 소변의 방광내 정체를 해결하기 위해 방광 내에 샛길이나 창을 만들어주는 수술

urethroplasty　요도성형(술)
요도의 상처나 결손부위의 수술적 수복

extracorporeal shock wave lithotripsy(ESWL)　체외충격파쇄석(술), 몸밖충격파돌깸술
전기충격파에 의해 요로결석을 작은 조각으로 분쇄하여 소변과 함께 빠져나갈 수 있게 한다.

Kegel exercises　케겔운동
요실금 등의 치료법으로서 요도나 항문부위의 괄약근의 기능을 향상시켜 준다.

percutaneous nephrolithotomy　경피적 콩팥절개돌제거(술), 경피적 신장절개결석제거(술)
외과적 절개를 통해 신결석을 제거

renal transplantation　콩팥이식(술), 신장이식(술)
말기신부전에 시행되는 신장이식 수술

transurethral resection of the prostate(TURP)　전립샘 경요도 절제술
전립선비대증의 치료법으로 음경을 통해 기구를 삽입하여 요도와 방광을 막고 있는 전립선 조직을 제거

prostatectomy　전립샘절제술
제거할 전립선 조직의 양이 많거나 전립선의 크기 · 모양 · 위치 등에 따라 실시되며 전립선 피막 혹은 방광을 절개하여 비대된 전립선 조직을 적출한다.

7 Clinical Procedures & Laboratory Tests

antidiuretic hormone(ADH)　항이뇨호르몬

이뇨를 억제하는 호르몬으로 습관적으로 수면 중 배뇨가 있는 어린이의 경우 이 호르몬이 결핍되어 있다.

blood urea nitrogen(BUN)　혈액요소질소

혈중 요소량을 측정하는 검사로서 신기능 저하가 있는 경우 BUN 수치가 높게 나타난다.

creatinine clearance test　크레아티닌청소율검사

신장의 혈중 크레아티닌 제거능력을 측정하는 검사로 혈중 크레아티닌 농축양과 24시간 소변으로 배설되는 크레아티닌의 양을 비교하여 불균형 여부를 측정하는데 신기능 부전이 있을 경우 낮은 수치를 보인다.

cystoscopy　방광경검사, 방광보개검사

내시경으로 방광 내부를 검사

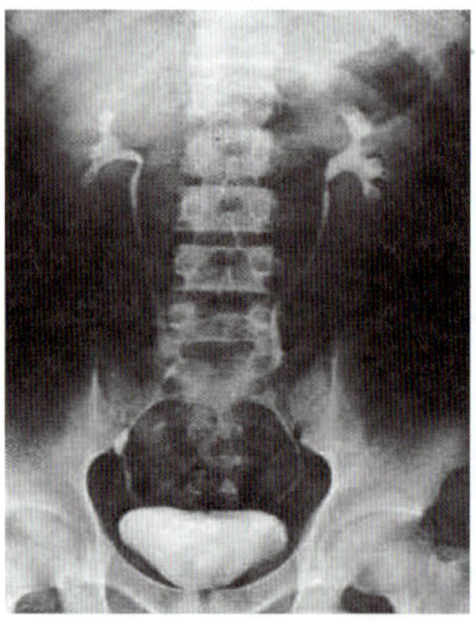

[그림 13-20] 정맥신우조영술(IVP)
신장에서 요관을 따라 방광 속으로 조영제가 내려오고 있다.

intravenous pyelography(IVP)　정맥신우조영술, 정맥깔때기조영술

조영제 주사 후 복부내 비뇨기계 촬영 후 신장의 형태 이상, 편위, 결석, 신장의 종양, 신결핵, 신혈관성 고혈압증, 요관협착, 요관굴곡, 암의 전이 여부, 신장 이식환자 등의 진단과 수술 후 경과 관찰, 급성복통, 체외충격파 결석파괴요법 후 잔석 유무의 위치 등을 알 수 있다.

kidney ureter and bladder(KUB)　콩팥요관방광단순촬영

단순 방사선 촬영으로 다른 장기와 비교하여 신장의 크기와 위치를 알 수 있다.

renal angiography　신혈관조영술

조영제를 주사하여 신혈관을 촬영하며 신종양 진단과 고혈압 환자의 신혈관 상태를 검사하는 데 사용된다.

renin 레닌

신장에서 분비되는 호르몬으로서 정맥수축에 영향을 주어 혈압을 상승시킨다.

retrograde pyelogram(RGP) 역방향신우조영사진, 역방향깔때기조영사진

비뇨기계 진단을 위해 요도를 통해 도관(이끌관, catheter)을 삽입한 후 조영제를 역행성으로 직접 주입하는 검사로 방광의 샛길(누공, fistula), 종양(tumor), 양성전립샘비대(BPH), 직장암(곧창자암, rectal cancer), 자궁경부암(cervix cancer)의 주위 침윤과 방광과의 관계, 방광 손상시 파열(터짐, rupture) 및 기타 방광 내의 해부학적 구조의 이상 유무를 알 수 있다.

renal biopsy 콩팥생검(신장생검)

수술시 또는 국소마취하에 생검바늘(biopsy needle)로 경피적 생검이 이루어지며 조직학적 검사를 위해 시행되어진다.

urea 요소

질소성 노폐물

urinalysis(UA) 소변검사(요검사)

소변의 색이나 혼탁도 등의 물리적 성상을 검사하고 소변으로 배출되는 여러 종류의 노폐물을 반정량적으로 검출하는 검사

urinary catheterization 도뇨

관을 요도를 통하여 방광으로 넣어 소변을 빼내거나 방광으로 세척액을 넣을 때 방광을

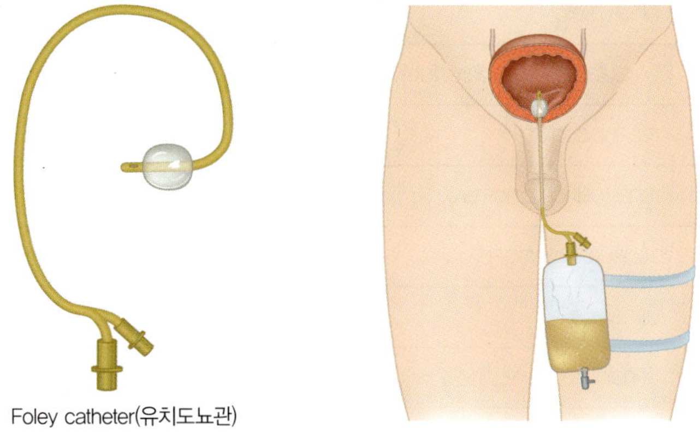

[그림 13-21] 유치도뇨관(Foley catheter)

불릴 때 이용된다.

voiding cystourethrography(VCUG)　배뇨방광요도조영술
방사성 불투과성 조영제로 방광을 채우고 배뇨중 방광 · 요도를 촬영하여 관찰하는 검사

8 Abbreviation

ADH	antidiuretic hormone	항이뇨호르몬
ATN	acute tubular necrosis	급성요세관괴사
ARF	acute renal failure	급성신부전
BUN	blood urea nitrogen	혈액요소질소
CAPD	continuous ambulatory peritoneal dialysis	지속외래복막투석
CRF	chronic renal failure	만성신부전
ESRD	end-stage renal disease	말기 신질환
ESWL	extracorporeal shock wave lithotripsy	체외충격파쇄석술
GFR	glomerular filtration rate	사구체여과율
HD	hemodialysis	혈액투석
HUS	hemolytic uremic syndrome	용혈요독증후군
IVP	intravenous pyelography	정맥신우조영술
KUB	kidney ureter and bladder	콩팥요관방광단순촬영
PKU	phenylketonuria	페닐케톤뇨증
PCN	percutaneous nephrostomy	경피적 콩팥창냄술
RBF	renal blood flow	신혈류량
RCC	renal cell carcinoma	콩팥세포암종
TURP	transurethral resection of the prostate	전립샘 경요도 절제술
UA	urinalysis	소변검사
UTI	urinary tract infection	요로감염
VCUG	voiding cystourethrography	배뇨방광요도조영술

연습문제

1. 다음 중 비뇨기계에 해당하지 않는 기관은?

① kidney ② ureter ③ bladder
④ small intestine ⑤ urethra

2. 다음 중 비뇨기계의 기능으로 바르지 않은 것은?

① It filters waste products from the blood and regulates the amount and pH of body fluids.
② It acts on the metabolism of bilirubin and prevents jaundice.
③ It helps muscles and nerve cells function smoothly by properly regulating electrolytes, moisture, and acid.
④ It regulates blood pressure in the human body by secreting the enzyme renin.
⑤ It regulates red blood cell formation by secreting erythropoietin.

3. 다음 중 혈액내 요소, 질소 노폐물, 단백질 대사산물이 다량으로 존재하는 상태를 일컫는 용어는?

① pyuria ② ketonuria ③ uremia ④ oliguria ⑤ diuresis

4. 정상적인 한쪽의 콩팥에 약 몇 개 정도의 네프론이라는 구조를 가지고 있는가?

① 1,000 ② 100 thousand ③ 1 million
④ 10 million ⑤ 100 million

정답 1. ④ 2. ② 3. ③ 4. ③ 5. ④

5. 다음 중 정상적인 신장에서 재흡수가 일어나면 안 되는 물질은 무엇인가?

① Water ② Sugar
③ Salt ④ Urea
⑤ Water-soluble vitamins

6. 요관으로부터 받은 소변을 일정 용량 저장했다가 배출시키는 장기는 다음 중 무엇인가?

① prostate ② bladder ③ urethra
④ glomerulus ⑤ nephron

7. anuria에 대한 설명으로 올바른 것은?

① Symptoms of not being able to hold back the urge to urinate
② Urine excreted during sleep
③ Ketones excreted in urine
④ Pus excreted in urine
⑤ Symptoms of not producing urine, with a total daily urination volume of less than 250cc

8. 요관내에 결석 등 자극물이 있을 때 요관이 경련을 일으켜 좁아지는 현상을 일컫는 용어는 무엇인가?

① urinary frequency ② continence
③ albuminuria ④ ureteral spasm
⑤ polyuria

9. 방광에 저장되어 있는 오줌이 요관을 통하여 신장으로 역류하는 증상을 일컫는 용어는 무엇인가?

① vesicoureteral reflux ② micturition
③ vesical tenesmus ④ urinary urgency
⑤ incontinence

정답	6. ② 7. ⑤ 8. ④ 9. ①

10. 세균에 의한 방광 점막 및 벽의 급성 감염으로 여러 가지 증상을 일으키는 질병을 일컫는 단어는?

① cystitis ② diabetes insipidus
③ acute renal failure ④ glomerulonephritis
⑤ hemolytic uremic syndrome

11. 급성 사구체신염의 가장 흔한 형태이고 원인은 아직 밝혀져 있지 않으며 육안적인 혈뇨의 출현으로 나타나는 경향을 주된 특징으로 하는 사구체 질환은?

① IgA nephropathy ② interstitial nephritis
③ lupus nephritis ④ membranoproliferative glomerulonephritis
⑤ nephrolithiasis

12. 신장에 돌이 생기는 병으로 요산과 칼슘염으로 구성되어 있으며 돌을 잘게 부숴 소변으로 배설되게 하거나 수술로 제거해야 하는 질병을 일컫는 용어는?

① nephrotic syndrome ② lupus nephritis
③ interstitial nephritis ④ polycystic kidney disease
⑤ nephrolithiasis

13. 다음 중 nephrotic syndrome의 특징이 아닌 한 가지는 무엇인가?

① Urinary stones ② Severe proteinuria
③ Hypoproteinemia ④ Hyperlipidemia
⑤ Edema

14. renal cell carcinoma에 대한 설명으로 틀린 것은?

① Malignant tumor of the kidney
② Most common in people aged 60 to 70
③ The male to female ratio of renal cell carcinoma is 3:1
④ Treatable with antibiotics
⑤ Treated with nephrectomy.

정답 10. ① 11. ① 12. ⑤ 13. ① 14. ④

15. Alport syndrome에 대한 설명으로 틀린 것은?

① Main cause is long-term smoking
② Progressive sensorineural hearing loss
③ Progressive glomerulonephritis
④ Accompanied by eye defects
⑤ Inherited as an autosomal dominant trait

16. Wilms' tumor에 대한 특징으로 올바르지 않은 것은?

① Flank pain ② Hematuria
③ Weight loss ④ Anemia
⑤ Mainly occurs in adolescents over 15 years of age

17. 다음 그림에서 실시한 procedure의 명칭은 무엇인가?

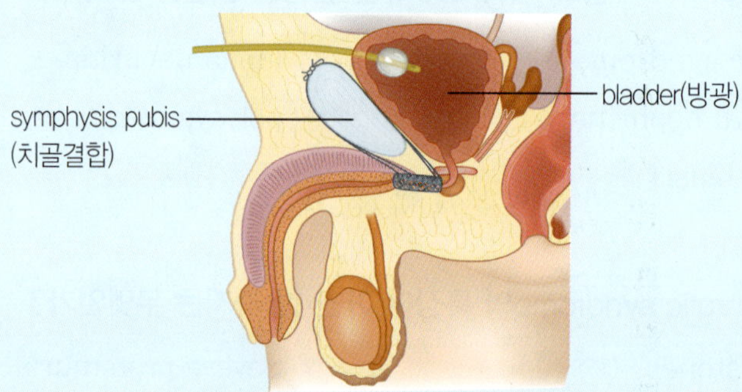

① ureterostomy ② ureterolithotomy ③ cystostomy
④ meatotomy ⑤ urethroplasty

18. 이뇨를 억제하는 호르몬으로 습관적으로 수면 중 배뇨가 있는 어린이의 경우 이 호르몬이 결핍되어 있다. 위에서 설명하는 호르몬은 무엇인가?

① GH ② estrogen ③ erythropoietin
④ ADH ⑤ prolactin

정답 15. ① 16. ⑤ 17. ③ 18. ④

19. 다음 그림에서 실시한 procedure의 명칭은 무엇인가?

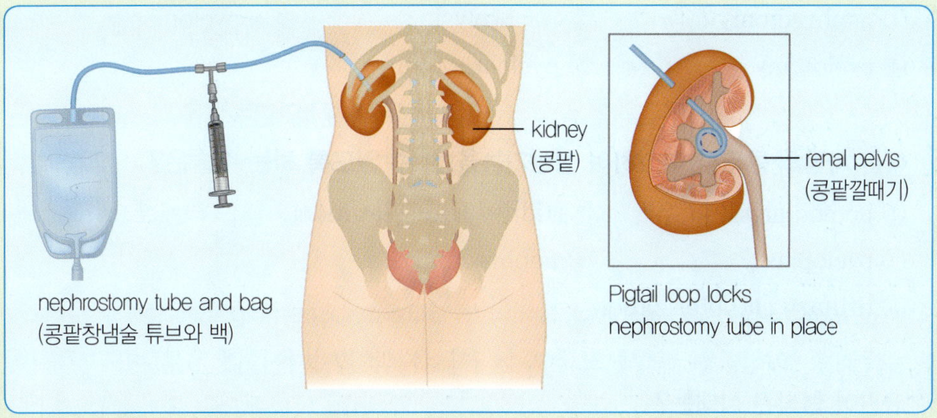

① urinary catheterization ② ureterolithotomy
③ cystostomy ④ meatotomy
⑤ nephrostomy

20. 21세기에 신장병이 가장 많이 생기는 원인은 무엇인가?

① Diabetes ② Dementia ③ Drinking
④ Smoking ⑤ Hyperlipidemia

21. 혈액 내의 노폐물을 걸러내며 깨끗해진 혈액은 체내로 다시 돌려보내는 곳은?

① glomerulus ② bladder ③ hilum
④ distal tubule ⑤ Henle's loop

22. 자신의 의지와 무관하게 요도를 통해 소변이 나오는 증상은?

① nephrosis ② voiding ③ urination
④ urinary incontinence ⑤ anuria

23. 신장이 비정상적으로 커져 있는 증상은?

① nephrorrhagia ② nephromegaly ③ nephroptosis
④ nephrosis ⑤ nephrosclerosis

정답	19. ⑤ 20. ① 21. ① 22. ④ 23. ②

24. 신우에서 돌을 제거하는 수술은?

① nephrectomy ② nephrolysis ③ pyeloplasty
④ pyelotomy ⑤ pyelolithotomy

25. 다른 사람의 콩팥을 이식하여 정상기능을 할 수 있도록 하는 수술은?

① hemodialysis ② kidney transplatation
③ pyeloplasty ④ nephrectomy
⑤ urinary catheterization

26. 요관이 협착된 상태는?

① urererectasis ② cystocele ③ ureterostenosis
④ ureteritis ⑤ ureterostomy

27. 뇨의를 참지 못하는 증상은?

① diuresis ② enuresis ③ uremia
④ urinary urgency ⑤ nocturia

28. ADH의 부족으로 체내의 수분이 자구 소변으로 배설되는 현상은?

① cystitis ② cystocele ③ diabetes insipidus
④ cystocele ⑤ glycosuria

29. 요도구 확대를 위해 요도를 절개하는 수술은?

① urererectasis ② ureterostomy ③ ureterotomy
④ urethrotomy ⑤ meatotomy

30. 콩팥의 기능 저하로 인공신장을 통하여 노폐물을 제거하고 투석된 피를 돌려주는 치료법은?

① hemodialysis ② pyeloplasty ③ ureterostenosis
④ nephropexy ⑤ peritonial dialysis

정답	24. ⑤ 25. ② 26. ③ 27. ④ 28. ③ 29. ⑤ 30. ①

제 14장

남성생식기계

Male Reproductive System

1. Introduction
2. Origin of Terms
3. Anatomical Terms
4. Symptomatic & Diagnostic Terms
5. Therapy & Operative Terms
6. Clinical Procedures & Laboratory Tests

- 연습문제

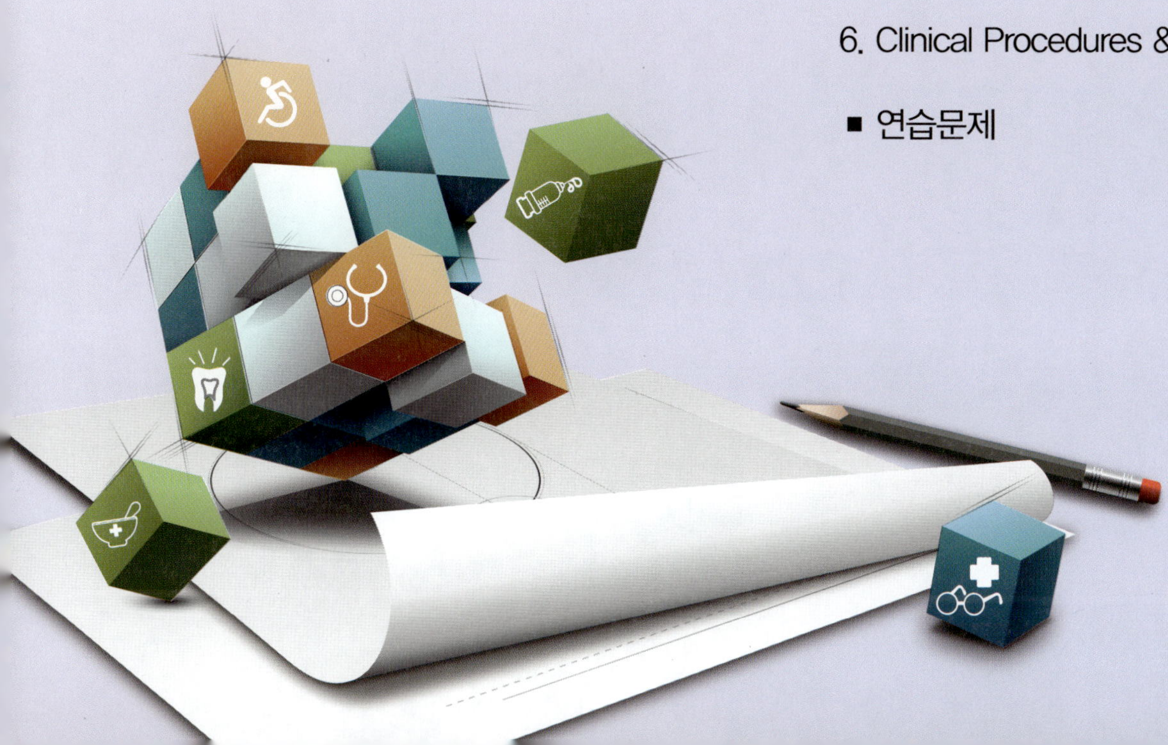

MEDICAL
TERMINOLOGY

1 Introduction

남성생식계통은 고환(testis), 부고환(epididymis), 정관(vas deferens), 정낭(seminal vesicle), 전립샘(prostate gland)과 바깥 생식기관인 음경(penis)과 음낭(scrotum)으로 이루어져 있다. 남성생식계통의 장기들은 정자(sperm)를 생산하고 저장 및 운반하며 테스토스테론(testosterone) 이라는 호르몬을 분비하여 남성의 2차 성징을 유발하는 기능을 한다.

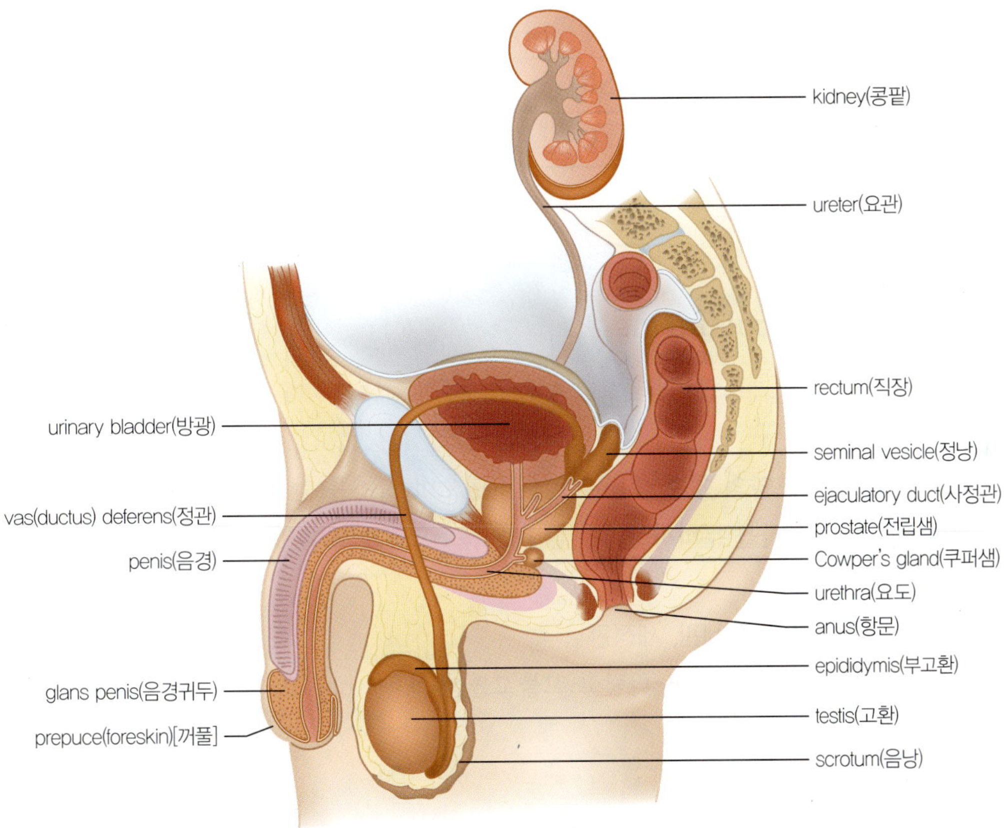

[그림 14-1] 남성생식계(male reproductive system)

2 Origin of Terms

어근 및 접미사	의미	영어
test/o, orch/o, orchid/o, orchi/o	고환	testis
prostat/o	전립샘	prostate gland
balan/o	음경귀두	glans penis
vesicul/o	정낭	seminal vesicles
sperm/o, spermat/o	정자	spermatozoa
epididym/o	부고환	epididymis
crypt/o	숨음, 잠복	hidden
vas/o	맥관, 혈관	vessel, duct

3 Anatomical Terms

testis 고환

음낭 속에 있는 공모양의 기관. 좌우 한 쌍이 있으며 정자를 만들고 남성호르몬인 테스토스테론(testosterone)을 분비하는 곳

seminiferous tubule 정세관, 세정관

고환에서 정자를 생산하는 가느다랗고 꼬불꼬불한 긴 관(tube)

epididymis 부고환

부고환은 고환의 뒷부분에 위치하는 가늘고 긴 관(tube)으로 정자를 형성하는 가는 관들이 하나로 모여서 형성된 것

vas deferens, ductus deferens 정관

정자(sperm)를 요도(urethra)까지 운반하는 고환의 배출관으로 정낭의 배출관과 합쳐져 사정관을 형성한다. 남성의 불임을 위해 정관을 절단하거나 결찰하는 수술을 시행한다.

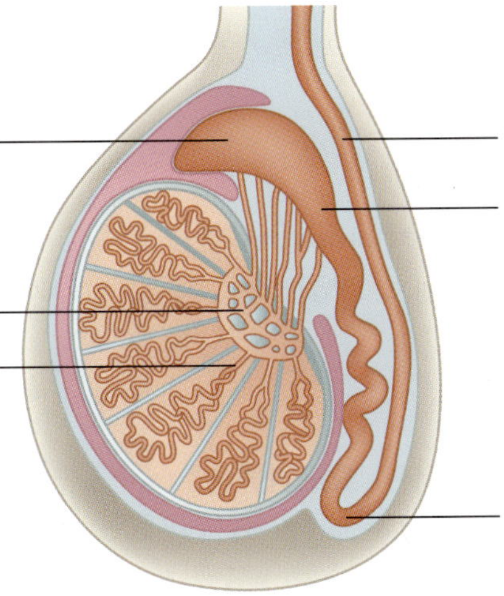

[그림 14-2] 정세관(seminiferous tubules)

seminal vesicle 정낭

정관의 끝부분에 달려 있는 일종의 주머니로 고환에서 생산된 분비물을 일시 저장하면서 정자에 영양을 공급하는 물질을 분비하여 정자 운동을 활발하게 하고 에너지를 공급한다.

ejaculatory duct 사정관

정자가 요도로 들어가는 통로

penis 음경

배뇨(urination)와 성교(coitus)에 관여하는 남성의 외부 생식기. 음경의 끝부분인 음경귀두(glans penis)는 점막으로 덮여 있고 음경귀두를 싸고 있는 피부주름인 꺼풀(prepuce, foreskin)에 싸여 있다. 음경은 여성의 음핵(clitoris)에 해당하며 구조적으로도 유사하다.

glans penis 음경귀두

음경(penis)의 끝에 불룩하게 커진 부분

prepuce, foreskin 꺼풀, 음경꺼풀

음경의 포피로서 음경을 덮고 있는 피부 주름

scrotum 음낭

고환, 부고환을 싸고 있는 주머니로 복벽의 일부가 돌출되어 형성된 것

perineum 샅, 회음

남성의 음낭(scrotum)과 항문 사이 부분으로 남성과 여성에게 공통으로 존재

prostate gland 전립샘(전립선)

정자(sperm)의 운동과 사정(ejaculation)을 돕는 물질을 분비하는 남성생식기의 외분비샘(gland)의 일종으로 이 분비액은 정자의 운동을 돕고 산성인 소변이 지나가는 요도 안을 중화시켜 정자를 보호한다.

Cowper's gland 쿠퍼샘(쿠퍼선), 요도망울샘

전립선 옆에 있는 2개의 작은 분비관으로 사정시 요도로 윤활성 액체를 분비한다.

semen 정액

남성의 생식관에서 방출되는 액체

ejaculation 사정

남성 요도에서 정자(sperm)와 분비물이 배출되는 상태

정자의 이동경로

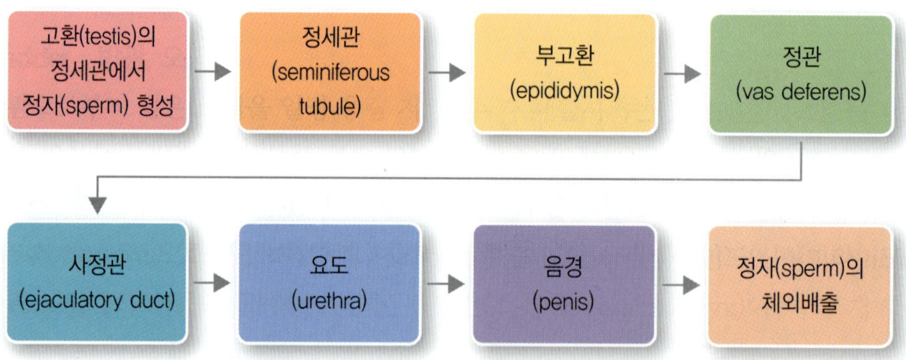

4 Symptomatic & Diagnostic Terms

azoospermia 정자없음증(무정자증)

정액 속에 정자가 전혀 없는 병적 상태. 불임이 되는 원인의 하나이다.

oligospermia 정자부족(증)

정액 중의 정자 수가 부족한 상태

chancre 굳은궤양(경성하감)

매독에 의한 피부 병변. 매독균에 감염이 되고 난 후 처음에는 구진(papule)이 나타나고 점차 적색 궤양(ulcer) 형태로 변하고 황색 삼출액이 나온다. 대개 통증은 느끼지 못하고 발생 후 약 5~6일이 지나면 저절로 나아 없어진다.

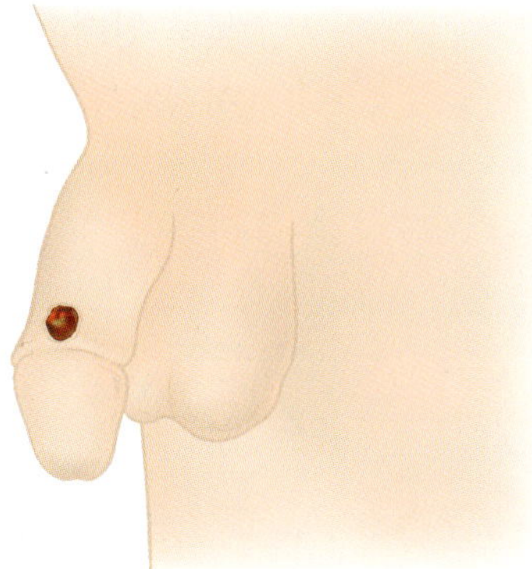

[그림 14-3] 굳은궤양(chancre)

chancroid 무른궤양(연성하감)

성적 접촉으로 전염되는 성병으로 비매독성 병변으로 인한 피부의 전염성 궤양이다. 성교 후 2~5일의 잠복기를 지나면서 음경표피 등에 1개의 구진이 나타났다가 피부가 헐면서 통증을 동반하는 1개 또는 여러 개의 궤양이 나타난다.

phimosis 포경, 우멍거지

남자 외부성기(음경, penis)의 개구가 꺼풀(포피, prepuce)에 의해 좁아져 있는 상태를 말함. 이 상태에서는 배뇨방해, 포피에 분비물 축적으로 감염이 생길 수 있기 때문에 포경수술(circumcision)을 시행한다.

hydrocele 물음낭종, 음낭수종

고환(testis)내 또는 정관(vas deferens)을 따라 액체가 고여 있는 상태. 소아에서 흔히 발견되는 질환으로 어린 소아에서는 복부와 연결되어 있는 교통성 음낭수종이 대부분이고 성인에서는 비교통성 음낭수종이 흔하다. 치료에는 전신마취나 척추마취로 물음낭종절제술(hydrocelectomy)을 받는 것이 가장 확실하다.

varicocele 덩굴정맥류, 정계정맥류

고환의 정맥얼기(venous plexus)의 울혈(congestion)로 정맥혈관이 확장되어 꼬불꼬불 엉키고 부풀어 오르는 질환으로 남성불임의 가장 흔한 원인 중 하나이지만 치료가능성이 높다. 치료는 정맥류절제술(varicocelectomy)을 시행한다.

anorchism 고환없음증(무고환증)

한쪽 또는 양쪽의 고환이 선천적으로 없는 것

cryptorchidism, cryptorchism 잠복고환(증)

원래 고환은 배 안에서 발생되어 분만 2개월 전에 음낭으로 내려오는데 출생 후에도 고환(testis)이 배공간 내에 머물러 있는 상태를 잠복고환이라 한다. 정체된 고환은 배 안의 온도로 인해 정자를 만드는 생식세포가 죽게 되어 정자를 생산하지 못하게 된다. 치료는 생식샘자극호르몬(gonadotropin)이나 고환고정술(orchiopexy)을 시행한다.

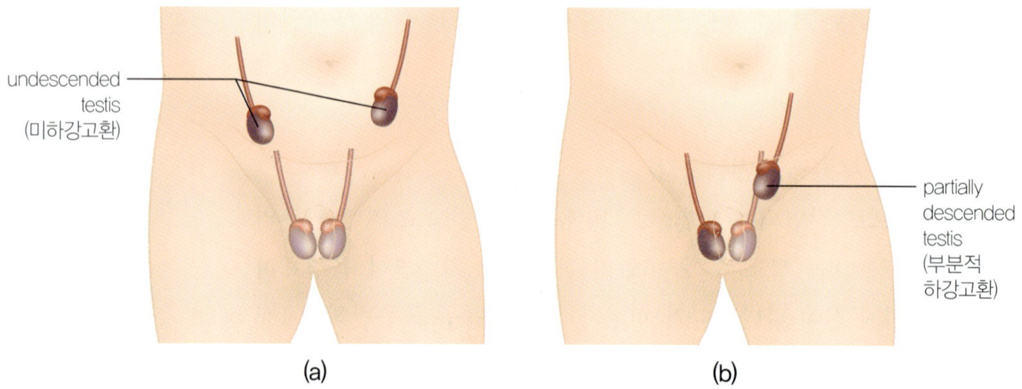

[그림 14-4] 잠복고환(cryptorchidism)

orchitis 고환염

고환에 생기는 염증

epididymitis 부고환염

부고환의 염증

vasitis 정관염

정관의 염증

balanitis 귀두염

귀두에 발생하는 염증

prostatitis 전립샘염(전립선염)

혈행성 또는 요로로부터의 감염에 의한 전립샘의 염증으로 급성과 만성이 있다. 급성에서는 발열, 배뇨통, 빈뇨 등이 나타나고 촉진시 전립샘에 압통을 느낀다. 만성에서는 회음부 불쾌감 등을 호소하기도 한다.

benign prostatic hypertrophy(BPH) 양성전립샘비대(양성전립선비대)

호르몬의 불균형, 생리적인 노쇠현상으로 인해 전립샘 내부의 샘 조직이 결절형태로 과형성된 상태를 말한다. 대개 50세 전후부터 배뇨가 지연되거나 배뇨가 시작되더라도 가늘고 힘이 없으며 잔뇨와 빈뇨가 있고 신장 기능이 나빠지기도 한다. 전립샘절제술이 근치요법이기는 하나 요도를 통해 내시경을 삽입하여 전립샘을 제거하는 경요도전립샘절제술(transurethral resection of the prostate, TURP)을 시행하여 배뇨장애를 제거할 수 있다.

testis cancer 고환암

고환에 발생하는 악성 종양. 우리나라에서는 10만 명당 0.45명으로 보고되어 상대적으로 드물게 발생하는 암이다. 원인은 명확하게 밝혀져 있지 않지만 선천적 요인과 후천적 요인 모두 연관이 있는 것으로 알려져 있다. 후천적 요인 중에서는 잠복고환이 가장 연관성이 높다.

prostate cancer, prostatic cancer 전립샘암(전립선암)

50세 이상의 성인 남자에게서 볼 수 있고 보통 서서히 진행하기 때문에 뚜렷한 자각증세는 없다. 원인불명이나 연령과 남성호르몬이 유발인자로서 관계가 있는 것으로 보고 있다. 일반적으로 전립선 특이항원 검사와 직장 검사 후 조직검사를 통해 알 수 있고 치료는 조기라면 근치수술로서 전립샘절제술을 시행하거나 방사선 요법을 시행하지만 할 수 없는 경우에는 항 남성호르몬 요법을 적용시킨다.

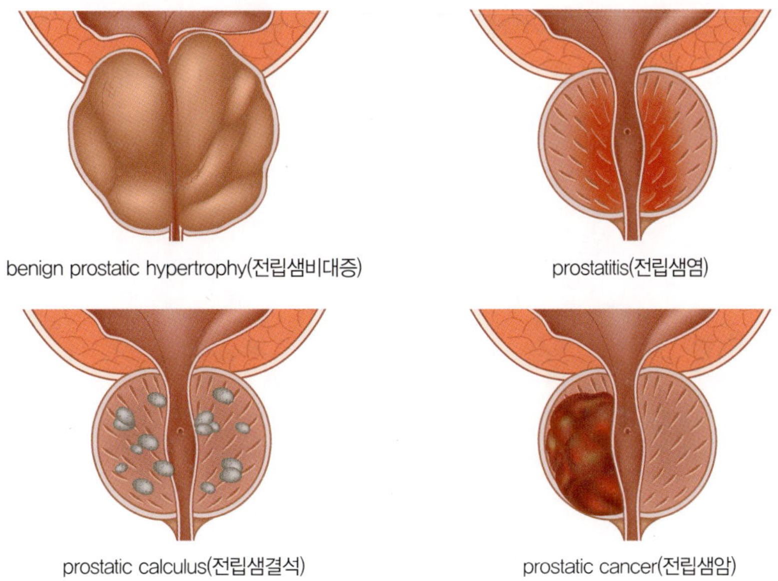

[그림 14-5] 전립샘의 질환

gonorrhea 임질

성교에 의해 감염되는 급성질환으로 임균이 원인균이다. 잠복기는 3~5일이고 임상증세는 무증상, 요도염, 질염, 안염 등이 나타날 수 있다.

herpes genitalis 음부포진

주로 성관계에 의해 옮겨지는 단순포진 바이러스에 의해 음부 주위 피부에 발생하는 질환

syphilis 매독

매독균에 의해서 일어나는 전염성 성병으로 여러 장기와 피부에 병변을 일으킨다. 대부분이 성교를 통해 감염되며 모체에서 태반을 통하여 태아에게 감염될 수도 있다.

trichomoniasis 질편모충증, 트리코모나스증

Trichomonas vaginalis라는 원충에 의해 발병하는데 비뇨생식기 감염을 일으키며 여성의 질 부위에 자주 발생한다. 목욕탕이나 수영장 등에서 감염되기 쉬우며 불결한 위생조건과 성교가 주요 발병요인이다.

5 Therapy & Operative Terms

circumcision 포경수술, 음경꺼풀절제술

음경꺼풀의 전부 또는 일부를 고리 모양으로 절개 혹은 제거하는 수술로 음경의 위생 증진, 귀두염, 포피염 등을 감소시킬 수 있다.

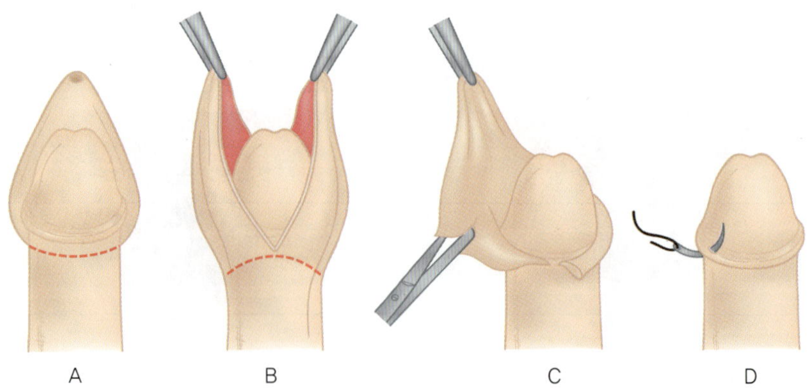

[그림 14-6] 포경수술(circumcision)

balanoplasty 귀두성형술

음경의 귀두에 대한 성형외과적 수술

castration 거세

고환이나 난소를 제거하는 수술로 주로 남성의 전립샘암과 여성의 유방암의 암세포 성장을 돕는 호르몬 생산을 줄이기 위해 시행한다. 수술 후에는 생식선 호르몬의 분비가 단절되어 생식 불능이 되고 제2차 성징이 나타나지 않거나 퇴화현상이 일어난다.

orchiectomy 고환절제술

한측 또는 양측의 고환과 부고환을 제거하는 수술

orchiopexy 고환고정술

고환을 음낭으로 내려오게 하여 음낭 벽에 고정시켜 주는 수술

epididymectomy 부고환절제술

부고환을 제거하는 수술

vasectomy 정관절제술

피임을 목적으로 정관을 잘라 두 끝을 봉합하여 정자의 이동을 차단하는 수술

vasoligation 정관결찰

부고환염(epididymitis)을 막기 위해 또는 불임을 위해 정관(vas deferens)을 봉합사로 묶는 방법

vasovasotomy 정관정관이음술(정관문합술)

남성의 수정능력을 복원시키기 위해 정관절제술로 절단되거나 묶인 정관의 말단을 연결하는 수술

prostatectomy 전립샘절제술(전립선절제술)

전립선의 전부 또는 그 일부를 수술로 제거하는 것

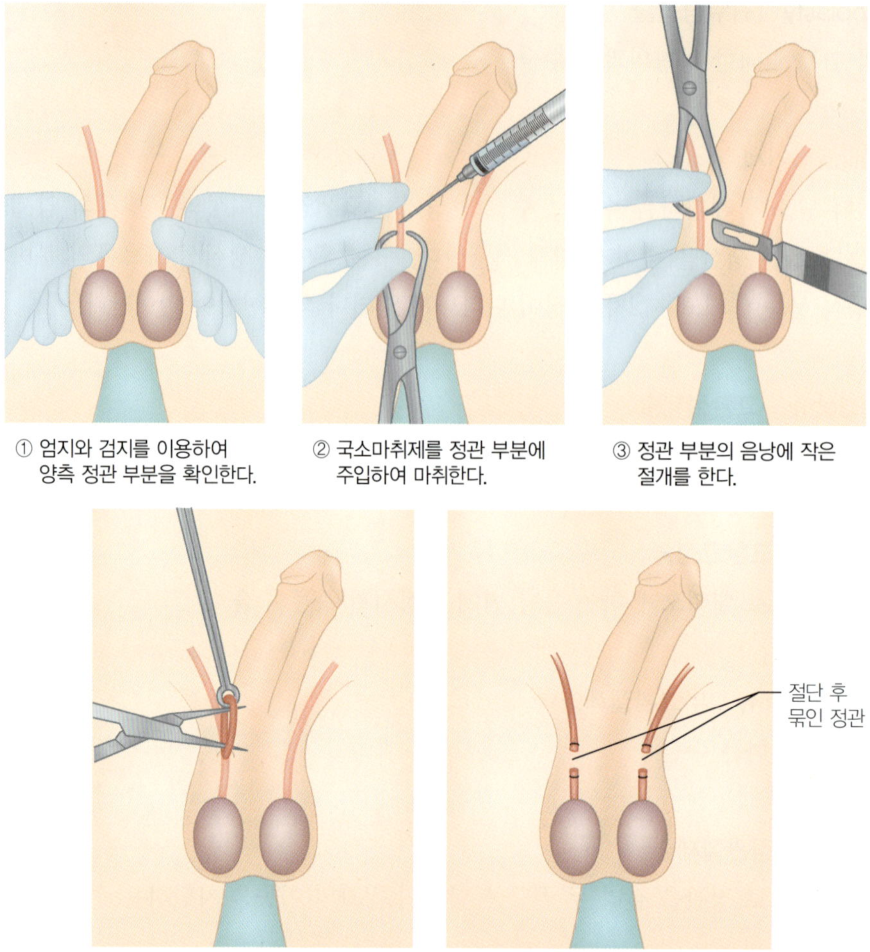

[그림 14-7] 정관절제술(vasectomy)

출처 : 서울대학교병원 의학정보(http://www.snuh.org/)

transurethral resection of the prostate(TURP)　경요도전립샘절제술(경요도전립선절제술)

전립선의 조직을 개복하지 않고 요도를 통하여 절제하는 수술

6 Clinical Procedures & Laboratory Tests

semen analysis　정액검사

수정능력 정도를 보는 검사로 정관절제술 후 정액을 채취하여 정자 세포 수, 운동능력 및 형태를 관찰한다.

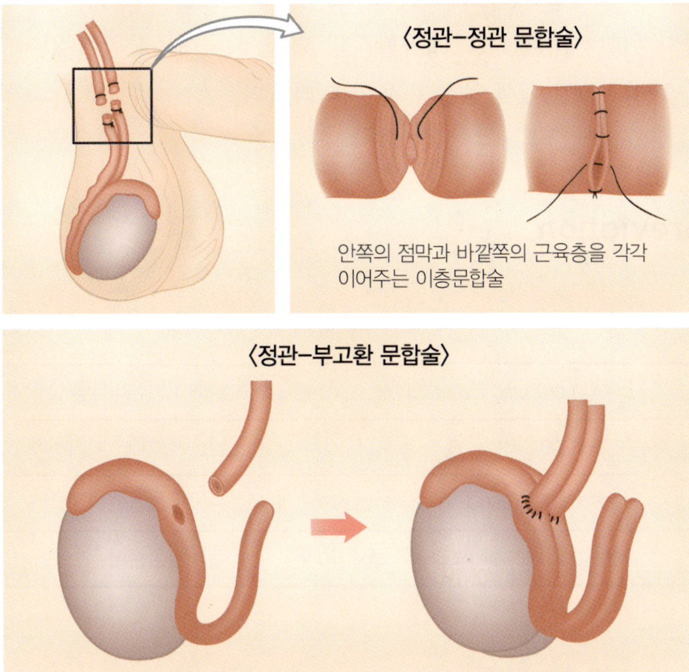

[그림 14-8] 정관정관이음술(vasovasotomy)

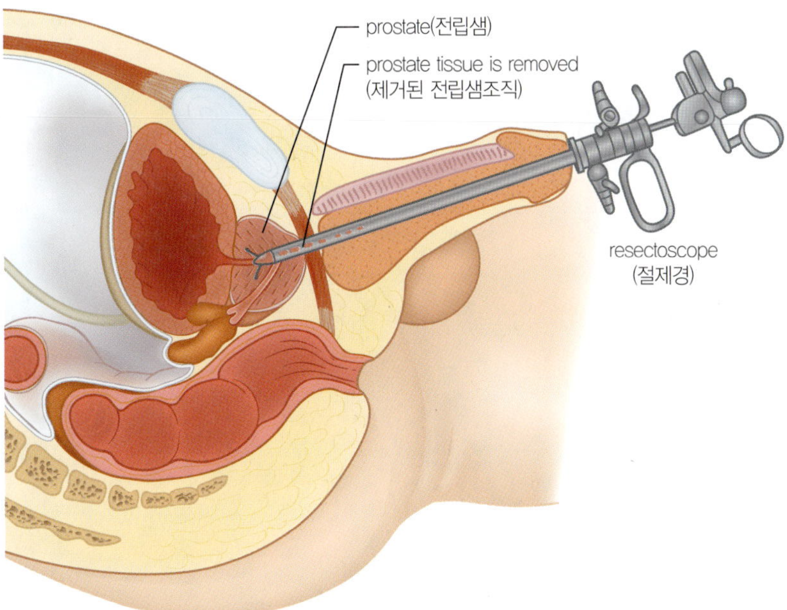

[그림 14-9] 경요도전립샘절제술(transurethral resection of the prostate)

venereal disease research laboratory(VDRL)　매독혈청검사

매독을 진단하기 위한 혈청검사로 매독환자의 혈청에는 매독항원이 있어 혈청 내의 항체와 항원이 반응하여 VDRL에서 양성 반응이 나타난다.

7 Abbreviation

BPH	benign prostatic hypertrophy	양성전립샘비대증
HSV	herpes simplex virus	단순헤르페스바이러스
TURP	transurethral resection of the prostate	경요도전립샘절제술
VDRL	venereal disease research laboratory	매독혈청검사

연습문제

1. 정자를 정낭으로 운반하는 가느다란 관은?

① scrotum ② vas deferens ③ ejaculatory duct
④ seminal vesicle ⑤ prostate gland

2. 남성 생식기관에 해당하는 것은?

① fimbriae ② clitoris ③ Bartholin's gland
④ epididymis ⑤ Skene's duct

3. 복벽의 일부가 돌출되어 형성된 것은?

① testis ② scrotum ③ spermatic cord
④ seminal vesicle ⑤ prostate gland

4. 남녀가 공통으로 있는 것은?

① testis ② ovary ③ perineum
④ ejaculatory duct ⑤ prostate gland

5. 남자의 penis와 같은 여성의 기관은?

① ovary ② uterus ③ clitoris
④ vagina ⑤ fallopian tube

6. 만성 부고환 염증이 있는 환자에게 시행하는 수술은?

① vasectomy ② orchiopexy ③ prostatectomy
④ cystectomy ⑤ epididymectomy

정답	1. ② 2. ④ 3. ② 4. ③ 5. ③ 6. ⑤

7. spermatogenesis 장소는?

① penis　② seminal vesicle　③ Cowper's gland
④ epididymis　⑤ seminiferous tubule

8. 정관과 요도가 만나는 곳이며 알칼리성 액체를 분비하는 기관은?

① ductus deferens　② seminal vesicle　③ scrotum
④ prostate gland　⑤ spermatic cord

9. 선천적으로 고환이 없는 것은?

① BPH　② anorchism　③ phimosis
④ spermatocele　⑤ cryptorchism

10. 고환 초막 내에 액체가 고인 것은?

① hydrocele　② anochism　③ balanitis
④ epididymitis　⑤ cryptorchism

11. 매독 증상으로 초기 궤양은?

① chancre　② genital herpes　③ trichomoniasis
④ endometritis　⑤ gonorrhea

12. 고환이 복강에 머물러 있는 상태는?

① anorchism　② cryptorchism　③ epispadias
④ gonorrhea　⑤ hydrocele

13. testis와 epididymis가 존재하는 곳은?

① perineum　② prostate　③ scrotum
④ peritoneum　⑤ ductus deferens

정답 7. ⑤ 8. ④ 9. ② 10. ① 11. ① 12. ② 13. ③

14. balanitis의 부위는?

① urethra ② prostate ③ scrotum
④ glans penis ⑤ epididymis

15. prepuce가 좁은 상태는?

① hydrocele ② phimosis ③ anorchism
④ chancre ⑤ chancroid

16. 기생충에 의한 감염은?

① gonorrhea ② syphilis ③ chancroid
④ trichomoniasis ⑤ genital herpes

17. 포경에 시행하는 수술로 맞는 것은?

① vasectomy ② circumcision ③ TURB
④ prostatectomy ⑤ TURP

18. 고환이 음낭내로 하강하지 않았을 경우의 처치로 맞는 것은?

① orchiopexy ② orchioplasty ③ prostatectomy
④ testectomy ⑤ ureterocystostomy

19. sterilization을 목적으로 하는 수술은?

① vesiculectomy ② circumcision ③ prostatectomy
④ vasectomy ⑤ ureterocystostomy

20. 정자의 흐름에 대한 순서가 맞게 연결된 것은?

① seminiferous tubule–epididymis–vas deferens–ejaculatory duct–urethra
② epididymis–seminiferous tubule–vas deferens–ejaculatory duct–urethra
③ epididymis–seminiferous tubule–vas deferens–urethra–ejaculatory duct
④ seminiferous tubule–epididymis–vas deferens–urethra–ejaculatory duct
⑤ seminiferous tubule–epididymis–ejaculatory duct–vas deferens–urethra

정답 14. ④ 15. ② 16. ④ 17. ② 18. ① 19. ④ 20. ①

21. 감수분열에 의해 정자를 만드는 근원세포는?

① spermatocyte ② spermatid ③ testis
④ spermatozoon ⑤ spermatogenesis

22. 남성 생식기관의 수정 능력을 알아보기 위해 정액으로 하는 검사법은?

① dip-stick test ② semen analysis ③ antiglobulin test
④ contraction test ⑤ pregnancy test

23. 남성에서 발생하는 것으로 점진적으로 진행되며 요도의 폐쇄를 일으켜 요의 흐름을 방해하는 질환은?

① orchitis ② testis cancer ③ bladder cancer
④ balanitis ⑤ benign prostetic hypertrophy

24. 주로 성교를 통해 감염되며 모체에서 태반을 통해 태아에게 감염될 수 있는 성병은?

① syphilis ② gonorrhea ③ herpes genitalis
④ orchitis ⑤ chacroid

25. 전립선 옆에 있는 2개의 작은 분비관으로 사정시 요도로 윤활성 액체를 분비하는 것은?

① perineum ② Cowper's gland ③ penis
④ scrotum ⑤ testis

26. 출생 후에도 고환이 배 공간에 머물러있는 상태는?

① orchitis ② vastitis ③ cryptorchism
④ balanitis ⑤ chacroid

27. 고환이나 난소를 제거하는 수술로 생식 불능이 되고 2차 성징이 나타나지 않는 현상은?

① orchiectomy ② orchiopexy ③ circumcision
④ castration ⑤ vasectomy

정답 21. ① 22. ② 23. ⑤ 24. ① 25. ② 26. ③ 27. ④

28. 정삭의 정맥들이 확장되어 부어오르고 통증을 동반하는 것은?

① rhinocele ② anorchism ③ chancre
④ hydrocele ⑤ varicocele

29. 정자의 이동 경로가 아닌 것은?

① vas deference ② penis ③ ureter
④ urethra ⑤ epididymis

30. 남성의 수정 능력을 복원시키기 위하여 정관절제술로 절단되었거나 묶인 정관의 말단을 연결하는 수술은?

① vasectomy ② vasotomy ③ vasoligation
④ vasovasostomy ⑤ orchiectomy

정답	28. ⑤ 29. ③ 30. ④

제 15장 여성생식기계

Female Reproductive System

Ⅰ. Female Genital System

1. Introduction
2. Origin of Terms
3. Anatomical Terms
4. Symptomatic & Diagnostic Terms
5. Therapy & Operative Terms

Ⅱ. Pregnancy and Childbirth

1. Introduction
2. Origin of Terms
3. Anatomical Terms
4. Symptomatic & Diagnositc Terms
5. Therapy & Operative Terms
6. Clinical Procedures & Laboratory Tests
7. Abbreviation

■ 연습문제

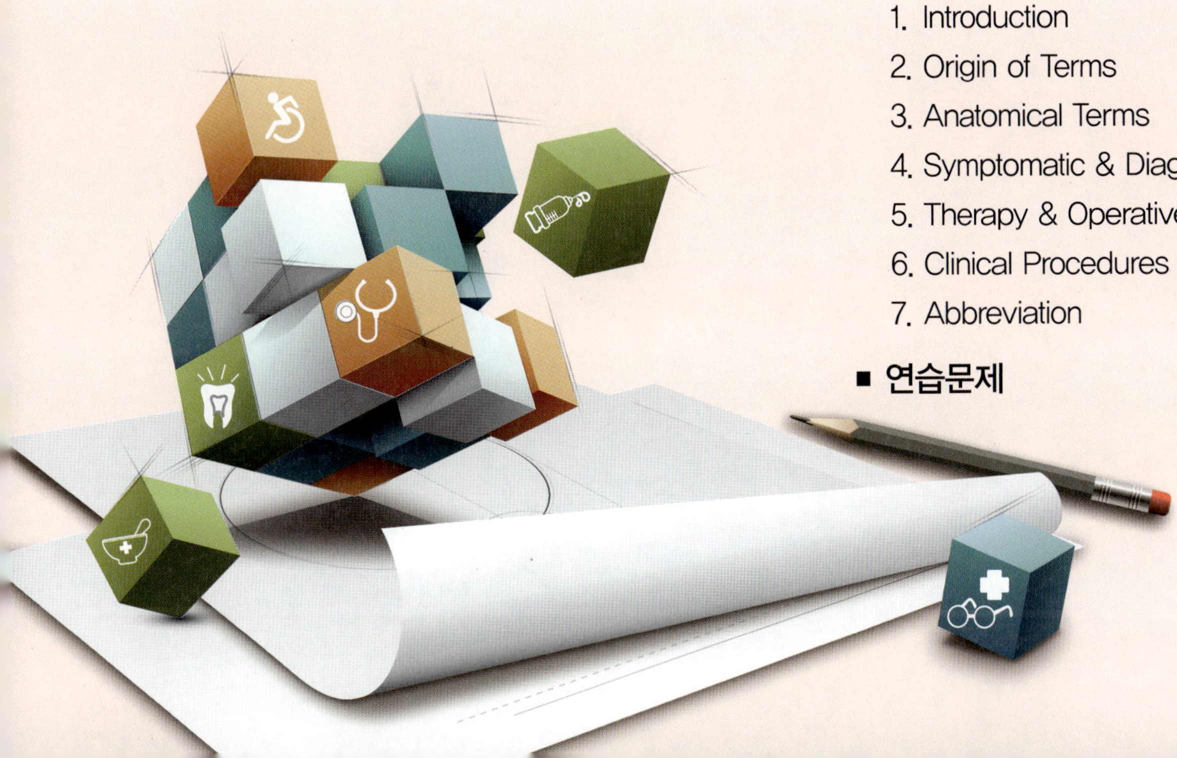

MEDICAL
TERMINOLOGY

I. Female Genital System

1 Introduction

여성 생식계는 여성의 생식요소인 난자를 생산하고 남성의 정자를 받아 수정하고 수정란을 태아가 되기까지 발전시키며 태아를 분만하는 기관이다. 여성의 생식기를 구성하는 기관은 난소(ovary), 자궁관(fallopian tube), 자궁(uterus), 질(vagina)의 내부생식기와 음문(vulva), 대음순(labium majus), 소음순(labium minus), 음핵(clitoris) 등의 외부생식기로 되어 있다. 난소에서 분비되는 호르몬인 에스트로겐(estrogen)과 프로게스테론(progesterone)은 월경과 임신의 진행, 여성의 2차 성징 발달에 주요한 역할을 한다.

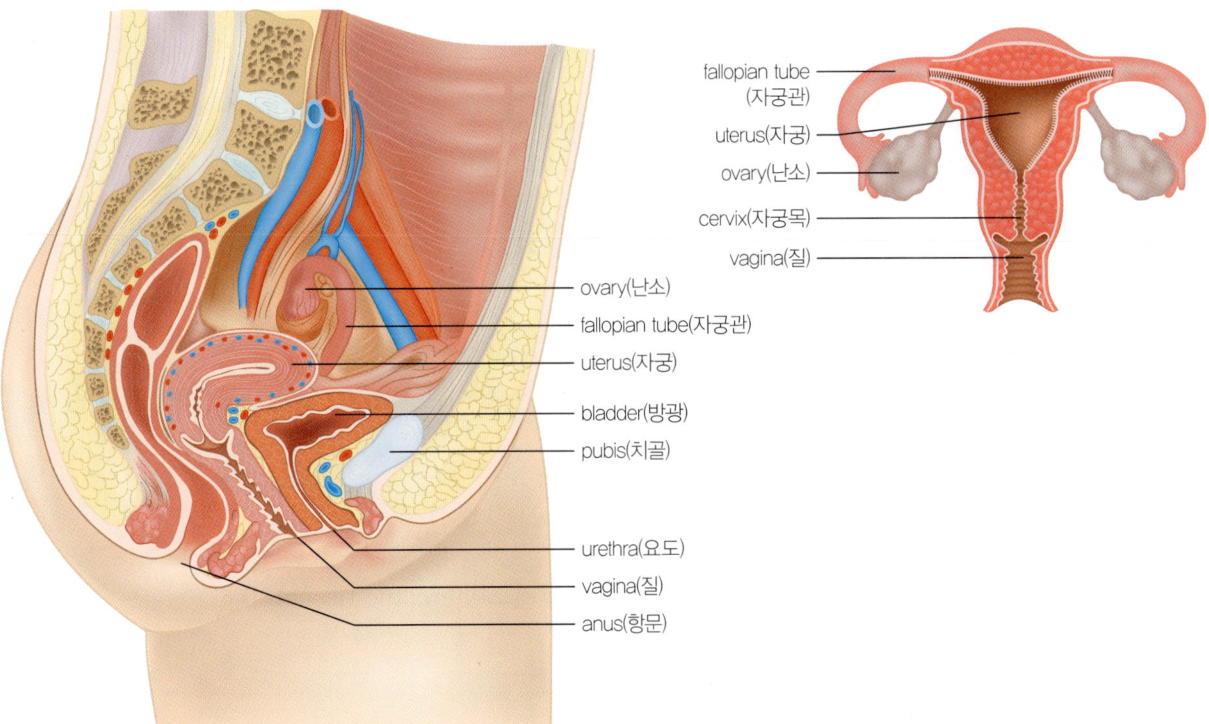

[그림 15-1] 여성골반의 정중 시상단면

2 Origin of Terms

어근 및 접미사	의미	영어
colp/o, vagin/o	질	vagina
episi/o, vulv/o	음문, 외음	vulva
perine/o	회음(샅)	perineum
men/o	월경	menstruation, menses
cervic/o, trachel/o	자궁목	neck
hyster/o, metr/o, uter/o	자궁	uterus
ovari/o, oophor/o	난소	ovary
oo/o, ov/o	난자	egg
salping/o	자궁관, 난관	fallopian tube
adnexa	부속기	accessory part

3 Anatomical Terms

1) External Genitalia(외부생식기)

vulva 음문(외음)

여성의 외부생식기를 모두 총칭하여 부르는 용어로 대음순, 소음순, 음핵, 질입구, 요도구, 처녀막 등으로 구성되어 있다.

clitoris 음핵

남성의 음경(penis)에 해당하는 여성의 발기조직(erectile tissue)이다.

labium majus, labium major 대음순

여성의 외음부 바깥부분으로 좌우 양측으로 갈라져 있다. 남성 성기의 음낭(scrotum)에 해당한다.

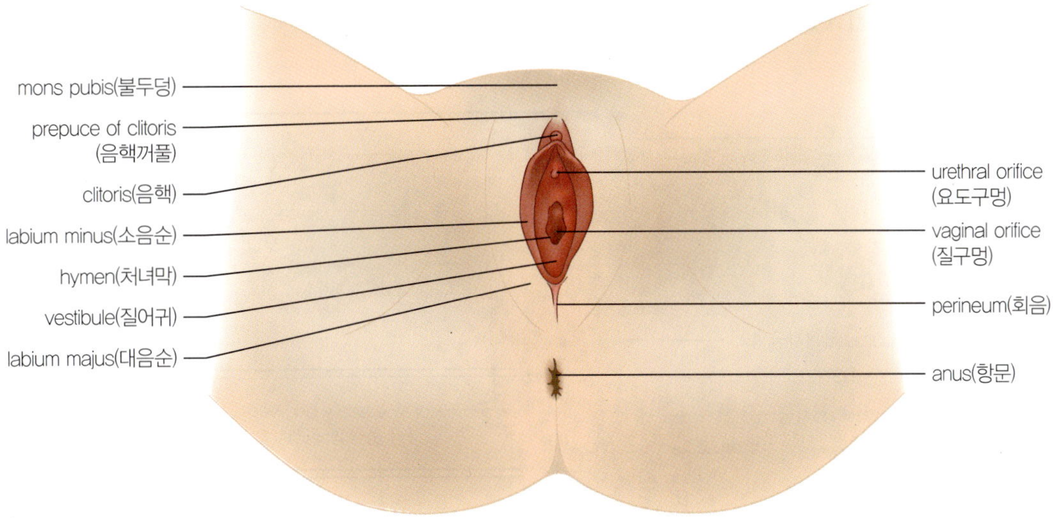

[그림 15-2] 여성 외부생식기(external genitalia)

labium minus, labium minor　소음순

여성 외음부에 있는 두 쌍의 주름으로 음핵, 요도구멍, 질구멍 등을 감싸고 있는 기관이다.

hymen　처녀막

질(vagina)의 하단부에 위치하여 질 입구를 부분적 또는 완전히 폐쇄하는 주름 또는 막 모양의 점막(mucous membrane)성 섬유조직이다. 첫 번째 성교에 의해서 파열되지만 다른 원인에 의해 파열되는 경우도 있다.

vestibule　질어귀, 안뜰(전정)

질의 입구에 위치한 함몰부위로 내부에 질구, 요도구, Bartholin's gland(바르톨린샘)이 있다.

Bartholin's gland, vulvovaginal gland　큰질어귀샘, 바르톨린샘(음문질샘)

질 바로 아래에 위치하고 성적 자극이 있는 동안 윤활제 역할을 하는 점액을 분비한다.

perineum　회음(샅)

남성과 여성에게 공통적으로 있는 부분으로 여성의 경우 분만시 흔하게 열상을 입는 부분으로 상처 회복을 깨끗이 하기 위해 출산에 앞서 이 부분을 미리 절개하는 것을 외음절개술(episiotomy)이라 한다.

2) Internal Genitalia(내부생식기)

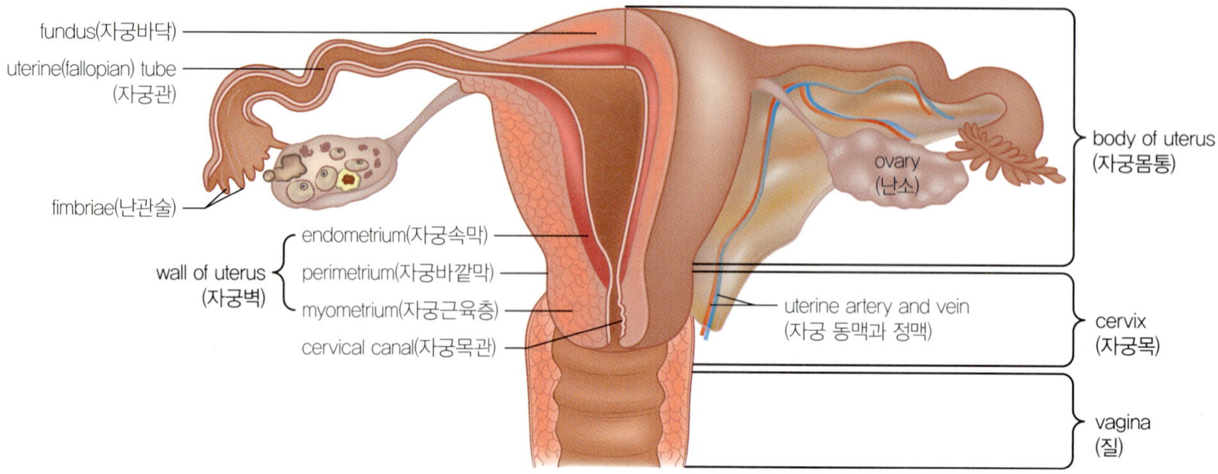

[그림 15-3] 자궁과 그 부속기(uterus and adnexa)

(1) 자궁(Uterus)

uterus 자궁

중간이 비어있는 두꺼운 근육성 장기이다. 방광(urinary bladder)과 직장(rectum) 사이에 위치하며 길이 7.5cm, 가로 5cm의 크기로 정상적으로 수정된 난자가 착상하여 발육하는 배아 및 태아가 영양분을 받는다. 자궁은 위쪽의 두껍고 넓은 부분인 자궁몸통(자궁체, corpus), 그 상단 부분인 자궁바닥(자궁저, fundus), 아래쪽의 가늘고 둥근 곳인 자궁목(자궁경부, cervix)으로 구성되어 있다. 또한 자궁벽은 수정란이 착상하여 발육하여 배아로 되고 태반을 형성하게 되는 자궁속막(자궁내막, endometrium), 중간 근육층인 자궁근육층(자궁근층, myometrium), 자궁의 가장 바깥층인 자궁바깥막(자궁외막, perimetrium)으로 구성되어 있다.

uterine cavity 자궁안(자궁강)

자궁내의 편평한 공간. 위쪽 양측은 난관에 아래쪽은 질에 연결되어 있다.

(2) 자궁부속기(Adnexa of uterus)

ovary 난소

여성 생식기의 주체로서 수정에 필요한 난자를 생성한다. 자궁의 주위 양쪽으로 두 개가 있으며 여성호르몬을 생성하여 여성으로서의 2차 성징을 발달시킨다. 남성의 고환(testis)과 동일한 기능을 한다.

uterine tube, fallopian tube　자궁관(난관)

배란(ovulation)에 의해 난소의 표면에서 탈락한 난자를 자궁쪽으로 보내는 한쌍의 관. 난자는 난소표면에서 복강내로 떨어져 난관술(fimbriae)의 운동과 자궁관 내부로 향하는 섬모 운동으로 자궁관내로 빨려 들어간다. 자궁관을 통과하는 사이에 질, 자궁을 따라 상행하는 정자와 만나 팽대부에서 수정(fertilization)한다.

vagina　질

교접시 음경(penis)을 수용하는 성교기인 동시에 자연분만(normal spontaneous vaginal delivery)을 하는 산도(産道)이다. 자궁경부에 이어진 관 모양의 기관으로 길이가 약 7~8cm 정도로 요도 뒤 직장 앞에 위치한다.

Douglas pouch, culdesac Douglas, rectouterine pouch　더글라스와, 곧창자자궁오목(직장자궁오목)

직장과 자궁 사이에 있는 오목한 공간을 말한다. 복강 내에 혈액이 고이는 질환(자궁외 임신 등)의 진단을 위해 이 부분에 천자(centesis)가 행해진다. 또한 난관염, 충수염 등의 종양이 고이는 질환의 진단법으로도 사용된다.

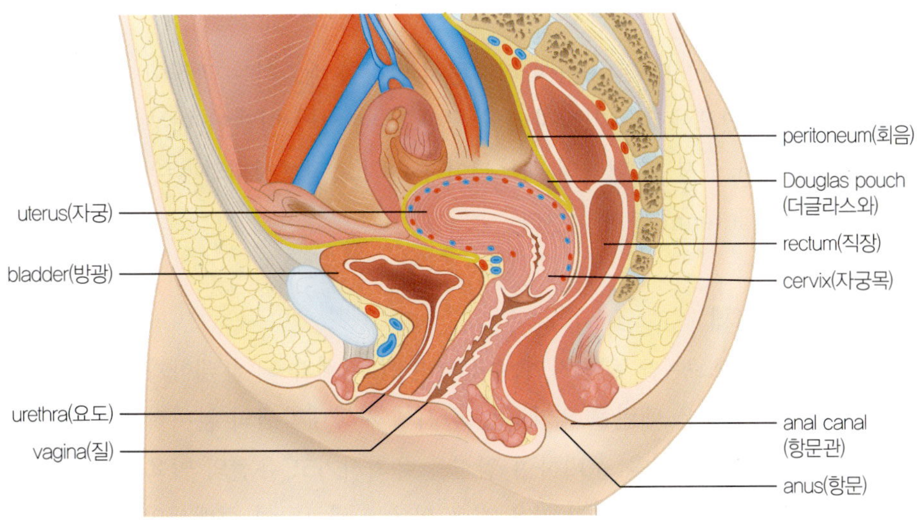

[그림 15-4] 더글라스와(Douglas pouch)

3) Menstruation(월경)

menstruation 월경

약 4주(28일) 간격으로 자궁내막(endometrium)에서 이루어지는 주기적인 생리적 출혈이다. Estrogen과 Progesterone 호르몬의 감소로 자궁내막의 국소적 빈혈과 퇴축으로 자궁내막이 떨어져 나오고 일부의 혈액이 질을 통해 배출되는 현상이다. 월경의 시작을 초경(menarch)이라 하고 끝나는 것을 폐경(menopause)이라 한다.

월경 주기(menstrual cycle)

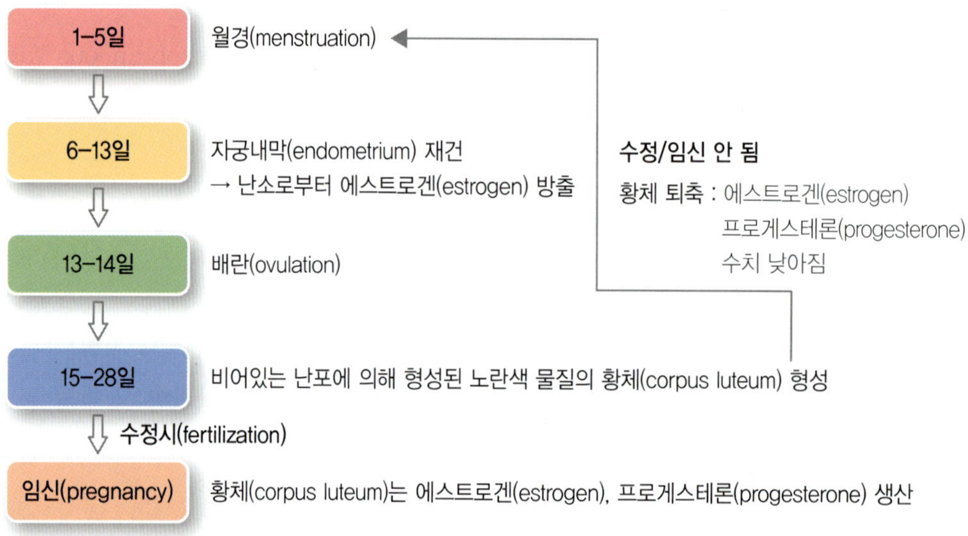

ovulation 배란

난소에 있는 난포(follicle)가 성숙하여 터지면서 난자를 배출하는 과정이다.
배란이 일어난 후 난포에서는 가장자리의 혈관으로부터의 혈액이 내부공간을 채워 일시적으로 쌓이게 되나 즉시 그 혈액의 대부분이 흡수되고 난포상피와 주위결합 조직이 증식하여 황체(corpus luteum)를 형성한다.

corpus luteum 황체

황체에서 분비되는 호르몬으로 난자가 수정되면 큰 황체가 되어 태아가 발육하여 출산할 때까지 분비한다. 이것은 배란을 억제하는 동시에 자궁내막샘의 분비작용을 촉진하여 태아 발육에 적합한 자궁내막을 준비하여 임신을 유지시키고 유선의 발육을 촉진시켜 유선분비를 돕는다. 수정이 이루어지지 않을 경우 황체는 퇴화하여 회백색의 결합조직인 백색체(corpus albicans)로 된다.

estrogen 에스트로겐

난소 안에 있는 난포에서 분비되는 난포호르몬의 총칭. 에스트로겐은 여성호르몬으로 난소, 부신피질, 고환, 태반에서 만들어진다.

progesterone 프로게스테론

황체, 부신피질, 태반에서 만들어지는 호르몬으로서 발육에 적합한 자궁내막을 준비하여 임신을 유지하는 기능을 갖고 있다.

4 Symptomatic & Diagnostic Terms

leukorrhea 백색질분비물(백대하)

백색 또는 노란색 점액의 여성의 질 분비물을 말하는데 분비물이 하얗게 보인다 하여 백대하로 불린다. 여성의 질 내부에 염증 소견이 있을 때 나타남

amenorrhea 무월경

월경이 없거나 주기를 건너뛰는 것. 임신이나 산후 수유기간에는 생리적인 현상이지만 그 이외의 경우에는 내분비질환이나 해부학적 이상에 의한 증상으로 인지되어야 한다.

dysmenorrhea 월경통

월경 시 자궁에 생기는 통증으로 생리통이라고도 한다.

menorrhagia 월경과다

규칙적인 월경주기 동안에 일어나는 과도한 자궁출혈이며 월경기간이 보통보다 길다.

oligomenorrhea 사이뜬월경(희발월경)

대개 35~40일 이상의 간격으로 이따금 오는 불규칙한 월경

polymenorrhea 잦은월경(다발월경)

대개 21일 이하의 간격으로 빈번하고 규칙적인 혹은 불규칙적인 월경

metrorrhagia 자궁출혈

월경이나 출산 때의 출혈이 아닌 병적으로 일어나는 출혈로 출혈량은 많지 않다.

menarche 첫월경(초경)

보통 12세에서 15에 사이의 여성이 제2차 성징을 시작하며 처음으로 시작하는 월경

menopause 폐경

여성이 나이가 들면서 난소가 노화되어 기능이 떨어지면 배란 및 여성호르몬의 생산이 더 이상 이루어지지 않는 현상

sterility 불임

건강한 부부가 정상적인 결혼생활을 하고 있음에도 임신이 되지 않는 것

infertility 불임(증)

출산을 못하는 원인이 있는 경우 sterility와 같이 자손 생산능력이 완전히 결여된 것은 아님

atresia of vagina 질 폐쇄

질이 선천 또는 후천적으로 막혀 있는 상태

atresia of hymen 처녀막 폐쇄

처녀막이 선천적으로 막혀 있는 상태

condyloma acuminatum 뾰족콘딜로마(첨형콘딜로마)

음부나 회음부의 점막피부에 포도송이 모양으로 나타나는 성병사마귀(venereal wart)

colpitis, vaginitis 질염

질 점막의 염증

vulvitis 음문염(외음염)

외음부의 염증

rectovaginal fistula 곧창자질샛길(직장질루)

직장과 질 사이의 비정상적인 통로 형성

vesicovaginal fistula 방광질샛길(방광질루)

방광과 질 사이의 비정상적인 통로 형성

cervicitis 자궁목염(자궁경부염)

자궁목(자궁경부) 부분에 염증이 생기거나 균에 감염되어 일어나는 질환.
증상적으로 급성과 만성으로 분류하고 사슬알균(연쇄구균, streptococcus), 포도알균(포도구균, staphylococcus), 임균(gonococcus)에 의해 발생하며 치료는 항생제나 염증부위의 정도에 따라 전기지짐술(electrocauterization), 냉동요법(cryotherapy), 원뿔절제술(conization) 등을 시행한다.

endocervicitis 자궁목점막염, 자궁경관내막염

자궁목(자궁경부)의 상피세포의 점막(mucous membrane)에 생긴 염증

cervix carcinoma 자궁목암(자궁경부암)

여성 생식기관 중 유방에 이어 암 발생률이 두 번째로 높은 기관으로 발생원인은 성접촉으로 감염되는 인유두종바이러스(human papilloma virus, HPV)가 가장 중요한 인자이다. 자궁경부암의 90%는 편평세포암종, 10%에서 선암 및 그외의 종류와 혼합하여 나타나거나 드물게 육종도 나타난다. 종양세포는 주변기관 조직의 침범과 림프 계통을 통해 폐, 골수, 간, 뇌까지 전이될 수 있다.

endometritis 자궁내막염

자궁몸통(자궁체, corpus uteri)내 점막에 국한한 모든 종류의 염증

endometriosis 자궁내막증

성장, 증식 및 출혈 등의 기능이 있는 자궁내막조직이 정상에서 볼 수 없는 부위에서 증식하는 것이며 흔히 월경통의 원인이 된다.

parametritis 자궁주위조직염

자궁주위 조직의 세균감염으로 인한 염증

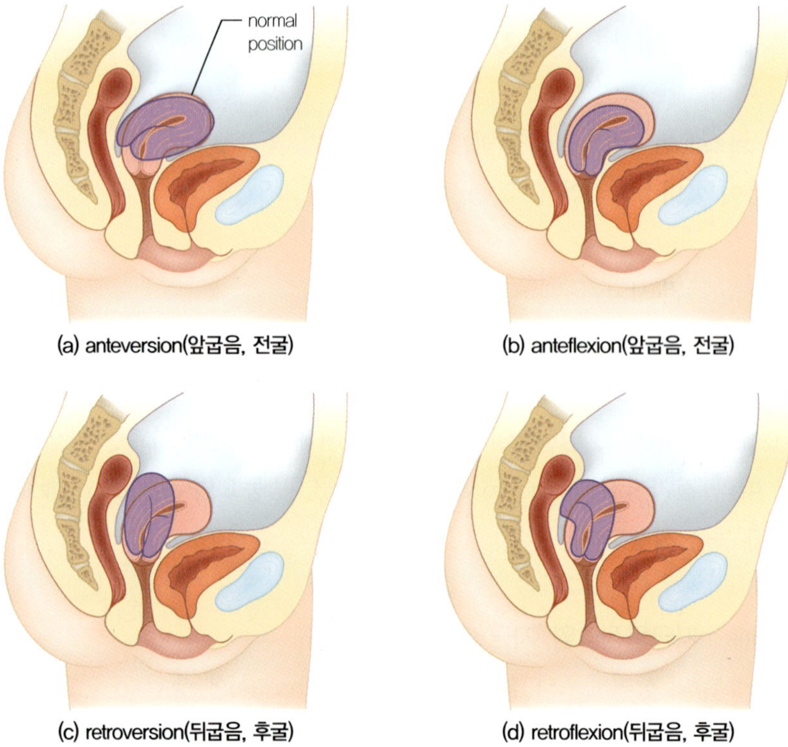

[그림 15-5] 자궁의 전위(displacement of uterus)

displacement of uterus 자궁전위

자궁이 정상위치에서 벗어난 상태

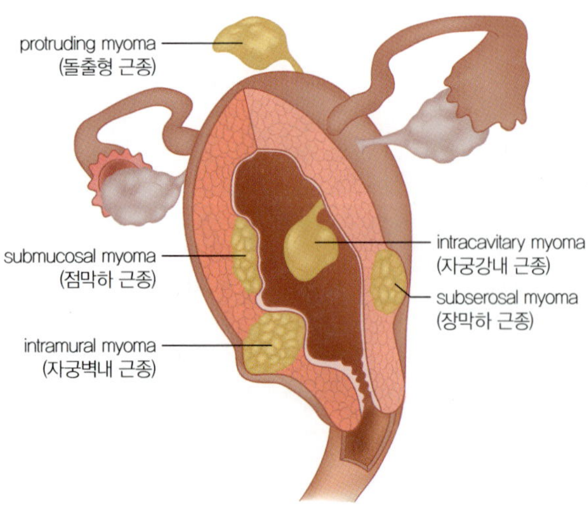

[그림 15-6] 자궁근종(uterine myoma)

dysfunctional uterine bleeding(DUB) 기능장애 자궁출혈(기능부전자궁출혈)

난소에서 에스트로겐과 프로게스테론의 불규칙적인 생산으로 인하여 사춘기부터 폐경기 사이에 나타날 수 있는 자궁으로부터의 출혈로 무통성의 비규칙적 출혈이 보이거나 월경주기 사이 또는 무월경기 동안의 출혈이 특징이다.

uterine myoma 자궁근종

자궁의 평활근세포(smooth muscle cells)와 결합조직간의 이상증식에 의해 발생되는 자궁 내의 양성종양으로 공모양의 단단한 혹을 만들어 주위

장기에 압력을 가하여 통증과 출혈이 있게 된다. 월경과다, 골반통, 월경통 등의 증세가 심각할 경우 자궁절제술(hysterectomy) 또는 근종적출술(myomectomy)을 시행한다.

oophoritis　난소염
난소의 염증

salpingitis　자궁관염(난관염)
자궁관(난관, fallopian tube)의 염증

oophorosalpingitis, salpingo-oophoritis　자궁관난소염(난관난소염)
난소와 자궁관(난관)의 염증

pelvic inflammatory disease(PID)　골반염증질환, 골반염
자궁을 제외한 골반기관의 염증으로 자궁관(난관)염, 난소염, 자궁내막염 등을 포함한다. 임질균이 흔한 원인이다.

hydrosalpinx　물자궁관증(수난관증)
자궁관(난관)에 물 같은 장액이 쌓이게 되는 것으로 난관 농양(abscess)의 후기에 생긴다.

pyosalpinx　고름자궁관(화농자궁관)
자궁관(난관)내에 고름이 형성되는 것

ovarian cyst　난소물혹(난소낭)
장액 또는 점액성 물질로 형성된 둥근 낭(주머니)으로 난소 바깥쪽 또는 난소 안쪽으로 자란다.

ovarian carcinoma　난소암
난소의 악성 종양으로 치사율이 높은 편임. 초기에는 거의 무증상이 특징으로 복부 덩어리(abdominal mass)로 진행된 단계에서 난소암이 발견되고 대부분의 환자에서 이 질환은 진단시에 골반을 지나 전이되어 나타남

5 Therapy & Operative Terms

colpectomy 질절제술

질(vagina)을 제거하는 수술

colporrhaphy 질봉합술

질벽의 결손으로 인한 방광탈출(방광류) 및 직장탈출(직장류) 등의 골반장기탈출증을 수술적으로 교정하는 방법

- anterior colporrhaphy 전방 질봉합술 → repair of cystocele
- posterior colporrhaphy 후방 질봉합술 → repair of rectocele

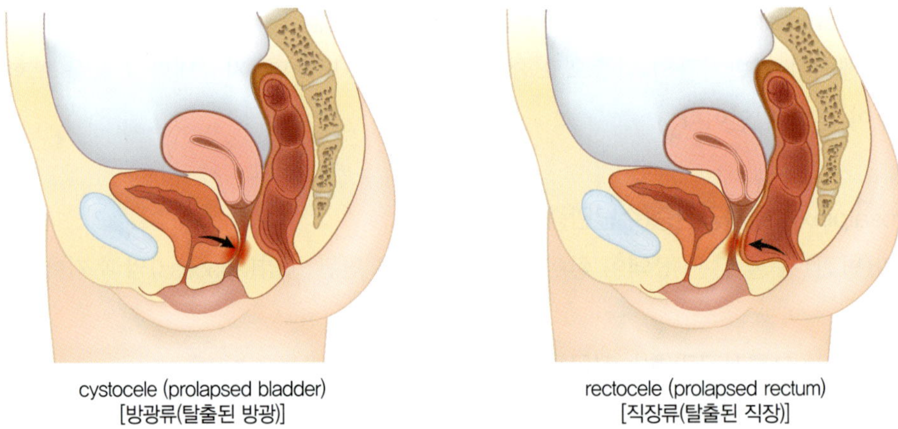

[그림 15-7] 방광탈출(cystocele)과 직장탈출(rectocele)

vulvectomy 음문절제술(외음절제술)

음문을 부분적으로 절제하는 수술

cervicectomy, trachelectomy 자궁목절제술(자궁경부절제술)

자궁목(cervix)을 절제하는 수술

hymenotomy 처녀막절개술

외과적으로 처녀막을 절개하는 수술

dilation(dilatation) and curettage(D&C) 자궁긁어냄술(자궁소파술)

기구로 자궁목을 확대하여 자궁속의 벽을 긁어내는 것

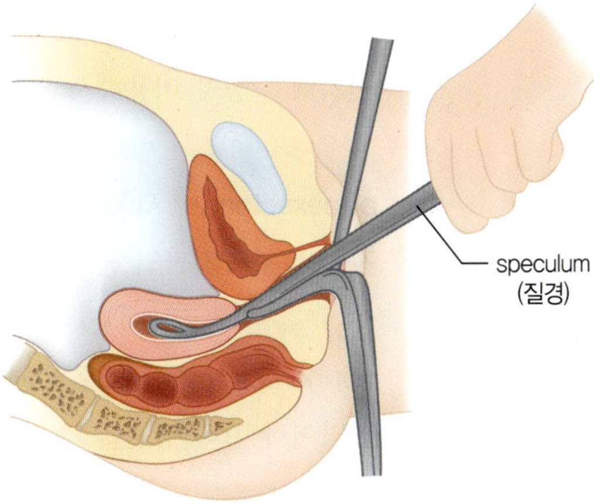

[그림 15-8] 자궁긁어냄술(dilation and curettage)

dilation & curettage의 목적

- 인공유산(induced abortion) 실시
- 진단목적의 자궁내조직 제거
- 불완전유산(incomplete abortion)으로 출혈을 막기 위해 남아 있는 태반 제거
- 자궁출혈 관리
- 작은 점막하 근종(submucous myoma), 용종(polyp) 또는 다른 병변제거

hysterectomy 자궁절제술

복벽을 경유(abdominal hysterectomy)하던지 혹은 질을 경유(vaginal hysterectomy)하여 자궁을 절제하는 수술

total hysterectomy 전자궁절제술, 완전자궁절제술

자궁 및 자궁목 부분을 완전히 절제하며 난소, 난관은 남겨둠

subtotal hysterectomy 대부분자궁절제술, 불완전자궁절제술

자궁목(경부) 부분을 남기는 자궁절제술

radical hysterectomy 근치자궁절제술

자궁 및 질, 자궁 주위 조직까지 절제

myomectomy 근종적출술, 근종절제술

자궁근종이 진단되었을 경우 환자연령이 젊고 임신을 희망하며 근종(myoma)이 작고 수도 적을 때 시행하는 수술

hysteropexy 자궁고정술

편위된 자궁을 외과적으로 고정하는 것

cauterization 지짐술(소작술)
전기메스 등을 이용해서 열에너지에 의해 조직을 파괴하는 것

adnexectomy 자궁부속기절제술
자궁의 부속기관인 난소, 난관 등을 절제하는 수술

oophorectomy 난소절제술
종양이나 기타 병변을 가지고 있는 난소의 한쪽 또는 양쪽을 떼어내는 수술

oophoropexy 난소고정술
난소를 위로 올려서 복벽에 고정시키는 수술

salpingectomy 난관절제술
자궁관(난관)의 외과적 제거술

salpingostomy 난관개구술
배액(drainage)의 목적으로 자궁관(난관)내로 개구부를 형성하는 수술

salpingo-oophorectomy 자궁관난소절제술(난관난소절제술)
자궁관(난관)과 난소를 함께 절제하는 수술

salpingoplasty, tuboplasty 난관성형술
자궁관(난관)의 협착 등으로 폐쇄시 협착 부위 절제와 문합으로 난관을 재형성하는 수술

Ⅱ. Pregnancy and Childbirth

1 Introduction

난자와 정자의 결합인 수정은 자궁관에서 이루어지며 이후 수정란의 착상은 자궁내막에서 이루어진다. 자궁내의 양막(amnionic membrane)과 융모막(chorion)이 배아를 둘러싸

임신기간 동안 이러한 두 개의 막 속에서 태아가 성장하게 되고 융모막의 일부는 태반(placenta)이 된다. 배아가 발달하여 8주 이상이면 태아(fetus)라고 한다.

2 Origin of Terms

어근 및 접미사	의미	영어
gynec/o	여자	woman
gravid/o	임신	pregnancy
chori/o	융모막	chorion
amni/o	양막	amnion
-tocia	출산	labor
-para	분만	live birth
primi	처음	first
multi	많은, 다수의	many
nulli	없음	none

3 Anatomical Terms

placenta 태반

태아와 모체 사이의 가스 및 물질교환을 하는 기관으로 자궁벽에 부착된 상태로 태아와 탯줄로 이어져 있다. 중량은 600g이며 직경 16cm, 두께 2cm 정도이다. 분만시 태아와 함께 태반도 밖으로 떨어져 나오게 된다.

umbilical cord 탯줄(제대)

태반과 태아의 배꼽은 이어주는 흰 줄로 이를 통하여 산소와 영양분을 공급하며 신진대사를 한다. 두 개의 동맥과 한 개의 정맥이 지나간다.

amnion, amnionic membrane 양막

태아와 양수(amniotic fluid)를 둘러싸고 있는 가장 안쪽의 막

chorion 융모막

태아를 싸고 있는 두 개의 막 중 바깥쪽의 막

amniotic fluid 양수

양막강 안에 있는 태아를 보호하기 위한 액체로 임신의 초기단계에는 양막에 의해서 그리고 후에는 태아의 폐와 신장이 만들어내는데 처음에는 투명하나 후에는 탁해짐

pregnancy, gestation 임신

수정란이 자궁내막에 착상되어 모체로부터 영양공급을 받아 태아로 발육되는 현상이다. 수정부터 착상까지는 약 10일간 정도이며 착상 후에는 본격적인 발육을 시작하여 태아가 된다. 정상 임신기간은 37~41주이고 42주부터는 지연 임신이며 36주 이하 분만은 조산에 해당된다. 분만예정일의 산정은 마지막 월경이 시작된 월(月)의 숫자에 3을 빼고 일(日)에 7을 더하면 예측 가능하다.

gravida 임신부

임신한 여성

primigravida 초임녀(초임부)

첫 번째 임신을 한 여자

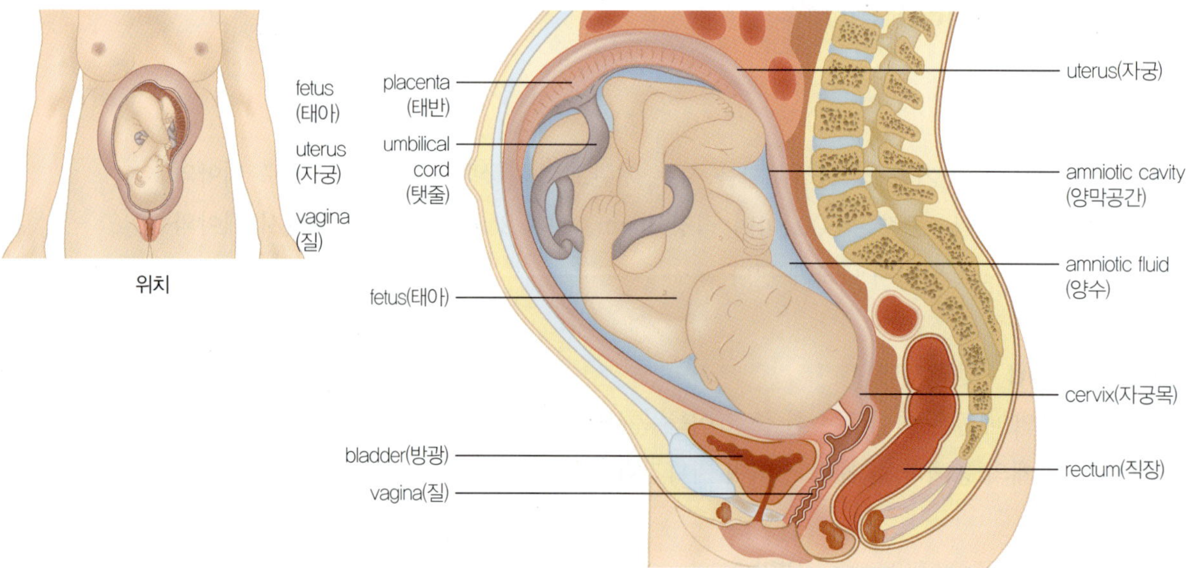

[그림 15-9] 임신부 자궁의 정중 시상면

multigravida 다임신부, 다임신녀(경임부)
두 번 이상 임신한 경험이 있는 임신부

labor, delivery 분만, 출산, 진통
태아가 자궁, 질을 통하여 밖으로 배출되는 과정

▶ 분만의 3단계

① 제1기(확장) : 분만 초기의 자궁수축(산통)은 20~30분 간격으로 오기 시작해 매번 40초씩 지속되는데 허리의 가벼운 통증이 동반된다. 분만 제1기의 기간은 매우 길어 초임녀인 경우는 평균 13~14시간, 다임신부는 8~9시간이 걸린다.

② 제2기(만출) : 자궁경부가 충분히 확장되면 양막낭이 파열되고 자궁수축은 산모의 자발적인 만출 노력에 의해 더욱 증가한다. 초임녀인 경우 태아의 만출기인 임신 제2기에 소요되는 시간은 평균 45분이며 다임신부는 약간 짧은 편이다.

③ 제3기(태반 만출) : 아기가 태어난 뒤에는 자궁강이 크게 축소되고 태반이 자궁을 싸고 있는 막으로부터 분리되므로 부착되어 있던 부위의 크기도 작아진다. 태반이 배출되는 분만 제3기는 짧아 15분 정도 걸린다.

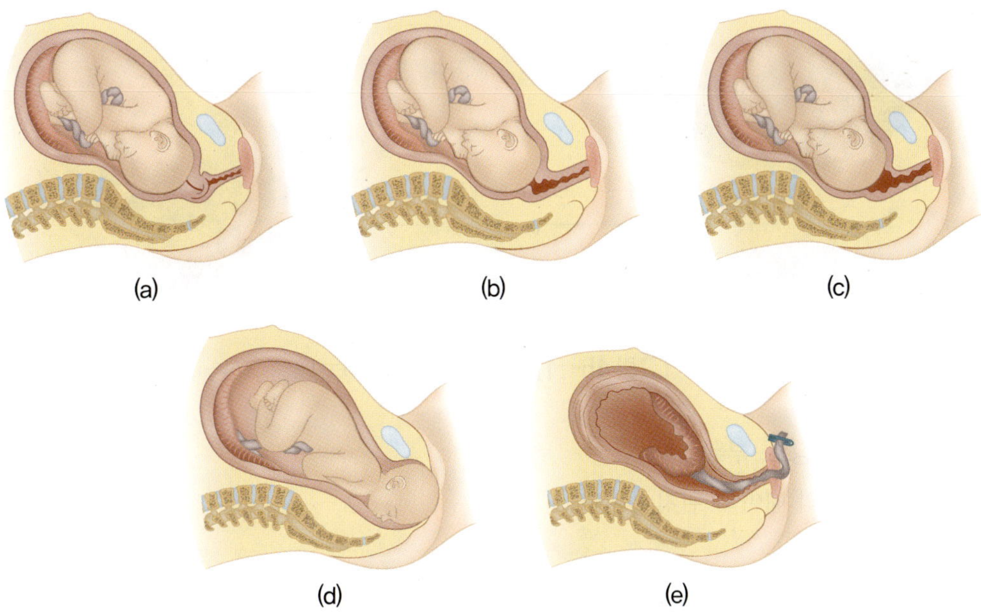

[그림 15-10] 분만(delivery)

primipara　초산녀(초산부)
분만시 출산아의 생존여부나 단수나 복수에 관계없이 성숙한 신생아의 분만을 1회 경험한 여성

multipara　다산부
분만시 출산아의 생존여부에 관계없이 두 번 이상 출산경험이 있는 여성

fetus　태아
수정 후 7~8주부터 태어날 때까지의 뱃속의 아이

effacement　자궁목 소실(자궁경부 소실)
분만 중 태아에 의해 늘여지고 넓어져서 자궁목이 짧아지고 자궁벽이 얇아지는 현상이다. 자궁목의 두께가 2cm인 경우 80%, 완전히 얇아지면 100%라 표시한다.

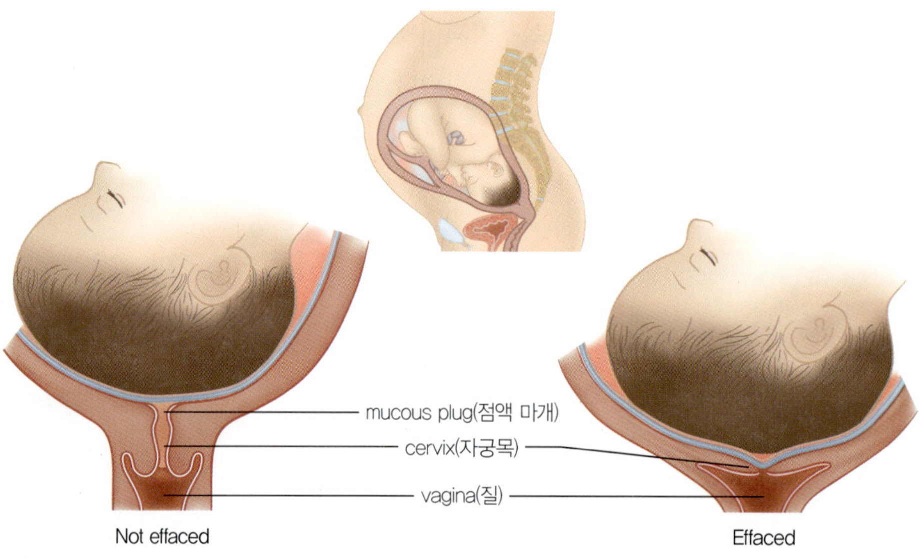

[그림 15-11] 자궁목 소실(effacement)

station　태위, 장소, 부위
산도에 있어서의 태아의 위치

presentation　태아위치, 태위, 제시
산도 내에 가장 먼저 진입하는 태아의 몸 부분으로 내진 시 자궁목을 통하여 촉지되는 태아의 부분을 가리킨다.

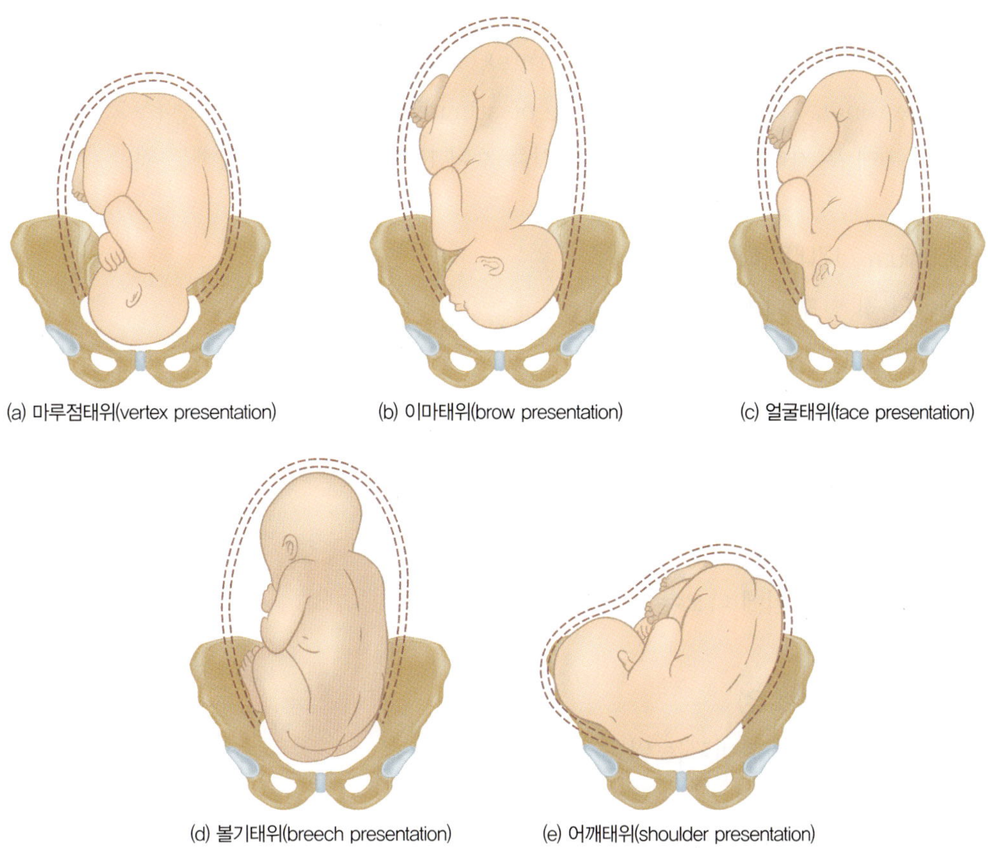

[그림 15-12] 태위(presentation)

cephalic presentation 머리태위, 선진두부(두위)

분만 중 태아의 머리부분이 앞으로 향하고 있는 태아의 자세

- vertex presentation 마루점태위(두정위)
- face presentation 얼굴태위(안위)
- brow presentation 이마태위(전두위)

breech presentation 볼기태위(둔위)

분만 중 태아가 엉덩이를 밑으로 하고 있는 자세

shoulder presentation 어깨태위(견갑위태위)

분만 중 태아의 어깨가 선진하는 자세

Apgar score 아프가점수

신생아의 신체상태를 심박동률(heart rate), 호흡(respiration), 색깔(color), 근육상태(muscle tone), 자극의 반응(response of stimuli)의 5가지 항목으로 나누고 출산한 지 1분과 5분에 두 차례에 걸쳐 각 0, 1, 2점을 주어 10점 만점으로 측정하는 것

meconium 배내똥(태변)

신생아의 첫 번째 대변

show 이슬, 비침

분만 또는 월경이 일어나기 전에 나타나는 출혈

lochia 산후질분비물(오로)

분만 후 1~2주 사이에 나오는 자궁과 질의 분비물

colostrum 첫젖(초유)

출산 전후 며칠동안 분비되는 엷은 황색의 젖

puerperium 산후기, 산욕기

분만직후~6주의 기간으로 임신, 분만으로 생긴 모체의 변화가 임신 전의 상태로 복귀하는 기간

4 Symptomatic & Diagnositc Terms

abortion 유산, 낙태

임신 7개월(28주) 이전에 임신의 산물이 자궁으로부터 미리 배출되어 임신이 종결된 것

complete abortion 완전유산

자궁 내에 남아 있는 것 없이 태아와 태반 모두가 자궁에서 배출되었다고 확인된 유산

incomplete abortion 불완전유산

태아 또는 태반의 일부분이 자궁 속에 남아 있는 상태의 유산

spontaneous abortion 자연유산

자연적으로 발생한 유산

threatened abortion 절박유산

임신 5개월이내 질 출혈이 있는 것으로 자궁에서의 출혈은 있으나 자궁목 확장이 없는 상태로 실제 유산으로 진행되는 수가 있으나 그렇지 않은 경우에는 증상이 없어지고 임신이 분만예정일에 이르는 수도 있다.

missed abortion 계류유산

임신초기에 태아가 사망하여 수주간 자궁내에 머무르고 있는 상태로 모체의 자궁이 더 이상 커지지 않거나 오히려 줄어들게 되고 태아의 심장음도 없어진다.

habitual abortion 습관유산

한 산모에서 3회 이상 연속하여 일어나는 자연유산

therapeutic abortion 치료유산

임신상태가 지속되면 환자의 생명이 위험하거나 강간 등에 의하여 임신된 경우, 또는 임신된 아이가 태어나면 정신지체나 심한 신체결함을 나타낼 가능성이 있는 경우에 시행되는 유산

ectopic pregnancy 딴곳임신(자궁외임신)

자궁강 외의 다른 기관(난소, 복강, 자궁관) 등에 수정란이 착상하는 것

placenta previa 전치태반

태반이 자궁벽보다 낮은 곳 혹은 자궁목 통로에 착상되어 태반이 자궁출구의 전부 혹은 일부분을 막아 태아가 나오지 못하게 되는 태반의 위치 이상. 태반과 자궁내막 사이에 간격이 생겨 심한 출혈이 발생하게 되어 응급 제왕절개를 시행하여 분만한다.

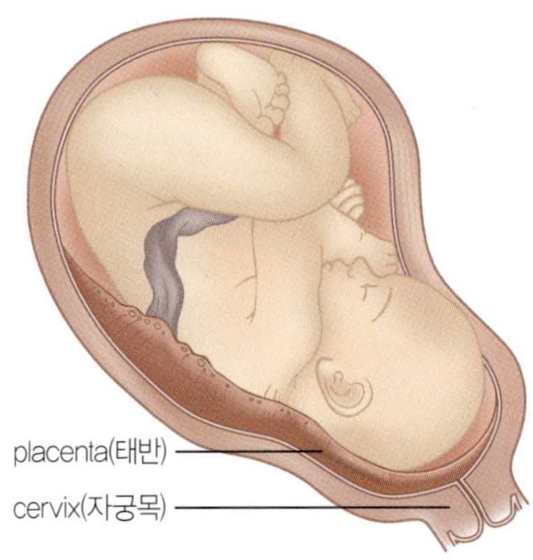

[그림 15-13] 전치태반(placenta previa)

placenta accreta 유착태반

태반 전체 또는 부분이 자궁벽에 부착되어 분만시 박리가 되지 않는 경우이다.

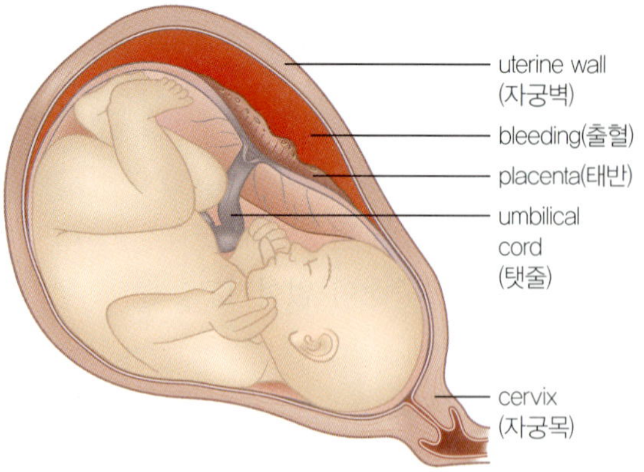

[그림 15-14] 태반조기박리(abruptio placentae)

abruptio placentae 태반조기박리

태반이 태아가 분만되기 이전에 자궁에서 부분적으로 혹은 완전히 떨어져 나오는 상태로 임신 후반기 출혈의 주요 원인이 된다.

hyperemesis gravidarum 임신입덧, 임신과다구토

임신 중의 극심한 구역과 구토를 동반하는 입덧으로 심한 탈수와 체중감소, 전해질 불균형을 유발한다.

toxemia 임신중독증

임신후기와 산욕기에 부종(edema), 고혈압(hypertension), 단백뇨(proteinuria) 등의 증상이 인정되는 것이다. 부종의 정도, 고혈압의 정도, 단백뇨의 정도에 따라 경증형, 중증형으로 분류하고 중증형에서는 태아의 예후가 불량한 경우가 많다.

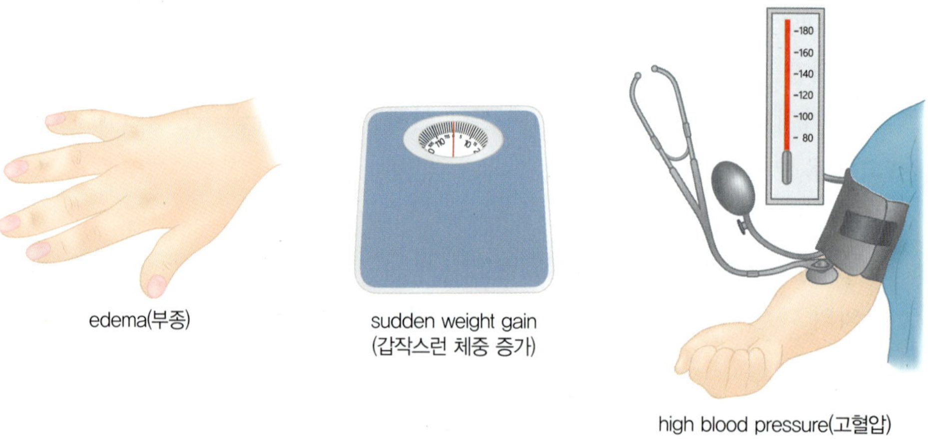

[그림 15-15] 임신중독증(toxemia)

preeclampsia 자간전증(전자간증)

임신후기 또는 산후기 초기에 나타난다. 전자간증은 경련이 없는 상태이며 두통, 현기증, 고혈압, 단백뇨, 부종이 나타난다.

eclampsia 자간증

자간전증이 더욱 악화되어 발작 혹은 혼수상태를 일으키는 병으로서 임신중독증 가운데 가장 중증인 형태로 사망률이 높다. 심한 단백뇨, 부종, 고혈압 증상이 있는 고령의

초산부에게 많다.

hydatidiform mole, hydatid mole 포도송이기태(포상기태)

포상기태는 임신초기에 융모막(chorion)에 수포변성이 오며 물이 차게 되어 자궁강 내부를 채우는데 육안적으로는 포도송이처럼 보이는 것을 말한다. 포상기태가 발병된 후 약 0.5%에서 융모막암종(choriocarcinoma)으로 속발된다. 치료는 임신 12주 이내에는 D&C (dilation & curettage), 12주 이후에서는 자궁절제술로 포상기태를 모두 제거해준다.

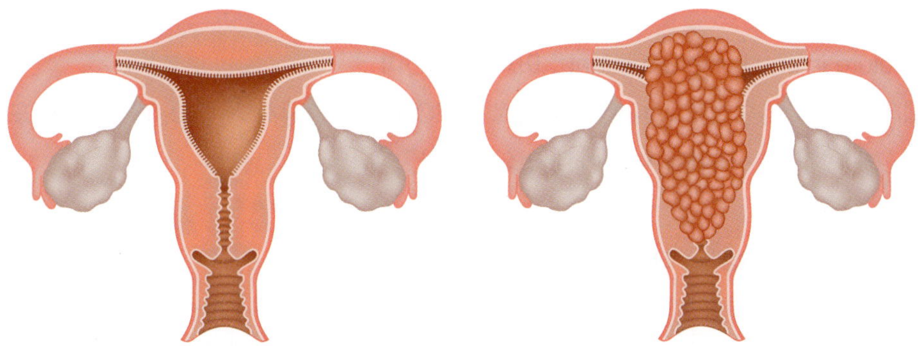

[그림 15-16] 포도송이기태(hydatidiform mole)

incompetent internal os of cervix(IIOC) 자궁목무력증

중기 또는 임신의 초기에 자궁목의 무통성 개대(painless dilatation)이다. 양막의 탈출 또는 파열로 태아는 만출 후 미숙아로 사망하는 경우가 많고 습관성 유산의 원인이 된다. 주머니끈봉합(purse-string suture)으로 Shirodkar's op.나 Macdonald' op.를 실시하여 약화된 자궁목을 보강한다.

uterine inertia 자궁무력증

분만시 자궁수축이 저하된 상태

hydramnios, polyhydramnios 양수과다증

임신말기의 양수의 양이 800ml 이상을 양수과다라고 하며 흉부압박감, 복부팽만감 등의 증상이 나타난다.

oligohydramnios, oligoamnios 양수과소증

임신후기에 양수가 400ml 이하로 지나치게 적은 상태

atony of uterus 자궁이완증

태아만출 후 또는 태반만출 후 자궁근이 정상으로 수축하지 않는 상태이다. 이것이 일어나면 태반혈관이나 자궁정맥동이 압축폐쇄되지 않기 때문에 출혈을 초래한다. 태반만출 전에는 자궁의 마사지와 함께 자궁수축제를 투여한다. 태반만출 후에는 수축제를 투여하는데 이상으로 지혈되지 않을 경우에는 자궁적출을 한다.

stillbirth, fetal death 사산

출산시 태아가 사망해 있는 분만

premature infant, immature infant 미숙아, 조산아

신체의 발육이 미숙인체로 태어난 유아로 WHO에서는 출생시 체중 2,500g 미만 또는 미숙징후가 인정되는 태아를 미숙아로 정의하였다.

erythroblastosis fetalis 태아적모구증, 태아적아구증

태아 또는 신생아의 용혈성 빈혈로 모체에서 만들어진 항체가 태반을 통과함으로써 일어난다. 보통 모체와 태아와의 혈액성(Rh) 부적합에 따른 이차적 결과이며 과빌리루빈혈증 및 황달 등이 나타난다.

hydrocephalus 물뇌증(수두증)

두개내에 액체가 비정상적으로 축적되는 상태로 뇌와 척수(spinal cord)내에 뇌척수액 순환의 문제 때문에 발생한다.

caput succedaneum 출산머리부종(산류)

분만시 좁은 산도를 태아가 통과할 때 태아의 몸의 선진부가 압박되어 태아의 두피 및 피

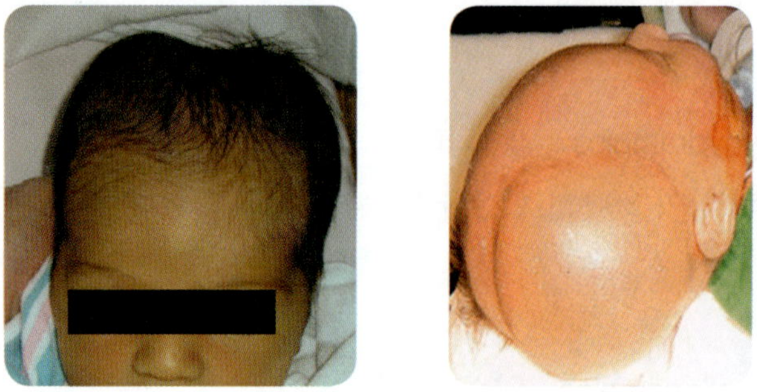

[그림 15-17] 출산머리부종(caput succedaneum)

하에 발생하는 부종

physiological jaundice 생리적 황달

출생 후 최초의 수일간 지속되는 가벼운 신생아 황달로 3주간 이내에 사라진다. 때로는 미숙아인 경우에 핵황달을 일으킬 수가 있고 특히 혈청빌리루빈수치가 높은 경우에는 광선요법, 교환수혈 등으로 치료한다.

nuchal cord 목의 탯줄(경부제대)

탯줄(umbilical cord)이 태아의 목에 감겨 있는 상태

meconium 배내똥(태변)

만기 태아의 장내에 있는 암녹색의 점액성 물질

meconium stain baby 태변 흡입아

태아가 자궁 내에서 스트레스를 받아 저산소증에 빠지게 되면 항문 괄약근 이완과 함께 자기태변을 양수에 배출한다. 분만 과정중 이것이 폐로 들어가면 폐렴과 호흡곤란을 초래한다. 분만 후 즉시 신생아 기관 내에 흡인하여 태변을 없앤다.

hyaline membrane disease 유리질막병

신생아(보통 미숙아)에 발생하는 질환이다. 병리적으로 폐포관으로 유리질모양막(hyaline-like membrane)이 발달하여 그것으로 덮혀 있는 것이 특징이다. 폐 조직 내면의 단백질 결핍은 폐 허탈(collapse of lung)의 원인이 된다.

5 Therapy & Operative Terms

forceps delivery 집게분만(겸자분만)

집게(겸자)로 태아의 머리를 잡아 견인하여 산도를 통과하여 태아를 분만시키는 방법

- 저위(low) 집게분만 : 머리가 회음(perineum)에 있을 때 집게로 견인
- 중위(mid) 집게분만 : 머리가 궁둥뼈가시(ischial spine)에 있을 때 집게로 견인
- 고위(high) 집게분만 : 머리가 골반(pelvis) 입구를 통과하기 전에 집게로 견인

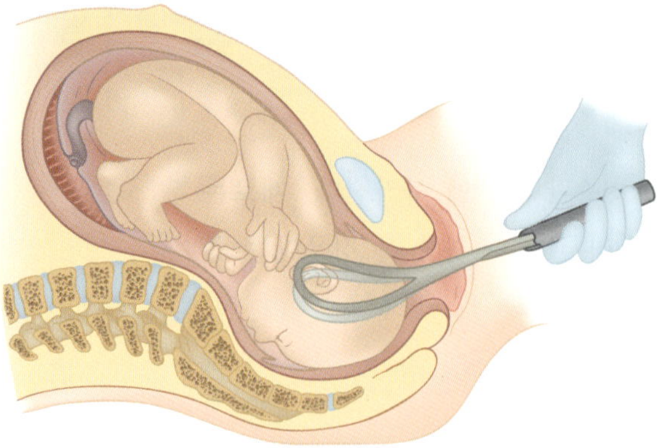

[그림 15-18] 집게분만(forceps delivery)

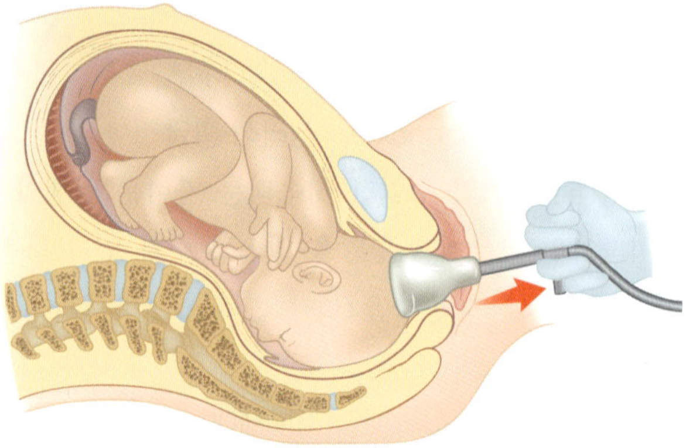

[그림 15-19] 흡입분만(vacuum extraction)

vacuum extraction　흡입분만(진공분만)

진공을 이용해 태아의 만출을 유도하는 분만 방법으로 두피의 부종, 태아의 뇌 손상을 초래할 위험도 있음

cesarean section　제왕절개(C/S)

복부와 자궁을 절개하여 인공적으로 태아를 들어내는 수술로 출혈이 심하거나 산모와 태아의 생명에 위험이 있는 경우에 행한다.

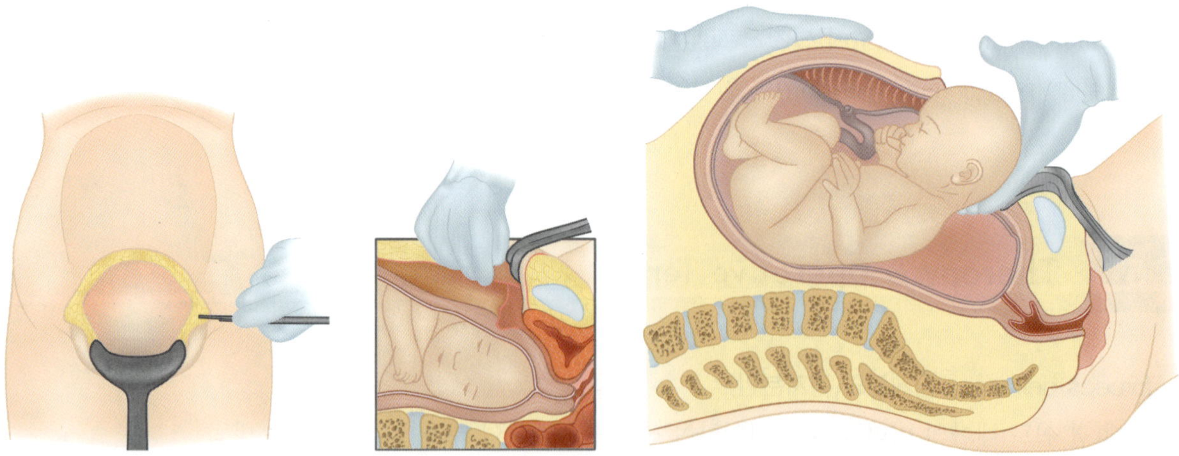

(a) (b) (c)

[그림 15-20] 제왕절개(cesarean section)

▶ 제왕절개 적응증

- 머리골반불균형(아두골반불균형, cephalopelvic disproportion)
- 태반조기박리(placental abruption) 또는 전치태반(placenta previa)
- 태아저산소증(fetal hypoxia)
- 볼기 또는 어깨태위(breech or shoulder presentation)

episiotomy 외음절개술

태아의 분만을 용이하게 하고 외음부의 상처를 예방하기 위해서 분만시에 외음부 및 질벽의 일부를 절개하는 것

6 Clinical Procedures & Laboratory Tests

amniocentesis 양막천자, 양수천자

태아의 비정상 여부를 검사하기 위하여 산모의 배에서 주사기로 양수를 뽑아내는 것

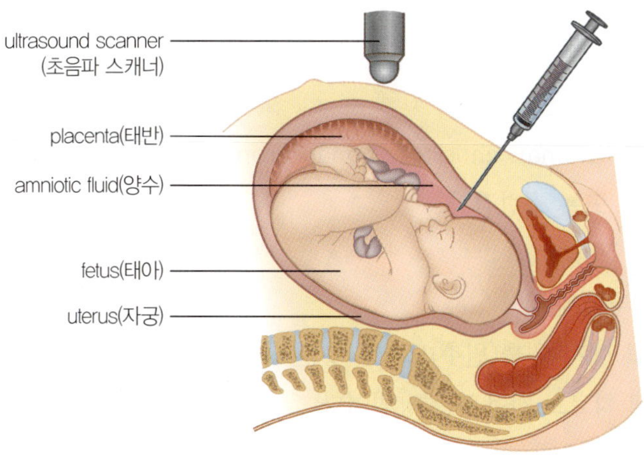

[그림 15-21] 양수천자(amniocentesis)

Papanicolau smear, Pap smear test 파파니콜로 펴바른표본(파파니콜로 도말표본)

자궁경부의 암을 알아내기 위해 질과 자궁경부에서 채취한 세포들을 염색하여 현미경으로 관찰하는 검사

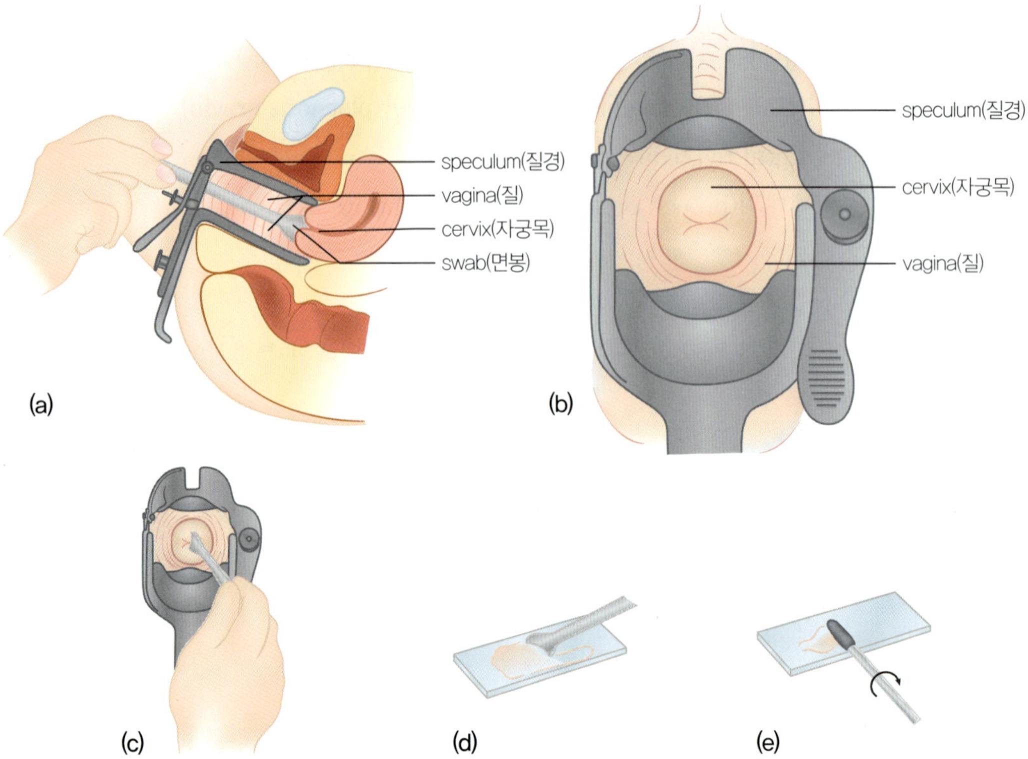

[그림 15-22] 파파니콜로 펴바른표본(Pap smear test)

pregnancy test 임신검사

임신 여부를 알기 위해 HCG(human chorionic gonadotropin, 사람융모생식샘자극호르몬)의 유무를 확인하는 혈액 또는 소변검사

conization 원뿔절제술(원추절제술)

진단을 위하여 자궁경부(목)에서 원뿔(원추)모양으로 절제하는 방법으로 아주 진행이 경미한 자궁경부에 생긴 암의 치료로 사용되는 방법이다.

culdocentesis 곧창자자궁오목천자(맹낭천자술)

복강 내에 혈액이 고이는 질환(자궁외 임신) 등의 진단을 위해 주사기를 이용해 질벽을 통해서 맹낭(cul-de-sac)에 고여 있는 혈액 등의 액체를 뽑는 것을 말한다.

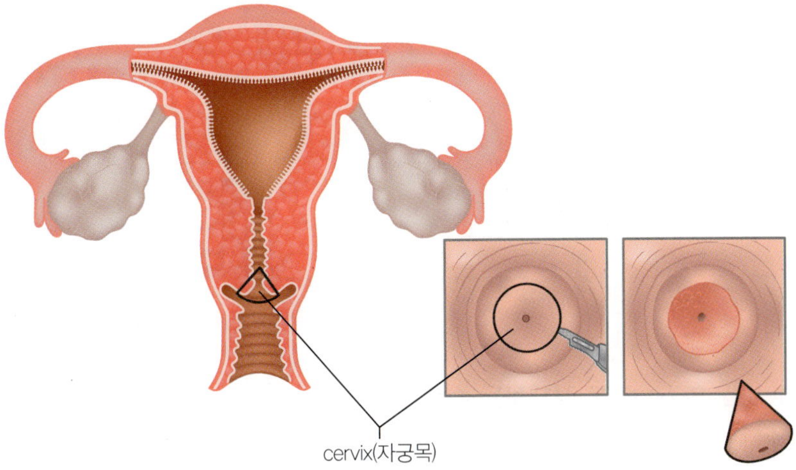

[그림 15-23] 원뿔절제술(conization)

7 Abbreviation

AFP	alpha-fetoprotein	알파태아단백질
BSO	bilateral salpingo-oophorectomy	양측자궁관난소절제술
CIS	carcinoma in situ	상피내암종
C/S, C-section	cesarean section	제왕절개
D&C	dilation and curettage	자궁긁어냄술
DUB	dysfunctional uterine bleeding	기능장애자궁출혈
EDC	estimated day of confinement	출산예정일
FHT	fetal heart tones	태아심박동
HCG	human chorionic gonadotropin	사람융모생식샘자극호르몬
IUD	intrauterine device	자궁내장치
IUFD	intrauterine fetal death	자궁내 태아사망
IUP	intrauterine pregnancy	자궁내 임신
LMP	last menstrual period	최종월경주기
NB	newborn	신생아
OB	obstetrics	산과
PID	pelvic inflammatory disease	골반염증질환
TAH	total abdominal hysterectomy	복식전체자궁절제술

연습문제

1. uterine tube와 ovary를 절제하는 수술은?
   ① vaginal hysterectomy ② oophorectomy
   ③ salpingo-oophorectomy ④ salpingectomy
   ⑤ ureterocystostomy

2. 여성의 외부생식기 구조에 속하지 않는 것은?
   ① clitoris ② hymen ③ labia
   ④ ovary ⑤ vaginal vestibule

3. 직장과 자궁 사이의 오목한 공간은?
   ① Bartholin's gland ② cul-de-sac ③ ovary
   ④ perineal gland ⑤ Skene's gland

4. 태아를 둘러싼 자궁의 가장 안쪽 내막은?
   ① clitoris ② placenta ③ chorion
   ④ amnion ⑤ fimbriae

5. 용어의 내용이 틀린 것은?
   ① colp/o – vagina ② metr/o – uterus
   ③ trachel/o – neck ④ episi/o – vulva
   ⑤ salping/o – ovary

정답	1. ③ 2. ④ 3. ② 4. ④ 5. ⑤

6. 자궁평활근에 생기는 자궁근종은?

① leiomyoma ② myosarcoma ③ ovary tumor
④ rhabdomyoma ⑤ sarcoma

7. 분만시 자궁수축력이 약하거나 없는 자궁무력증은?

① dystocia ② eutocia
③ false labor ④ uterine inertia
⑤ eclampsia

8. 산모와 태아 사이에 혈액내 Rh 인자의 불일치로 나타나는 태아적아구증은?

① erythroblastosis fetalis ② hyaline membrane disease
③ hydrocephalus ④ neonatal icterus
⑤ pyloric stenosis

9. 분만 후 1~2주 동안의 질 분비물을 뜻하는 것은?

① bleeding ② meconium
③ lochia ④ station
⑤ leukorrhea

10. 임신 중 자궁벽에 위치하여 임산부로부터 태아에게 영양을 공급하는 혈관 조직은?

① chorion ② placenta
③ fimbriae ④ uterine ligament
⑤ adnexa uteri

11. 분만시에 태아의 머리에 가해지는 압박을 최대한으로 줄이고 분만 시간을 단축시키기 위해서 시행하는 시술은?

① amniotomy ② episiotomy
③ forceps delivery ④ vacuum extraction
⑤ version

정답	6. ① 7. ④ 8. ① 9. ③ 10. ② 11. ②

12. 자궁의 상단부를 (   )라고 하며 자궁 아래의 좁은 부분을 (   )라고 한다. (   )에 알맞은 부위는?

① cervix – uterine orifice ② fundus – cervix
③ body – fundus ④ cervix – fundus
⑤ uterine orifice – cervix

13. 난관에 삼출액이 고인 난관수종은?

① hematosalpinx ② hemothorax ③ hydrosalpinx
④ pyosalpinx ⑤ pyothorax

14. 성숙한 난포가 터지면서 난자가 난소 밖으로 나오는 현상은?

① graafian follicle ② fertilization ③ infertility
④ menstruation ⑤ ovulation

15. 생리기간 이외에 자궁에서 출혈이 있는 상태는?

① dysmenorrhea ② sterility ③ menorrhagia
④ uremia ⑤ metrorrhagia

16. 자궁관염, 자궁내막염, 난소염 등을 동반한 골반내 염증은?

① adenomyosis ② endometritis
③ ovarian cyst ④ pelvic inflammatory disease
⑤ pyosalpinx

17. 자궁막 융모의 수포변성으로 포도송이 모양의 덩어리들이 자궁내강을 채우는 질환은?

① dermoid cyst ② hydatidiform mole
③ hydramnios ④ hydrosalpinx
⑤ teratoma

정답 12. ② 13. ③ 14. ⑤ 15. ⑤ 16. ④ 17. ②

18. 임신 초기에 질 출혈이 나타나 그 결과가 유산으로 갈 수도 있고 임신의 유지로 이어질 수도 있는 상태는?

① inevitable abortion ② missed abortion
③ artificial abortion ④ therapeutic abortion
⑤ threatened abortion

19. cephalic presentation 의 종류로 옳지 않은 것은?

① vertex ② frank ③ occipital ④ face ⑤ brow

20. 태아의 비정상 여부를 검사하기 위하여 주사기로 양수를 뽑아내는 검사는?

① amniocentesis ② Pop smear
③ cesarean section ④ episiotomy
⑤ forcep delivery

21. 임신 중독증 가운데 가장 중증으로 발작 혹은 혼수 상태를 일으키는 병으로 심한 단백뇨, 부종, 고혈압 증상이 있는 고령의 초산부에게 많이 발생하는 것은?

① hydrocepalus ② abortion
③ ectopic pregnancy ④ eclampsia
⑤ oligoamnios

22. 출산시 태아가 사망해 있는 분만은?

① meconium ② stillbirth ③ toxemia ④ abortion ⑤ lochia

23. 태반이 태아가 분만되기 이전에 자궁에서 떨어져 나오는 상태로 임신 후반기 출혈의 주요 원인이 되는 것은?

① toxemia ② colostrum
③ abruptio placentae ④ show
⑤ puerperium

정답	18. ⑤ 19. ② 20. ① 21. ④ 22. ② 23. ③

24. 임신 초기에 태아가 사망하여 자궁 내에 머무르고 있는 상태의 유산은?

① spontaneous abortion ② threatened abortion ③ habitual abortion
④ complete abortion ⑤ missed abortion

25. 수정란이 안전하게 착상하여 발육에 적합한 자궁 내막을 준비하여 임신을 유지하는 기능을 가진 호르몬은?

① estrogen ② amnion ③ chorionic gonadotropin
④ progesterone ⑤ hymen

26. 양막강 안에 있는 액체로 태아를 보호하는 것은?

① chorion ② hymen ③ amniotic fluid
④ embryo ⑤ corpus luteum

27. 분만 중 태아에 의해 늘여지고 넓어져서 자궁경부가 짧아지고 얇아지는 현상은?

① fetus ② effacement ③ station
④ presentation ⑤ labor

28. 임신부를 의미하는 용어는?

① labor ② chorion ③ placenta ④ amnion ⑤ gravida

29. 임신이 아닌데 임신과 비슷한 증상이 일어나는 상태는?

① pseudocyesis ② hydramnios ③ abortion
④ ectopic pregnancy ⑤ menopause

30. 분만 후 10일 이내에 38도 이상의 열이 2번 이상 나타나고 하복부 통증을 동반하는 질환은?

① subinvolution ② puerperal infection ③ dystocia
④ preeclampsia ⑤ atony of uterus

정답 24. ⑤ 25. ④ 26. ③ 27. ② 28. ⑤ 29. ① 30. ②

찾아보기
INDEX

ㄴ

ㄹ

ㅁ

ㅂ

ㅅ

ㅇ

ㅌ

ㅍ

A

B

C

D

E

F

G

H

I

J

K

L

M

N

Q

R

S

T

U

V

W

X

Z

숫자

공저자 소개

조 현	인제대학교 보건행정학과
김대진	경도요양병원 진료과장
박선욱	김해대학교 스포츠재활과
이재홍	대구보건대학교 물리치료과
이정욱	경남대학교 보건의료정보학과
이진환	대구보건대학교 물리치료과
장 철	경남정보대학교 작업치료과
정종훈	대구보건대학교 물리치료과
조병모	경북보건대학교 스마트물류학과
김선희	김포대학교 보건행정과

쉽게 배우는 **의학용어**<제2판> 값 38,000원

2018년 1월 20일 제1판1쇄 발행
2025년 3월 5일 제2판1쇄 발행

공 저 자 : 조 현·김대진·박선욱·이재홍
이정욱·이진환·장 철·정종훈
조병모·김선희
발 행 인 : 주 영 일
발 행 처 : 계 축 문 화 사

서울특별시 종로구 통일로12길 16-17
우편번호 03029
TEL : 735-2257 · 738-9746
FAX : 723-9025
E-mail:gyechuk@hanmail.net
홈페이지 : http://gyechuk.co.kr
1973. 10. 31 등록번호 제300-1973-8호
ISBN 978-89-5629-808-5 93510